100 种珍本古医籍校注集成

本 草 汇

清·郭佩兰 撰

王小岗 庄扬名 张金中 校注

中医古籍出版社

图书在版编目（CIP）数据

本草汇／（清）郭佩兰撰；王小岗，庄扬名，张金中校注．–北京：中医古籍出版社，2012.6

（100种珍本古籍校注集成）

ISBN 978–7–5152–0097–2

Ⅰ.①本…　Ⅱ.①郭…②王…③庄…④张…　Ⅲ.①本草–中国–清代　Ⅳ.①R281.3

中国版本图书馆CIP数据核字（2011）第231811号

100种珍本古医籍校注集成

本草汇

清·郭佩兰　撰

王小岗　庄扬名　张金中　校注

责任编辑	吴炳银	
封面设计	陈　娟	
出版发行	中医古籍出版社	
社　　址	北京东直门内南小街16号（100700）	
印　　刷	北京金信诺印刷有限公司	
开　　本	850mm×1168mm　1/32	
印　　张	19.25	
字　　数	475千字	
版　　次	2012年6月第1版　2012年6月第1次印刷	
印　　数	0001~3000册	
书　　号	ISBN 978–7–5152–0097–2	
定　　价	35.00元	

《100种珍本古医籍校注集成》专家委员会

《100 种珍本古医籍校注集成》编委会

序 一

中医药是中华民族的瑰宝,在我国各族人民长期的生产生活实践和与疾病作斗争中逐步形成并不断丰富发展,为中华民族的繁衍昌盛做出了重要贡献。作为中国特色医药卫生体系的重要组成部分,至今仍在维护人民健康中发挥着独特作用。中医药天地一体、天人合一、天地人和、和而不同的思想基础,整体观、系统论、辨证论治的指导原则,以人为本、大医精诚的核心价值,不仅贯穿于中医药对生命、健康和疾病的认知理论和防病治病、养生康复的临床实践,而且深刻地体现了中华民族的认知方式、价值取向和审美情趣,具有超前性和先进性。随着健康观念变化和医学模式转变,中医药越来越显示出其宝贵价值、独特优势和旺盛的生命力。

中医药古籍作为保存和传播中医药宝贵遗产的知识载体,记载了几千年来医药学家防病治病的临床经验、方药研究成果和医学理论体系,是不可再生的珍贵资源,是中医药学继承、发展、创新的源泉,具有重要的历史、文化和科学价值。但是由于种种原因,中医药古籍的保护、整理与利用状况令人担忧。这些珍贵的典籍有的流失海外,国内已不存;有的尘封闭锁,不为人所知所用;有的由于多年的自然侵蚀和保管条件缺乏而面临绝本的危险。抢救和保护好这些珍贵的历史文化遗产已刻不容缓。

国家十分重视中医药古籍的保护、整理和利用。《国务院关于扶持和促进中医药事业发展的若干意见》明确指出，要做好中医药继承工作，开展中医药古籍普查登记，建立综合信息数据库和珍贵古籍名录，加强整理、出版、研究和利用，为做好中医药古籍保护、整理和利用工作指明了方向。近年来，国家中医药管理局系统组织开展了中医药古籍文献整理研究。中国中医科学院在抢救珍贵的中医药孤本、善本古籍方面开展了大量工作，中医古籍出版社先后影印出版了大型系列古籍丛书、珍本医书、经典名著等，在中医古籍整理研究及出版方面积累了丰富的经验。此次，中医古籍出版社确立"100 种珍本古医籍整理出版"项目，组织全国权威的中医药文献专家，成立专门的选编工作委员会，多方面充分论证，重点筛选出学术价值、文献价值、版本价值较高的 100 种亟待抢救的濒危版本进行校勘整理和出版，对于保护中医药古籍，传承祖先医学财富，更好地为中医药临床、科研、教学服务，弘扬中医药文化都具有十分重要的意义。衷心希望中国中医科学院、中医古籍出版社以整理研究高水平、出版质量高标准的要求把这套中医药古籍整理出版好，使之发挥应有的作用。也衷心希望有更多的专家学者能参与到中医药古籍的保护、整理和利用工作中来，共同为推进中医药继承与创新而努力。

中华人民共和国卫生部副部长
国家中医药管理局局长　王国强
中华中医药学会会长

2010 年 1 月 6 日

序 二

中医药学以临床疗效为基础，在累代实践、认识的观察链条中凝结着珍贵的生命科学知识。这些知识记载在中医药古籍文献中，如震惊世界科技界并获 1992 年中国十大科技成就奖之一的青蒿素就是受距今 1600 多年前晋代医家葛洪《肘后备急方》中记载启示研制成功的。因此可以说，中医药学的创新离不开古医籍文献。换句话说，中医药古籍文献是中医药学发展的源头活水。要想很好地发掘利用中医古文献，其前提就是对其进行整理研究。然而，大量古医籍未得到应有的整理和出版，中医古籍中蕴藏的丰富知识财富未得到充分的研究与利用，极大地影响了中医学的继承发展以及特色优势的保持与发挥。为使珍贵中医典籍保存下来，并以广流传，服务于中医临床、科研及教学，中医古籍的整理、研究及出版具有非常意义。

《国务院关于扶持和促进中医药事业发展的若干意见》指出，中医药（民族医药）是我国各族人民在几千年生产生活实践和与疾病作斗争中逐步形成并不断丰富发展的医学科学，为中华民族繁衍昌盛做出了重要贡献，对世界文明进步产生了积极影响。新中国成立特别是改革开放以来，党中央、国务院高度重视中医药工作，中医药事业取得了显著成就。但也要清醒地看到，当前中医药事业发展还面临不少问题，不能适应人民群众日益增长的健康需求。意见明确提出："做好中医药继承工作。开展中医药古籍普查登记，建立综合信息数据库和珍贵古籍名录，加强整理、出版、研究和利用。"

中医古籍出版社承担的"100 种珍本古医籍整理出版项目"，是集信息收集、文献调查、鉴别研究、编辑出版等多方面工作为一体的系统工程，是中医药继承工作的具体实施。其主要内容是经全国权威的中医文献研究专家充分论证，重点筛选出学术价值、文献价值、版本价值较高的100 种亟待抢救的濒危版本、珍稀版本中医古籍以及中医古籍中未经近现代整理排印的有价值的，或者有过流传但未经整理或现在已难以买到的本子，进行研究整理，编成中医古籍丛书或集成，进而出版，使古籍既得到保护、保存，又使其发挥作用。该项目可实现 3 项功能，即抢救濒危中医古籍，实现文献价值；挖掘中医古籍中的沉寂信息，盘活中医药文献资料，并使其展现时代风貌，实现学术价值；最充分地发挥中医药古代文献中所蕴含的能量，为中医临床、科研及教学服务，实现实用价值。

当前，中医药事业正处在战略发展机遇期，愿"100种珍本古医籍整理出版项目"顺利进行，为推动中医药事业持续健康发展、弘扬中华文化作出应有的贡献。

中国中医科学院首席研究员 曹洪欣

2011 年 3 月 6 日

校注说明

　　《本草汇》，药物学著作，共 18 卷，清·郭佩兰（章宜）撰，刊于康熙五年（1666 年），主要参考《本草纲目》，兼取《本草经》、《本草经疏》、《本草通玄》之旨。前八卷为医药理论，卷 1 为十四经经脉图、脏腑图及引经药物、面部望诊图等，卷 2 杂论三部九候、脉法、经络、运气等，卷 3 介绍用药式、引经报使、禁忌药，卷 4 论述各种病症宜忌药，卷 5～6 为杂证、伤寒、妇、外、幼各科病机，卷 7～8 列百病主治药，卷 9～18 为各论，分草、果、菜、谷、木、虫、鳞、介、禽、兽、人、金石、服器、水、火、土等 16 部，474 种药物，补遗 14 种，共计 488 种。各药之下，先言其气味、升降、阴阳、归经，再集数句对语，标明药性，便于记诵，后选诸家所论，探讨药性机理，附述产地、炮制、七情等内容，并增入有关验方。所附方剂中有"传自异人，历试而验"之秘授方，如养阳圣丹、乌龙消癖、接气沭龙等。全书总论部分篇幅宏大，涵盖广泛，为诸本草著作所不及。药论之中分为用药总纲及各药条目，纲举而目张，所论务求实际，绝少牵强附会之处，就各家本草所言药性，必追求其原理，有不合情理之处，坦言其虑，备注以查，其求实务真之处可见矣。

　　作者郭佩兰，字章宜，清代江苏吴县人，禀弱善病，服药长达二十年，故博览历代医书，久之通医，初问业于名医沈郎仲等，深有所悟。后游于名医李中梓之门，历有年所，医道大进，尝集古来本草，择其精要，著《本草汇》十八卷，书成于康熙五年（1666 年），刊刻于世。

该书现存梅花屿初刻本及日本元禄六年（1693 年）刊本。今以中国中医科学院图书馆清康熙五年丙午（1666）吴门郭氏梅花屿刻本为底本，参考《本草纲目》、《本草经疏》、《本草通玄》、《本草从新》、《本草备要》等相关内容，改繁就简，加以句读，横排出版。点校说明如下：

1. 原书竖排，今版右改为上，左改为下；

2. 原书繁体，今版繁简字、异体字径改，不出注；

3. 书中通假字、古今字、中医药专业用语，遵目前习惯语汇改出，如鞕改作硬，藏腑改作脏腑，山查改作山楂，牛旁子改作牛蒡子，澀改作涩，痠改作酸，香茹改作香薷，砵砂改作朱砂，当归稍改作当归梢，射香改作麝香，膠改作膠，鬼注改作鬼疰，蜜蒙花改作密蒙花，兔丝子改作菟丝子，缩砂蜜改作缩砂密，桑葚改作桑椹，蘹香改作茴香，斑猫改作斑蝥，刺蝟改作刺猬，蚕砂改作蚕沙，白藓皮改作白鲜皮，蒙石改作礞石，栝蒌改作栝楼，益知子改作益智子，萝葍改作萝卜，葫芦巴改作胡芦巴，灯芯草改作灯心草，蓬砂改作硼砂，荜拨改作荜茇，莪茂改作莪术，芒消改作芒硝，巴蕉改作芭蕉，白敛改作白蔹，白芨改作白及，蜜陀僧改作密陀僧，伏神改作茯神，半枝连改作半枝莲，磁器改作瓷器，蛇退改作蛇蜕等，此处列出，正文中不复赘述；

4. 书中难字及生僻语汇，页下加注释义；

5. 书中字、词、文意有明显错误者，参考相关文献后，在页下出注说明；

6. 书中尚有引文来源或内容误差者，出注改之；

7. 书中卷一下有中药图样 208 味及内景图，今置于正文末，以备参考。

8. 原书无目录，为方便检索，特增目录。

校注者

6

序

　　走少以多病攻医，遂获，以医交四方之贤达，往岁吴门郭大参，患奇疾延医治之，增剧。郭召予，予视其证目瞪口噤，举体如烙，切脉则大而鼓，按之如无，予知其患在病重而药轻，急为制大剂参附以起其疴，留止其也。园者近五旬，两令嗣侍疾之次，咸得接珠玉以为大参，又有后也。时长公弱冠，已举于乡，次公章宜，才踰舞象，瘦如不胜衣，方下帷督业思轶武其兄，予不自揣，亦间与之纵谈文字，而未一涉乎医也。别数年，会母夫人孟恭人，复遘疾，两令嗣更召予，予亟适仍止昔之也。园近而诊恭人之疾，知其不可起，予未有云，察章宜之色，一似大忧者，予试以恭人证脉，诘章宜，章宜答如响，且跽而请曰：家慈患入膏肓，非先生神手不能造命，故不辞重跰而望拯于大药王。言之声泪俱堕，时予心恻恭人之疾痼，而重赏章宜之知医，再留其也。圆者经旬则知章宜固以怯弱抱疴者有年，留心方脉，吴门之善医如默生朗仲辈，俱其所析疑而发覆者也。时章宜正濡首制举义，偕其友陈子白笔、键关程课然会艺之余，必相与探索素难之秘奥，考究汤液之名理，积书至连屋，手抄几等身矣。予嘉其志之勤，偶一为是正，而章宜虚里好道，殷殷下询之不置别去，亦时脂问字之驾焉，乃予向慕，吴门之人地洎两过也。圆顾水石之幽清，亭轩之曲别，盘桓恋赏，有终焉之志，而章宜亦乐得予为追随。癸之春，章宜愿以也圆为予宅，予不待卜而挈孥以来，昔为也圆也客者，今为也圆也主，诗酒过从，风雨靡间，剪蔬瀹茆，而两人之乐可知也。吴之人士不以予为芜陋户外之屦，恒满于是，约为讲期，月期

1

数会，会必竟席。章宜时在读礼，益得肆力，讨稽执经，隅坐义符北面。予因进章宜而策之曰：子休矣，子之父兄咸仕宦，子顾不图其远者、大者，而何有于区区？章宜曰：唯唯否否，医所以寄死生，而前贤以为儒门事亲，则道莫大乎是，安见其非远大也。唯先生教诲之幸甚。予察其诚，举悉所秘而授焉，向弆①之箧衍者，今不惜为君倾倒矣。居无何，予多应四方之召，章宜亦以试事，往来都门，不恒相见。一日，过章宜斋，披其帏，见案陈一编缮，录精楷，启缄，则所辑本草也。原委条贯，有义毕陈，虽删酌未定，而大段合乎农轩之旨。予勉之曰：是编之集予志而未逮也。子而继之，梓可焚研矣。而章宜复请为之引其端，予无文，第为追溯吾两人结契之由，而书此以为助。他日悬其书国门，使天下知。云间李士材少以多病攻医，今吴门之郭亦然，四方贤达其愿交章宜者，亦有以信予言之不谬也。

顺治乙未孟春
云间年家弟李中梓士材拜手题

---

① 弆：音举，收藏意。

2

自　序

念莪先生之弁是集也，在乙未春。不数月，而先生捐馆，舍山水之仰，时不去心，勿勿十余年来也。圆之池台非故矣，而先生手泽如新，是编屡易稿，不无所增损，独恨先生不及，并教之为伥伥耳，简付剞劂为书一过，曷胜泫然？

丙午夏日　佩兰识

凡　例

一、是编原本《纲目》，佐以《经疏》其余诸家，参酌订拣金披沙，务取文简义尽，归于中正确当而后止。

一、是编专明药性，而首采杂论，继以用药式，暨病机与主治等，八卷者，此亦略本《纲目》之例，惟病机则从娄全善医学增入焉，盖病机不辨，将药性安施，无非善全其用也，合是数者，而临证不难矣。

一、是编主详本草，凡四诊及运气，经络诸条，未能悉载，然亦不可阙如，兹略举大纲附二卷末，俾由纲整纲，条理已见井然。

一、是编每一药下，例成对句，或四六五七，编为俳语，虽失大雅，便于记诵，元胡仕可、明陈嘉谟，有先为之者矣。

一、是编于药性下，博取诸家名论，胪列校勘，必使宜忌瞭然，随附以地产、炮炙、须使畏恶制反之不同，庶无一毫疑，似可免对证苍黄。

一、是编于每药下，附以验方，此唐慎微、李时珍本皆然，今法其意，倍加选择，更有秘授方，如养阳圣丹、乌龙消癖、接气沐龙等类，传自异人历试而验，亦出以公世，无非痌瘝一体云尔。

一、是编用便取携，非资博识。《本经》分上、中、下品，计药三百四十七种，代增广至一千五百十八种，《纲目》又增三百七十四种，兹择切要紧关者，约登四百七十有奇，余未遑编入，亦本王节斋《集要》之义，览者恕其固陋云。

一、是编所载药或用药式，及主治与单方，所收而编中间一遗者，大抵迂缓之品，非医林所常用，必求其全，则有《纲目》可考。然如鱼胶一物，今多入强阳之剂，而《纲目》不载其用，兹亦从之。

一、是编畎渔百氏裁割成书，虽联贯顺文而于本义稍断者，用画"一"，截然可分者，用勾"乚"当句而句，当读音豆而读，难字音注，四声圈别，俱细加厘订，一字无讹，使览者豁然心目，无临书按剑之苦，亦一快焉。

一、是编得树侯、梅在两咸助梓问世，外有《四诊指南》、《劳瘵玉书》、《类经纂注》三种，坊间近有汇刻之请，行将次第就政，高贤但恐无鄙，徒资捧腹耳。

目　　录

1

4

6

8

11

12

13

14

本草汇卷一

吴门郊西郭佩兰章宜纂辑

云间李士材先生鉴定

男　树晦芬墀

侄　维均梅在外姓李　参阅

紫藤陈陆坤白笔校订

产择地土

《蒙荃》云：凡诸草木昆虫，各有相宜，地产气味功力自异寻常，谚云"一方风土养方民"，是亦一方地上出方药也。摄生之士多惮远路艰难，惟采近产充代，殊不知，一种之药，远近虽生，亦有可相代用者，亦有不可相代用者，可代用者，功力缓紧略殊，倘倍加，犹足去病，不可代者，以气味淳驳大异，若妄饵，反致损人。故《本经》谓：参、芪虽种异治通，而芎、归则殊种各治，足征矣。他如齐州半夏，华阴细辛，银夏柴胡，甘肃枸杞，茅山玄胡索、苍术，怀庆干山药、地黄，歙白术，绵黄芪，上党参，交趾桂，每擅名因地，故以地冠名，地胜药灵，视斯益信。又宜山谷者，难溷家园所栽，芍药、牡丹皮为然，或宜家园者，勿杂山谷自产，菊花、桑根皮是尔。云在泽，取滋润泽傍，匪止泽兰叶也，云在石，求清洁石上，岂特石菖蒲乎，东壁土及各样土，至微用亦据理，千里水并诸般水，极广烹必合宜，总不悖于《图经》，才有益于药剂，书曰"慎厥初，惟厥终"，此之谓夫。

藏留法

凡药藏贮，宜常提防，倘阴干、曝干、烘干，未尽去湿，则蛀蚀霉垢朽烂，不免为殃，当春夏多雨水浸淫，临夜晚或鼠虫啮耗，心力弗惮，岁月堪延，见雨久，着火频烘，遇晴明，向日旋曝，粗糙悬架上，细腻置坛中。人参须和细辛，冰片必同灯草（《本经》云：和糯米炭、相思子同藏，亦不耗蚀），麝香宜蛇皮裹，硼砂共绿豆收，生姜择老沙藏，山药候干灰窖，沉香、真檀香甚烈，包纸须重，茧水、腊雪水至灵，埋窨①宜久。类推隔反，不在悉陈。庶分两不致耗轻，气味尽得完具，辛烈者免走泄，甘美者无蛀伤，陈者新鲜，润者干燥，用斯主治，何虑不灵。

贸药辨真假

《本草》云"医药贸易，多在市家，辨认未精，差错难免"，谚云"卖药者双眼，用药者只眼，服药者无眼"非虚语也。许多欺罔，略举数端，钟乳令白醋煮，细辛使直水渍，当归酒洒取润，枸杞蜜拌为甜，螵蛸胶于桑枝，蜈蚣朱其足赤，此将歹作好，仍以假乱真，荠苨指人参，木通混防己，古圹灰云死龙骨，苜蓿根谓土黄芪，麝香捣荔核搀，藿香采茄叶杂，研石膏和轻粉，收苦薏当菊花，姜黄言郁金，土当称独活，小半夏煮黄为胡索，嫩松梢盐润为苁蓉（金莲草根盐拌润亦能假充），草豆蔻将草仁充，南木香以西呆抵，煮鸡子及鲭鱼枕造琥珀，熬广胶入荞麦面（炒黑）作阿胶，枇杷蕊代款冬，驴脚骨捏虎骨，松脂搅麒麟竭，番硝插龙脑香，桑根白皮株干者岂真，牡丹根皮枝梗者安是。如斯之类，巧诈百般，明者竟叱其非，庸下甘受其侮，本资却病，反致杀人，虽上天责报于冥冥中，然仓促不能察实，或

---

① 窨：音景，作深坑以藏之意。

2

误归咎于用药者之错，亦常有也。此诚大关紧要，非比小节寻常，务考究精详，辨认的实，修制治疗，庶免乖违。

咀片分根梢

吹咀者，古制也。古无铁刃，以口咬碎，故称吹咀，今以刀代之，惟凭剉用，犹曰咀片，不忘本源。诸药剉时，须要得法，或微水渗，或略火烘，湿者候干，坚者待润，才无碎末，片片薄匀，状与花瓣相侔①，合成方剂起眼。仍忌剉多留久，恐走气味不灵，旋剉应人，速能求效。根梢各治，尤勿混淆，生苗向上者为根，气脉行上，入土垂下者为梢，气脉下行，中截为身，气脉中守，上焦病者用身，下焦病者用梢，盖"根升梢降，中守不移"故也。人之身半以上，天之阳也，用头，中焦用身，身半以下，地之阴也，用梢，乃述类象形者也。

药剂别君臣

《本草》云："药有君臣佐使，以相宣摄合和，宜一君二臣三佐五使，又可一君三臣九佐使也。"李杲曰："凡药之用，皆以气味为主，补泻在味，随时换气。主病为君，假令治风，防风为君，治寒，附子为君，治湿，防己为君，治上焦热，黄芩为君，中焦热，黄连为君，兼见何证，以佐使药分治之，此制方之要也。"医家有谓上药为君，主养命，中药为臣，主养性，下药为佐使，主治病，大抵养命之药宜多君，养性之药宜多臣，治病之药则宜多佐使。此固用药之经，然其妙则未尽也。大抵药之治病，各有所主，主治者君也，辅治者臣也，与君相反而相助者，佐也，引经及引药至于病所者，使也。君臣有序，相与宣摄，则可以御邪除病矣，如治寒病用热药，则热药君也，凡温热之药，皆辅君者也，臣也，然或热药之过甚而有害也，须少用寒凉以监

---

① 侔：音谋，等同意。

3

制之，使热药不至为害，此则所谓佐也。至于五脏六腑及病之所在，各须有引导之药，使药与病相遇，此则所谓使也。《药性论》乃以众药之和厚者定为君，其次为臣、为佐，有毒者多为使，此谬论也。设若欲破坚积，大黄、巴豆辈，岂得不为君耶？本草说上品药为君者，亦各从其宜也。一法力大者为君。

阴阳配合

《本草》云："凡天地万物皆有阴阳，大小各有色类，寻究其理，并有法象，故羽毛之类，皆生于阳而属于阴，鳞介之类，皆生于阴而属于阳，所以空青法木，故色青而主肝，丹砂法火，故色赤而主心，云母法金，故色白而主肺，雌黄法土，故色黄而主脾，磁石法水，故色黑而主肾，余皆以此推之，例可知也。"又如气味之中，气薄者，为阳中之阴，气厚者，为阳中之阳，味薄者，为阴中之阳，味厚者为阴中之阴，辛甘淡中热者为阳中之阳，辛甘淡中寒者为阳中之阴，酸苦咸之寒者为阴中之阴，酸苦咸之热者为阴中之阳。夫辛甘淡酸苦咸，乃味之阴阳也，又为地之阴阳也，温凉寒热乃气之阴阳，又为天之阴阳也。气味生成自寓阴阳，造化之机，主对治疗，不可不审也。

七情

《蒙筌》云：有单行者，不与诸药共剂，而独行不用辅也，如方书所载独参汤、独桔汤之类；有相须者，二药相宜，可兼用之也，如人参、甘草，黄柏、知母之类；有相使者，能为使卒，引达诸经也；有相恶者，夺我之能也；有相畏者，受彼之制也；有相反者，两相仇隙，必不可使和合也，如画家用雌黄、胡粉相近，便自黯妒变色之类；有相杀者，中彼毒药，用此即能杀除也，如中蛇虺毒，必用雄黄，中雄黄毒，必用防己之类。凡此七情，共剂可否，在用之者达变耳。

酸咸甘苦辛五味、寒热温凉四气

凡称气者，是香臭之气，其寒热温凉是药之性，且如鹅中白鹅脂性冷，不可言其气冷也。四气则是香、臭、腥、臊，如蒜、阿魏、鲍鱼、汗袜，则其气臭，鸡、鱼、鸭、蛇，则其气腥，狐狸肾、白马茎、人中白，则其气臊，沉、檀、脑、麝，则其气香是也。五味之中，各有四气，如辛则有石膏之寒，桂、附之热，半夏之温，薄荷之凉之类，甘则有滑石、饧饴、参、芪、干葛之类，酸则有商陆、硫黄、五味子、芍药之类，苦则有大黄、厚朴、白术、栀子之类，咸则有犀角、阳起石、文蛤、牡蛎之类，此虽不足以尽举，大抵五味之中皆有四者也。夫气者天也，味者地也，温热者天之阳，寒凉者天之阴，辛甘者地之阳，咸苦者地之阴。本草五味不言淡，何也？淡附于甘也。

五用

药性有宜丸者，作成丸粒，舒缓而治之也。治下焦之疾，如梧桐子大，治中焦之疾，如绿豆大，治上焦之疾，如米粒大，因病不能速去，取其舒缓，遂旋成功，故曰"丸者，缓也"。用水丸者，或蒸饼作稀糊丸者，取至易化，而治上焦也；用稠面糊丸者，或饭糊丸者，取略迟化，能达中焦也；或酒、或醋丸者，取其收散之意也，或神曲糊丸者，取其消食；山药糊丸者，取其止涩；炼蜜为丸者，取其迟化而气循经络；蜡丸者，取其难化能固护药之气味，势力全备，直过膈而作效，或毒药不伤脾胃也。

有宜散者，研成糊末，去急病用之也，宜旋制合，不堪久留，恐走泄气味，服之无效耳，不循经络，可以去风、寒、暑、湿之邪，散五脏之结伏，故曰"散者，散也"。

有宜水煮者，煎成清液，使易升易散而行经络也，补虚要熟，利不嫌生，去暴病用之，取其荡涤脏腑，调品阴阳。治至高病加酒煎，去湿以生姜，补元气以大枣，发散风寒以葱白，去膈

5

上痰以蜜煎，止痛以醋煎，故曰"汤者，荡也"。

有宜酒渍者，酒渍，煮药酒也。药须细剉，绢袋盛之，入酒罐密封，如常法煮熟，地埋日久，气烈味浓，早晚频吞，经络速达，或攻或补，并著奇功，滓滤出曝干，微捣末，别渍，力虽稍缓，服亦益人，补虚损证宜少饮，旋取效，攻风湿证宜多饮，速取效。

有宜膏者，熬成稠膏，去久病用之也。绞聚浓汁，熬厚咀饮，取其如饴力大，滋补胶固，故曰"膏者，胶也"。

制造资水火

嘉谟曰："凡药制造，贵在适中，不及则功效难求，太过则气味反失"。火制四，有煅、有炮、有炙、有炒之不同，水制三，或渍、或泡、或洗之弗等，水火共造制者，若蒸、若煮而有二焉。余外制虽多端，总不离此二者，酒制升提，姜制发散，入盐走肾脏，仍仗软坚，用醋注肝经，且资住痛，童便制除劣性降下，米泔制去燥性和中，乳制滋润回枯，助生阴血，蜜制甘缓难化，增益元阳，陈壁土制窃真气，骤补中焦，麦麸皮制抑酷性，勿伤上膈，乌豆汤、甘草汤渍曝，并解毒，致令和平，羊酥油、猪脂油涂烧，咸渗骨，容易脆断。有剜去瓤免胀，有抽去心除烦。病在头面及皮肤者，药须酒炒，在咽下脐上者，酒浸之，在下者，生用。寒药须酒浸曝干，恐伤胃也。当归酒浸，助发散之用也。

治病察机

《本草》云："欲疗病先察其源，先候病机，五脏未虚，六腑未竭，血脉未乱，精神未散，服药必活，若病已成，可得半愈，病势已过，命将难全。"陶弘景曰："自非明医，听声察色诊脉，孰能知未病之病乎？且未病之人亦无肯自疗，故齐侯怠于皮肤之微，以致骨髓之痼，非但识悟之为难，亦乃信受之非

6

易。"《素问》云①："上古作汤液，故为而弗服；中古道德稍衰，邪气时至，服之万全；暮世之病，不本四时，不审逆从，病形已成，以为可救，故病未已，新病复起。"淳于意曰："病有六不治，骄恣不论于理一不治，轻身重财二不治，衣食不适三不治，阴阳脏气不定四不治，形羸不能服药五不治，信巫不信医六不治，六者有一则难治也。"又有六失，失于不审，失于不信，失于过时，失于不择医，失于不识病，②六有一即为难治。又有八要，一虚二实三冷四热五邪六正七内八外也。

治疗气味

治疗贵方药合宜，方药在气味善用。气者，天也，气有四，温热者天之阳，寒凉者天之阴，阳则升，阴则降。味者，地也，味有六，辛甘淡者，地之阳，酸苦咸者，地之阴，阳则浮，阴则沉。有使气者，有使味者，有气味俱使者，有先使气后使味者，有先使味后使气者，不可一例而拘，有一药两味或三味者，有一药一气或二气者，或生熟异气味，或根苗异气味。热者多寒者少，寒不为之寒，寒者多热者少，热不为之热，或寒热各半而成温，或温多而成热，或凉多而成寒，不可一途而取。又或寒热各半，昼服之则从热之属而升，夜服之则从寒之属而降，至于晴日则从热，阴雨则从寒，所从求类变化，犹不宜一也。乃升而使之降，须其抑也，沉而使之浮，须其载也。辛散也，其行之也横，甘缓也，其行之也上，苦泻也，其行之也下，酸收也，其性缩，咸软也，其性舒，上下舒缩横之不同如此。

---

① 《素问》云：本节引文与《素问·汤液醪醴论》原文有所出入。

② 失于不识病：后有"失于不知药"，共为六失，出自寇宗奭《本草衍义》。

煎制法

凡煎制汤液丸散之属，必托亲信之人，而隐微不可不慎也。药饵既以合正，煎制亦须得人，不得其人，则修制不精，虽药难效，每有煎药，托以婢仆不谙事者，或用烈火速干而药汁不出，或有沸溢真汁而别加茶汤，每制丸药，有不洁净杂以土灰，该用酒渍而以水，该用炮炙而用生，如此之流，咸无取效，此特害之细故尔。甚有仇奸嫉妒，暗藏诡计，投以砒毒，患家未知加察，屡被伤生者，不可胜言也。故煎制必亲信之人，其煎药器皿，必除油垢腥秽，以新净甜水，慢火煎熬分数，用纱滤去渣，清汁服之，无不效也。

服饵法

病在胸膈以上者，先食后服药；病在心腹以下者，先服药而后食；病在四肢血脉者，宜空腹而在旦；病在骨髓者，宜饱满而在夜；病在上者，不厌频而少；病在下者，不厌顿而多。少服则滋荣于上，多服则峻补于下。

凡服汤，大约皆分三服，一服须多，次服渐少，后服再少，如此则病人安稳。又必须澄清，若浊，令人心闷不解。中间相去，如步行十里久，再服，若太促急，前汤未消，后汤来动，必当吐逆，仍问病者腹中药消散，乃可进服。又须左右仰覆卧，各一食顷，则汤气灌溉百脉，药力遍行矣。其用有须酒服者、饮者、冷服者、热服者，有疏有数，有生有熟，并该用姜、枣、酒、醋、葱、盐，各随方注。

凡服酒药，欲得使酒气相接，无得断绝，绝则不得药力。多少皆以知为度，不可令至醉及吐，则大损人也。凡饵汤药，其粥食肉菜，皆须大熟，熟则易消，与药相宜。若生则难消，复损药力，仍须少食菜及硬物，于药为佳，亦少进盐醋乃善，亦不得苦心用力，及房室喜怒，是以治病用药，惟在食治将息，得力大

8

半，于药有益。苟能节慎之至，可以长生，岂惟愈病而已。

修合条例

东垣云："古之方剂，锱铢分两，与今不同"。谓如咀咬者，即今剉如麻豆大是也；云一升，即今之大白盏也；云铢，盖六铢为一分，即今二钱半也，二十四铢为一两也；云三两，即今之二两；云一两，即今之六钱半也；曰字，二分半也；铢，四分也；四字曰钱，十分也；二十四两曰镒，一斤半也；一升即二合半也。古之一两，今用一钱，可也。

《本草》云："凡散药有云刀圭者，取十分方寸匕之一，准如梧子大也。"方寸匕者，作匕正方一寸，抄散取不落为度，钱五匕者，今五铢钱，边五字者以抄之，一撮者四刀圭也匕即匙也。

药以升合分者，谓药有虚实轻重，不得用斤两，则以升平之也。

凡丸散药，亦先咀细片曝燥，才依方泒轻重，称净分两和匀，共磨细末。其天门冬、地黄辈，湿润难干者，切曝独捣，若降阴雨，微火烘之，既燥，停冷捣之。

凡丸药云如细麻者，即胡麻也，如黍粟亦然。如大麻子者，准三细麻也。如胡豆者，即今青斑豆也。如小豆者，今赤小豆也。如弹丸及鸡子黄者，以四十倍梧子准之也。

凡煮汤，欲微火令小沸，其水依方多少，大约二十两药，用水一斗，煮取四升，以此为准，然利汤欲生，少水而多汁，补汤欲熟，水多而少取汁。汤中用酒须临熟下之。

凡汤中用芒硝、饴糖、阿胶，须候汤熟，绞净清汁，方纳于内，再上火两三沸，烊尽乃服。

凡汤中加酒、醋、童便、竹沥、姜汁，亦候汤熟，绞汁盏内，加入便服。

凡汤中用麝香、牛黄、沉香、木香、乳、没药、犀、羚角、蒲黄、阿胶等药须研细末，待汤熟纳入，搅和服之。

9

时珍云："凡煎药宜银瓦罐封固，令小心者看守，须识火候，不可太过不及。"火用木炭、芦苇为佳。若发药必用紧火热服，攻下药亦用紧火煎熟，下硝、黄再煎温服，补中药宜慢火温服。阴寒急病，亦宜紧火急煎服之，又有阴寒烦躁，及暑月伏阴在内者，宜水中沉冷服。

凡熬贴痈疽、风湿诸病膏者，先以药浸油中三日乃煎，煎至药枯。以绢滤净煎熟，下黄丹或胡粉，或密陀僧，三上三下，煎至滴水成珠不散，倾入器中，以水浸三日，去火毒用。若用松脂者，煎至成丝，倾入水中拔扯数百遍乃止，俱宜谨守火候。其有朱砂、雄黄、龙脑、麝香、血竭、乳香、没药等料者，并待膏成时投之，黄丹、胡粉、密陀僧，并须水飞、瓦炒过，松脂须炼数百遍乃佳。

凡丸药用蜜，每药末一斤，则用蜜十二两，文武火煎炼，掠去沸沫，令色微黄，则丸药经久不坏。若火少、火过，并不得用也。

凡通大便丸药，或有巴豆或加硝、黄，丸成者，必用蜡溶化为衣，取其过膈不化，能达下焦。若投以蜜，下咽即散，如何得到脏中？

七方

夫方者，法也，法乃所以制物者也。故大、小、缓、急、奇、偶、复七者，为法制之变，且尽也。七方不同，同归已疾，其制各异，异以从宜，凡制方者必本乎是。苟悖其制则非法矣，非法则不能所施合辙而反致乖剌，恶在其能攻邪已疾耶。

岐伯曰："气有多少，行有盛衰，治有缓急，方有大小，"又曰："病有远近，证有中外，治有轻重，近者奇之，远者偶之，汗不可以奇，下不可以偶，补上治上制以缓，补下治下制以急，近而偶奇，制小其服，远而奇偶，制大其服。服大则数少，小则数多，多则九之，少则一之。奇之不去则偶之，偶之不去则

10

反佐以取之，所谓寒热温凉，反从其病也。"王冰曰："脏位有高下，腑气有远近，病症有表里，药用有轻重，单方为奇，复方为偶，心肺为近，肝肾为远。脾胃居中，肠、胱、胞、胆一有远近，识见高远，权以合宜，方奇而分两偶，方偶而分两奇，近而偶制，多数服之，远而奇制，少数服之。则肺服九，心服七，脾服五，肝服三，肾服一，为常制也。方与其重也宁轻，与其毒也宁善，与其大也宁小。是以奇方不去，偶方主之，偶方不去，则反佐以同病之气而取之。如口疮服凉药不效，反噙官桂，服理中汤之类是也。夫微小之热，折之以寒，微小之冷，消之以热，甚大寒热，则必能与异气相格，是以反其佐以同气，复令寒热参合，使其始同终异也。"时珍曰："逆者正治，从者反治，反佐即从治也。谓热在下，而上有寒邪拒格，则寒药中入热药为佐，下膈之后，热气既散，寒性随发也；寒在下，而上有浮火拒格，则热药中入寒药为佐，下膈之后，寒气即消，热性随发也，此寒因热用，热因寒用之妙也。"完素曰："流变在乎病，主病在乎方，制方在乎人，方有七，大、小、缓、急、奇、偶、复也，制方之体，本于气味，寒、热、温、凉四气生于天，酸、苦、辛、咸、甘、淡六味成于地，是以有形为味，无形为气，气为阳，味为阴，辛甘发散为阳，酸苦涌泄为阴，咸味为涌泄为阴，淡味为渗泄为阳，或收、或散、或缓、或急、或燥、或润、或软、或坚，各随脏腑之证而施，药之品味，乃分七方之制也。故奇、偶、复者，三方也，大、小、缓、急者，四制之法也，故曰治有缓急，方有大小。"

大方

岐伯曰："君一臣二佐九，制之大也，君一臣二佐五，制之中也，君一臣二，制之小也。"又曰："远而奇偶，制大其服，近而偶奇，制小其服，大则数少，小则数多，多则九之，少则二之。"完素曰："身表为远，里为近，大小者，制奇偶之法也，假如小承气汤、调胃承气汤，奇之小方也，大承气汤、抵挡汤，奇之大方也，所谓因其攻里而用之也。桂枝、麻黄，偶之小方也，葛根、青龙，偶之大方也，所谓因其发表而用之也。故曰汗不以奇，下不以偶。"张从正曰："大方有二，有君一臣三佐九之大方，病有兼证而邪不一，不可以一二味治者宜之，有分两大而顿服之大方，肝肾及下部之病道远者宜之。王太仆以心肺为近，肾肝为远，脾胃为中，刘河间以身表为远，身里为近，以予观之，身半以上其气三，天之分也，身半以下其气三，地之分也，中脘，人之分也。"

小方

从正曰："小方有二，有君一臣二之小方，病无兼证，邪气专一，可一二味治者宜之，有分两少而顿服之小方，心肺及在上病者宜之，徐徐细呷是也。"完素曰："肾肝位远数多，则其气缓，不能速达于下，必大剂而数少，取其迅急下走也。心肺位近，数多则其气急下走，不能升发于上，必小剂而数多，取其易散而上行也。"王氏所谓肺服九，心服七，脾服五，肝服三，肾服一，乃五脏生成之数也。

缓方

岐伯曰："补上治上，制以缓，补下治下，制以急。急则气味厚，缓则气味薄，适其至所，此之谓也，病所远而中道气味之者，食而过之，无越其制度也。"王冰曰："假如病在肾，而心气不足，服药宜急，过之不以气味饲心，肾药凌心，心复益衰矣。"好古曰："治上必妨下，治表必达里。用黄芩以治肺，必伤脾，用苁蓉以治肾，必妨心，服干姜以治中，必僭上，服附子以补火，必涸水。"从正曰："缓方有五，有甘以缓之之方，甘草、糖、蜜之属是也，病在胸膈，取其留恋也；有丸以缓之之缓方，比之汤散，其行迟慢也；有品件众多之缓方，盖无相拘制，

12

不得各骋其性也；有无毒治病之缓方，盖无毒则性自纯，功自缓矣；有气味俱薄之缓方，盖气味薄则长于补上治上，比至其下，药力已衰，故补上治上，制以缓，缓则气味薄也。故王太仆云："治上补上，方若迅急，则上不任，而迫走于下，制缓方而气味厚，则势与急同。"

急方

完素曰："味厚者为阴，味薄者为阴中之阳，故味厚则下泄，味薄则通气，气厚者为阳，气薄为阳中之阴，故气厚则发热，气薄则发汗是也。"好古曰："治主宜缓，缓则治其本也。治客宜急，急则制其标也。表里泻下皆有所当缓、所当急。"从正曰："急方有四，急病急攻之急方，中风、关格之病是也；有汤散荡涤之急方，下咽易散而行速也；有毒药之急方，毒性能上涌下泄以夺病势也；有气味俱厚之急方，气味俱厚，直趋于下而力不衰也。故王太仆云：治下补下，方之缓慢，则滋道路而力又微，制急方而气味薄则力与缓等。"

奇方

王冰曰："单方也。"从正曰："奇方有二，有独用一物之奇方，病在上而近者宜之，有药合阳数，一三五七九之奇方，以药味之数皆单也，君一臣三，君三臣五，亦合阳之数也。故奇方宜下不宜汗，凡在阳分者，皆为之奇也。"完素曰："假如小承气汤，奇之小方也，大承气、抵挡汤，奇之大方也，所谓因其攻下而为之也。桂枝、麻黄，偶之小方也，葛根、青龙，偶之大方也，所谓因其发散而用之。"

偶方

从正曰："偶方有三，有两味相配之偶方，有古之二方相合之偶方，古谓之复方，皆病在下而远者宜之，有药合阴数，二四六八十之偶方，皆阴之数也，君二臣四，君四臣六，亦合阴之数也。故偶方宜汗不宜下，凡在阴分者，皆谓之偶也。王太仆言：汗药不以偶，则气不足以外发，下药不以奇，则药毒攻而致过，意者下本易行，故单行则力孤而微汗或难出，故并行则力齐而大乎，而仲景制方，桂枝汗药，反以五味为奇，大承气下药，反以四味为偶，何也？岂临事制宜，复有增损乎。"

复方

岐伯曰："奇之不去则偶之，是谓重方。"好古曰："奇之不去复以偶，偶之不去复以奇，故曰复，复者，再也、重也。所谓十补一泄，数泄一补也。又伤寒见风脉，伤风得寒脉，为脉证不相应，宜以复方主之。"从正曰："复方有三，有二方、三方及数方相合之复方，如桂枝二越婢一汤，五积散之属是也，有本方之外，别加余药，如调胃承气加连翘、薄荷、黄芩、栀子，为凉膈散之属是也，有分两均齐之复方，如胃风汤方等分之属是也。王太仆以偶为复方，今七方有偶，又有复，岂非偶乃二方相合，复乃数方相合之谓乎？"

十剂

剂者，从齐从刀，用以其不齐，而成其所以齐也。夫独用之谓药，合用之谓剂，而其才有长短大小，良毒之难齐，故用有相益、相济、相制、相忌、相畏、相恶之不同，则剂有宣、通、补、泻、轻、重、滑、涩、湿、燥十者，对症之各异，譬夫良相剂量群臣，以成治世之功，类良医剂量群药，以成治病之功，其义一也。凡和剂者，必本乎是，苟昧其旨，而远其道，即失对治之义，求疾之廖得乎？

宣剂

之才曰："宣可去壅，生姜、橘皮之属是也，故壅郁不散，宜宣剂以散之。"杲曰："外感六淫之邪，欲传入里，三阴实而不受，逆于胸中，天分气分，窒塞不通，而或哕或呕，所谓壅也，三阴者，脾也，故必破气药，如姜、橘、藿香、半夏之类，泻其壅塞。"从正曰："俚人以宣为泻，又以宣为通，而不知十剂之中，已有泻与通矣。仲景曰：春病在头，大法亦吐，是宣剂即通剂也。经曰：高者因而越之，木郁则达之，宣者升而上也，以君召臣曰宣是矣。凡风痫中风，胸中诸实，痰饮寒结，胸中热郁，上而不下，久则嗽喘满胀，水肿之病生焉，非宣剂莫能愈也。吐中有汗，如引涎、追泪、嚏鼻，凡上行者，皆吐法也。"完素曰："郁而不散为壅，必宣以散之，如痞满不通之类是矣，攻其里则宣者上也，泄者下也，涌剂则瓜蒂、栀子之属是矣，发汗解表亦同。"时珍曰："壅者，塞也，宣者，布也、散也。郁塞之病，不升不降，传化失常，或郁久生病，或病久生郁，必药以宣布敷散之，如水流宣化之意，不独涌越为宣也。是以气郁有余，则香附、抚芎之属以开之，不足则补中益气以运之，火郁微则山栀、青黛以散之，甚则升阳解肌以发之，湿郁微则南星、橘皮之属以化之，甚则瓜蒂、藜芦之属以涌之，血郁微则桃仁、红花以行之，甚则或吐或利以逐之，食郁微则山楂、神曲以消之，甚则上涌下利以去之，皆宣剂也。"

通剂

之才曰："通可去滞，通草、防己之属是也。"完素曰：留而不行，必通以行之。如水病为痰澼之类，以木通、防己之属攻其内，则留者行也，滑石、茯苓、芫花、甘遂、大戟、牵牛之类是也。"从正曰："通者，流通也，前后不得溲便，宜木通、海金沙、琥珀、大黄之属通之，痹痛郁滞，经隧不利，亦宜通之。"时珍曰："滞，留滞也。湿热之邪，留于气分，而为痛痹癃闭者，宜淡味之药，上助肺气下降，通其小便，而泄气中之滞，木通、猪苓之类是也。湿热之邪，留于血分，而为痛痹肿

15

注，二便不通者，宜苦寒热之药下引，通其前后而泄血中之滞，防己之类是也。经曰味薄者通，故淡味之药，谓之通剂，通与泻，似若相类，要之通为轻，而泻为重。"

补剂

之才曰："补可去弱，人参、羊肉之属是也，故羸弱不足，宜补剂以扶之。"杲曰："人参甘温，能补气虚，羊肉甘热，能补血虚，羊肉补形，人参补气，凡味与二药同者，皆是也。"从正曰："五脏各有补泻，五味各补其脏，有表虚里虚，上虚下虚，阴虚阳虚，气虚血虚，经曰精不足者，补之以味，形不足者，补之以气，五谷五菜，五果五肉皆补养之物也。"时珍曰："经云不足者补之，又云虚则补其母。生姜之辛补肝，炒盐之咸补心，甘草之甘补脾，五味子之酸补肺，黄柏之苦补肾。又如茯神之补心气，生地之补心血，人参之补脾气，白芍之补脾血，黄芪之补肺气，阿胶之补肺血，杜仲之补肾气，熟地之补肾血，芎䓖之补肝气，当归之补肝血之类，皆补剂，不特人参、羊肉为补也。夫补为滋补之剂，经云虚则补之者，如气虚用四君子汤，血虚用四物，气血俱虚用八珍、十全大补之属，是皆补其不足也。俚人皆知山药丸、鹿茸丸为补剂也，然此乃衰年下脱之人宜用之耳，今往往施于少年，其舛甚矣！虽然善摄生者，使病去而进以五谷，尤得补之要也。"

泄剂

之才曰："泄可去闭，葶苈、大黄之属是也，故闭结有余，宜泻剂以下之。"杲曰："葶苈苦寒，气味俱厚，不减大黄，能泄肺中之闭，又泄大肠，大黄走而不守，能泄血闭，肠胃渣秽之物。一泄气闭，利小便，一泄血闭，利大便，凡与二药同者皆然。"从正曰："实则泻之，诸痛为实，痛随利减，芒硝、大黄、牵牛、甘遂、巴豆之属，皆泻剂也。其催生下乳，磨积逐水，破

16

经泄气，凡下行者，皆下法也。"时珍曰："去闭当作去实，经云实者泻之，实则泄其子是矣，五脏五味皆有泻，不独葶苈、大黄也。肝实泻以芍药之酸，心实泄以甘草之甘，脾实泄以黄连之苦，肺实泄以石膏之辛，肾实泄以泽泻之咸是矣。经曰实则泄之，实则散之，如大、小承气汤、大柴胡之属也。药中惟巴豆不可不慎焉，盖其性燥，热毒不去，变生他疾，纵不得已用之，必以他药制其毒，于百证中，或可一二用之，非有急暴之疾，不可用也，今人往往以巴豆热而不畏，以大黄寒而反畏，庸讵知所谓泻剂者哉。"

轻剂

之才曰："轻可去实，麻黄、葛根之属是也，故实而气蕴，宜轻剂以轻扬之。"从正曰："风寒之邪，始客皮肤，头痛身热，宜解其表，《内经》所谓轻而扬之也。痈疽疥痤俱宜解表，汗以泄之，毒以熏之，皆轻剂也。凡熏洗、蒸灸、熨烙、刺砭、导引、按摩，皆汗法也。"时珍曰："当作轻可去闭，有表闭里闭，上闭下闭。表闭者，风寒伤营，腠理闭密，阳气怫郁，不能外出，而为发热恶寒，头痛脊强诸病，宜轻扬之剂，发其汗而表自解也；里闭者，火热抑郁，津液不行，皮肤干闭，而为肌热烦热，头痛目肿，昏瞀疮疡之病，宜轻扬之剂，以解其肌，而火自散也；上闭有二，一则外寒内热，上焦气闭，发为咽喉闭痛之证，宜辛凉之剂，以扬散之，则闭自开，一则饮食寒冷，抑遏阳气在下，发为胸膈痞满闭塞之证，宜扬其清而抑其浊，则否自泰也；下闭亦有二，一则有阳气下陷，发为里急后重，数至圊而不行之证，但升其阳而大便自顺，所谓下者举之也，一则有燥热伤肺，金气膹郁，窍闭于上而膀胱闭于下，为小便不利之证，以升麻之类，探而吐之，上窍通而小便自利矣，所谓病在下取之上也。"

17

重剂

之才曰："重可去怯，磁石、铁粉之类是也，故怯则气浮，宜重剂以镇固之。"从正曰："重者镇缒音坠之谓也，怯则气浮，如丧神守，而惊悸气上，朱砂、水银、沉香、黄丹、寒水石之伦，皆体重也，久病咳嗽，涎潮于上，形羸不可攻者，以此缒之。经云重者因而减之，贵其渐也。"时珍曰："重剂凡四，有惊则气乱，而魂气飞扬，如丧神守者；有怒则气逆，而肝火激烈，病狂善怒者，并铁粉、雄黄之类，以平其肝；有神不守舍，而多惊健忘，迷惑不宁，宜朱砂、紫石英之类，以镇其心；有恐则其下，精志失守而畏，如人将捕者，宜磁石、沉香之类，以安其肾。大抵重剂，沉浮火而坠痰涎，不独治怯也，故诸风掉眩及惊痫痰喘之病，吐逆不止及反胃之病，皆浮火痰涎为害，俱宜重剂坠之。"

滑剂

之才曰："滑可去著同着，冬葵子、榆白皮之属是也。"完素曰："涩则气著，必滑剂以利之，滑能养窍，故润利也。"从正曰："大便燥结，宜麻仁、郁李之类，小便淋沥，宜葵子、滑石之类，前后不通，两阴俱闭也，名曰三焦约，约者束也，宜先以滑剂，润养其燥，然后攻之。"时珍曰："著者有形之物，留著于经络脏腑之间也，便尿浊带、痰涎胞胎、痈疽之类是矣，皆宜滑药，以引去其留著之物，此与木通、猪苓，通以去滞相类而不同。木通、猪苓，淡泄之物，去湿热无形之邪，葵子、榆皮，甘滑之类，去湿热有形之邪，故彼曰滞，此曰著也。大便涩者，波①、棱、牵牛之属，小便涩者，车前、榆皮之属，精窍涩者，黄柏、葵花之属，胞胎涩者，黄葵子、王不留行之属，引痰涎自小便去者，则半夏、茯苓之属，引疮毒自小便去者，则五叶藤、

---

① 波：指波杀，蓬莪术之古籍别名。

18

萱草根之属，皆滑剂也。半夏、南星皆辛而延滑，能泄湿气，通大便，盖辛能润、能走，气能化液也，或以为燥物，谬也，湿去则土燥，非二物性燥也。"

涩剂

之才曰："涩可去脱，牡蛎、龙骨之属是也，故滑则气脱，宜涩剂以收之。"完素曰："滑则气脱，如开肠洞泄，便溺遗矢之类，必涩剂以收敛之。"从正曰："寝汗不禁，涩以麻黄根、防风，滑泄不已，涩以豆蔻、枯矾、木贼、罂粟壳，喘嗽上气，涩以乌梅、诃子，凡酸味同乎涩者，收敛之义也。然此种皆宜先攻其本，而后收之可也。"时珍曰："脱者，气脱也，血脱也，精脱也，神脱也，脱则散而不收，故用酸涩温平之药，以敛其耗散。汗出亡阳，精滑不禁，泄痢不止，大便不固，小便自遗，久嗽亡津，皆气脱也。下血不已，崩中暴下，诸大亡血，皆血脱也。牡蛎、龙骨、海螵蛸、五倍子、五味子、乌梅、榴皮、诃黎勒、罂粟壳、莲房、棕灰、赤石脂、麻黄根之类，皆涩药也。气脱兼以气药，血脱兼以血药，及兼气药，气者血之神也。脱阳者见鬼，脱阴者目盲，此神脱也，非涩药所能收也。前脱遗尿，后脱遗矢，阳脱自汗，阴脱失精失血。"

燥剂

之才曰："燥可去湿，桑白皮、赤小豆之属是也。"完素曰："湿气淫胜，肿满脾湿，必燥剂以除之，桑皮之属，湿盛于上，以苦吐之。以淡渗之是也。"从正曰："积寒久冷，吐利腥秽，上下所出水液，澄澈清冷，此大寒之病，宜姜、附、胡椒辈以燥之，若病湿气，则白术、陈皮、木香、苍术之属除之，亦燥剂也。而黄连、黄柏、栀子、大黄，其味皆苦，苦属火，皆能燥湿，此《内经》之本旨也，岂独姜、附之俦为燥剂乎？"好古曰："湿有在上、在中、在下、在经、在皮、在里。"时珍曰："湿有外感，有内伤。外感之湿，雨露风雾，地气水湿，袭于皮肉、筋骨、经络之间；内伤之湿，生于水饮酒食，及脾弱肾强，固不可一例言也。故风药可以胜湿，燥药可以除湿，淡药可以渗湿，泄小便可以引湿，利大便可以逐湿，吐痰涎可以祛湿，湿而有热，苦寒之剂燥之，湿而有寒，辛热之剂燥之，不独桑皮、小豆为燥剂也。湿去则燥，故谓之燥，燥为除湿之剂也。如夹食致泻，停饮成痰，宜白术、苍术、茯苓、半夏之属，肢体浮肿，胸腹胀满，宜桑白皮、大腹皮、赤小豆之属，又沉寒痼冷，吐利腥秽，宜高良姜、附子、川椒之属，非积寒不可用也。"

润剂

之才曰："湿可去枯，白石英、紫石英之属是也。"从正曰："湿者润剂也，虽与滑类，少有不同，经云辛以润之，辛能走气、能化液故也，盐硝味虽咸，属真阴之水，诚濡枯之上药也。人有枯涸皴揭之病，非独金化，盖有火以乘之，故非湿剂不能愈。"完素曰："津耗为枯，五脏痿弱，荣卫涸流，必湿剂以润之。"好古曰："有减气而枯，有减血而枯。"时珍曰："湿剂当做润剂，枯者，燥也，阳明燥金之化，秋令也，风热怫润，则血液枯涸，而为燥病。上燥则渴，下燥则结，筋燥则强，皮燥则揭，肉燥则裂，骨燥则枯，肺燥则痿，肾燥则消。凡麻仁、阿胶膏润之属，皆润剂也。养血则当归、地黄之属，生津则麦门冬、栝楼根之属，益精则苁蓉、枸杞之属，若但以石英为润药，则偏矣，古人以服石为滋补故耳。"

十剂之后，陶隐居续入寒、热二剂，岂知寒有时而不可以治热，热有时而不可以治寒，何者？阴虚内热，当用甘寒，滋肾家之阴，是益水以制火也。设用芩、连、栀子苦寒之剂以攻热，则徒败胃气，苦寒损胃而伤血，血愈不足而热愈炽，胃气伤则后天之元气愈无所养，而病转增剧也。阳虚，中外俱寒，当以人参、黄芪以益表里之阳气，而少佐桂、附以回阳，则其寒自解，是益

20

火以祛寒也。设专用辛热，如吴茱萸、干姜、麻黄、胡芦巴、瞿麦、胡椒之属以散寒，则辛能走散，真气愈虚，其寒愈盛，王安道所谓辛热愈投而沉寒愈滋也。二者非徒无益，而又害之，顾不悖欤。况寒热二剂，摄在补、泻，义不重出，今当增入升降二剂。升降者，治法之大机也，经曰"高者抑之"，即降之义也，"下者举之"，即升之义也，是以病升者用降剂，病降者用升剂。火空则发，降气则火自下矣，火下是阳交于阴也，此法所宜降者也。劳伤则阳气下陷于阴分，东垣所谓"阴实阳虚"，阳虚则内外皆寒，间有表热类外感者，但不头疼口渴，及热有时而间，为异耳，法当升阳益气，用参、芪、炙甘草益元气，以除虚寒虚热，佐以升麻、柴胡，引阳气上行，则表里之寒热自解，即甘温除大热之谓，此法所宜升者也。

五欲

肝欲酸，心欲苦，脾欲甘，肺欲辛，肾欲咸，此五味，合五脏之气也。

五禁

肝病禁辛，宜食甘；心病禁咸，宜食酸；脾病禁酸，宜食咸；肺病禁苦，宜食酸；肾病禁甘，宜食辛。思邈曰："春宜省酸增甘以养脾，夏宜省苦增辛以养肺，秋宜省辛增酸以阳肝，冬宜省咸增苦以养心，四季宜省甘增咸以养肾。"时珍曰："五欲者，五味入胃，喜归本脏，有余之病，宜本味通之，五禁者，五脏不足之病，畏其所胜而宜其所不胜也。"

五走

酸走筋，筋病毋多食酸，多食令人癃，酸气涩收，胞得收而缩卷，故水道不通也。苦走骨，骨病毋多食苦，多令人变呕，苦入下脘，三焦皆闭，故变呕也。甘走肉，肉病毋多食甘，多食令

21

人悗心，甘气柔润，胃柔则缓，缓则虫动，故悗心也。辛走气，气病毋多食辛，多食令人洞心，辛走上焦，与气俱行，久留心下，故洞心也。咸走血，血病毋多食咸，多食令人渴，血与咸相得则凝，凝则胃汁注之，故咽路焦而舌本干。《九针论》作"咸走骨，骨病毋多食咸"、"苦走血，血病毋多食苦"。

五伤

酸伤筋，辛胜酸，苦伤气，咸胜苦，甘伤肉，酸胜甘，辛伤皮毛，苦胜辛，咸伤血，甘盛咸。

五过

味过于酸，肝气以津，脾气乃绝，肉胝音支伤月绉音皱而唇揭；味过于苦，脾气不濡，胃气乃厚，皮槁而发落；味过于辛，筋脉沮绝，精神乃失，筋急而爪枯；味过于咸，大骨气劳，短心气抑，脉凝涩而变色。时珍曰："五走五伤者，本脏之味自伤也，即阴之五宫，伤在五味也。五过者，本脏之味，伐其所胜也，即脏气偏胜也。"

吐汗下三法

人身不过表里虚实，良工先治其实，后治其虚，粗工或实或虚，谬工实实虚虚，庸工能补虚，不敢治实，此余所以著三法也。夫病非人身素有，或外入，或内生，皆邪气也。邪气中人，去之可也，揽而留之可乎？留之，轻则久而自尽，甚则久而不已，更甚则暴死矣，若不去邪而先补，真气未胜而邪已横鹜矣，惟脉脱下虚，无邪无积之人，始可议补，他病惟先用三法，攻去邪气而元气自复也。《素问》言辛甘发散，淡渗泄为阳，酸苦咸涌泄为阴，发散归于汗，涌归于吐，泄归于下，渗为解表，同于汗，泄为利小便，同于下，殊不言补，所谓补者，辛补肝，咸补心，甘补肾，酸补脾，苦补肺，更相君臣佐使，皆以发腠理，致

22

津液，通气血而已，非温燥邪僻之补也。草木皆以治病，病去，五谷果菜肉皆补物也，犹当辨其五脏所宜，毋使偏倾可也。若以药为补，虽甘草、苦参，久服必有偏伤胜，增气而夭之虑，况大毒有毒乎？故三法，刑罚也，粱肉，德教也，治乱用刑，治治用德，理也。余用三法常兼众法，有按有蹻，有揃有导，有减增，有续止。如引涎漉涎，取嚏追泪，凡上行者，皆吐法也；熏蒸、渫洗、熨烙、针刺、砭射、导引、按摩，凡解表者，皆汗法也；催生、下乳、磨积、逐水、破经、泄气，凡下行者，皆下法也。天之六气，风寒暑湿燥火，发病多在上，地之六气，雾露雨雪水泥，发病多在下，人之六味，酸苦甘辛咸，发病多在中。发病者三，出病者亦三，风寒之邪，结搏于皮肤之间，滞于经络之内，留而不去，或发痛注麻痹，肿痒拘挛，皆可汗而出之。痰饮宿食，在胸膈为诸病，皆可涌而出之，寒湿固冷，火热客下焦，发为诸病，皆可泄而出之。吐中有汗，下中有补，经云"知其要者，一言而终"，是之谓也。

凡病在胸膈中脘以上者，皆宜吐之，考之本草，吐药之苦寒者瓜蒂、栀子、茶末、豆豉、黄连、苦参、大黄、黄芩。辛苦而寒者常山、藜芦、郁金。甘而寒者桐油。甘而温者牛肉。甘苦而寒者地黄、人参芦。苦而温者薄荷、芫花、松萝。辛而温者萝卜子、谷精草、葱根须、杜衡、皂荚。辛而寒者胆矾、石绿、石青。辛而温者蝎梢、乌梅、乌头、附子尖、轻粉。酸而寒者晋矾、绿矾、齑汁。酸而平者铜绿。甘酸而平者赤小豆。酸而温者饭浆。咸而寒者青盐、沧盐、白米饮。甘而寒者牙硝。辛而热者矾石。此诸药，惟常山、胆矾、瓜蒂有小毒，藜芦、芫花、乌、附、砒石有大毒，他皆吐药之无毒者。凡用法，先宜少服，不涌渐加，仍以鸡羽撩之，不出以齑投之，不吐再投，且投且探，无不吐者。吐至瞑眩，慎勿惊疑，但饮冰水新水立解，强者可一吐而安，弱者作三次吐之，吐之次日有顿快者，有转甚者，引之未尽也，俟数日再吐之，吐后不禁物，惟忌饱食酸咸，硬干油肥之物，吐后心火既降，阴道必强，大禁房室。其不可吐者有八性刚暴好怒，喜淫者，病势已危，老弱气衰者，自吐不止者，阳败血虚者，吐血、咯血、衄血、嗽血、崩血、溺血者，粗知医术，不辨邪正者，无正信反复不定者，左右多嘈杂之言者。

凡风寒暑湿之邪，入于皮肤之间而未深，欲速去，莫如发汗，然有数法，有温热发汗，寒凉发汗，熏渍发汗，导引发汗，皆所以开玄府而逐邪气也。考之本草，汗药之辛温者荆芥、薄荷、白芷、陈皮、半夏、细辛、苍术、天麻、生姜、葱白。辛而热者蜀椒、胡椒、茱萸、大蒜，辛而平者青皮、防己、秦艽。甘而温者大枣、人参、麻黄，甘而平者葛根、赤茯苓。甘而寒者桑白皮。辛而温者当归、防风。甘辛而大热者桂枝、官桂。苦而温者桔梗、厚朴。苦而寒者前胡、柴胡、地骨皮、苦参、枳实、知母、黄芩。辛而微温者羌活、独活。苦甘且平者升麻。酸而微寒者芍药。辛酸而寒者浮萍。此皆发散之属也，善择者，当寒而寒，当热而热，中病则止，不必尽剂。凡破伤风、小儿惊风、飧泄不止、酒病火病，皆宜汗之，所谓"火郁则发之"也。

凡积聚陈莝，留热寒热，必用下之，陈莝去而肠胃洁，癥瘕尽而营卫通，下之即所以补之也。庸工妄投，寒热交反，故谓下为害耳。考之本草，药下之寒者戎盐之咸、犀角之酸咸、沧盐、泽泻之甘咸、枳实之苦酸、腻粉之辛、泽漆之苦辛、杏仁之苦甘，下之微寒者猪苓之苦。下之大寒者牙硝之甘、大黄、牵牛、瓜蒂、苦瓠、牛胆、蓝汁、羊蹄根苗之苦、大戟、甘遂之苦甘、朴硝、芒硝之苦咸。下之温者槟榔之辛、芫花之苦辛、石蜜之甘、皂角之辛咸。下之热者巴豆之辛。下之凉者猪、羊血之咸。下之平者郁李仁之酸、桃花之苦，皆下药也。惟巴豆性热，非寒积不可轻用，妄下则使人津液涸竭，留毒不去，胸热口燥，转生他病，一切大积大聚，大痞大秘，大燥大坚，非下不可，但须寒热气积，审之中病，中则止，不尽剂。其不可下者，有四洞泄寒中者，表里俱虚者，厥而唇青手足冷者，小儿病后慢惊者。

本草汇卷二

吴门郊西郭佩兰章宜纂辑

男　树畹芳谷

侄　维均梅在　参阅

紫藤陈陆坤白笔校订

标本阴阳

李杲曰："夫治病者，当知标本，以身论之，外为标，内为本，阳为标，阴为本。"故六腑属阳为标，五脏属阴为本，脏腑在内为本，十二经络在外为标。而脏腑阴阳气血经络，又各有标本焉。以病论之，先受为本，后传为标，故有病必先治其本，后治其标，否则邪气滋甚，其病益蓄，纵先生轻病，后生重病，亦先治其轻，后治其重，则邪气乃伏。有中满及病大小便不利，则无论先后标本，必先治满及大小便，为其急也，故曰缓则治其本，急则治其标。又从前来者为实邪，后来者为虚邪，实则泻其子，虚则补其母，假如肝受心火，为前来实邪，当于肝经刺荥穴以泻心火，为先治其本，于心经刺荥穴以泻心火，为后治其标，用药则入肝之药为引，用泻心之药为君，经云"本而标之，先治其本，后治其标"是也。又如肝受肾水，为虚邪，当于肾经刺井穴以补肝木，为先治其标，后于肝经刺合穴以泻肾水，为后治其本，用药则入肾之药为引，用补肝之药为君，经云："本而标之，先治其标，后治其本"是也。又如病先发热，加之吐利大作，粥药不入，略缓治热，先定呕吐，渐进饮食，方兼治泻，待元气稍正，乃攻热耳，此所谓缓则治其本，急则治其标也。

升降浮沉

李杲曰："药有升降浮沉，化生长收藏成，以配四时，春升夏浮，秋收冬藏，土居中化，是以味薄者升而生，气薄者降而收，气厚者浮而长，味厚者沉而藏，气味平者化而成。"但言补之以辛甘温热，及气味之薄者，即助春夏之升浮，便是泻秋冬收藏之药也，在人之身，肝、心是矣。但言补之以酸苦咸寒，及气味之厚者，即助秋冬之降沉，便是泻春夏生长之药也，在人之身，肺、肾是矣。淡味之药，渗即为升，泄即为降，佐使诸药者也。用药者，循此则生，逆此则死，纵令不死，亦危困矣。王好古曰："升而使之降，须知抑也，沉而使之浮，须知载也。"辛散也而行之也横，甘发也而行之也上，苦泄也而行之也下，酸收也其性缩，咸软也其性舒，其不同如此。

味薄者升：甘平、辛平、辛微温、微苦平之药是也。

气薄者降：甘寒、甘凉、甘淡、寒凉、酸温、酸咸平之药是也。

气厚者浮：甘热、辛热之药是也。

味厚者沉：苦寒、咸寒之药是也。

气味平者，兼四气四味，甘平、甘温、甘凉、甘辛平、甘微苦平之药是也。

李时珍曰："酸咸无升，甘辛无降，寒无浮，热无沉，其性然也。而升者引之以咸寒，则沉而直达下焦，沉者引之以酒，则浮而上至巅顶，此非窥天地之奥而达造化之权者不能至此，一物之中，有根升梢降，生升熟降，是升降在物，亦在人也。"

用药法象

东垣云："天有阴阳，风寒暑湿燥火，三阴三阳上奉之，温凉寒热四气是也。温热者，天之阳也，凉寒者，天之阴也，此乃天之阴阳也。地有阴阳，金木水火土，生长化收藏，下应之，辛甘淡酸苦咸者，地之阴也，此乃地之阴阳也。"

味之薄者，为阴中之阳，味薄则通，酸苦咸平是也；味之厚者，为阴中之阴，味厚则泄，酸苦咸寒是也；气之厚者，为阳中之阳，气厚则发热，辛甘温热是也；气之薄者，为阳中之阴，气薄则发泄，辛甘淡平凉是也。

轻清成象味薄，茶之类，本乎天者亲上，重浊成形味厚，大黄之类，本乎地者亲下。气味，辛甘发散为阳，酸苦涌泄为阴，清阳发腠理，清之清者也，清阳实四肢，清之浊者也，浊阴归六腑，浊之浊者也，浊阴走五脏，浊之清者也。

药性要旨

苦药平升，微寒平亦升，甘辛药平降，甘寒泻火，苦寒泻湿热，苦甘寒泻血热。

升降者天地之气交

东垣云："茯苓淡，为在天之阳也，阳当上行，何谓利水而泄下？经云气之薄者，乃阳中之阴，所以茯苓利水而泄下，然而泄下，亦不离乎阳之体，故入乎太阳。麻黄苦，为在地之阴也，阴当下行，何谓发汗而升上？经云味之薄者，乃阴中之阳，所以麻黄发汗而升上，然而发汗，亦不离乎阴之体，故入手太阴。附子，气之厚者，乃阳中之阳，故经云发热，大黄味之厚者，乃阴中之阴，故经云泄下。粥淡为阳中之阴，所以利小便，茶苦为阴中之阳，所以清头目。

四时用药例

李时珍曰："经云必先岁气，毋伐天和，又曰升降浮沉则顺之，寒热温凉则逆之。故春月，宜加辛温之药，薄荷、荆芥之类，以顺春升之气。夏月，宜加辛热之药，香薷、生姜之类，以顺夏浮之气。长夏，宜加甘苦辛温之药，人参、白术、苍术、黄柏之类，以顺化成之气。秋月，宜加酸温之药，芍药、乌梅之类，以顺秋降之气。冬月，宜加苦寒之药，黄芩、知母之类，以顺冬沉之气。所谓顺时气以养天和也。经又云春省酸增甘以养脾，夏省苦增辛以养肺，长夏省甘增酸以养肾气，秋省辛增酸以养肝，冬省咸增苦以养心气。此则既不伐天和，而又防其太过，所以体天地之大德也。昧者舍本从标，春用辛凉以伐木，夏用咸寒以抑火，秋用苦温以泄金，冬用辛热以涸水，谓之时药，殊背《素问》逆顺之理，以夏月伏阴，冬月伏阳推之可知矣。虽然月有四时，日有四时，或春得秋病，夏得冬病，神而明之，机而行之，变通权宜，又不可泥一也。"王好古曰："四时总以芍药为脾剂，苍术为胃剂，柴胡为时剂，十一脏皆取决于少阳，为发生之始故也。凡用纯寒纯热之药，及寒热相杂，并宜用甘草以调和之，惟中满者禁用。"

五运六淫用药式

《纲目》：巳亥年，厥阴司天，风淫所胜，平以辛凉，佐以苦甘，以甘缓之，以酸泄之_{王注云}：厥阴气未为盛热，故以凉药平之，清反胜之，治以酸温，佐以甘苦。

子午年，少阴司天，热淫所胜，平以咸寒，佐以苦甘，以酸收之，寒反胜之，治以甘温，佐以苦酸辛。

丑未年，太阴司天，湿淫所胜，平以苦热，佐以酸辛，以苦燥之，以淡泄之，湿上甚而热，治以苦温，佐以甘辛，以汗为故身半以上，湿气有余，火气复郁，则宜解表疏汗而祛之也，热反胜之，治以苦寒，佐以苦酸。

寅申年，少阳司天，火淫所胜，平以酸冷，佐以苦甘，以酸收之，以苦发之，以酸复之热气已退，时发动者，是为心虚，气散不敛，以酸收之，仍兼寒助，乃能除根，热见太甚，则以苦发之，汗已便凉，是邪气尽，汗已犹热，是邪未尽，则以酸收之，已汗又热，又汗复热，是脏虚也，则补其心可也，寒反胜之，治以甘热，佐以苦辛。

卯酉年，阳明司天，燥淫所伤，平以苦温，佐以酸辛，以苦下之制燥之法以苦温，宜下必以苦，宜补必以酸，宜泻必以辛，热反胜之，治以辛寒，佐以苦甘。

辰戌年，太阳司天，寒淫所胜，平以辛热，佐以甘苦，以咸泻之，热反胜之，治以咸冷，佐以苦辛。

寅申年，厥阴在泉，风淫于内，治以辛凉，佐以苦，以甘缓之，以辛散之风喜温而恶清，故以辛凉胜之，以苦随所利也，木苦急，以甘缓之，木苦抑，以辛散之，清反胜之，治以酸温，佐以苦甘，以辛平之。

卯酉年，少阴在泉，热淫于内，治以咸寒，佐以甘苦，以酸收之，以苦发之热性恶寒，故以咸寒，热甚于表，以苦发之，不尽，复寒制之，寒制不尽，复苦发之，以酸收之，甚者再方，微者一方，可使必已，时发时止，亦以酸收之，寒反胜之，治以甘热，佐以苦辛，以咸平之。

巳亥年，少阳在泉，火淫于内，治以咸冷，佐以苦辛，以酸收之，以苦发之火气大行于心腹，咸性柔软以制之，以酸收其散火，大法须汗者，以辛佐之，寒反胜之，治以甘热，佐以辛苦，以咸平之。

子午年，阳明在泉，燥淫于内，治以甘辛，以苦下之，热反胜之，治以辛寒，佐以苦甘，以酸平之，以和为利。

丑未年，太阳在泉，寒淫于内，治以甘热，佐以苦辛，以酸泻之，以辛润之，以苦坚之以热治寒是为摧胜，折其气也，热反胜之，治以咸冷，佐以甘辛，以苦平之。

李时珍曰："司天，主上半年，天气司之，故六淫谓之所胜，上淫于下也，故曰平之，在泉，主下半年，地气司之，故六淫谓之于内，外淫于内也，故曰治之。当其时而反得胜己之气者，谓之反胜。六气之胜，何以征之？燥甚则地干，暑胜则地热，风胜则地动，湿胜则地泥，寒胜则地裂，火胜则地涸是也。"

气味补泻

肝胆：味，辛补酸泻，气，温补凉泻。

心小肠：味，咸补甘泻，气，热补寒泻。

三焦命门：补泻同心。

脾胃：味，甘补苦泻，气，温热补寒凉泻，各从其宜。

肺大肠：味，酸补辛泻，气，凉补温泻。

肾膀胱：味，苦补咸泻，气，寒补热泻。

张元素曰："五脏更相平也，一脏不平，所胜平之，故云安谷则昌，绝谷则亡。水去则荣散，谷消则卫亡，荣散卫亡，神无所居。仲景云水入于经，其血乃成，谷入于卫，脉道乃行。故血不可不养，卫不可不温，血温气和，营卫乃行，常有天命。"

五脏苦欲补泻 苦欲者，犹言好恶也，违其性，故苦，遂其性，故欲。欲者，是本脏之神所好也，即补也，苦者，是本脏之神所恶也，即泻也，补泻系乎苦欲，苦欲因乎脏性，不属五行，未落阴阳者也，自虚则补其母，以下乃言脏体之虚实，始有补母泻子之法，斯则五行之性也。

肝：苦急，急食甘以缓之甘草，欲散，急食辛以散之川芎，以辛补之细辛，以酸泻之芍药，虚以生姜，陈皮之类补之，经曰："虚即补其母"，水能生木，肾乃肝之母，肾水也，苦以补肾，熟地、黄柏是矣，如无他证，钱氏地黄丸熟地、丹皮、山药、茯苓、山萸、泽泻主之，实则白芍药泻之，如无他证，钱氏泻青丸（当归、胆草、川芎、栀仁、羌活、防风、熟大黄）主之，实则泻其子，心乃肝之子，以甘草泻心。

《经疏》云："肝为将军之官，言不受制者也，急则有摧折之意焉，故苦而恶之，缓之，是使遂其性也，甘可以缓，甘草之属是已。扶苏条达，木之象也，升发开展，魂之用也。故其性欲散，辛以散之，解其束缚也，是散即补也，辛可以散，川芎之属是已，若其大过，则屈制之，毋使逾分，酸可以收，芍药之属是已，急也，敛也，肝性之所苦也，违其性而苦之，肝斯虚矣，补之以辛，是明以散为补也，细辛、生姜、陈皮之属是已。"

心：苦缓，急食酸以收之五味子，欲软，急食咸以软之芒硝，以咸补之泽泻，以甘泻之人参、黄芪、甘草，虚以炒盐补之，虚则补其母，木能生火，肝乃心之母，肝木也以生姜补肝，如无他证，钱氏安神丸麦冬、茯苓、干山药、马牙硝、寒水石、甘草、朱砂、龙脑主之，实则甘草泻之，如无他证，钱氏方中，重则泻心汤黄连极细末，每服一字至半钱，轻则导赤散生地、木通、甘草、竹叶。

《经疏》云："心为形君，神明之性，恶散缓而喜收敛，散缓则违其性，敛则宁静清明，故宜酸以收其缓也，软者，和调之义也，心君本自和调，邪热乘之则躁急，故复须芒硝之咸寒，除其邪热，以软其躁急坚劲之气，使复其平也，以咸补之，泽泻导心气以入肾也，烦劳则虚而生热，故须人参、黄芪、甘草之甘温，以益元气而虚热自退，故谓之泻也，心以下交于肾为补，炒盐之咸以润下，即得心与肾交也，火空则发，盐为水味，得之俾心气下降，是既济之道也，有补之义焉，故软即补也。"

脾：苦湿，急食苦以燥之白术，欲缓，急食甘以缓之甘草，以甘补之人参，以苦泻之黄连，虚以大枣、甘草之类补之，如无他证，钱氏益黄散丁香、橘红、诃子、青皮、甘草主之，心乃脾之母，以盐补心，实则以枳实泻之，如无他证，以泻黄散藿香、山栀、甘草、防风、石膏泻之，肺乃脾之子，以桑白皮泻肺。

《经疏》云："脾为仓廪之官，主运动磨物之脏，燥，其性也，宜健而不宜滞，湿斯滞矣，远其性，故苦而恶之，急食苦以燥之，使复其性之所喜，脾斯健矣，白术之苦温是矣，过燥则复欲缓之以甘，甘草之属是已，稼穑之化，故甘先入脾，性欲健运，气旺则行，补之以甘，人参是已，长夏之令，湿热主之，脾气斯困，故当急食苦以泻之，黄连之苦寒是已，虚则宜补，炙甘草之甘以益血，大枣之甘温以益气，乃所以补其不足也。"

肺：苦气上逆，急食苦以泻之诃子皮，一作黄芩，欲收，急食酸以收之白芍药，以辛泻之桑白皮，以酸补之五味子，虚则五味子补之，如无他证，钱氏阿胶散阿胶、糯米、马兜铃、炙甘草、鼠粘子、杏仁补之，脾乃肺之母，以甘草补脾，实则桑白皮泻之，如无他证，以泻白散桑白皮、地骨皮、茯苓、甘草、陈皮、青皮、五味、人参、粳米泻之，肾乃肺之子，以泽泻泻肾。

《经疏》云："肺为华盖之脏，相傅之官，藏魄而主气者也，气常则顺，气变则逆，逆则违其性矣，故宜急食苦以泄之，黄芩之属是已，肺主上焦，其政敛肃，故其性喜收，宜急食酸以收之，白芍药之属是已，贼肺者热也，肺受热邪，急食辛以泻之，桑白皮之属是已，不敛则气无所管束，是肺失其职也，故宜补之以酸，使遂其收敛之性，以清肃乎上焦，是即补也，五味子之属是已。"

肾：苦燥，急食辛以润之知母、黄柏，欲坚，急食苦以坚之知母，以苦补之黄柏，以咸泻之泽泻，虚则熟地、黄柏补之，肾本无实不可泻，钱氏止有补肾地黄丸，无泻肾之药，肺乃肾之母，以五味子补脏。

《经疏》云："肾为作强之官，藏精与志，主五液，属真阴，水脏也，其性本润，故恶涸燥，宜急食辛以润之，知母之属是已，欲坚，急食苦以坚之，盖肾非坚，则无以补作强之职，四气以遇湿热即软，遇寒冷即坚，五味以得咸即软，得苦即坚，故宜急食苦以坚之，黄柏味苦气寒，可以坚肾，故宜急食以遂其欲坚之性也，以苦补之，是坚即补也，地黄、黄柏是已，咸能软坚，软即泻也，泽泻是已，虚者，精气夺也，藏精之脏，苦固能坚，然非益精，无以为补，故宜熟地、黄柏之属以补之。"

脏腑泻火药

黄连泻心火，木通泻小肠火，黄芩泻肺火，栀子佐之，黄芩泻大肠火，柴胡泻肝火，黄连佐之，又泻胆火，亦以黄连佐之，白芍药泻脾火，石膏泻胃火，知母泻肾火，黄柏泻膀胱火，柴胡泻三焦火，黄芩佐之。以上诸药，东垣虽云能各泻其火，然临病处方，必须合乎君臣而后用之，不可执一也。

服药风土之异

丹溪曰："西北之地多风寒，故患外感者多，东南之地本卑湿，故患湿热者众。"所以方土之侯，各有不齐，而所生之物，各随土著。治北病，宜以攻伐外邪为多，治南疾，宜以保养内气为本。盖北方风气浑厚，禀赋雄壮，兼之饮食倍常，一有疾病，辄以疏利，其病如脱，若夫东南之人，体质柔脆，腠理不密，兼之饮食色欲之过侈，概以攻剂施之，不犹操刃乎。虽然北方禀气固厚，安能人皆实，南方禀气虽薄，安得人人皆虚，当观其人与证而施治之，斯无一偏之弊矣。

医贵应变

商学士①云："医者意也，贵乎临机应变，方固难于尽用，然非方，则古人之心弗传，方果可弗用乎，然方固良矣，尤多熟之《素问》，以求其本，熟之本草，以究其用，熟之诊视以察其证，熟之治疗以通其变，始于用方而终至于无俟于方，夫然后可以言医。"所以刘守真、李东垣二师之法，虽攻补不同，会而通之，悉得神效，近时称良医者，皆以能持东垣者谓之王道，持张、刘者谓之霸道，噫，尧、舜以揖让，汤、武以征诛，苟合道济世，何必曰同，常病世之专于攻伐者，邪气未退而真气先剥，专于补养者，或致气道壅塞，正气未复而邪气愈炽。古人云，药贵合宜，法当应变，泥其常者，人参反以杀人，通其变者，乌头可以活命，孙真人所谓"随时增损，物无定方"，真知言哉。

---

① 商学士：指明代大学士商辂。

固元为本

《崆峒子》云："脾土上应于天，亦属湿化，所以水谷津液不行，即停聚而为痰饮也。夫人之病痰火者，十之八九，老人不宜速降其火，虚人不宜尽去其痰，攻之太甚，则病转剧而致危殆。"太史公曰："凡人所生者神也，所托者形也，神大用则伤，形大劳则敝，形神离则死，故圣人重之。"

真元耗散

《续医说》云："五劳者，五脏之劳，皆因动作勉强，用力过度曰劳。"《索短新书》云："受气贪欲则为劳，夫人身之真元根本，气血津液是也，世之劳瘵证，最为难治，盖因人之壮年，恣意酒色，以致耗散真元，不生津液，遂至呕血吐痰，骨蒸体热，肾虚精怠，面白颊红，白浊遗精，及痰涎痰嗽，谓之火乘金候，重则半年死，轻则一年必危。俗医不究其源，更以大寒大热之药，妄投乱进，殊不知大寒则气愈虚，大热则血愈竭，是以世之犯此疾者，多不能免于死，由医之不得其人，辨药不精也。"

三法五治

三法者，初、中、末也。初始之道，法当猛峻，缘病得之新暴，感之轻，得之重，当以疾利之药急去之；中治之道，法当宽猛相济，为病得之非新非久，当以缓疾得中，养正去邪相兼治之，仍依时令消息，对证增减为妥；末治之道，法当宽缓，谓药性平善，广服无毒，惟能安中养血气，盖为病久，邪气潜伏，故以善药，养正而邪自去。五治者，和、取、从、折、属也。一治曰和，假令小热之病，当以凉药和之，和之不已，次用取；二治曰取，为热势稍大，当以寒药取之，取之不已，次用从；三治曰从，为势既甚，当以温药从之，为药气温也，味随所为，或以寒因热用，味通所用，或寒以温用，或以汗发之，不已，又再折；

34

四治曰折，为病势极甚，当以逆制之，制之不已，当以下夺之，夺不已，又用属；五治曰属，为求其属以衰之，缘热深陷在骨髓，无法可出，故求其属以衰之，经曰"陷下者衰之"，夫衰热之法，所云火衰于戌，金衰于辰之类是也，或有不已，当广其法而治之。

处方贵简

《医统》云："医者识脉，方能识病，病与药对，古人惟用一药治之，气纯而功愈速，今人不识病源，不辨脉理，药品数多，每至十五六味，攻补杂施，弗能专力，故治病难为功也。韩天爵云处方正不必多品，但看仲景方，何等简任，丹溪云东垣如用兵，多多益善者，盖讳之也。"

一药不可治众疾

《本草类说》云："人有贵贱少长，病当别论，病有久新虚实，理当别药，盖人心不同，脏腑亦异，脏腑既异，乃以一药治众病其可得乎，故仲景曰，又有土地高下不同，物理刚柔，殰居亦异，且有长幼老壮气血肾衰之不同，临病之功，亦须两审。"

八要

《衍义》云："医有八要，八要不审，病不能去，非病不去，医无可去之术也，故须审辨，庶不有误。一曰虚，五虚是也，脉细，皮寒，气少，泄泻前后，饮食不进，此为五虚；二曰实，五实是也，脉盛，皮热，腹胀，前后不通，闷瞀，此五实也；三曰冷，脏腑受其积冷是也；四曰热，脏腑受其积热是也；五曰邪，非脏腑正病也；六曰正，非外邪所中也；七曰内，病不在外也；八曰外，病不在内也。审此八者，参之以脉，辨之以药，何有不可治之疾也。"

六陈

药有六味，陈久者良。狼毒、茱萸、半夏、橘皮、枳实、麻黄是也。

十八反

半夏、瓜蒌、贝母、白及、白蔹与乌头相反，海藻、大戟、甘遂、芫花与甘草相反，苦参、人参、沙参、玄参、细辛、芍药与藜芦相反。凡汤药丸散中不可合用也，若要令反而吐者，则不忌也。

十九畏

硫黄原是火中精，朴硝一见便相争，水银莫与砒霜见，狼毒最怕密陀僧，巴豆性烈最为上，偏与牵牛不顺情，丁香莫与郁金见，牙硝难合京三棱，川乌草乌不顺犀，人参又忌五灵脂，官桂善能调冷气，若逢石脂便相欺，大凡修合看逆顺，炮爁音览炙煿要精微。

治法提纲阴阳、寒热、脏腑、经络、气血、表里、标本先后、虚实缓急

《经疏》云：病在于阴，毋犯其阳，病在于阳，毋犯其阴，犯之者是谓诛伐无过。

病之热也，当察其源，火苟实也，苦寒咸寒以折之，若其虚也，甘寒、酸寒以摄之。病之寒也，甘温以益之，辛热、辛温以佐之。

经曰，五脏者，藏精气而不泻者也，故曰满而不能实，是有补而无泻者，其常也。脏偶受邪则泻其邪，邪尽即止，是泻其邪，非泻脏也，脏不受邪，毋轻犯也，世谓肝无补法，知其谬也。六腑者，传道化物糟粕者也，故曰实而不能满，邪客之而为病，乃可攻也，中病乃已，毋尽剂也。

病在其经，则治其经，病流于络，则及其络，经直络横，相

维辅也。

病从气分，则治其气，虚者温之，实者调之，病从血分，则治其血，虚则补肝、补脾、补心，实则为热、为瘀，热者清之，瘀者行之，因气病而及血者，先治其气，因血病而及气者，先治其血，因证互异，宜精别之。

病在于表，毋攻其里，病在于里，毋虚其表，邪之所在，攻必从之。

受邪为本，现证为标，五虚为本，五邪为标。譬夫腹胀，由于湿者，其来必速，当利水除湿，则胀自止，是标急于本也，当先治其标，若因脾虚渐成胀满，夜剧昼静，病属于阴，当补脾阴，夜静昼剧，病属于阳，当益脾气，是病从本生，本急于标也，当先治其本，举一为例，余可类推矣。

病属于虚，宜治以缓，虚者，精气夺也，若属沉痼，亦必从缓，治虚无速法，亦无巧法，盖病已沉痼，凡欲施治，宜有次第，故亦无速法。病属于实，宜治以急，实者，邪气胜也，邪不速逐，则为害滋蔓，故治实无迟法，亦有巧法，此病机缓急一定之法也。

脏气法时并药

夫四时之气，行乎天地之间，人处气交之中，亦必因之而感者，其常也。春气生而升，夏气长而散，长夏之气化而软，秋气收而敛，冬气藏而沉。人身之气，自然相通，是故生者顺之，长者敷之，化者坚之，收者肃之，藏者固之，此药之顺乎天者也。春温夏热，元气外泄，阴精不足，药宜养阴。秋凉冬寒，阳气潜藏，勿轻开通，药宜养阳，此药之因时制宜，补不足以和其气者也。然而一气之中，初中末异，一日之内，寒燠或殊。假令大热之候，人多感暑，忽发冰雹，亦复感寒，由先而感，则为暑病，由后而感，则为寒病，病暑者，投以暑药，病寒者，投以寒药，此药之因时制宜以合乎权，乃变中之常也，此时令不齐之所宜审也。假令阴虚之人虽当隆冬，阴精亏竭，水既不足，不能制火，则阳无所依，外泄为热，或反汗出，药宜益阴，地黄、五味、龟甲、枸杞之属是已，设从时令，误用辛温，势必立毙。假令阳虚之人，虽当盛夏，阳气不足，不能外卫其表，表虚不任风寒，洒淅战栗，思得热食，及御重裘，是虽天令之热，亦不足以敌其真阳之虚，病属虚寒，药宜温补，参、芪、桂、附之属是已，设从时令，误用苦寒，亦必立毙，此药之舍时从证者也。假令素病血虚之人，不利苦寒，恐其损胃伤血，一旦中暑，暴注霍乱，须用黄连、滑石以泄之，本不利升，虚用葛根以散之，此药之舍证从时者也，从违之际，权其轻重耳。至于四气所伤，因而致病，则各从所由，是故经曰"春伤于风，夏生飧泄"，药宜升之燥之，升麻、羌活、防风、柴胡之属是已，"夏伤于暑，秋必痎疟"，药宜清暑益气以除寒热，石膏、知母、干葛、麦冬、橘皮、参、苓、术之属是已，邪若内陷，必便脓血，药宜祛暑消滞，专保胃气，黄连、滑石、芍药、升麻、莲实、人参、扁豆、甘草之属是已，"秋伤于湿，冬生咳嗽"，药宜燥湿清热，和表降气保肺，桑白皮、石膏、薄荷、杏仁、甘草、桔梗、苏子、枇杷叶之属是已，"冬伤于寒，春必病温"，邪初在表，药宜辛寒苦温、甘寒苦寒以解表邪，兼除内热，羌活、石膏、干葛、前胡、知母、竹叶、柴胡、麦冬、荆芥、甘草之属是已，至夏变为热病，六经传变，药亦同前，散之贵早，治若后时，邪结于里，上则陷胸，中、下承气，中病乃已，慎毋尽剂，勿憚勿忒，能事毕矣。以上皆四时六气所伤致病，并证重舍时，时重舍证，用药主治之大法，万世遵守之常经，圣哲复起，不可改矣。所云六气者，即风、寒、暑、湿、燥、火是已，过则为淫，故曰六淫，淫则为邪，以其为天之气从外而入，故曰外邪，邪之所中，各有其地，在表治表，在里治里，表里之间，则从和解，病有是证，证有是药，各有司存，不相越也，此古人之定法，今人之轨则也。

和剂治法

夫虚实者，诸病之根本也，补泻者，治疗之纲纪也。何谓虚？五脏六腑虚所生病也。何谓实？五脏六腑实所生病也。经云真气夺则虚，邪气胜则实，虚则补之，实则泻之，此万世之常经也。以补为泻，是补中有泻也，以泻为补，是泻中有补也，譬服参、芪、炙甘草之退劳倦气虚发热，地黄、黄柏之滋水坚肾，以除阴虚潮热，是补中之泻也，桑根白皮之泻肺火，车前子之利小便除湿，是泻中之补也。升降者，病机之要最也，升为春气，为风化，为木象，故升有散之之义，降为秋气，为燥化，为金象，故降有敛之之义。饮食劳倦，则阳气下陷，宜升阳益气，泻利不止，宜升阳益胃，郁火内伏，宜升阳散火，滞下不休，宜升阳解毒，开胃除热，因湿洞泄，宜升阳除湿，肝木郁于地中，以致少腹作胀作痛，宜升阳调气，此病宜升之类也。阴虚则水不足以制火，火空则发而炎上，其为证也，为咳嗽多痰，吐血，鼻衄齿衄，头痛齿痛，眼痛头眩晕，眼花恶心，呕吐口苦，舌干不眠，寒热骨蒸，是为上盛下虚之候，宜用苏子、枇杷叶、麦冬、白芍、五味子之属以降气，气降则火自降，而气自归元，而又益之以滋水添精之药以救其本，则诸证自疗，此病宜降之类也。设宜降而妄升，当升而反降，将使轻变为重，重必死矣。

论塞因塞用，通因通用，寒因热用，热因寒用，用热远热，用寒远寒

经曰"塞因塞用"，譬夫脾虚中焦作胀，肾虚气不归元，致上焦逆满，用人参之甘以补元气，五味子之酸以收虚气，则脾得补而胀自消，肾得补而气自归元，上焦清泰而逆满自平矣。通因通用者，譬夫伤寒挟热下利，或中有燥粪，必用调胃承气汤，下之乃安，滞下不休，得六一散清热除积而愈，皆其意也。寒因热用者，是药本寒也，而又佐之以热。热因寒用者，是药本热也，

而反佐之以寒，则无格拒之患，故曰"必先其所主，而伏其所因也"。用热远热者，是病本于寒，法应热治，所投热剂，仅使中病，勿令过焉，过则反生热病矣。用寒远寒，义亦同此。

虚实论

经曰"邪气盛则实，精气夺则虚"，又曰"邪之所凑，其气必虚"。凡言虚者，精气夺也，凡言实者，邪气胜也。是故虚则受邪，邪客为实，法先攻邪，邪尽治本，邪犹未尽，勿轻补益，犯之者，是谓实实。精者，阴也，气者，阳也，设被削夺，是五脏六腑之阴精阳气皆虚也，宜从其类以补之，阴精虚者补阴精，阳气虚者益阳气，一切克伐攻击之药概勿施用，犯之者，是谓虚虚。经曰"实实虚虚"，损不足而益有余，如是者医杀之耳，戒哉。

治虚宜护胃气

夫胃气者，即后天元气也，以谷气为本，是故经曰"脉有胃气曰生，无胃气曰死"，又曰"安谷则昌，绝谷则亡"。可见先天之气，纵有未全，而他脏不至尽伤，独胃气偶有伤败以至于绝，则死矣。谷气，譬国家之饷道也，饷道一绝，则万众立散，胃气一败，则百药难施。若阴虚，若阳虚，或中风，或中暑，乃至泻利滞下，胎前产后，疔肿痈疽，痘疮痧疹，惊疳，靡不以保护胃气，补养脾气为急务也，故益阴宜远苦寒，益阳宜防泄气，祛风勿过燥散，消暑毋轻下通，泻利勿加消导，滞下之忌芒硝、巴豆、牵牛，胎前泄泻之忌当归，产后寒热之忌芩、连、栀子，疔肿痈毒之未溃忌当归，痘疹之不可妄下，其他内外诸病，应设药物之中，凡与胃气相违者，概勿施用，宜加三思。

诸病惟虚与火为难治

经曰"精气夺则虚"，又曰"邪之所凑，其气必虚"，虚者，空也，无也，**譬诸国内空虚，人民离散，则百祸易起，病之虚者，亦犹是已**，是故经曰"不能治其虚，安问其余"，盖言虚为百病之本也。夫火者，阳也，气也，与水为对待者也。水为阴精，火为阳气，二物匹配，名曰阴阳和平，亦名少火生气，如是，则诸病不作矣。设不善摄养，以至阴亏水涸，则火偏胜，阴不足，则阳必凑之，是谓阳盛阴虚，亦曰壮火食气，是知火即气也，气即火也，一而二，二而一者也，东垣亦曰"火与元气不两立"，亦指此也，譬诸水性本流本寒，过极则凝而不流，为层冰矣，解则复常，非二物也。盖平则为水火既济，当斯时也，火即真阳之气矣，及其偏也，则即阳气而为火也，始与元气不两立，而成乖否之象矣，故戴人亦曰"莫治风，莫治燥，治得火时风燥了"，人苟解此，则已达阴阳水火之原，曲畅旁通，何施不可，正指火之变态多端，其为病也非一，了此，则其余皆可辨矣。

治气三法以下三条俱《本草经疏》

一补气，气虚宜补之，如人参、黄芪、羊肉、小麦、糯米之属是也。二降气调气，降气者，即下气也，虚则气升，故法宜降，其药之轻者，如紫苏子、橘皮、麦门冬、枇杷叶、芦根汁、甘蔗，其重者，如番降香、郁金、槟榔之属，调者，和也，逆则宜和，和则调也，其药如木香、沉水香、白豆蔻、缩砂密、香附、橘皮、乌药之属。三破气，破者，损也，实则宜破，如少壮人暴怒气壅之类，然亦可暂，不可久，其药如枳实、青皮、枳壳与牵牛之属。盖气分之病，不出三端，治之之法，及所主之药，皆不可混滥者也，误则使病转剧，世多不察，故表而出之。

治血三法

血虚宜补之，虚则发热内热，法宜甘寒、甘平、酸寒、酸温，以益荣血，其药为熟地黄、白芍药、牛膝、炙甘草、酸枣仁、龙眼肉、鹿角胶、肉苁蓉、甘枸杞子、甘菊花、人乳之属。血热宜清之凉之，热则为痈疽疮疖，为鼻衄，为齿衄，为牙龈肿，为舌上出血，为舌肿，为血崩，为赤淋，为月事先期，为热入血室，为赤游丹，为眼暴赤痛，法宜酸寒、苦寒、咸寒、辛凉，以除实热，其药为童便、牡丹皮、赤芍药、生地黄、黄芩、犀角、地榆、大小蓟、茜草、黄连、山栀、大黄、青黛、天门冬、玄参、荆芥之属。血瘀宜通之，瘀必发热发黄，作痛作肿，及作结块癥积，法宜辛温、辛热、辛平、辛寒、甘温以入血通行，佐以咸寒，乃可软坚，其药为当归、红花、桃仁、苏木、桂、五灵脂、蒲黄、姜黄、郁金、京三棱、延胡索、花蕊石、没药、䗪虫、干漆、自然铜、韭汁、童便、牡蛎、芒硝之属。盖血为荣，阴也，有形可见，有色可察，有证可审者也，病既不同，药亦各异，治之之法，要在合宜，倘失其宜，为害不浅。

治吐血三要

宜降气，不宜降火。气有余即是火，气降则火降，火降则气不上升，血随气行，无溢出上窍之患矣。降火必用寒凉之剂，反伤胃气，胃气伤，则脾不能统血，血愈不能归经矣。今之疗吐血者，大患有二：一则专用寒凉之味，如芩、连、山栀、青黛、柿饼灰、四物汤、黄柏、知母之类，往往伤脾作泄，以致不救；一则专用人参，肺热还伤肺，咳逆愈甚，亦有用参而愈者，此是气虚喘嗽，气属阳，不由阴虚火炽所致，然亦百不一二也，宜以白芍药、炙甘草制肝，枇杷叶、麦门冬、薄荷、橘红、贝母清肺，薏苡仁、怀山药养脾，韭菜、番降香、真苏子下气，青蒿、鳖甲、银柴胡、牡丹皮、地骨皮补阴清热，酸枣仁、白茯神养心，山茱萸、枸杞子、牛膝补肾，此累试辄验之方。然阴无骤补之法，非多服药不效，病家欲速，医者张惶无主，百药杂试以致损，复辙相寻而不悟，悲夫。

宜行血，不宜止血。血不循经络者，气逆上壅也。夫血得热则行，得寒则凝，故降气行血，则血循经络，不求其止而自止矣。止之，则血凝，血凝必发热恶食，及胸胁痛，病日沉痼矣。

宜补肝，不宜伐肝。经曰"五脏者，藏精气而不泻者也"，肝为将军之官，主藏血，吐血者，肝失其职也。养肝则肝气平而血有所归，伐之则肝不能藏血，血愈不止矣。

四诊有专书续出，兹集略取切脉大纲，附载此，使知不同于伪诀也。

寸关尺三部九候

初持脉时，令仰其掌，掌后高骨，相对关上。关前为阳，阳脉九分，关后为阴，阴脉一寸，阳寸阴尺，寸关尺定。左寸属心，心络小肠，关部肝胆，尺肾膀胱。右寸肺脉，肺络大肠，关部脾胃，尺肾三焦。命门部候，两肾中处，尺内两傍，则季胁也。尺外候肾，内候腹中，关外候肝，内候膈膜，寸外候心，内候膻中，右关外胃，内以候脾，右寸外肺，内候胸中，前以候前，后以候后，上竟上者，胸喉事也，下竟下者，腰足事也。浮以取表，沉以取里，中取胃气，各有部主。三部三候，三三九候，寸部法天，候胸至头，关部法人，候胸至腹，尺部法地，候腹至足，左脉候左，右脉候右，随病所在，分别脏腑。

《素问》曰：尺内两傍，则季胁也，尺外以候肾，尺里以候腹，中附上，左外以候肝，内以候膈，右外以候胃，内以候脾，上附上，右外以候肺，内以候胸中，左外以候心，内以候膻中，前以候前，后以候后，上竟上者，胃喉中事也，下竟下者，少腹腰股膝胫足中事也。夫外以候阳，内以候阴，肾肝胃脾心，皆近背之阳，故从外取，腹膈脾胸膻中，皆近腹之阴，故从内取。《素问》言，膻中者，臣使之官，喜乐出焉，以足十二脏之用。《灵枢》言，心主手厥阴心包络之脉，以足十二经之运行。近考古今医统，膻中，即心包络脉也。夫膻中，乃心前空虚之处，与心同志为喜。喜笑者，火之司也，则知司火，以为心火之相应，常藏氤氲之气，即宗气、气海是也，其气之余，淫于胸之上焦，由肺布于一身，以为生生不息之运用，谓之"少火生气"是也。失常，则外暑内热而燔灼脏火，谓之"壮火食气"是也。是知膻中者，手厥阴心主，相火之脏，故素问以配心脏君火，分外内而同候左寸，此火炎上之理也。原手厥阴之经，起于胸中，络之三焦，由腋上行臂手之内，终于手之中指。是经与脏，俱值身之上部，当候于寸，而以右尺候之，可乎。

阴阳表里二十九脉体状主病

滑伯仁曰：取脉之道，理各不同，脉之形状，又各非一。凡脉之来，必不单至，必曰浮而迟，浮而数，沉而紧，沉而缓之类，将何以别之。大抵提纲之要，不出浮、沉、迟、缓、滑、涩之六脉也。浮沉之脉，轻重取之也，迟数之脉，以己之呼吸而取之也，滑涩之脉，则察夫往来之形也。浮为阳，轻手即得，而芤、洪、散、大、长、濡、弦皆轻手而得也。沉为阴，重手乃得，而伏、石、短、细、牢、实皆重手而得也。迟则一息三至，而缓、结、微、弱皆迟之类也，数则一息六至，而疾、速、促、紧皆数之类也。或曰，滑类乎数，涩类乎迟，何也？然脉虽似而理则殊也，彼迟数之脉，以呼吸察其至数之疏数，滑涩则以往来察其形状也。数为热，迟为寒，滑为血多气少，涩为气多血少。所谓脉之提纲，不出此六脉者，盖足以统夫表里阴阳，冷热虚实，风寒燥湿，脏腑气血也。浮为阳为表，诊为风为虚，沉为阴为里，诊为湿为实，迟为寒，在脏为阴，数为热，在府为阳，滑为血有余，涩为气独滞。人一身之变，不越乎此，今以六脉为宗，阴阳偶对二十九脉，发明于上，以为下手之准则。

浮[①]

浮，不沉也，脉行肉上，如水漂木，轻轻汎汎。人迎相应，浮实为邪，气口相应，浮虚少气。寸浮风寒，头痛发热，关浮腹胀，尺浮便涩，诸浮主表，为风为气，为热为痛，为痞为满，为喘为呕，为癥为厥，肝肾并浮，则为风水，浮盛按衰，里虚表实，浮有按无，无根之谓，浮迟风虚，浮数痈毒，浮滑伤热，浮涩雾露，浮缓中风，浮紧伤寒，浮虚伤暑，浮细伤湿，浮大而

---

① 浮：此处原无标题，今为明晰，故加之，下同。

44

涩，宿食滞气，浮细而滑，多痰伤饮，浮大而长，风眩癫疾，浮滑疾紧，病合易愈。

沉

沉，不浮也，脉行肉下，如石投水，必极其底。人迎相应，沉实寒积，气口相应，沉虚少气。寸沉气郁，虚喘停饮，关沉积痛，尺沉泄利，诸沉主里，为实为水，为寒为喘，为疝为聚，喘嗽脉浮，转陷不吉，肝肾并沉，则为风水，痈疽得沉，邪气深入，溃后得沉，稍可调治，沉迟痼冷，沉数热积，沉滑宿食，沉涩气郁，沉紧悬饮，沉细少气，沉伏吐泻，阴毒积聚，沉重直前，绝者瘀血，沉重中散，寒食成瘕，脉来沉重，重不至寸，徘徊绝者，遁尸脉也。

迟

迟，不及也，呼吸三至，减于平脉，一至是也。人迎相应，迟实寒痛，气口相应，迟虚虚寒。寸迟气虚，冷痰停积，关迟胃寒，尺迟血弱，诸迟主寒，为病在脏，气寒则缩，血寒则凝，脏寒泄泻，痛连小腹，男曰精寒，女曰不育，浮迟表寒，沉迟里寒，迟之微甚，寒之浅深，病后迟缓，正气未复，迟滑为胀，迟涩为瘕，消中夏月，沉迟俱忌，乍迟乍数，师曰虚火。

数

数，太过也，呼吸六至，过于平脉，一至是也。人迎相应，数实为热，气口相应，数虚为烦。寸数头痛，咳吐失血，关数腹痛，尺数淋涩，诸数主热，为病在府，为狂为浊，为燥为结，为疮为疽，为孕为疟，肺数肺痈，数虚肺痿，浮数表热，沉数里热，数短心痛，数紧胁痛，数实躁狂，数坚蛊毒，数大烦渴，数疾阴火，数细而虚，虚劳阴弱，兼沉骨蒸，兼浮喘作。

滑

滑，不涩也，应指流利，形体圆净，如盘走珠。人迎相应，浮滑风痰，气口相应，沉滑郁痰。寸滑呕逆，痰嗽昏眩，关滑食饮，尺滑淋疝，诸滑为痰，为热为食，为血积聚，又为鬼疰，滑弱胃气，滑实胃热，滑杂大小，霍乱吐泻，短滑酒伤，或为水逆，一手滑散，半身不遂，尺滑有神，妇曰有孕，滑而断绝，又曰经病。

涩

涩，不滑也，应指蹇滞，迟短细散，相兼来去。人迎相应，浮涩表寒，气口相应，沉涩里涸。寸涩气虚，头痛心痛，关涩血虚，尺涩精虚，诸涩为虚，为寒为湿，滞下遗精，泻利汗出，涩细大寒，涩紧为痹，涩甚痰多，最难为治，数更细涩，虚劳永诀，沉弦细涩，皆为痛脉，女子脉涩，血少难孕，有孕胎痛，无孕经病。

虚

虚，不实也，举按无力，虚乃空虚，散大而软。人迎相应，身热伤暑，气口相应，劳伤元气。寸虚气虚，多汗惊悸，关虚倦泄，尺虚痿痹，诸虚为寒，为眩为昏，为食不消，失血伤精，左数无力，诸证血虚，右大无力，诸证气虚，弦数无力，诸证阴虚，虚而涩者，必难于嗣。

实

实，不虚也，举按有力，实乃克实，脉大而长。人迎相应，风寒在表，气口相应，胸满喘嗽。寸实咽干，气壅痰厥，关实腹疼，尺实便结，诸实为热，为呕为痛，为塞为积，为聚为利，脉实以坚，谓之邪盛，脉实躁疾，邪热在里，脾脉实强，水谷为病，妇人尺实，可曰有孕。

长

长，不短也，过于本位，不大不小，如弦之直。人迎相应，邪在阳明，气口相应，胃火冲肺，寸长呕吐，胸满痰滞，关长肝气，尺长疝气，诸长为热，为烦为郁，软搏气治，坚搏气病，长洪癫狂，长搏壮热，病属阳明，阳毒便结，左关独长，曰思淫欲，两尺修长，曰多春秋。

短

短，不长也，不及本位，应指而回，如龟之缩。人迎相应，邪气滞壅，气口相应，少气以息。寸短头疼，短涩难愈，关短宿食，尺短胫冷，诸短为虚，血气不足，为胀为痛，为泻为吐，上不至关，阳气短绝，下不至关，阴气短竭，悲哀之人，其脉多短，乍短乍长，邪祟昏乱。

大

大，不小也，脉形洪大，加于常脉，一倍是也。人迎相应，浮大伤风，气口相应，虚大伤气。大而有力，曰病实火，大而无力，曰伤元气，大则病进，为邪之甚，关上伏大，又曰痰病。

小

小，不大也，脉形微小，减于常脉，一倍是也。人迎相应，汗出恶风，气口相应，冷痰停积。前大后小，头痛目眩，前小后大，胸满气短，诸部小急，皆曰瘕疝，乍大乍小，神志昏乱。

洪

洪，不微也，应指极大，来盛去衰，实而无力。人迎相应，表热头疼，气口相应，里热燥结。寸洪心火，阴虚阳盛，关洪肝火，尺洪阴火，诸洪为热，为胀为满，为烦为渴，为痛为疮，洪

47

实为癫，洪大为祟，洪紧为痈，又为喘急，洪长壮热，洪数中毒，洪滑热痰，反胃呕吐。

微

微，不洪也，应指细小，似有似无，蛛丝渺渺。人迎相应，寒湿风暑，气口相应，自汗拘急。寸微心虚，恶寒少气，关微中寒，尺微泄痢，诸微为虚，为呕为泻，男微失精，女微崩带，浮微阳虚，沉微阴虚，微涩漏下，脉微近死，寸口微数，微则无气，无气营虚，营虚则噎。

散

散，不细也，脉大不敛，散者分散，杨花之比。人迎相应，伤寒所忌，气口相应，血耗气虚。心脉独散，曰心多喜，散而滑者，妇曰妊子，散漫不收，根本脱离，产妇即产，孕妇堕之。

细

细，不散也，脉小细直，细者减常，一线之比。人迎相应，寒湿痹痿，气口相应，腹满泄痢。细紧癥瘕，积聚刺痛，细滑僵仆，发热呕吐，前大后细，遗精脱血，前细后大，神劳气短。

紧

紧，不缓也，往来劲急，转索之状，则弦有力。人迎相应，外伤于寒，气口相应，内伤于食。寸紧头痛，痰鸣气急，关紧胁痛，尺紧疝痛，诸紧为痛，寒邪搏击，为咳为喘，为满为积，浮紧身痛，沉紧腹痛，紧洪痈疽，紧数中毒，紧细疝瘕，紧滑蛔动，紧急遁尸，紧弦急痛。

缓

缓，不紧也，往来纡缓，如丝在经，则弦无力。人迎相应，虚风项强，气口相应，短气痿躄。寸缓兼沉，健忘短气，关缓风眩，尺缓足痿，诸缓为风，为寒为弱，为痛为虚，为痹不仁，浮缓中风，沉缓中湿，缓滑热中，缓细湿痹，缓涩血虚，缓弱气虚，从容和缓，是曰胃气。

芤

芤，类浮也，边有中无，因虚而大，以芤类葱。人迎相应，邪壅吐衄，气口相应，营虚血蓄。上下失血，脉皆见芤，盗汗遗精，芤脉多有。

伏

伏，类沉也，边无中有，三候难寻，推筋而取。人迎相应，伤寒夹阴，气口相应，霍乱腹疼。伏主水气，沉忧郁结，积聚疝瘕，寒气逆厥。

弦

弦，弓弦也，端直以长，其来挺然，不甚搏指。人迎相应，邪在少阳，气口相应，金虚木实。寸弦头痛，膈多痰饮，关弦腹痛，尺弦疝痛，诸弦为痛，双弦胁痛，偏弦饮痛，单弦拘痛，浮弦曰风，沉弦曰气，弦缓曰湿，弦滑曰痰，弦激尸怒，弦长曰积，疟脉自弦，乍迟乍疾。

牢

牢，坚牢也，沉弦大实，不上不下，牢守其位。人迎相应，表实里虚，气口相应，劳伤痿极。寸牢寒实，腹心寒疼，关牢癥瘕，尺牢癫疝，诸牢为胀，为气喘急，皮肤着肿，七情六极，牢疾发热，牢迟发寒，迟疾不常，寒热往来，牢为里实，胃气不足，失血阴虚，得之死速。

濡

濡，浮软也，轻指即得，脉大无力，如水浮帛。人迎相应，

49

中湿中寒，气口相应，气虚汗出。寸濡惊悸，噫气下血，关濡胃虚，尺濡泄泻，诸濡为虚，伤精亡血，为痹为重，为冷为怯，濡而弱者，内热外冷，身多自汗，小便难出。

弱

弱，沉软也，重指乃得，扶持不起，如按绵帛。人迎相应，风热自汗，气口相应，气虚体倦。寸弱惊悸，身疼短气，关弱筋痿，尺弱阴痿，诸弱为虚，内伤血气，老人为宜，少壮为忌，弱滑胃气，弱涩久疾，阳陷入阴，寒热为祟。

动

动，摇动也，短滑数是，动随虚见，如豆粒粒。人迎相应，为痛为惊，气口相应，为挛为泻。阳动阳虚，阴动阴虚，阳动汗出，阴动发热，男动亡精，女动崩血，少阴动甚，妊子之脉。

革

革，皮革也，芤弦两合，内虚外急，如按鼓皮。人迎相应，中风感湿，气口相应，为胀为痞。芤则为虚，弦则为寒，虚寒相搏，此名曰革，男子亡血，又主失精，女子半产，漏下频频。

促

促，催促也，数中暂止，阳盛则促，阴不能和。人迎相应，斑毒怒狂，气口相应，气痞积聚。结促之脉，五者留滞，气、血、痰、饮、饮食之类。

结

结，交结也，缓中暂止，阴盛则结，阳不能入。人迎相应，寒邪滞经，气口相应，胸满烦躁，浮结肢肿，沉结便血，阴凝为蛊，七情郁结。

代

代，更代也，动而中止，止有常数，非暂之比。人迎相应，伤寒心悸，气口相应，腹痛泄利。代为气衰，其死可卜，宜于风家，痛极孕妇。

奇经八脉体状主病

尺寸俱浮，直上直下，此为督脉，督行脊里。督之为病，脊强而厥，大人癫病，小儿风痫。

脉横寸口，边如丸丸，此为任脉，任行腹胸。任之为病，其内苦结，男子七疝，女子瘕聚。

尺寸俱牢，直上直下，此为冲脉，冲起胞门。冲之为病，逆气里急，胸中寒疝，遗溺支满。

脉在中部，左右弹者，此为带脉，带起季胁。带之为病，腹满腰溶，左右绕脐，腰脊皆痛。

寸口前部，左右弹者，阳跷脉也，脉起跟外。阳跷为病，阴缓阳急，癫痫瘛疭，腰痛连背。

寸口后部，左右弹者，阴跷脉也，脉起跟内。阴跷为病，阳缓阴急，癫痫寒热，皮肤湿痹。

尺内斜上，至寸阳维，脉从少阴，斜至太阳。阳维为病，寒热汗出，目眩颠仆，肌肉痒痹。

尺外斜上，至寸阴维，脉从少阳，斜至厥阴。阴维为病，心痛腰痛，癫痫羊鸣，手足瘛疭。

运气脉略

运气之数，先立其年，十分五运，支立司天。

五运，金、木、水、火、土也，六气，风、寒、暑、湿、燥、火也。干者，甲、乙等十天干，支者，子、丑、寅等十二地支也。司天，言天气之职掌也，如厥阴司风木，少阴司君火，太阴司湿土，少阳司相火，阳明司燥金，太阳司寒水是也。欲明五运六气之数，先须明年分属某支某干，便知何运主令，何气司天。

土运甲己，金运乙庚，水运丙辛，木运丁壬，火运戊癸，土君余臣。

此五运分属十天干也，甲己化土，故二年皆为土运，乙庚化金，故二年皆为金运，丙辛化水，故二年皆为水运，丁壬化木，故二年皆为木运，戊癸化火，故二年皆为火运，土君余臣者，言惟土运为君，其余金、木、水、火之运皆臣。

子午之上，少阴君火，丑未之上，太阴湿土，寅申之上，少阳相火，卯酉之上，阳明燥金，辰戌之上，太阳寒水，巳亥之上，厥阴风木。

此言六气分属十二地支也，子午二年，俱为君火司天，以下仿此。

南北二政，其而不同，司天在泉，移位相从。

土运为南政，土位居中，为君之象，而南行令也，其余四运，以臣事之，北面受令，故为北政。其曰在泉者何也？司天主上半年，在泉主下半年，以子午卯酉为一律，如子午二岁，君火司天，则必卯酉燥金在泉，若卯酉二岁，燥金司天，则必子午君火在泉，其他寅申巳亥为一律，辰戌丑未为一律，司天在泉，例皆同也。司天移一位，则在泉移一位也，故曰移位相从。

甲己之岁，是为南政，三阴司天，则寸不应，三阴在泉，则尺不应。

甲己二年，土运为南政。如遇少阴司天，则两寸脉不应，厥阴司天，则右寸脉不应，太阴司天，则左寸脉不应。少阴在泉，则两尺脉不应，厥阴在泉，则右尺脉不应，太阴在泉，则左尺脉不应。不应者，谓阴之所在，脉乃沉细，不应或竟不可见也，病人得不应之脉，谓之天和脉，病必愈矣。

乙、庚、丙、辛、丁、壬、戊、癸，斯八岁者，皆曰北政，三阴司天，则尺不应，三阴在泉，则寸不应。

乙庚二年，皆金运也，丙辛二年，皆水运也，丁壬二年，皆木运，戊癸二年，皆火运也，凡此八年，皆为北政。如遇少阴司天，则两尺不应，厥阴司天，则右尺不应，太阴司天，则左尺不应。少阴在泉，则两寸不应，厥阴在泉，则右寸不应，太阴在泉，则左寸不应。按：不应者，专指三阴而言，夫少阴，君主也，故主两寸两尺，所以少阴司天，两寸不应，少阴在泉，两尺不应。子之左，丑也，属太阴，故太阴司天，左寸不应，太阴在泉，左尺不应。子之右，亥也，属厥阴，故厥阴司天，右寸不应，厥阴在泉，右尺不应。但看三阴所在，司天主寸，在泉主尺，不论南北政，此要法也。

六气之位，少阴居中，厥阴居右，太阴居左，一定之位，不可易也。

此言六气有定位也，故《素问·六微旨大论》曰："少阴之右，阳明治之，阳明之右，太阳治之，太阳之右，厥阴治之，厥阴之右，少阴治之，少阴之右，太阴治之，太阴之右，少阳治之，此一定不易之位"。

南政之岁，厥阴司天，则右不应，太阴司天，则左不应，北政之岁，厥阴在泉，则右不应，太阴在泉，则左不应。

详见上注。

司天为上，其位在南，则面必北，其分左右，左西右东，在泉为下，其位在北，则面必南，其分左右，左东右西。

此言司天与在泉，有南北面之分，则左右之位，因之异也。

不应之位，皆三阴也，诸部不应，反诊较之。

脉之不应，惟少阴、太阴、厥阴三经为然，而少阳、阳明，则无不应之诊，凡两寸两尺有不应之脉，当覆病者之手而诊之，则沉反为浮，细反为大，即不见者亦见矣，谓之反诊也，若不反诊，恐是病家绝脉。

尺寸反死，阴阳交危，谓之反者，不应而应，应而不应，尺寸反也，谓之交者，偶位相交，阴当在左，交之于右，阴当在右，交于左也。

如尺当沉细而反浮大，寸当浮大而反沉细，寸当沉细而反浮大，尺当浮大而反沉细，是谓尺寸反，经曰"尺寸反者死"。如右当沉细而反浮大，左当浮大而反沉细，是谓左右交，经曰"左右交者死"。世多以运气之理，迂而难从，置勿讲，然则上古圣人谆谆辨难，岂为欺世之说哉？学者当究心焉。

脉有方宜

中央之地，四时异气，居民之脉，亦因时异，春弦夏洪，秋毛冬石，脉与时违，皆名曰病河南、湖、广；东方之地，四时兼春，其气暄和，民脉多弦江南、浙江、福建；南方之地，四时兼夏，其气炎蒸，民脉多大江西、两广、云、贵；西方之地，四时兼秋，其气清肃，民脉多劲陕西、四川、山西；北方之地，四时兼冬，其气凛冽，民脉多石北、直、山西、山东。南人北脉，所禀必刚，北人南脉，所禀必柔，东西不同，可以类求。

并附十二经兼证、八奇经兼证诀

手太阴肺经兼证

手太阴脉起中焦，下络大肠循胃口，上膈属肺从肺系喉咙也，横出腋下臑音挠，膊之内侧内走，行手少阴心主前，下肘循臂入寸口，上循鱼际出大指，其支络者从腕后，直出次指内廉端，交手阳明经络剖。是动肺胀满膨膨，喘咳缺盆痛不宁，甚则交两手而瞀音茂，麻木也，是为臂厥主肺经肺脉出腋下，行肘臂。所生病者咳上气，喘渴烦心胸满滞，臑臂内痛掌中热，气盛肩背痛如刺肺之筋，结于肩背，风寒汗出为中风肺主皮毛，小便数而欠亦至母病传子，故肾病而小便数且欠，气虚肩背痛为寒肩背处上焦为阳，气虚则得病，故见是，少气短息溺色异金衰则水涸。

手阳明大肠经兼证

手阳明起次指端，循指上出合谷间，两筋之中循臂上，入肘外廉臑外廉，上肩髃骨前廉出，柱骨会入缺盆边，络肺下膈属大肠，支从缺盆颈颊连，入下齿中出挟口，人中左右鼻孔攒。是动齿痛及颈肿，所生目黄与口干，鼻衄喉痹肩臑痛，大指次指痛不便，有余当脉者热肿，虚则寒栗不复焉。

足阳明胃经兼证

足阳明起鼻交頞音遏，山根，旁纳太阳之脉达，循鼻外上入齿中，挟口环唇承浆撮，却循颐后出大迎，颊车耳前客主人，循发际兮至额颅，支者大迎下人迎，循喉咙入缺盆通，下膈属胃络脾宫，直者缺盆下乳内，下挟脐入气街中，支者起于胃口下，循腹里下合气冲，以下髀音彼，股骨关抵伏兔，膝膑膝盖循胻音杭，足肚下足跗脚面，一入中指之内间，一支下廉入外间，其一支者别跗上，入大指间出其端。是动振寒呻欠默风胜土也，恶人阳明厥逆，则喘而愧，愧则忘人与火邪客阳明则热木惕然土忌木，闻声则惊，欲独闭户牖而处火动，则畏光明，甚则高歌走若癫阳盛，则四肢实，贲响腹胀是骭音干，胫骨厥，所生狂疟湿汗沿，鼽衄口喎唇胗裂，颈肿喉痹大腹便，水肿膝膑肿且痛，膺乳气街股兔连，骭骨外连足跗上，痛而中指不用焉。气盛身热胃消谷，善饥溺色变黄泉，气不足则身寒栗，胃中寒则胀满膜时类胀也。

足太阴脾经兼证

足太阴起大指端，循指内侧白肉间，过核骨足大指本节后，内侧关节后上内踝音瓦，胫骨，上踹音短，近足跟胻后厥阴前，上膝股内前入腹，属脾络胃上膈咽，连舌本兮散舌下，支从胃膈至心田。是动则病舌本强连舌本也，食呕胃痛腹入腹络胃胀膜，善噫阴盛而上走阳明得后气则快，身体重主脾所患。所生病者舌本痛，体不动摇食不沾，烦心心下且急痛支者，上膈注心，寒疟溏脾寒瘕脾滞水闭难土不制水，黄疸唇青不能卧，强立股膝肿痛缠，厥足大指不为用，为此诸病未能痊。

手少阴心经兼证

手少阴脉心经起，属心下膈络小肠，支者从心上咽目，直者从心上肺乡，下出腋下循臑后，心主之后下肘旁，循臂后廉抵锐骨，入掌后循小指端支者，从心系，出任脉之前，上行挟咽，系目系，以合内眦。是动嗌干心痛渴，臂厥目黄胁痛生，臂内后廉痛而厥，掌中发热且兼疼。

手太阳小肠经兼证

手太阳起小指端，循手外侧上腕湾，出踝手者直上循臂骨，出肘内侧两筋间，循臑出肩绕肩胛，交肩上入缺盆边，络心循咽下胸膈，抵胃仍属小肠焉，支从缺盆颈上颊，至目锐眦入耳关，支别颊上䪼音拙，面骨抵鼻，至目锐眦斜络颧音拳。是动嗌痛及颔音旱，腮也肿，顾难肩拔臑折般。所生聋目黄颊肿，颈颔肩臂痛不安。

足太阳膀胱经兼证

足太阳脉起于目，内眦上额交顶巅，支者从巅在耳上，直者从巅络脑还，下颈循肩抵腰膂，络肾仍属膀胱焉，支者从腰下挟脊，贯臀入腘音骨，膝湾中中相连，支者从髆左右列，贯胛挟脊过髀关，循髀外从后廉下，合腘中下贯踹间，出外踝后循京骨，直至小指外侧端。是动头痛目似脱，项拔脊痛腰折弯，髀强腘结踹如裂，是为踝厥主筋挛。所生痔疟狂癫疾，头囟音信项痛黄泪连，鼻衄腰背膈腘尻音敲，尾骨，踹脚背痛小指顽。

足少阴肾经兼证

足少阴起小指下，邪走足心然谷乡，下循内踝骨之后，别入跟中上踹藏，出腘内连上股内，贯脊属肾络膀胱，直从肾上贯肝膈，入肺循喉挟舌旁，其一支者从肺出，络心直注胸中堂。是动病饥不欲食阴动阳衰，阳衰则脾困，面黑咳血身羸尫，喝喝而喘坐欲起阴虚不能静，盺盺无见真水亏于肾心饥慌阴虚则内馁，气不足则善恐惊，是为骨厥主肾殃，所生口舌干咽肿，上气咽干及痛傍，烦心心痛及黄疸，肠澼脊股痛莫当，痿厥嗜卧多阴少阳足下热，热而且痛此为常。

手厥阴心主经兼证

心主手厥阴经者，心包络脉起胸膈，其脉出属心包络，下膈历络通三焦，支者循胸出胁腋，三寸抵腋下循臑，内行太阴少阴间，入肘下臂两筋间，入掌中循中指出，支别掌中名指跑。是动则病手心热，臂肘挛急腋肿高，甚则胸胁支满痛，心中惨惨然动摇，面赤目黄多喜笑，生烦心痛掌如熬。

手少阳三焦经兼证

三焦手少阳之脉，起于小指次指端，上出两指循手腕，出臂之外两骨间，贯肘循臑上肩胛，出足少阳之后焉，入缺盆分布膻中，散络心包主心宫，下膈偏属三焦府，支从膻出缺盆冲，上项系耳后直上，出耳上角以属从，下额至顺而已矣，支从耳后入耳中，耳前过客主人接，前交颊至目锐逢。是动耳聋时浑焞，嗌肿喉痹语难通。所生病者当汗出，目锐眦痛耳后恫，肩臑肘臂外皆痛，小指次指不为用。

足少阳胆经兼证

足少阳起目锐眦，抵头耳后循颈奔，行少阳前至肩上，交少阳后入缺盆。支从耳后入耳门，出前耳前锐眦根，支别锐眦下大迎，合手少阳抵顺根，下颊车兮复下颈，合缺盆兮下胸庭，贯膈络肝仍属胆，循胁里出气街行，绕毛际横入髀厌，直者从盆下胸膺，过季胁下合髀厌，下循髀阳出膝膑，外廉之下外辅骨，直抵绝骨之端存，出外踝前循足跗，上入小指次指分，支者别跗入大指，远循大指岐骨形，内出其端贯爪甲，直出三毛属胆经。是动口苦胆病则液泄善太息胆郁则不舒，心胁痛转侧不能，甚则面尘体无泽胆木为病，燥金胜之，足外反热阳厥乘木病从火，所生头颔锐眦痛，缺盆腋肿马刀瘿，汗出振寒兼疟疾少阳半表半里，阳盛则汗出，风胜则振寒，为疟，胸胁肋髀膝胻疼，绝骨外踝诸节痛，小指次指不用征。

足厥阴肝经兼证

足厥阴脉起大指，聚毛之际足跗从，上廉去内踝一寸，上踝交出太阴逢，上腘循股入毛际，过阴器抵小腹中，挟胃属肝络胆腑，贯膈布胁循喉咙，上入颃颡连目系，出额与督会巅崇，支从目颊环唇内，一复从肝至肺宫。是动腰痛难俯仰，癀疝妇人少腹肿，甚则嗌干津不甚，面尘脱色是肝宗，所生胸满呕飧泄，狐疝遗溺或闭癃。

任脉经兼证

任脉起于中极下，以上毛际循腹舍，上关元兮至咽喉，上颐循面入目鳙。为病男子结七疝，女子带下及聚瘕。

督脉经兼证

督起少腹骨中央，入系廷孔络阴器，篡间篡后别绕脐，至少阴与巨阳萃，少阴上股内后廉，贯脊属肾太阳次，起目内眦上额巅，上入络脑下项肩，挟脊抵腰臀络肾，男子循茎至篡间，其一少腹直上者，贯脐以入喉颐边，环唇上系两目下，任督二脉本一焉。此生病者从少腹，上冲心痛前后难，男为冲疝女不孕，癃痔遗溺嗌中干。

冲脉经兼证

冲脉五脏六腑海，五脏六腑皆受焉，上者出于颃颡内，渗阳灌精如达泉，下注少阴之大络，出气皆从股内廉，入腘中行骭骨内，下至内踝之后边，属而前行其下者，并少阴渗三阴全，前者伏行出跗下，循跗直入大指间，渗诸络而温肌肉，络结跗上不动旋。不动则厥厥则寒，切而验之逆顺宣。

带脉经兼证

带脉起于季胁下，回身一周如带环。其见证也苦腹满，溶溶如坐水中间。

阴阳二跷脉经兼证

肾经之别为阴跷，起于跟中内踝侧，上行至咽贯冲脉，证为阳缓而阴急。膀胱之别为阳跷，起于跟中外踝侧，上行入于风池间，证为阴缓而阳急。

阴阳二维脉经兼证

阴维起于诸阴交，阳维起于诸阳会，阴阳不能自相维，怅然缓慢不自持，阳维表病苦寒热，阴维里病心痛时。

本草汇卷三

吴门郊西郭佩兰章宜纂辑

男　　树畦馨阡

姪　维均梅在　参阅

紫藤陈陆坤白笔校订

脏腑虚实标本用药式

肝

藏血，属木，胆火寄于中，主血，主目，主筋，主呼，主怒。

本病：诸风眩晕，僵仆强直，惊痫，两胁肿痛，胸肋满痛，呕血，小腹疝痛，痃音贤瘕音加，女人经病。

标病：寒热疟，头痛吐涎，目赤面青，多怒，耳闭颊肿，筋挛卵缩，丈夫癫疝，女人少腹肿痛，阴病。

有余泻之

泻子：甘草

行气：香附　芎劳　瞿麦　牵牛　青皮

行血：红花　鳖甲　桃仁　莪术　三棱　山甲　大黄　水蛭　虻虫　苏木　丹皮

镇惊：雄黄　金箔　代赭　真珠　夜明砂　胡粉　石决明　银箔　铅丹　龙骨　铁落

搜风：羌活　荆芥　薄荷　槐子　蔓荆　白花蛇　白附子　乌头　独活　防风　皂荚　僵蚕　蝉蜕

60

不足补之

补母：枸杞　杜仲　熟地　苦参　萆薢　阿胶　狗脊　菟丝子

补血：当归　牛膝　续断　白芍　没药　川芎

补气：天麻　白术　柏仁　菊花　细辛　密蒙花　谷精草　决明　生姜

本热寒之

泻木：芍药　乌梅　泽泻

泻火：黄连　黄芩　苦茶　胆草　猪胆

攻里：大黄

标热发之

和解：柴胡　半夏

解肌：桂枝　麻黄

心

藏神，为君火，包络为相火，代君行令，主血，主言，主汗，主笑。

本病：诸热瞀音茂，目不明瘛音炽，引纵，曰瘈同，惊惑谵妄，烦乱，啼笑骂詈，怔忡健忘，自汗，诸痛痒疮疡。

标病：肌热，畏寒战栗，舌不能言，面赤目黄，手心烦热，胸胁满，痛引腰背、肩胛、肘臂。

火实泻之

泻子：黄连　大黄

气：甘草　人参　赤苓　木通　黄柏

血：丹参　丹皮　生地　玄参

镇惊：朱砂　牛黄　紫石英

神虚补之

补母：细辛　乌梅　枣仁　生姜　陈皮

气：桂心　泽泻　茯苓　茯神　远志　石菖蒲

血：当归　乳香　熟地　没药

本热寒之

泻火：黄芩　竹叶　麦冬　芒硝　炒盐

凉血：地黄　栀子　天竹黄

标热发之

散火：甘草　独活　麻黄　柴胡　龙脑

脾

藏智，属土，为万物之母，主荣卫，主味，主肌肉，主四肢。

本病：诸湿肿胀，痞满噫气，大小便闭，黄疸痰饮，吐泻霍乱，心腹痛，饮食不化。

标病：身体胕肿，重困嗜卧，四肢不举，舌本强痛，足大指不用，九窍不通，诸痉项强。

土实泻之

泻子：诃子　防风　桑皮　葶苈

吐：豆豉　萝卜子　栀子　常山　瓜蒂　郁金　虀汁　藜芦　苦茶　苦参　盐汤　赤小豆

下：大黄　芒硝　大戟　甘遂　芫花　续随子　礞石

土虚补之

补母：桂心　茯苓

气：人参　黄芪　升麻　葛根　甘草　陈皮　藿香　葳蕤　缩砂　木香　扁豆

血：白术　苍术　白芍　胶饴　大枣　干姜　木瓜　乌梅　蜂蜜

本湿除之

燥中宫：白术　苍术　橘皮　半夏　南星　吴茱萸　草豆蔻　白芥子

洁净府：木通　赤茯苓　猪苓　藿香

标湿渗之

开鬼门：葛根　苍术　麻黄　独活

肺

藏魄，属金，总摄一身元气，主闻，主哭，主皮毛。

本病：诸气膹郁，诸痿喘呕，气短，咳嗽上逆，咳唾脓血，不得卧，小便数而欠，遗矢不禁。

标病：洒淅寒热，伤风自汗，肩背痛冷，臑音挠臂前廉痛。

气实泻之

泻子：泽泻　葶苈　桑皮　地骨皮

除湿：半夏　茯苓　薏苡仁　木瓜　橘皮　白矾

泻火：粳米　石膏　知母　诃子　寒水石

通滞：枳壳　薄荷　木香　厚朴　杏仁　皂荚　桔梗　干生姜　苏梗

气虚补之

补母：甘草　人参　升麻　黄芪　山药

润燥：蛤蚧　阿胶　门冬　贝母　百合　天冬　天花粉

敛肺：乌梅　粟壳　芍药　五味　五倍

本热清之

清金：黄芩　知母　麦冬　栀子　沙参　紫菀　天冬

本寒温之

温肺：丁香　藿香　款冬　檀香　益智　白蔻　缩砂　糯米　百部

标寒散之

解表：麻黄　葱白　紫苏

肾

藏志，属水，为天一之源，主听，主骨，主二阴。

本病：诸寒厥逆，骨痿腰痛，腰冷如冰，足胕音杭肿寒，少

63

腹满急，疝瘕音加，大便闭泄，吐利腥秽，水液澄彻，清冷不禁，消渴引饮。

标病：发热不恶热，头眩头痛，咽痛舌燥，脊股后廉痛。

水强泻之

泻子：大戟　牵牛

泻腑：泽泻　猪苓　车前　防己　茯苓

水弱补之

补母：人参　山药

气：知母　玄参　砂仁　苦参　补骨脂

血：黄柏　枸杞　熟地　锁阳　苁蓉　五味子　山萸　阿胶

本热攻之

下：伤寒少阴证，口燥咽干，大承气汤。

本寒温之

温里：附子　干姜　官桂　蜀椒　白术

标寒解之

解表：麻黄　细辛　独活　桂枝

标热凉之

清热：玄参　连翘　甘草　猪肤

命门

为相火之原，天地之始，藏精生血，降则为漏，升则为铅，主三焦元气。

本病：前后癃闭，气逆里急，疝痛奔豚，消渴膏淋，精漏精寒，赤白浊，溺血，崩中带漏。

火强泻之

泻相火：黄柏　知母　丹皮　生地　茯苓　玄参　地骨皮

火弱补之

益阳：附子　肉桂　益智　沉香　乌药　硫黄　胡桃　破故纸　巴戟　当归　蛤蚧　覆盆　茴香　川乌　天雄　阳起石

丹砂

精脱固之

涩滑：牡蛎　芡实　五味　远志　山萸　蛤粉　金樱子

三焦

为相火之用，分布命门元气，主升降出入，游行天地之间，总领五脏、六腑、营卫、经络、内外、上下、左右之气，号中清之府，上主纳，中主化，下主出。

本病：诸热瞀瘛，暴病暴死暴喑，躁扰狂越，谵妄惊骇，诸血溢血泄，诸气逆冲上，诸疮疡痘疹瘤核。

上热则喘满，诸呕吐酸，胸痞胁痛，食饮不消，头上出汗。中热则善饥而瘦，解㑊瘰病，尺脉缓涩中满，诸胀腹大，诸病有声，鼓之如鼓，上下关格不通，霍乱吐利。下热则暴注下迫，水液浑浊，下部肿满，小便淋沥或不通，大便闭结下痢。

上寒则吐，饮食痰水，胸痹，前后引痛，食已还出。中寒则饮食不化，寒胀，反胃吐水，湿泻不渴。下寒则二便不禁，脐腹冷，疝痛。

标病：恶寒战栗，如丧神守，耳鸣耳聋，嗌肿喉痹，诸病胕肿疼酸，惊骇，手小指、次指不用。

实火泻之

汗：麻黄　柴胡　葛根　荆芥　升麻　薄荷　羌活　石膏

吐：瓜蒂　沧盐　齑汁

下：大黄　芒硝

虚火补之

上：人参　天雄　桂心

中：人参　黄芪　丁香　木香　草果

下：附子　桂心　硫黄　人参　乌药　破故纸　沉香

本热寒之

上：黄芩　连翘　栀子　知母　玄参　生地　石膏

65

中：黄连　连翘　生地　石膏

下：黄柏　知母　生地　石膏　丹皮　地骨皮

标热散之

解表：柴胡　细辛　荆芥　羌活　葛根　石膏

胆

属木，为少阳相火，发生万物，为决断之官，十一脏之主主同肝。

本病：口苦，呕苦汁，善太息，澹澹如人将捕状，目昏不眠。

标病：寒热往来，痁疟，胸胁痛，头额痛，耳痛鸣，瘰疬，结核，马刀，足小指、次指不用。

实火泻之

泻胆：龙胆　牛膝　猪胆　生枣仁　生蕤仁　黄连　苦茶

虚火补之

温胆：人参　细辛　半夏　炒蕤仁　炒枣仁　当归　地黄

本热平之

降火：黄芩　黄连　芍药　连翘　甘草

镇惊：黑铅　水银

标热和之

和解：柴胡　芍药　黄芩　半夏　甘草

胃

属土，主容受，为水谷之海主同脾。

本病：噎膈反胃，中满肿胀，呕吐泻痢，霍乱腹痛，消中善饥，不消食，伤饮食，胃管当心痛，支两胁。

标病：发热蒸蒸，身前热，身前寒，发狂谵语，咽痹，上齿痛，口眼㖞斜，鼻痛鼽衄，赤渣。

胃实泻之

66

湿热：大黄　芒硝

饮食：巴豆　神曲　山楂　阿魏　三棱　硇砂　郁金　轻粉

胃虚补之

湿热：苍术　白术　半夏　茯苓　橘皮　生姜

寒湿：干姜　附子　官桂　丁香　肉蔻　草果　人参　黄芪

本热寒之

降火：石膏　地黄　犀角　黄连

标热解之

解肌：升麻　葛根　豆豉

大肠

属金，主变化，为传送之官。

本病：大便闭结，泄痢下血，里急后重，疰痔脱肛，肠鸣而痛。

标病：齿痛喉痹，颈肿口干，咽中如核，衄衊目黄，手大指、次指痛，宿食，发热寒栗。

肠实泻之

热：大黄　芒硝　桃花　牵牛　巴豆　郁李仁　石膏

气：枳壳　木香　橘皮　槟榔

肠虚补之

气：皂荚

燥：桃仁　麻仁　杏仁　地黄　松子　当归　苁蓉

湿：白术　苍术　半夏　硫黄

陷：升麻　葛根

脱：龙骨　白垩　诃子　粟壳　乌梅　白矾　赤石脂　石榴皮　禹余粮

本热寒之

清热：秦艽　槐角　地黄　黄芩

本寒温之

温里：干姜　附子　肉豆蔻

标热散之

解肌：石膏　白芷　升麻　葛根

小肠

主分泌水谷，为受盛之官。

本病：大便水谷利，小便短，小便闭，小便血，小便自利，大便后血，小肠气痛，宿食，夜热旦止。

标病：身热恶寒，嗌痛颔 音含 肿，口糜耳聋。

实热泻之

气：木通　猪苓　滑石　瞿麦　泽泻　灯草

血：地黄　蒲黄　赤苓　丹皮　栀子

虚寒补之

气：白术　楝实　茴香　砂仁　神曲　扁豆

血：桂心　玄胡索

本热寒之

降火：黄柏　黄芩　黄连　连翘　栀子

标热散之

解肌：藁本　羌活　防风　蔓荆

膀胱

主津液，为胞之府，气化乃能出，号州都之官，诸病皆干之。

本病：小便淋沥，或短数，或黄赤，或遗矢，或气痛。

标病：发热恶寒，头痛，腰脊强，鼻窒，足小指不用。

实热泻之

泄火：滑石　猪苓　泽泻　茯苓

下虚补之

热：黄柏　知母

寒：桔梗　升麻　益智　乌药　山茱萸

本热利之

降火：地黄　栀子　茵陈　黄柏　牡丹皮　地骨皮

标寒发之

发表：麻黄　桂枝　羌活　苍术　防己　黄芪　木贼

引经报使

手少阴心：黄连　细辛

手太阳小肠：藁本　黄柏

足太阴肾：独活　桂　知母　细辛

足太阳膀胱：羌活　黄柏下

手太阴肺：桔梗　升麻　葱白　白芷

手阳明大肠：白芷　升麻　石膏

足太阴脾：升麻　苍术　葛根　白芍

足阳明胃：白芷　升麻　葛根　石膏下

手厥阴心主：柴胡　丹皮

足少阳胆：柴胡　青皮

足厥阴肝：青皮　川芎　柴胡　吴茱萸

手少阳三焦：连翘　柴胡　上地骨　中青皮　下附子以上俱

《纲目》

诸病忌药

诸病忌宜药，每条备列，不胜其繁，今将应忌者，各分门类，总列于前，凡遇证所忌，一查瞭然，宜者则不厌详载云。

补气：人参　黄芪　白术　人胞　红铅

温补：人胞　红铅　狗阴茎　鹿茸　菟丝子　蛇床子　巴戟

天　人参　黄芪　白术　淫羊藿　肉苁蓉　补骨脂　当归

大热：附子　肉桂　仙茅　阳起石　乌头　海狗肾　羊肉雀肉　天雄　胡芦巴　硫黄

破气：青皮　枳实　枳壳　槟榔　厚朴　牵牛

闭气：银杏　白术　黄芪　米面食　猪脂油

降气：降真香　苏子　郁金　枇杷叶　橘红　沉香　乌药

破血：桃仁　红花　苏木　延胡索　干漆　五灵脂　花蕊石乳香　没药　姜黄　三棱　蓬术　肉桂　桃枭　䗪虫　穿山甲麒麟竭

升提发散：升麻　柴胡　川芎　紫苏　麻黄　干葛　羌活独活　防风　白芷　生姜　细辛　荆芥　前胡　藁本　葱白　薄荷

辛温辛热发散：吴茱萸　干姜　桂枝　麻黄　细辛　羌活独活　防风　藁本　葱白　川芎　白芷

吐：瓜蒂　栀子　豉　皂荚　藜芦　常山　虾汁　人参芦盐汤

下：大黄　芒硝　巴豆　牵牛　玄明粉　厚朴　枳实

降泄：山栀　知母　天门冬　玄参

利水：猪苓　泽泻　木通　瞿麦　车前子　乌桕根皮　海金沙　商陆　茯苓　琥珀　芫花　甘遂　大戟　续随子　汉防己郁李仁　葶苈　滑石

损精液：郁李仁　白矾　半夏

敛摄：白芍　五味　醋　乌梅　白梅　枣仁

固涩：龙骨　牡蛎　粟壳　诃黎勒　益智子　山茱萸　桑螵蛸　蛇床子　肉果　莲须　金樱子　原蚕蛾

消导：山楂　麦芽　草果　槟榔　三棱　蓬术　神曲　枳壳枳实　绿矾　莱菔子　红曲　橘红　砂仁

开窍：龙脑香　麝香　苏合香　檀　安息香

70

辛燥：火酒　蒜　半夏　南星　二术

香燥：沉香　麝香　龙脑　缩砂密　豆蔻　藿香　香附　丁香　乌药　木香

辛热：干姜　吴茱萸　胡椒　蒜　茴香　生姜　巴豆　龙脑

湿润：地黄　当归　肉苁蓉　天门冬　知母　猪脂油　麻仁　栝楼仁

滞腻：猪羊犬肉　鹅　地黄　南面　油腻　炙煿

滑利：冬葵子　榆皮　牛乳　椿根白皮　柿　瓜　李　桃　梨　蜜　青菜　莼菜　酥　茄子

发湿：鳜鱼　南面

苦寒伤胃：山栀　黄柏　黄芩　黄连　大黄　苦参　玄参　知母　芦荟

补命门火：鹿茸　巴戟天　附子　人胞　肉桂　仙茅　阳起石　腽肭脐　淫羊藿　补骨脂　狗阴茎　菟丝子　晚蚕蛾　补肾水

苦寒：黄柏　天门冬　玄参　知母

酸寒：白芍　牛膝　乌梅

咸寒：童便　芒硝　玄参　秋石

生冷：菱　梨　菜　李

甘：甘草　饴糖　大枣　蜜

咸：食盐　商陆　碱水　鹿茸　蛤蜊　蛎黄　蛏

阴阳表里虚实

阳虚

即真气虚，其证恶寒，或发热自汗，汗多亡阳，阳虚，不发热，单恶寒者居多。

忌破气、降泄、利水、苦寒及辛热发散之药。

宜补甘温热：人参　黄芪　二术　炙草　当归　淫羊藿　人胞　补骨脂　巴戟天　桂　附子　仙茅　鹿茸　大茴香　羊肉　雀肉　阳起石

阴虚

即精血虚，其证为咳嗽多痰，吐血咯血嗽血，鼻衄齿衄，盗汗自汗，发热，寒热，潮热，骨乏无力，不眠，气急，腰背痛。

忌补气，复忌破气、燥热、辛温及大寒、大苦伤胃，并升提、发散、利水之药。

宜生精补血，兼清虚热、敛摄，酸寒、甘寒、甘平、咸寒略兼苦寒：地黄　柏子仁　人乳　沙苑蒺藜　枸杞　牛膝　麋胶　阿胶　沙参　枣仁　芍药　五味　山萸　石斛　麦冬　山药　丹皮　续断　地骨皮　车前子　鳖甲　黄柏　知母　青蒿　溺白垽音佞，滓垢也

表虚

其证自汗恶风，洒淅寒热，喜就温暖，脉浮无力。

忌破气、升发、辛热之药表虚而中寒者，不忌辛热。

宜补敛、益气、实表、甘酸：人参　黄芪　芍药　甘草　桂枝有热者勿用　五味子

里虚

其证洞泄，或完谷不化，心腹痛，按之即止，或腹胀，或伤寒下后痞满。

忌破气、下、苦寒之药。

宜温补，甘佐以辛热：人参　术　炙草　大枣　糯米　肉桂　附子有热者勿用　干姜

阳实

即表邪热盛，其证头痛，寒热，遍身骨痛，无汗。

72

忌补敛、下、大热之药。

宜辛寒、发散，天寒略加辛热、辛温佐之：石膏　知母　葛根　麦冬　前胡　柴胡　黄芩　紫苏　薄荷　升麻　防风　葱白荆芥　麻黄冬月可用，春夏忌之

阴实

即里实外感，证属邪热内结者，其证胸腹鞕同硬痛，手不可近，大便七八日不行，或挟热下痢。

忌辛温、发散、补敛之药。

宜下、苦寒、咸寒、甘辛：大黄　厚朴　枳实　滑石　山栀黄芩　黄连　茵陈　芒硝　桃仁

阳厥

即热厥，其证四肢厥逆，身热面赤，唇燥大渴，口干舌苦，目闭或不闭，小便赤涩短少，大便燥结，不省人事。

忌升发、补敛、燥热、辛温之药。

宜下、清热、甘寒、苦寒、咸寒：大黄　芒硝　石膏　黄芩黄连　山栀　知母　童便

如挟虚有痰，宜：麦冬　竹沥　芦根汁　梨汁　童便

如妇人热入血室，因而厥者，以童便为君，加赤芍、生地、牛膝、丹皮、桃仁，甚者大便结燥，加芒硝、大黄，通即止，勿尽剂。

阴厥

即寒厥，其证四肢厥逆，身冷，面青蜷卧，手指爪青黯，腹痛，大便溏或完谷不化，小便自利，不渴，不省人事。

忌下、破气、苦寒、咸寒、酸寒之药。

宜补气、温中、甘温、辛热：人参　干姜　附子　桂　吴茱萸

上盛下虚

属阳盛阴虚。

忌升散、下、助阳、补气及破气、燥、热、辛之药。

宜降、益阴、甘寒、酸寒，佐以咸寒、苦寒：苏子　枇杷叶
麦冬　枸杞　生地　沙参　白芍　山萸　五味　牛膝　童便　玄
参　黄柏　天冬

五脏六腑虚实

心虚八证：

忌升发、破气、苦寒、辛燥、大热之药。

宜补血、甘温、酸敛，佐以咸寒、镇坠：生地　龙眼　人参
炙草　石斛　枣仁　五味　柏仁　丹参　茯神　远志　鹿茸　炒
盐　丹砂。

惊邪：属心气虚。忌升、破气之药。宜降、清热、豁痰、
平，经曰"惊者平之"：犀角　丹砂　琥珀　真珠　龙齿　金箔
牛黄　门冬　代赭石　石斛　桔梗　胆星　麝香　竹沥　远志
羚羊角　天竹黄。

癫痫：属心气虚有热。忌补敛、升之药。宜降、清热、豁
痰，药见惊邪条，加：犀角　门冬　牛黄　竹沥　桔梗　贝母
丹参　郁金　钓藤钩。

不得眠：属心血虚有热。忌升、辛、燥热之药。宜敛养阴
血、清热：枣仁　五味　龙眼　丹参　芍药　人参　石斛　竹叶
生地　茯神　远志　黄连　玄参　麦冬　竹茹　木通　生甘草
辰砂　六一散。

心烦：属心家有热。忌升、破气、燥热之药。宜清热、生津
液、甘寒、甘平、辛酸，参用不得眠中诸药：竹叶　麦冬　生甘

74

草　石斛　丹参　龙眼　生地　玄参　沙参　茯神　远志　知母　枣仁。

怔忡：属心血不足。忌宜药俱同心虚。

心澹澹动：忌宜药俱同心虚。

盗汗：属心血虚。汗者，心之液也。忌破气、辛散、燥热之药。宜补敛、清虚热、甘酸、甘平、甘寒、苦寒、咸寒：生地　当归　茯神　龙眼　黄芪　五味　芍药　枣仁　黄芩　黄柏　黄连　牡蛎。

伏梁：属心经气血虚，以致邪留不去。忌破血、汗、下之药。宜活血、凉血、散热、通结、辛咸：郁金　乳香　没药　当归　延胡　赤芍　远志　菖蒲　五灵脂　茯神　牡蛎，参用东垣伏梁丸治之。

肝虚十证：

忌收敛、破气、升散、苦寒、下之药。

宜辛散、甘缓：当归　陈皮　生姜　地黄　甘菊　甘草　胡麻　谷精草　决明子　刺蒺藜　兔羊肝。因郁而虚者加：细辛　木香　缩砂密　沉香　川芎　香附。

胸胁痛：属肝血虚，肝气实，因而上逆。忌敛、补气、破血之药。宜降气、养血、和肝、辛甘、平缓：苏子　郁金　当归　生地　陈皮　甘草　白芍　续断　通草　鹿胶　番降香。

转筋：属血虚。忌下，复忌升、燥热、闭气、苦寒、破气之药。宜酸辛、甘平：木瓜　牛膝　归身　白芍　石斛　续断　陈皮　炙甘草　缩砂密。

目光短：属肝血虚，及肾水真阴不足。忌破气、升、燥热之药。宜补肝兼滋肾、甘温益血、甘寒除热：枸杞　生地　甘菊　沙苑蒺藜　五味　决明　天冬　谷精草　麦冬。

目昏：属肝血虚，有热，兼肾水真阴不足。忌药同目光短。宜药同目光短，加：黄柏　羚羊角。

75

目翳：属肝热，兼肾水不足。忌破气、升、燥热、苦寒之药。宜补肝血、除热、退翳：甘菊　生地　石决明　决明子　沙苑蒺藜　女贞　青羊胆　羚羊角　犀角　黄连　木贼　谷精草　蝉蜕　密蒙花　珊瑚　真珠　琥珀。

亡血过多，角弓反张：属肝血有热。忌风燥、升、破气、下之药。宜补血、清热、甘寒、甘温、酸寒、咸寒、辛润：当归　生地　芍药　牛膝　麦冬　丹皮　甘菊　童便　炙甘草，有汗加：人参　黄芪　五味　枣仁。

少腹连阴作痛，按之则止：属足厥阴经血虚。忌宜药俱同角弓反张。

偏头痛：属血虚，肝家有热，不急治，久之必损目。忌升、燥热、苦寒之药。宜养血、清虚热、甘寒、酸寒、辛寒：生地　天冬　甘菊　芍药　当归　川芎　乌梅　炙甘草　土茯苓　金银藤　黑豆。有实火者加：黄芩　大黄　雨前茶　石膏。

目黑暗，眩晕：属血虚，兼肾水真阴不足。忌破气、燥热、辛温之药。宜养血、补肝、清热、甘寒、甘平、酸寒、苦寒：生地　枸杞　甘菊　当归　山药　五味　蒺藜　甘草　山茱萸　芍药　天冬　黄柏。

肥气：属气血两虚，肝气不和，逆气与瘀血相并而成。忌破气、下、苦寒之药。宜和肝、散结气，兼行气血凝滞，甘温、甘平：川芎　当归　沉香　干姜　肉桂　橘皮　红花　郁金　延胡索　香附　山楂　赤芍　红曲　砂仁，参用东垣肥气丸治之。

脾虚十二证：

忌下、降泄、破气、苦寒之药。

宜甘温，佐以辛香、酸平：人参　大枣　黄芪　山药　炙甘草　莲肉　茯苓　橘红　白扁豆　缩砂　白豆蔻　藿香　木瓜　白芍　枣仁。

饮食劳倦：伤脾发热。忌破气、发散、下、苦寒之药。宜补中、益气、甘温、升、酸：人参　黄芪　术　炙甘草　大枣　柴胡　升麻　石斛　麦冬　橘红　芍药　枣仁。

饮食不消化：属脾气虚。忌破气、消导、克伐、苦寒，复忌燥之药。宜益真气、甘温、甘辛，同脾虚药，加：谷蘖　肉豆蔻。

伤食：必恶食。忌润湿、苦寒之药。宜健脾、消导、甘温、辛香：橘皮　薯蓣　莲肉　扁豆　白芍　茯苓　草果　山楂　麦芽　缩砂　谷蘖　草豆蔻。如腹痛大便不通，宜下：枳实　槟榔　厚朴　大黄。虚人加：参术。如伤肉食轻者，宜：蒜　山楂，兼黄连，重者宜：矾、红枣肉，丸服二钱，不可过，伤面食宜炒用莱菔子。

停饮：为恣饮汤水，或冷茶冷酒所致。忌下、酸敛、湿润、滞腻之药。宜健脾、利水、淡渗与辛散：人参　白术　半夏　茯苓　橘皮　泽泻　猪苓　木通　桑皮　紫苏　白蔻　旋覆花。

水肿：属脾气虚。忌破气、下泄、湿润、咸、苦寒之药。宜补脾、益气、燥湿、利水、辛香、甘温，佐以淡渗：人参　二术　橘皮　山药　木瓜　薏苡　桑皮　茯苓　赤小豆　香薷　车前　猪苓　泽泻　姜皮　通草　缩砂。

脾虚中满：属脾气虚，兼脾阴虚。忌破气、下、消导、利水、甘之药。昼剧夜静属脾气虚，宜补气、健脾、甘温、淡渗，佐以辛香：人参　二术　芍药　桑皮　茯苓　车前　橘红　姜皮　藿香　缩砂，无热证者佐以桂，夜剧昼静属脾阴虚，宜补脾阴兼制肝清热，甘平、酸寒、淡渗：枣仁　芍药　石斛　莲肉　橘皮　山药　苏子　五味　白扁豆　木瓜　桑皮　车前　茯苓。

噎膈：属气血两虚，由于血液衰少，而非痰气壅逆所成。忌破气、升，复忌下、消导、燥、苦寒、辛热。宜降、清热、润燥、甘温、甘平以益血，略佐辛香以顺气：苏子　橘红　人参　白芍　枣仁　龙眼　人乳　牛乳　枇杷叶　蔗浆　梨汁　韭汁

77

白蔻　姜汁　芦根汁。

脾泄：属气虚。忌破气、下、消导、苦寒之药。宜温中、补气、升清、甘温、甘平，佐以辛香：人参　术　炙甘草　山药　莲肉　扁豆　茯苓　车前　芍药　升麻　柴胡　肉蔻　缩砂　橘皮　木香　丁香　藿香　白莱菔，兼有湿及痰，经年不愈，粪色白者，须服九制松脂。

健忘：属气血两虚。忌升、燥热、苦寒、辛散之药。宜益脾阴兼补气，酸敛、甘温、甘寒、辛平以通窍：枣仁　芍药　五味　人参　炙甘草　黄芪　龙眼　麦冬　柏子仁　丹参　茯苓　茯神　远志　石菖蒲。

倦怠嗜卧：属脾气不足。忌破气、消导、苦寒之药。宜补气兼健脾，甘温、辛香：人参　白术　黄芪　茯苓　山药　炙甘草　谷蘖　扁豆　白豆蔻　缩砂　橘皮　藿香

脾虚腹痛：按之则止，属血虚。忌破气、破血、香燥、苦寒之药。宜益气、补血、甘温、酸平：人参　炙甘草　龙眼　大枣　枣仁　石斛　麦冬　芍药。

痞气：属脾气虚，及气郁所致。忌破气、下、湿润、苦寒之药。宜健脾兼散结滞，甘温、辛香：人参　白芍　橘红　缩砂　藿香　吴茱萸　谷蘖　麦蘖　红曲　香附　木香，参东垣痞气丸治之。

肺虚七证：

忌补气、升散、辛燥、温热之药。

宜清热、降气、酸敛、润燥：天冬　麦冬　苏子　贝母　沙参　百部　百合　桑皮　枇杷叶　五味　杏仁　五倍子　蜜　梨　柿，无热加人参。

齁䶎，平声喘：属肺虚有热，因而痰壅。忌破气、升、发散、收涩之药。宜降气、消痰、辛凉、甘寒、苦平：苏子　贝母　桑皮　竹沥　天冬　麦冬　百部　百合　枇杷叶　栝楼根　马兜铃

78

款冬花　沙参　前胡　射干。

咳嗽吐血痰：属肺热甚。忌升、破气，复忌补气、破气、辛燥、温热、收涩之药。宜降气、清热、润肺、生精液、凉血、益血、甘寒、甘平、咸寒，佐以苦寒：郁金　生地　蒲黄　侧柏叶　茅根　剪草①　白及　阿胶　童便　知母，余药肺虚条内参用。

声哑：属肺热甚。忌宜药俱同咳嗽。

咽喉燥痛：属水涸火炎，肺热之极，此证法所难治。忌宜药俱同咳嗽。

肺痿：属肺气虚有热。忌宜药俱同肺虚。

龟胸：属肺热有痰。忌宜药俱同齁喘、咳嗽。

息贲：属肺气虚，痰热壅结所致。忌破气、辛热、补敛之药。宜降气、清热、开痰，佐以散结：橘皮　白蔻　白芥子　射干　桔梗　旋覆花　桑皮，参用东垣息贲丸治之。

肾虚十八证：

即肾水真阴不足

忌升、破气、利水、温热、辛燥、补命门相火之药。

宜滋阴、润、生精、补血、除热、甘寒、酸寒、苦寒、咸寒：生地　枸杞　牛膝　人乳　苁蓉　柏子仁　胡麻　杜仲　沙苑蒺藜　续断　天冬　麦冬　五味　山萸　薯蓣　丹皮　车前　菟丝子　知母　黄柏　鳖甲　青蒿　童便　地骨皮。

肾虚腰痛：属精气虚。忌破气、燥热之药。宜药同肾虚。

骨乏无力：属阴精不足，肾主骨故也。忌宜药俱同肾虚。

骨蒸潮热：属精血虚极，以致阳无所附，火空上炎。忌宜药俱同肾虚。

传尸劳：忌药同肾虚。宜除热、益阴、杀劳虫，兼清镇，诸

---

①　剪草：属蔓草类，状如茜草，又如细辛，一说即茜草，《纲目》谓其"主一切失血"。

药同肾虚，加：鬼臼　干漆　漆叶　芦荟　象胆　獭肝　胡黄连　丹砂　磁石　安息香。

五心烦热：属真阴不足。忌宜药俱同肾虚。

梦遗精泄：属肾虚有火。忌药同肾虚。宜滋阴、生精、补血、除热、酸敛，佐以涩精：莲花蕊　生甘草　石斛　缩砂　龙骨　覆盆子　鱼胶　莲肉　牡蛎　远志　韭子　桑螵蛸　余药同肾虚条。

小便短涩，热赤频数：属肾虚有火。忌宜药同肾虚。

溺有余沥：属气虚。忌宜药同肾虚，以五味子、黄柏、人参为君，加菟丝子、覆盆子为臣，益智为佐，如觉平日肺家有热，或咳嗽有火者，忌人参，用沙参。

溺血血淋：属肾虚有火，热伤血分。忌宜药同肾虚，加：侧柏叶　阿胶　茅根　韭白　地黄　蒲黄　戎盐。

伤精白浊：属房劳过度，以致精伤流出，似白浊证。忌利小便、燥、辛热之药。宜药同肾虚。

五淋：属肾虚兼有湿热。忌宜药同肾虚，加清湿热：茯苓　黄柏　车前　石斛　萆薢　薏仁。

精塞，水窍不通：属房欲不竟，或思欲不遂，或惧泄忍精，或老人气不足以送精出窍。忌破气、下、利小便、燥热之药。宜行败精，壮实人宜兼泄火，老人宜兼补气血，外治用吮法：牛膝　生地　当归　桃仁　红花　车前　鹿角霜。

齿浮、真牙摇动，及下龈软，或齿衄：属肾虚有热。忌药同肾虚，又忌当归、芎藭。宜益阴、凉血、固肾诸药，略同肾虚，应以地黄、黄柏、五味子为君，桑椹、牛膝、沙苑蒺藜、鹿茸、天冬为臣，龙骨、牡蛎为使。

下消：属肾阴虚，火伏下焦。忌药同肾虚。宜清热及峻补真气、润、酸敛，诸药同肾虚，宜以黄柏、五味子、生地、天麦冬、人参为君，石斛、牛膝、知母、人乳、童便为臣，地骨皮、

80

青蒿、侧柏叶为佐。

善恐：属肾气虚，肾藏志故也。忌破气、苦寒之药。宜补气、强志、辛平、甘温，佐以辛香：人参　远志　茯苓　鹿茸　酸枣仁　柏子仁　石斛　沉香。

阴窍漏气：属肾气虚不故，肾主纳气，虚则不能纳，故见是证。忌破气、降、香燥、辛热之药。宜补真气、酸敛。固涩：人参　五味　山萸　沙苑蒺藜　覆盆子　枸杞子　益智子　远志　龙骨　牡蛎　金樱子　莲须，参用肾虚条内诸药。

疝：属肾虚，寒湿邪乘虚客之所致，丹溪谓与肾经绝无相干者，误也。又有先因湿邪为病，后成湿热者，药宜分寒热、先后二途。忌升、破气、苦寒、湿润之药。宜补气、通肾气、除湿，又有阴虚有热之人病此，兼宜除热：人参　黄芪　橘核　合欢子　荔枝核　川楝子　牛膝　木瓜　杜仲　萆薢　巴戟天。虚寒而痛加：桂　茴香　补骨脂　仙茅。虚热而痛加：黄柏　车前，湿润者加：术。

奔豚：属肾虚，脾家湿邪下传，客肾所致。忌药同疝，兼忌燥。宜补气健脾、辛温散结：人参　山药　桂　山萸　牛膝　茴香　蛇床子，参用东垣奔豚丸治之。

命门虚，即元阳真火不足四证：

忌下泄、破气、发散、辛寒、苦寒、淡渗、燥、补肾水、苦寒等药。

宜益真阳之气、甘温、咸温、甘热、酸敛：人参　红铅　人胞　鹿茸　白胶①　苁蓉　菟丝子　五味子　枸杞子　覆盆子　巴戟天　山萸　附子　补骨脂　仙茅　阳起石

阴痿：属命门火衰，下焦虚寒。忌宜药同命门虚，加：牛膝

---

①　白胶：即鹿角胶之古籍别名。

81

白马阴茎。

精寒、精薄：属命门火衰，阳气不足。忌宜药俱同阴痿。

肾泄：即五更及黎明泄泻者是也，亦名大瘕泄，属命门真火不足。忌药同命门虚。宜益气、甘温、酸敛：人参　山药　莲肉　肉豆蔻　砂仁　补骨脂　木香　吴茱萸　五味子

畏寒足冷：忌宜药俱同命门虚。

小肠虚一证：

忌破气、辛散、燥热之药。

宜补气、甘温、酸温：人参　黄芪　麦冬　五味　山茱萸

遗尿：属小肠气虚，兼肾气虚。忌宜药同小肠虚，兼固涩：牡蛎　益智　龙骨　金樱子。

胆虚二证：

忌汗、下、吐、苦寒、破气、燥之药。

宜甘温、甘平、酸敛，佐以微辛：人参　当归　谷精草　决明子　木贼草　甘草　竹叶　竹茹　白芍药　酸枣仁。

易惊：属胆气虚。忌破气、升发、燥热之药。宜补胆、甘温、辛温、酸平：人参　枣仁　甘草　竹叶　当归　白芍　竹茹　橘皮

病后不得眠：属胆虚。忌宜药俱同胆虚。

胃虚七证：

忌下、破气、苦寒、燥热。

宜益气、甘平、甘淡、酸：人参　白术　白扁豆　莲肉　石斛　橘皮　白茯苓　木瓜　白芍药。

兼寒加：生姜　白豆蔻　缩砂。

兼热加：竹茹　枇杷叶　麦冬　芦根汁　蔗浆。

胃弱不纳食及不思饮食：忌宜药同胃虚，仍分寒热法。

胃虚呕吐：宜分寒热。忌宜药俱同胃虚。

82

霍乱转筋：属胃虚，猝中邪恶气及毒气，兼有停滞所致转筋与肝经血虚不同。忌闭气、滞腻、收敛、温补、大热之药。宜调气和中、辛散消导。由于暑，必口渴或口干，齿燥口苦，小水短赤：白梅 扁豆并叶 丝瓜叶 滑石 石膏 甘草 橘皮 香薷 木瓜 石斛 童溺 食盐 泥浆 缩砂 厚朴。由于寒则小水清白，不渴不热：缩砂密 丁香 橘皮 藿香，甚者加吴茱萸、肉桂，外治用杉木、楠材煎汤浸洗。

绞肠痧：属胃气虚，猝中天地邪恶秽污之气，郁于胸腹间，上不得吐，下不得泻，以致肠胃绞痛，胸腹骤胀，遍体紫黑，头顶心必有红发，急寻拔之，急以三棱鑱音谗针刺委中，挤出热血，可立苏，次用新汲凉水投入盐两许，恣饮，得吐泻即止委中穴在两膝下湾，横纹中间，两筋之中，刺入一分。忌温补敛，切忌：火酒 生姜 蒜及谷气米饮、热汤，入口即死。宜通窍、辟恶、辛散、咸寒：龙脑香 苏合香 藿香 檀香 乳香 芒硝 童便，煎药冷服。

中恶、腹中疔音朽痛：属胃气虚，恶气客之所致。忌补、酸敛之药。宜辟恶气、通畅胃气。辛散：龙脑香 檀香 麝香孕妇忌用 牛黄 乳香 苏合香 丹砂 雄黄 藿香 橘皮 木香 沉香 白豆蔻 远志 石菖蒲 干姜 桂。

反胃：属胃气虚。忌破气、升、苦寒、甘、燥热之药。宜补气、降气、和胃、清热、酸敛以制肝：人参 苏子 橘皮 枇杷叶 木瓜 竹茹 麦冬 芦根汁 石斛 白茯苓 白芍药 梅酱 蔗浆，若因虚寒而得者，加：生姜 术 白豆蔻。

中酒：属胃弱。忌闭气、升、甘温、燥热、收涩之药。宜养胃、酸、辛散、淡渗：人参 麦冬 扁豆 葛花 五味 梅酱 橘皮 黄连 白豆蔻 白茯苓 缩砂 泽泻。

大肠虚四证：

忌破气、下、燥热之药。

83

宜补气、润燥、甘温：人参　黄芪　麦冬　五味　白芍药　炙甘草

虚热便闭不通：属血虚，津液不足。忌破气、下、燥热、苦温、损津液之药。宜生津液、润燥、凉血、益血：五味子　麦冬　芝麻　麻仁　生蜜　天冬　肉苁蓉　生地　当归　芦荟　炙甘草

虚寒滑泄不禁：属气虚。忌破气、下、湿润、苦寒之药。宜补气、升、甘温、酸敛：人参　黄芪　白术　莲肉　升麻　炙甘草　吴茱萸　肉豆蔻　补骨脂　五味子　木瓜　赤石脂。

肠鸣：属气虚。忌破气、下、苦寒之药。宜同大肠虚，加升麻、柴胡以佐之。

脱肛：属气虚兼有湿热。忌药同大肠虚。宜补气、升提、除湿热：人参　黄芪　炙甘草　白术　莲肉　扁豆　升麻　干葛　柴胡　黄柏　防风　黄连　黄芩　白芍　樗根白皮，外用五倍子敷之。

膀胱虚三证：

忌破气、燥、利小便之药。

宜补气、酸敛：人参　五味子　山茱萸　益智子　金樱子

小便不禁：属气血虚。忌降下、湿润、燥热之药。宜同膀胱虚，加：牡蛎　龙骨　鹿茸　桑螵蛸　鸡肬皮，上声胫音鸥，鸡内金也，频数不能少忍，加：麦冬　五味子　黄柏　山茱萸　天冬　鳖甲　牛膝　柏子仁　枸杞。

遗尿：属本经气虚，见小肠条内，因膀胱虚亦能致遗尿，故复列此。忌宜药俱见小肠虚。

膀胱气：忌宜药俱同疝。

三焦虚二证：

忌破气、降、升发、苦寒之药。

宜补中益气，佐以辛温：人参　黄芪　白术　益智　沉香

五味子。

腹寒：属中气虚。忌宜药俱同三焦虚。

短气少气：属气虚。忌药同三焦虚。宜补气、益精、甘温、甘寒、酸温：人参　黄芪　麦冬　五味子。

本草汇卷三　终

本草汇卷四

吴门郊西郭佩兰章宜撰辑

男　树晦芬墀

侄　维均梅在　参阅

紫藤陈陆坤白笔校订

五脏六腑虚实

心实五证：

即实火实热。

忌补敛、升、热、温燥之药。

宜降火清热，苦寒以折之，辛寒以散之，甘寒以缓之，咸寒以润之：黄连　犀角　石膏　丹砂　丹皮　滑石　生甘草　麦冬　竹叶　童便，便结燥加芒硝、大黄，发狂亦如之。

谵语：属心家邪热。忌宜药俱同心实。

舌破：属心火。忌宜药俱同心实。

烦躁：属心家邪热，及心火内炎烦属心，燥属肾。忌宜药俱同心实。

目笑：属心家有热邪。忌宜药俱同心实。

发狂：属心家有邪热甚。忌宜药俱同心实。

肝实五证：

忌补气、升、酸敛、辛热、辛温、燥之药。

宜清热、降气、苦寒、辛寒、甘寒、酸寒：橘皮　青皮　苏

子　黄连　黄芩　龙胆草　柴胡　生甘草　赤芍药　竹叶　青黛。

善怒：怒则气上逆，甚则呕血及飧泄。忌补、升、热燥、闭气之药。宜降气、清热、甘寒、咸寒，佐以辛散：苏子　郁金　番降香　生甘草　青黛　麦冬　生地　赤芍　橘皮　蒲黄　当归　延胡索　砂仁　香附　童便。

善太息、忽忽不乐：忌宜药俱同善怒。

胁痛呕血：属肝气逆，肝火盛，肝血虚。忌宜药俱同善怒。

发搐：属肝家邪热，热则生风，风主掉眩故也。忌药同善怒。宜清热、降气、利小便、缓中：生地　白芍　黄连　丹砂　羚羊角　童便　苏子　麦冬　生甘草　竹叶　甘菊　茯苓　木通。

目赤肿痛：属血热。忌药同肝实善怒，宜凉血清热、甘寒、苦寒、酸寒：生地　赤芍　甘草　甘菊　谷精草　密蒙花　荆芥　黄柏　大黄　黄连　连翘①　玄参　山栀　竹叶　龙胆草　木通　童便　铜青　芒硝　石胆　蕤核，急者宜以三棱鑱刺破眼眶肿处，捋出热血，立解，迟则血贯瞳人，目损②矣。

脾实六证：

即湿热邪胜。

忌湿润、收涩、滞腻、热、咸、甘之药。

宜除湿清热、利小便、辛散、风燥、苦寒：术　山栀　猪苓　泽泻　滑石　车前　茯苓　白蔻　防风　干葛　黄连　枳实。

蛊胀：由于脾家湿热积滞，或内伤瘀血停积而成。忌补气、甘温、燥热之药，宜除湿清热、利小便、消积：木通　防己　车前　猪苓　泽泻　茯苓　葶苈　桑皮　山楂　红曲　三棱

---

①　连翘：原文脱字，今据《药症忌宜》补。
②　目损：原文脱字，据《药症忌宜》补。

蓬术。

易饥：属脾家邪火。忌升、辛温、大热、香燥之药。宜清火除热、生津液、益脾阴、甘寒、苦寒、酸寒：黄连　青黛　连翘　山栀　石膏　竹叶　麦冬　石斛　白芍　枣仁。

口唇生疮：忌温、燥、热之药，宜甘寒、酸寒、苦寒、辛寒：麦冬　生地　甘草　白芍　乌梅　黄连　黄柏　玄参　连翘　栝楼根　干葛　石膏　龙胆草　竹叶。

口糜：忌宜药俱同口唇生疮。

中消：属脾家实火。忌破气、下、温、燥、热之药。宜药同口唇生疮，加人参。

湿热腹痛，按之愈甚：忌闭气、酸敛、温、热、燥之药，宜利小便兼升提，苦寒：滑石　车前　木通　黄连　黄芩　升麻　柴胡　葛根　防风，不愈加熟大黄，即土郁则夺之义也。

肺实八证：

忌敛涩、补气、升、燥热、酸咸之药。宜降气，润、甘①寒、苦寒，佐以辛散：苏子　枇杷叶　桑皮　天冬　贝母　栝楼根　杏仁　白前　前胡　石膏　知母　车前　黄芩。

喘急：属肺有实热，及肺气上逆。忌宜药同肺实，加：桔梗　甘草　栝楼仁　玄参　青黛。

气壅②：属肺热气逆。忌宜药俱同肺实。

声重③痰稠：属肺热。忌宜药同肺实，加薄荷　竹沥。

肺痈：属肺极热。忌药同肺实，宜清热、消痰、降火解毒、散结、甘寒、苦寒、辛寒：桑皮　黄芩　贝母　栝楼根　薏仁　虎耳草　鼠粘子　连翘　甘草　败酱草　百年腌芥菜汁。

---

① 甘：原文脱字，据《药症忌宜》补。

② 气壅：原文脱字，今据《本草经疏》补。

③ 声重：同上。

肺胀闷：属肺热。忌宜药同肺实，并参用肺痈诸药。

吐脓血、血痰、咳嗽血：属肺家火实热甚，此正"邪气胜则实"之谓。忌药同肺实，宜清热降气，凉血豁痰：童便　苏子　枇杷叶　桑白皮　麦冬　蒲黄　生地　天冬　百部　百合　薏仁　甘草　贝母　白芍　白及　桔梗　款冬　紫菀。

喉癣：属肺热。忌宜药同肺实，加：鼠粘子　玄参　射干。

上消：属肺家实火及上焦热。忌药同肺实，宜降气清热、补肺生津、甘寒、苦寒、酸寒、辛寒：苏子　麦冬　枇杷叶　桑皮　桔梗　百部　百合　黄芩　天冬　沙参　黄连　栝楼根　葛根　知母　玄参　石膏　甘草　五味　白芍　堇竹叶　芦根　冬瓜　人乳。

肾无实故无泻法

命门实二证：

忌补气、温热之药。宜苦寒、甘寒、咸寒：黄柏　知母　玄参　天冬　麦冬　牡丹皮　车前　木通　泽泻。

强阳不倒：属命门火实，孤阳无阴，所致此证多不治。忌宜药同命门实，加：五味子　童便　生地。

水窍涩痛：属命门实火。忌药同命门实。宜清热利窍、甘寒、苦寒。咸寒，佐以淡渗：黄柏　知母　车前　生地　天冬　生甘草　黄芩　牛膝　麦冬　童便　茯苓　木通。

小肠实一证：

忌敛涩、补气之药，宜通利、淡渗、苦寒、甘寒、咸寒：车前　茯苓　木通　甘草　黄柏　知母　黄芩　黄连　牛膝　麦冬　生地　童便。

小水不利及赤，或涩痛尿血：忌宜药俱同小肠实。

胆实二证：

忌汗、吐、下。

宜和解、辛寒、甘寒、苦寒、辛温：柴胡　黄芩　半夏　生姜　甘草　橘皮　龙胆草。

口苦，耳聋，胁痛，往来寒热：忌药同胆实。宜用仲景小柴胡汤，随所见兼证加减。

鼻渊：属胆移热于脑。忌辛温燥热之药。宜清热补脑、甘寒、甘平，佐以辛寒：天冬　甘菊　生地　沙苑蒺藜　山萸　沙参　薄荷　柴胡　辛夷　黄芩　玄参　知母。

胃实六证：

忌升、补、敛、辛温、燥热、湿润之药。

宜下，如邪未结，宜清热、发散、苦寒、辛寒、甘寒：大黄　枳实　知母　石膏　葛根　竹叶　青黛　门冬　甘草。

谵语发狂，发斑，弃衣而走，登高而歌：属胃家邪热实。忌宜药同胃实。如大便结者，加芒硝亟下之，发斑者：鼠粘子　玄参　栝楼根，多用石膏为君，便结亦加大黄下之。

口臭，数欲饮食：属胃火。忌药同胃实。宜清热降火、苦寒、甘寒、辛寒：黄连　青黛　连翘　麦冬　石斛　竹叶　石膏　芦根汁。

嘈杂：属胃火。忌宜药同口臭，略兼消导：山楂　麦芽　橘红　神曲。

口淡：属胃热。忌宜药俱同口臭。

呕吐：属胃火者，必面赤，小便短赤或涩，大便多燥，口苦或干渴。忌宜药同胃实，加：枇杷叶　竹茹　木瓜　芦根　橘皮　通草　白茯苓。

吞酸：属胃火。忌药同胃实。宜药同嘈杂。

大肠实四证：

忌补敛、燥热之药。

宜润下、苦寒、辛寒：生地　麻仁　桃仁　黄连　黄芩　槐花　大黄　石膏　知母　枳壳。

便硬闭：忌宜药同大肠实，加：芒硝　猪胆　槟榔　郁李仁石蜜。

肠风下血：属大肠湿热。忌下、燥热之药。宜清热凉血兼升，甘寒、苦寒：生地　槐花　地榆　黄连　黄芩　荆芥　防风甘草　红曲　白芍　侧柏　蒲黄　鸡子。

脏毒：属血热。忌宜药同肠风下血，加忍冬，倍加：地榆蒲黄。

肠痈：属大肠实火。忌药同肠风下血。宜下苦寒解毒：大黄白芷　白及　白蔹　连翘　忍冬藤　天明精　甘草　黄芪　生地明矾　黄蜡　生蜜，以上三味作丸。

膀胱实一证：

忌燥热、收涩之药。

宜润、淡渗：知母　黄柏　车前　木通　瞿麦　滑石　茯苓猪苓　泽泻。

癃闭：属膀胱实热。忌破气、发散、燥热之药，如属水液不足，兼忌利小便。宜同膀胱实，佐以升提：升麻　柴胡。

三焦实三证：

忌补、敛、升、燥热之药。

宜降、清热、调气、甘寒、苦寒、咸寒：苏子　门冬　知母黄柏　玄参　山栀　黄芩　黄连　童便。

喉痹：即缠喉风，属少阳相火、少阴君火并炽，经曰"一阴一阳结为喉痹"，一阴者，少阴君火也，一阳者，少阳相火也。忌药同三焦实。宜辛散，佐以苦寒、咸寒，急则有针法、吹法、吐法：鼠粘子　山豆根　黄连　黄柏　知母　玄参　童便　麦门冬　射干　苏子　贝母　甘草　犀角　山慈姑　苦桔梗　续随子。急治用胆矾、朴硝、牛黄为末和匀，吹入喉中，又法用明矾三钱、巴豆七粒去壳，同矾煅，矾枯去巴豆，即取矾，为细末吹入喉中，流出热痰即宽。

头面赤热：属上焦火升。忌药同三焦实。宜降、清热、甘缓，佐以酸敛：苏子　枇杷叶　天冬　麦冬　玄参　薄荷　栝楼根　梨　柿　蔗　童便　白芍　五味。

赤白游风：属血热，热则生风，故善游走，俗名火丹，小儿多患此，大人亦时有之。忌药同三焦实。宜清热凉血兼行血，辛寒、甘寒、苦寒、咸寒：生地　黄连　黄柏　甘草　丹皮　蒲黄　红蓝花　连翘　玄参　鼠粘　牛膝　蓝汁　苎根　童便　赤芍。宜兼外治，砭出热血，及用漆姑草、慎火草捣烂敷之，即易愈。

六　淫　门

风

诸暴强直，支痛緛音软，缩也戾，里急筋缩，皆属于风。

真中风：猝僵仆，口噤不言，不省人事，如遗尿，直视，口开，手撒，汗出如珠，属不治证，西北高寒之地有此，东南无之。忌破气、下、吐、苦寒、酸敛之药。宜辛甘发散，峻补真气：桂枝　附子　甘草　独活　羌活　天麻　麻黄　防风　芎䓖　细辛　藁本　蔓荆实　牛黄　辛夷　牡荆实　白芷　人参　黄芪。有痰加：竹沥　南星　半夏　姜汁。

类中风：口眼歪斜，语言謇涩，半身不遂，口噤不言，四肢不举，痰涎壅盛，昏瞀①，不省人事。忌汗、吐、下，大忌破气、温热、苦寒，及一切治风湿、辛燥发散，并开窍走真气、行血诸药，犯之必重，必死，如麝、苏合、檀、龙脑、安息等香之类。宜滋补，阳虚者补气，阴虚者补血，阴阳两虚则气血双补，兼宜清热降气豁痰，及保脾胃：天冬脾胃薄弱者勿多　麦冬　荆沥　苏子　栝楼根　贝母　橘红　枇杷叶　甘草　竹沥　童便　霞天膏　梨汁　黄柏。次益血，于前药中加：胡麻仁　石斛　牛膝　生地　五味　甘菊　枸杞子　何首乌　薯蓣　菟丝子　白芍药　丹参　山茱萸　白蒺藜　酸枣仁　柏子仁　车前子　竹叶　羚羊角　鳖甲　木瓜　青蒿　远志　栝楼仁　沙参　巴戟天　茯苓　茯神。如便闭加肉苁蓉、当归，倍麻仁。如兼气虚加人参、黄芪。有肺热者勿入人参。

感冒风寒：俗名伤风，其证或头疼身热，轻则否，鼻必塞，兼流清涕，必恶风寒，或声重，或声哑，甚者痰壅气喘，咳嗽。忌补气、酸敛、闭气之药。宜发散，辛、甘、温：川芎　细辛　藁本　防风　甘草　荆芥　白芷　前胡　桑白皮　桔梗　紫苏　薄荷　杏仁　石膏。

伤风热：忌药同感冒，宜辛散、甘寒、发散：石膏　知母　甘草　竹叶　麦冬　前胡　桔梗　薄荷　葛根　桑白皮。久而不愈者，属虚，阳虚加人参、黄芪，阴虚加五味、地黄，倍麦冬、白芍。

寒

诸病上下所出，水液澄澈清冷，癥瘕癫疝，坚痞，腹满急痛，下利清白，食已不饥，吐利腥秽，屈伸不便，厥逆禁固，皆属于寒，凡中寒必本于阳虚。

---

① 瞀：音冒，眼睛失神意。

忌破气、苦寒、下、甘寒、辛寒之药。

宜补气散寒、辛甘、温热，轻者解表，重者温补：桂枝　干姜　麻黄　人参　附子　黄芪。

伤寒冬月即病：宜从仲景法。

伤寒，古今时地不同，因之六经治法宜异：夫伤寒，大病也，时者，圣人不能违也，以关乎死生之大病，而药不从时，顾不殆哉。仲景，医圣也，其立法造论，如华佗、孙思邈辈莫不宗之，汉末去古未远，风景犹厚，形多壮伟，气尚敦庞，其药大都为北方感寒即病而设，况南北地殊，厚薄不侔，故其意可师也，法不可改也。循至今时，千有余年，风气浇而人物脆，况在荆、扬、交、广、梁、益也，地与北土全别，故其药则有时而可改，非违仲景也，实师其意，变而通之，以从时也，如是则法不终穷矣，故作斯议，条列其方，稍为损益以从时，俾医师知所适从，庶患斯疾者可免夭枉。

辨验外感真伪法：凡外感必头疼，其疼也，不问昼夜，探其舌本，必从喉咙内干出于外，多兼烦躁，不烦躁者，即轻证也，不头疼而发热，不发热而头疼，头虽疼而有时暂止，口虽干而舌本不燥，骨虽疼而头不疼，虽渴而不欲引饮，至夜或偶得寐，遇食不好亦不恶，居处虽若尪怯，而神气安静，凡若此者，皆非伤寒也。

三阳治法总要：

太阳病，其证发热恶寒，恶风头痛，项强腰脊强，遍身骨痛，脉虽浮洪而不数，多不传经，烦躁，脉数急者，是欲传经，宜先发汗，以解表邪，其药以羌活汤为主。羌活三钱　前胡二钱甘草八分　葛根二钱　生姜三片　枣二枚　杏仁九粒，去皮尖，研烂，水煎服，秋深冬月应用此方，亦可量加紫苏、葱白，如冬月天气严寒，感邪即痛，服此药不得汗，本方加麻黄一钱、生姜四片，共前七片，得汗勿再服。

如病人自觉烦躁，喜就清凉，不喜就热，兼口渴，是即欲传入阳明也。若外证头疼，遍身骨疼不解，或带口渴，鼻干，目疼，不得卧，即系太阳阳明证，羌活汤中加石膏、知母、麦冬，大剂与之，得汗即解。

如自汗烦躁，头疼，遍身骨疼不解者，羌活一钱　桂枝七分　石膏一两二钱　麦冬六钱　知母三钱　竹叶一百二十片　白芍二钱　甘草八分。如冬月即病，太阳证恶寒，畏风，头疼，遍身骨疼，自汗不渴，宜用桂枝八分　芍药二钱　甘草一钱　大枣二枚　生姜一片。

太阳病不解，热结膀胱，其人如狂，血自下，下之愈，其外证不解者，不可下，当先解表，表证罢，少腹急结者，乃可下之，桃仁承气汤，无蓄血证，大承气汤。

正阳阳明病，正阳阳明者，胃气实热是也，其证不大便，自汗潮热，口渴咽干，鼻干，呕或干呕，目眴眴不得眠，畏人声，畏木声，畏火，不恶寒，反恶热，或先恶寒，不久旋发热，甚则谵语狂乱，循衣摸床，脉洪大而长，宜急解其表，用竹叶石膏汤大剂与之，不呕无汗，与葛根汤，亦须大剂。若表证已罢，脉缓，小便利，是病解矣。若表证罢后，邪结于里，大便闭，小便短赤，宜用调胃承气汤，或小承气汤下之，下后按其腹中不作痛而和，病已解，如作痛，是燥粪未尽也，再用前药下之，以腹中和，二便通利为度。

阳明病，不能食，若其人本虚，勿轻议下。阳明病头眩，咳而咽痛者，用葛根、甘草、桔梗、麦冬四味浓煎，数数与之。

阳明病无汗，小便不利，心中懊憹者，当发黄，急用栀子、麦冬、淡豆豉，大剂浓煎与之。如已见身黄，急加茵陈为君主之。

阳明病衄血，此缘失于发汗，宜用荆芥二钱　葛根三钱　麦冬五钱　牡丹皮一钱五分　蒲黄二钱　茅根二钱　侧柏叶二钱　生地三钱，浓煎与之，兼饮童便。

阳明病心下硬满者，此邪未入于腹中，慎勿下之，用竹叶石膏汤加栝楼一个捣碎、桔梗二钱、黄连一钱。

阳明病邪结于里，汗出身重，短气，腹满而喘，潮热，手足漐然汗出者，此大便已硬也，六七日以来，宜下之，用小承气汤。不行，换大承气汤，勿大其剂。若大便不硬者，慎勿轻下。

阳明病发汗不解，腹满急者，亟下之。伤寒六七日，目中不了了，睛不和，无表证，大便难，宜承气汤下之。

阳明病下之早，外有热，手足温，不结胸，心中懊憹，不能食，但头汗出，栀子豉汤主之。

阳明病发潮热，大便溏，胸满不去者，与小柴胡汤去人参加栝楼、黄连。

阳明病自汗出，或发汗后，小便利，津液内竭，大便虽硬，不可攻之，须俟其自大便，或用蜜导、胆导法通之。

大下后，六七日不大便，烦不解，腹满痛，本有宿食，宜再用承气汤下之。

食谷欲呕，属阳明，非少阳也，胸中烦热者，竹茹汤主之，竹茹三钱　麦冬五钱　枇杷叶三大片　芦根三两。内无热证者，小便利，口不渴，此为阳明虚也，吴茱萸主之，吴茱萸二钱　人参三钱　生姜一钱五分　大枣三枚，水煎日三服。

凡阳明病多汗，津液外出，胃中燥，大便必鞕，鞕则谵语，以小承气汤下之。若一服谵语止者，勿再服。

阳明病谵语，发潮热，脉滑而数者，小承气汤主之，服药后腹中转气者，更与一服，若不转气者，勿更与之。若服药后，次日不大便，脉反微涩者，里虚也，为难治，勿复议下。

阳明病下血，谵语者，此为热入血室，汗止在头，用荆芥三钱　葛根三钱　黄芩一钱五分　麦冬五钱　丹皮一钱五分　生蒲黄二钱，浓煎以童便对饮之。

96

阳明病，脉浮紧，咽燥口苦，腹满而喘，发热汗出，恶热身重，若下之，则胃中空虚，客气动膈，心中懊恼，舌上有胎者，栀子豉汤主之。若渴欲饮水，舌燥者，白虎汤加人参主之。若脉浮，发热口渴，小便不利者，猪苓汤主之。

阳明病，协热下利者，宜六一散。心下痞者，以黄连栝楼汤调服之。

脉浮迟，表热里寒，下利清谷者，四逆汤主之，附子 干姜 甘草。

趺阳脉浮而涩，小便数，大便硬，其脾为约，麻子仁丸主之。麻仁十三两 芍药四两 枳实四两 大黄八两 厚朴三两 杏仁六两，蜜丸如梧子大，每用十九，日三服。

阳明实则谵语，虚则郑声，郑声者，重语也，直视谵语，喘满者死，下利者不死。发汗多，若重发其汗，谵语，脉短者死，脉和者不死。

若吐若下后不解，不大便五六日，或至十余日，日晡时发潮热，不恶寒，独语如见鬼状，若剧者，发则不识人，循衣妄撮，惕而不安，微喘直视，脉弦者生，涩者死涩者，阳证见阴脉也。微者，但发热谵语者，大承气汤下之，利勿再服。

阳明病，发狂，弃衣而走，登高而歌，此阳明实也，以承气汤急下之，如便不结者，大剂白虎汤灌之，石膏四两 麦冬二两 知母一两五钱，加大青一两、甘草七钱。

太阳阳明病，协热下利者，宜六一散，以黄连煎汤调服之。太阳阳明并病，六七日表证仍在，其人发狂者，以热在下焦，少腹当硬满，小便自利，下其血乃愈，当用桃仁承气汤。

又二阳并病，太阳证罢，潮热汗出，大便难，谵语者，宜大承气汤。

少阳病，其证口苦，咽干，目眩，往来寒热，胸胁痛，胸满或痛，耳聋，脉法弦细，头痛发热者，属少阳。少阳不可发汗，发汗则谵语，胃和者当自愈，不和者则烦而悸。

伤寒三日，少阳脉小者，欲已也。凡太阳病不解，传入少阳者，胁下硬满，干呕，不能食，往来寒热，未经吐下，脉沉紧者，与小柴胡汤，柴胡二钱四分　人参九分　黄芩九分　甘草九分　半夏一钱四分　生姜九分　大枣二枚，水煎温服，日三。若胸中烦而不呕，去半夏、人参，加栝楼实一枚；若心下痞鞕，去大枣，加牡蛎二钱五分；若渴者，去半夏，加人参、栝楼根；若腹中痛者，去黄芩，加芍药三钱；若心下悸，小便不利者，去黄芩，加茯苓二钱；若不渴，外有微热者，去人参，加桂一钱，夏勿用，温覆取微汗愈；若咳者，去人参、大枣，加五味子一钱，少佐以干姜。

阳明少阳并病，必下利，脉滑而数，有宿食也，当承气汤下之。

若吐、下、发汗、温针，谵语，柴胡汤证罢，此为坏病，知犯何逆，以法治之。

三阳合病，脉大，上关上，但欲睡眠，目合则汗，药用百合二两　麦冬五钱　炙甘草一钱　知母二钱　竹叶五十片　栝楼根二钱　鳖甲如法三钱　白芍二钱。三阳合病，腹满身重，谵语遗尿，白虎汤加百合主之。

伤寒六七日，无大热，其人烦躁者，此为阳去入阴故也。伤寒三日，三阳为尽，三阴当受邪，其人反能食，而不呕，此为三阴不受邪也。

三阴治法总要：

三阴病，其证有二，一者病发于三阳，不时解表，以致邪热传入于里，虽云阴分病，属于热。粪结宜下，腹满不可按宜下，有燥粪协热下利宜下。腹痛下利，宜芍药、黄芩、炙甘草以和之，如便脓血，即加滑石、黄连，佐以升麻、干葛。如邪虽入里，粪犹未结，宜清其热，渴者用白虎汤、竹叶石膏汤，不渴或

98

心下痞者，宜黄连、黄芩、芍药、枳壳、麦冬、栝楼辈以清之。

或邪未结于下焦，少腹不坚痛，而误用芒硝以伐真阴，洞泄不已，元气将脱，宜用人参　白术　炙甘草　大枣　干姜　芍药，大剂与之，不止，佐以升提，升麻、葛根、柴胡之类。

若从无阳邪表证，从不头疼发热，寒邪直中阴经，此必元气素虚之人，或在极北高寒之地始有，是证法宜温补，以接其阳，附子　人参　干姜　官桂，大剂与之，阳回寒退，即以平补之剂调之，勿过用桂、附，以防其毒。

三阴各经见证，悉从仲景《伤寒论》法治之。如少阴咽痛，咽中生疮，声不出，用苦酒汤，到咽即效。故知古人立法，非今人可及也。

春温夏热病大法：冬伤于寒，至春变为温病，大都头疼发热，或渴，或不渴，三阳证俱然，亦间有先微寒，后即发热者，大抵发热其常也，药用辛温，佐以辛寒，以解表邪，太阳宜羌活汤，阳明宜白虎汤，无汗不呕者，间用葛根汤，少阳往来寒热等证，不可汗、吐、下，宜和解，小柴胡汤，渴者去半夏，加栝楼根，耳聋，热甚，去人参，加麦冬、知母、栝楼根，渴亦如之。

至夏变为热病，其表证大约与春温同，但热比于温则邪气更烈耳。解表用白虎汤、竹叶石膏汤，有太阳证则加羌活，有少阳证则加柴胡、黄芩。如发斑，白虎汤、竹叶石膏汤加玄参　栀子　桔梗　鼠粘子　连翘　大青　小青　青黛，大剂与之。二证若大便秘，宜按之，其邪已结于内，便硬，宜察邪结中焦，小承气汤、调胃承气汤下之，邪结下焦，少腹坚痛，始用大承气汤下之。

伤寒瘟疫，其不可治及难治者，皆属下元虚。

伤寒温疫，三阳证中，往往多带阳明者，以手阳明经属大肠，与肺为表里，同开窍于鼻，足阳明经属胃，与脾为表里，同开窍于口。凡邪气之入，必从口鼻，故兼阳明证独多。

邪在三阳，法宜速逐，迟则胃烂发斑，或传入于里，则属三阴邪热炽者，令阴水枯竭，于法不治矣，此治之后，时之过也。

伤寒阴阳易之为病，其人身体重，少气，少腹里急，或引阴中拘挛，热上冲胸，头重不欲举，眼中生花，膝胫拘急者，烧裈灰主之。取妇人中裈近阴处，剪烧灰，以水和服方寸匕，日三，小便即利，阴头微肿则愈，妇人病取男人裈裆烧灰。

大病差后劳复者，枳实栀子汤主之，枳实三枚　栀子十四枚豉一升绵裹，以清浆水七升，空煮取四升，纳枳实、栀子，煮取二升，下豉，更煮五六沸，去渣，温分再服，覆令微似汗，若有宿食者，加大黄如博棋子大五六枚。伤寒差已后，更发热者，小柴胡汤主之，脉浮者，以汗解之，脉沉实者，以下解之。

百合病者，百脉一宗，悉致其病也。其为证，神思尝默然，饮食不美，亦不恶，如寒无寒，如热无热，口苦，小便赤，百合地黄汤主之。汗后者，百合知母汤，下后者，滑石代赭汤，吐后者，百合鸡子汤。

近代医师鲁莽，既不明伤寒治法，又不识杂证类伤寒，往往妄投汗下之药，以致虚人元气，变证丛生。元气本虚之人，未有不因之而毙者矣，戒之哉，汗下之药焉可尝试也！

时气伤寒除阴症不可服，苦参一两、水、酒各一碗，煎八分，重者水、醋各半服之，一汗而愈，不论伤寒久近，立效，《本草》云"天行尤良"。

暑

诸病喘呕，暴注下迫，霍乱转筋，身热瞀郁，小便浊赤，皆属于暑。

忌破气、升，复忌下、湿润、辛温、辛燥、热、发散、闭气之药。

宜清暑、益气、健脾、甘寒、甘温、辛寒、酸寒、苦寒：黄连　香薷　葛根　石膏　知母　甘草　人参　黄芪　白术　白扁

豆　神曲　橘皮　白茯苓　木瓜　麦冬　五味子　白芍　白梅　乌梅，大约用清暑益气汤、香薷饮、生脉散。凡病暑之人，其气必虚，暑伤气，无气以动，故当补气为本，惟肺热多火者，忌人参、术。

中暑：猝昏晕，急以童便灌入即省。忌宜药俱同暑。又方用丝瓜叶一片、白盐梅肉一枚，并取核中仁，共研如泥，新汲水调灌立瘥，兼治中暑霍乱有效。

太阳病中暍：忌药同暑。宜人参白虎汤。有肺热火病人，不能服参者，用竹叶石膏汤。脾胃作泻者，水调六一散。

霍乱：见胃虚条内。忌宜药俱同。

疰夏：由于脾胃薄弱，胃家有湿热，及留饮所致。忌药同前。宜益气健脾、酸寒、苦寒、淡渗：人参　白术　半夏　陈皮　白茯苓　白扁豆　白芍　木瓜　泽泻，兼服生脉散。

湿

诸痉强直，积饮，痞膈中满，霍乱吐下，体重胕肿，肉如泥，按之不起，皆属于湿。经曰："地之湿气，感则害人，皮肉筋脉，故其病筋骨疼痛，腰重痛不可转侧，身重，四肢不利。"湿在上，病呕吐，头重胸满。湿在中，病腹胀，中满泄泻，湿在下，病足胫跗肿，脚气臁疮，久不愈。

忌湿润、甘咸之药。

宜散、渗泄、燥、辛、苦：木瓜　薏苡仁　术　石斛　萆薢　石菖蒲　茯苓，佐以防风、葛根。寒湿加半夏、五加皮；风湿加独活；湿热加黄柏、车前子、木通；甚者加汉防己。

脚气：由于湿热。忌温燥、湿热、热、补气，复忌破气、升之药。宜清热除湿、利小便、甘平、酸寒、苦寒、辛寒、淡渗：黄柏　石斛　麦冬　木瓜　石菖蒲　薏苡仁　车前子　茯苓　木通　泽泻　萆薢　防己。

燥

诸涩枯涸，干劲皴_{音青揭}，皆属于燥。角弓反张，筋挛急不舒，舌强不能言，二便闭涩，口渴口干，舌苦，皮肤皴揭，毛发脆折，津液不生，血枯，胃槁，以致饮食不化，噎肠①，吐食。

忌升散、破气、下、辛燥、大热、温之药。

宜润、益血、辛、甘寒、酸寒、咸寒，有热证者，宜兼清热：麦冬　当归　地黄肉　苁蓉　酥　人乳　牛乳　蜜　胡桃　甘菊花　麻仁　胡麻　柏子仁　人参　枳实　天冬　五味子　酸枣仁　白芍　蔗浆　芦根汁　童便　梨汁　韭汁，佐以姜汁。

火

诸热瞀瘈_{音茂记}，暴喑冒昧，躁扰狂越，骂詈惊骇，胕肿疼酸，气逆上冲，禁慄如丧神守，嚏呕疮疡，喉痹，耳鸣及聋，呕涌溢，食不下，目昧不明，暴注瞤_{音纯瘈}，暴病暴死，皆属于火。

忌补敛、升发、闭气、辛燥、温热之药。

宜降、折下、咸寒、苦寒、辛寒、甘寒：大黄　童便　芒硝　黄芩　黄连　黄柏　连翘　石膏　山栀　玄参　生甘草　知母　天冬　麦冬　生地　蓝汁。虚者宜甘寒、咸寒以滋水，不宜用苦寒伤胃。

猝眩仆：九窍流血，多不治。忌药同火。宜服童便　盐汤　竹沥　蓝汁　梨　生犀角汁。

猝心痛：忌药同火。宜服山栀　白芍　延胡索　生甘草　盐汤　苏子。

目暴赤：肿痛甚，见肝实条内。忌宜药俱同。

二便忽闭：以利小便为先。忌药同火。宜降、润、苦寒、甘

---

①　噎肠：恐为"噎嗝"之误。

102

寒、辛寒、利窍：大黄　苏子　生蜜　麻仁　桃仁　石膏　知母　天冬　麦冬　黄芩　山栀　滑石　泽泻　猪苓　车前子　木通　海金沙。

头面赤肿：忌药同火。宜清暑、解毒、发散、苦寒、辛寒、甘寒、咸寒：甘菊花　鼠粘子　连翘　荆芥　薄荷　蝉蜕　大黄　玄参　石膏　知母　竹叶。

忽大渴思冰水：忌药同火。宜润、生津液、辛寒、甘寒、咸寒：石膏　知母　玄参　麦冬　竹叶　栝楼根　五味子　梨汁　蔗浆　童便　凉水　冰。

口干舌苦：忌宜药俱同火。

暴喑：忌药同火。宜降气、发音声、苦、甘寒、辛凉、咸寒：苏子　枇杷叶　贝母　桔梗　百部　竹沥　梨汁　天冬　麦冬　甘草　薄荷　玄参　桑白皮　童便。

暴注：忌药同火。宜利水、苦寒、酸寒：茯苓　黄连　黄芩　白芍　生甘草　葛根　滑石　木通，虚者加人参、莲肉、白扁豆。

躁扰狂越，骂詈惊骇：忌药同火。宜清镇、苦寒、辛寒、咸寒：丹砂　牛黄　黄连　黄芩　山栀　滑石　石膏　知母　童便。大便闭者加大黄下之，不行加芒硝。

禁慄如丧神守：忌药同火。宜药同躁扰狂越。

气逆冲上：忌药同火，宜降气、酸敛、甘寒、苦寒、咸寒：苏子　枇杷叶　陈皮　五味子　番降香　山茱萸　白芍　麦冬　石斛　黄柏　牛膝　桑白皮　童尿。

瞤瘈瞀瘛：忌药同火。宜清热、和肝、酸寒、苦寒、辛寒、甘寒：白芍　生甘草　竹叶　玄参　黄连　黄柏　生地　甘菊花　麦冬　知母　石膏。

杂 证 门

疟

经曰"夏伤于暑，秋必痎疟"，其证大都多热多寒，或热多寒少，或寒多热少，或单热不寒，或单寒不热，或先寒后热，或先热后寒，或有汗无汗，或汗少汗多，或自汗盗汗，或头疼骨痛，或大渴引饮，或口苦舌干，或呕吐不思食，或烦躁不得眠，或大便燥结，或泻利，或连发，或间发，或三日发，或发于阳，或发于阴，要皆中气不足，脾虚胃弱，暑邪乘虚客之而作。虽随经随证投药解散，必先清暑益气，调理脾胃为主。有食者，兼消导夺食；有风兼散气；有老痰伏饮者，兼豁痰逐饮；感瘴疠者，兼消瘴疠；汗多者，固表；无汗者，解表；泄利者，升发，兼利小便；便燥者，兼益阴润燥。病有阴阳，药分气血，证有缓急，治因先后，人有虚实，法异攻补，久而不解，必属于虚。气虚者补气，血虚者补血，两虚者气血兼补，非大补真气，大健脾胃不得瘳也。

忌破气、下之药。疟必由于中气虚，破气则伤中气，邪不得解，甚则中满不思食，作泄，恶寒口干。惟伤食宜消，不同此法。误下则邪气陷于内，变为滞下，或腹满肿胀，呕恶不思食。凡属破气下泄药，切戒勿施。

宜清暑益气，健脾开胃，兼消痰，宜分脏腑、手足六经所见证施治。先清暑，热多者宜服白虎汤加减，硬石膏自一两至四两 知母自四两至二两四钱 竹叶自一百片至四两百片 麦冬自八钱至三两二钱 粳米自一小撮至二大撮。病人素虚，或作劳者，加人参自三钱至一两；有痰加橘红三钱、竹沥一盅；大渴者加栝楼根三钱至六钱；不渴者，用清暑益气汤；兼饮食停滞者，加枳实、青皮、草果，一二剂，食清即止，多服则损中气。其药俱宜黄昏煎，以井水澄冷，须露一宿，五更时温服，盖疟乃暑邪为病，暑得露则散也。

足太阳经：**属膀胱**，其证令人腰痛，头痛头重，寒从背起，先寒后热，熇熇喝喝然，热止汗出难已，或遍身骨痛，小便短赤，羌活一钱至三四钱　陈皮去白二钱五分　黄芩二钱　前胡二钱　甘草炙五分　猪苓一钱　知母二钱五分。若口渴者，即兼阳明，宜加石膏、麦冬，倍知母；渴而汗少，或无汗，再加葛根；若涉深秋，或入冬，无汗，宜多加姜皮；因虚而无汗，或汗少者，加人参三五钱、麦冬四五钱，佐以姜皮二三钱，露一宿，发日五更温服；因虚汗多者，加黄芪三四钱、桂枝七八分，汗止即去桂枝，不可多服；若病人素有热者，勿服桂枝，以芍药、五味子代之；若发于阴，并加当归；小便短涩或赤者，与六一散，二三服；有湿者，以猪苓、茯苓代滑石，下午服理脾健胃药，橘红二钱五分　白豆蔻五分　白茯苓三钱　山楂三钱　麦芽炒三钱　藿香一钱　人参三钱　白术二钱　白芍三钱　白扁豆三钱。有肺火者，去人参、白术，加麦冬五钱、石斛三钱、乌梅肉一枚；停食者，必恶食，加山楂；伤肉食者，加黄连、红曲；伤谷食者，加枳实、草果各七分；伤面食，加炒莱菔子，食消即已，不可多服，多则损中气；胃家素有湿痰者，其证不渴，寒多方可用半夏、橘红、二术，大剂与之，呕甚者，兼用姜皮。

足阳明经：属胃，其证发热，头疼鼻干，渴欲引饮，目眴，不得眠，甚则烦躁，畏火光、人声、木声，宜服大剂竹叶石膏汤。无汗或汗少，不呕者，可加干葛二三钱；病人虚而作劳者加人参；汗多加白术；痰多加贝母、橘红，得汗即解；寒热俱甚，渴甚汗多，寒时指爪皆紫黯者，加桂枝七八分；久而不解，属气虚，用人参两许、姜皮两许，煎成，露一宿，五更温服，下午服理脾健胃药，如前方加减。

足少阳经：属胆，其证往来寒热，口苦，耳聋，胸胁痛，或呕，宜服小柴胡汤。渴者去半夏，加石膏、麦冬；肺家有热者，

105

去人参，加知母，倍麦冬；有痰不渴者，本方加贝母三钱至八分　术　茯苓各三钱　姜皮一钱至三四钱。病人阴虚而有热者，虽呕吐，忌用半夏、生姜，误投则损人精液，令人声哑，宜用竹茹　橘皮　麦冬　白茯苓　乌梅以代之。

以上三阳经疟邪客之者，其证多热多渴，亦易得汗，药宜大剂，急逐暑邪，毋使迟留，则病易愈，继以理脾开胃，大补真气，蔑不瘳矣。邪在三阳，药宜辛寒，如石膏、知母、柴胡，甘寒如葛根、麦冬、竹叶、粳米，苦寒如黄芩之属为君，乃可以散暑邪，除热渴，坠头疼。兼寒甚者，则间用辛温，如姜皮、桂枝以为向导，以伏其邪，则病易退。凡寒甚者，病因于虚，或作劳者，亦因于虚，皆宜甘温，以人参、黄芪、术为君，佐以辛甘，如桂枝、姜皮之属，脾胃虚弱，饮食不消者，则补之以参、术，佐以消导，如白豆蔻、麦芽、砂仁、草豆蔻、枳实、橘皮、山楂之属。在阴分者，则以当归、牛膝为君，佐以姜、桂，如热甚而渴者，去姜、桂，加知母、麦冬、竹叶、牛膝、鳖甲。

足厥阴经：属肝，其证先寒后热，色苍苍然，善太息，甚者状如欲死，或头疼而渴，宜先服三黄石膏汤加柴胡、鳖甲、陈皮，以祛暑邪，后用当归两许　橘皮三四钱　鳖甲四五钱　牛膝两许　柴胡一二钱，浓煎一宿，发日五更温服。如热甚而渴，加栝楼根三四钱　麦冬五六钱　竹叶一百片　知母三四钱　鳖甲五六钱；如脾胃薄弱，或溏泄，去当归，加人参三五钱；如有肺火，不可服参者，只照本方多服自愈；寒多或寒甚，指爪青黯者，加桂枝、姜皮、人参。

足太阴经：属脾，其证先寒后热，或寒多。若脾疟，必寒从中起，善呕，呕已乃衰，然后发热，热过汗出乃已。热甚者，或渴，否则不渴，喜火，宜服桂枝汤、建中汤。病人虚者，以人参、姜皮各两许，浓煎，露一宿，五更温服；有痰者，加术、橘皮各三四钱。

106

足少阴经：属肾，其证寒热俱甚，腰痛脊强，口渴，寒从下起，小便短赤，宜先服人参白虎汤加桂枝，以祛暑邪，后用鳖甲四五钱、牛膝两许。热甚者加知母、麦冬各四五钱，寒甚者，加桂枝钱许；呕则兼加姜皮三四钱；如热甚而呕者，去桂枝、姜皮，加竹茹三钱、人参、橘皮各三四钱。用牛膝、桂枝者，肝肾同一治也。

疟病多挟痰，以故热痰须用贝母为君自三钱至八钱，竹沥、竹茹、栝楼根、橘红、白茯苓，称是以佐之，甚者可加霞天膏。如寒痰发疟，寒不渴者，用半夏、白术、橘皮为君，多加生姜皮。

疟病多挟风，有风者必用何首乌为君，白术、橘皮为臣，葛根、姜皮、羌活以佐之，不头痛者，除羌活。

暑邪盛，解散不早，陷入于里，则变为滞下，急投芩　连芍药　滑石　红曲　甘草，佐以葛根、升麻、柴胡，以表里分消之。脾胃薄弱者，加人参、扁豆、莲肉，大剂与之，以愈为度。滞下者愈，疟亦随止，即不止，其热必轻，仍随经随证以治之，不烦多药而自止也。又暑，热湿之邪内伏，不效者，用独雄丸立愈。

凡劳疟，病人阴不足，或作劳，或房劳，病发于阴，或间日一发，或三日一发。三日者，为病深，须以鳖甲、牛膝、何首乌为君，橘皮为佐。发于夜而便燥者，加当归，脾胃弱者勿加，佐以姜皮，热甚勿入，大剂与之，日三乃差。

附诸疟主治

热多：宜贝母　石膏　麦冬　橘红　干葛　滑石　竹叶　牛膝　知母　黄芩　柴胡　白茯苓　乌梅　何首乌　牡蛎　鳖甲。

寒多：宜桂枝　姜皮　术　人参　黄芪　当归　橘红　半夏　草豆蔻　炙甘草。

汗多：宜人参　白术　黄芪。

秋冬：加桂枝。

无汗：宜干葛　柴胡　石膏　羌活　姜皮　人参　苍术。

疟母：宜鳖甲　射干　牡蛎　桂　三棱　橘皮　缩砂密　青皮　人参。

凡疟疾多热，久不解者，其人必本阴虚，法当益阴除热，非鳖甲、牛膝不能除也。多寒而久不解者，其人必本阳虚，非人参、白术、黄芪不能除。

按：疟有山岚瘴气，停痰留饮而发者，古方类用常山、砒霜等吐之，今人误执其方，见疟辄用，不知二药有大毒，损人真气，犯之多致危殆，慎之，慎之。

滞下

俗呼痢疾，其证腹痛，便脓血，或赤，或白，或赤白相杂，或下纯血，或下紫黑血块，或如豆汁，或如鱼冻，或如屋漏水，或下纯黄积，类多里急后重，登圊而不得便，小便短赤不利，或发热，或口渴，甚则呕恶不思食，此皆暑湿之邪，与饮食积滞，胶固肠胃而作，必先祛暑渗湿，安胃为主。伤气分则调气益气，伤血分则和血补血，挟瘀血则宜行血。药虽因证而设，要皆以补养胃气为急，故其证以噤口痢为最重，胃气一绝则不可治矣，故曰"安谷则昌，绝谷则亡"。俗治多藉口迎而夺之之说，轻用大黄、朴消，及误用巴豆、牵牛，以致洞泄肠开而毙。又有妄投诃子、粟壳、亚芙蓉、肉豆蔻收涩之剂，以致便闭腹胀，或湿热上攻，肢节肿胀拘挛，痛不可忍，难以救疗，慎之慎之。

忌破气、闭气、收涩、燥、温热、咸寒、滑腻之药。

宜清热、消积、开胃气、升、利小便：黄连　黄芩　白芍　红曲　山楂　广皮　升麻　葛根　甘草　滑石　莲肉　乌梅　白豆蔻。如胃伤弱，加人参三四钱　莲子四十粒　橘红二钱　升麻七分；如腹痛，以黄连四钱　白芍三钱　炙甘草一钱五分　黄柏一钱　升麻七分，煎服；如里急，同上药，加当归二钱；如后重甚，加槟榔一钱五分　枳壳一钱五分　木香汁七匙；如口渴，去木香，倍

108

滑石；如小便赤涩短少，或不利，亦倍之；赤多，倍乌梅　山楂　红曲，白多，加吴茱萸七分；恶心欲呕，即噤口痢，多用人参　莲肉　扁豆　白芍，以绿色升麻七分佐之；久痢不止，加肉豆蔻一钱　人参三钱　砂仁一钱五分　白茯苓二钱；凡滞下，非元气壮实，多数能食之人，慎勿轻用大黄、巴豆、牵牛等药。复有毒痢一证，或痧毒内陷，下脓血，各药不效者，加忍冬藤为君，地榆、丹砂、犀角汁次之。凡产后滞下，积滞虽多，腹痛虽极，不可用大黄等药行之，致伤胃气，遂不可救，但用人参　白芍　当归　红曲　升麻　益母草　炙甘草　滑石末足矣，若恶露未尽，兼用乳、没各七分五厘炒、砂仁一钱，久之自愈，血虚可加阿胶三钱。凡胎前滞下，宜用黄芩　黄连　白芍　炙甘草　橘红　赤曲　枳壳　莲肉，略用升麻，未满七月勿用滑石。

泻利

俗呼泄泻因于湿。

忌滋润、破气、下、苦寒、滑利之药。

宜安胃补脾、升、利小便：人参　白茯苓　莲肉　白扁豆　白术　车前子　升麻　橘红　藿香　木瓜　干葛　炙甘草　白莱菔。虚寒者，加肉豆蔻、补骨脂、吴朱萸；虚热者，去白术，加黄连，倍芍药、莲肉。暑湿为病，则小水短赤或口渴，倍用姜炒黄连为君，佐以干葛、升麻；由于感风寒者，二术　吴茱萸　砂仁　陈皮　干姜　紫苏主之；若由饮食停滞者，兼消导，山楂　麦芽　神曲　陈皮　肉豆蔻。

五疸

方书所载五疸，酒食、大饥后过饱、女劳失治而成，然其证必由湿热伤脾，及饮食停滞，又有瘀血发黄一证，方所不载，分别一误，则药不对证，多致不救，慎之，慎之。

忌破气、闭气、下、咸、滑利、滞腻、润燥、热之药，有瘀

109

血者兼忌酸寒。

宜清热、利水除湿、养胃气，有停滞者，宜消积滞，有瘀血者，宜行血：茵陈蒿　黄连　首蓿酒疸非此不　栀子　紫草　栝楼根　秦艽　黄芩　滑石　车前子　白鲜皮　仙人对坐草　白茯苓　连钱草—名蟹厣草，一名九里香，取汁入姜汁少许饮之良。虚者加人参；停滞者加红曲　橘红　谷麦芽　山楂；瘀血加琥珀　牡丹皮　红曲　红花　桃仁　延胡索　蒲黄　五灵脂　韭。元气壮实者，服前药瘀血不行，可加熟大黄，虚者勿用。

痰

由于热：忌燥、温热、补敛、升之药。宜降润、清热、苦寒、辛寒，佐以咸寒：苏子　橘红　天冬　枇杷叶　麦冬　黄芩　桑白皮　薄荷　百部　栝楼根及仁　桔梗　贝母　蛤粉　竹沥　童便，胶固者加霞天膏，并用猫儿刺。

由于风寒：忌补敛、湿润、酸咸之药。宜降气、辛散：橘红　苏子　杏仁　天麻　前胡　半夏　南星　葛根　桑白皮　薄荷　白前　生姜汁。

由于湿：忌润、咸、酸、滞腻、发湿之药。宜健脾燥湿、辛散，佐以淡渗：人参　二术　橘红　半夏　桑白皮　白茯苓　泽泻。

饮

如涎而薄者，或如涎而稠者，伏于胸中及脾胃间，或吐酸水、苦水、黄水、绿水，或伏而不吐，上支心胸，胃脘作痛不可忍，按之不得下，或发寒热，呕吐不能饮食。

忌宜药俱同脾虚证内停饮条。

诸气

气有余即是火。

110

忌升、闭气、酸敛、滞腻之药。

虚者：宜降、补敛、调、温酸、辛甘：苏子　枇杷叶　麦门冬　橘红　芦根汁　甘蔗　番降香　沉香　郁金　甘草　白豆蔻　童便　五味子　白芍。因虚极而气不得者，加人参。

实者：宜破散、香燥、辛苦、辛寒：枳壳　青皮　槟榔　厚朴　木香　沉香　香附　乌药　降香　藿香　缩砂密。

郁

忌酸敛、滞腻、补气、闭气之药。

属情抱者宜开发志气，调气散结，和中健脾：远志　贝母　郁金　石菖蒲　香附　苏子　橘红　白豆蔻　木香　苏合香　缩砂密　麦冬。

属五脏者

木郁：达之，宜升吐。升麻　柴胡　川芎　瓜蒂　人参芦。

火郁：发之，宜散。升麻　葛根　柴胡　防风　羌活。

土郁：夺之，宜下。槟榔　枳实　厚朴　大黄。

金郁：泄之，宜降。橘红　苏子　桑白皮　猪苓　泽泻　木通　赤小豆　车前子　乌鳢鱼。

关格

不得大小便为关，是热在丹田也；吐逆，水浆不得下为格，是寒反在胸中也。阴阳易位，故上下俱病，先投辛香通窍下降之药以治其上，次用下泄苦寒之药以通二便，此急证，法难缓治，总有里虚，通后再补。

忌升、补、敛、闭气、酸之药。

宜降下、辛寒、辛温：沉香　白豆蔻　丁香　苏子　龙脑香　苏合香　橘红　生姜　藿香，次用大黄　黄柏　知母　滑石　木通　车前子　牛膝。

哕

俗呼呃逆,久病沉痼而发者,属真气虚,多不治。

忌破气、升散之药。

宜补敛、甘温、甘寒:人参　黄芪　炙甘草　麦冬　五味子　益智子　白芍　石斛。

伤寒失下而发者:忌补、敛、酸、燥热、滞腻之药。宜下,大、小承气之类,便不鞕闭,按之腹中和软,未经汗出者,宜辛寒解表,白虎汤之类。

气逆冲上而发者:忌升补之药。宜降气、甘寒、咸寒:苏子　橘红　枇杷叶　竹茹　芦根汁　麦冬　童便。

因痰水停膈而发者:忌升、润、苦寒、甘寒、酸寒之药。宜降气、开痰、辛散:橘红　苏子　贝母　桑白皮　半夏　旋覆花　生姜　白豆蔻。

吐血、咯血、鼻衄、齿衄、耳衄、舌上出血

忌升提、发散、下、破血、补气、闭气、破气、温热,辛燥,复忌极苦寒伤胃之药。

宜降气、清热、凉血、益阴,兼行血、咸寒、酸寒、甘寒:苏子　麦冬　橘皮　枇杷叶　降香　郁金　天冬　沙参　牛膝　阿胶　生地　枸杞子　五味子　龟甲　白芍　犀角汁　牡丹皮　青蒿　剪草　白药子　童尿　侧柏叶　小蓟　茅根　棕灰　藕节　当归　蒲黄。

蓄血

俗名内伤,或积劳,或多怒,或饱后行房,或负重努力,或登高坠下,或奔逐过急,皆致蓄血。其证多发热,其热类外感,而不头疼,不作渴,天明少间,至午复剧,有汗,汗多剂颈而还,自汗,无气以息,目光短,不思饮食,不得眠,二便自利,

112

小便或赤，大便或泄。

忌破气，复忌补气、下、苦寒、辛燥之药。

宜行血、辛温，佐以咸寒，瘀血行后，宜补血、益脾、和肝：桃仁　红花　延胡索　桂有火人勿用　郁金　归尾　苏木　番降香　乳香　没药　穿山甲　䗪虫　赤芍　五灵脂　蒲黄　红曲　麒麟竭　韭汁　童尿　桃枭。甚者用大黄、花蕊石，瘀行则止，勿过剂，如元气虚，脾胃素弱者，慎勿轻用大黄。如瘀血行后，宜：生地　续断　白胶　归身　麦冬　牛膝　白芍　炙甘草　酸枣仁　大枣　龙眼肉　枸杞子　山茱萸。

头痛

挟风寒者：忌补敛之药。宜辛温发散：羌活　防风　细辛　荆芥　薄荷　川芎　藁本　升麻　白芷　蔓荆子　生姜　葱白。

挟邪热者：忌药同挟风寒。宜辛寒、苦寒、解散：石膏　薄荷　黄芩酒炒　芽茶　黑豆　乌梅　甘菊花　土茯苓。热极目昏，便燥者，加酒蒸大黄。

挟痰者：忌升、补、敛、酸、甘、滞腻之药。宜豁痰、降气、辛燥：苏子　橘红　贝母　半夏　前胡　竹沥　术　天麻。

阴虚者：忌辛热发散之药。宜补血、益阴、甘寒、酸寒：生地　甘菊花　当归　天冬　麦冬　枸杞子　黄柏　白芍　忍冬　五味子　乌梅。

眉棱骨痛：忌宜俱同阴虚头痛。

齿痛

忌升、补、敛、燥热、辛温之药。

宜清热凉血、苦寒、辛寒、甘寒、咸寒：麦冬　生地　赤芍　丹皮　竹叶　知母　黄连　黄芩　黄柏　玄参　石膏　薄荷　苏子　甘草　童便。

上下龈：属胃与大肠火，宜石膏　熟大黄　麦冬　黄芩　黄

连　赤芍　生地　生甘草　青黛　细辛　西瓜皮灰　薄荷　枇杷
叶　苏子　木通。

真牙浮动及黑烂：属肾虚有火，已见肾虚条内，忌宜药俱
同。

胃脘痛

因火者：忌补敛、燥热之药。宜降、苦寒、甘寒、咸寒、辛
寒：苏子　橘红　黄连　山栀　麦冬　炙甘草　石膏　知母　玄
参　童溺。

因寒者：忌破气、滞腻、苦寒之药。宜辛温发散：橘皮　草
豆蔻　益智子　丁香　桂　白术　藿香　白豆蔻　缩砂密　吴茱
萸　厚朴　香附　干姜。

因宿食者：忌升、补敛、苦寒之药。宜消导兼降气。山楂
橘皮　草果　红曲　枳实　术　槟榔　草豆蔻　青皮　厚朴　谷
麦芽　缩砂密。

因脾胃虚弱以致食停者：消导药中加人参。

因瘀血者：忌补气、酸敛之药。宜辛温、苦温以行血：桃仁
延胡索　红曲　红花　山楂肉　牡丹皮　番降香　韭菜　通草
郁金　肉桂　三棱　童溺　琥珀　莪茼子　牛膝　赤芍。

因血虚者：按之则痛止。忌破气，复忌补气、燥热、辛温之
药。宜润、补、敛、甘寒、甘温：麦冬　炙甘草　酸枣仁　石斛
白芍　生地　当归。

因虫者：忌补、升、发散、甘之药。宜杀虫、苦酸：锡灰
苦楝根　槟榔　使君子　鹤虱　雷丸　芜荑　薏苡仁根　大黄
乌梅。

因恼怒者：虚弱人忌破气，壮实人忌补气，总忌酸敛、升之
药。宜降气、辛温：苏子　枇杷叶　白豆蔻　番降香　缩砂密
木香　橘红　延胡索　五灵脂。

因痰饮者：忌宜药俱见痰饮证下。

114

腹痛

因于寒者：忌苦寒下利之药。宜温中、辛散：白术　厚朴　干姜　吴茱萸　桂　炙甘草　木香　缩砂密　橘皮。

因于热：火在少腹则绞痛。忌辛热、香燥、补敛之药。宜甘、苦、寒：山栀仁　麦冬　石斛　白芍　甘草　桔梗　黄芩　黄连　滑石　木通　戎盐。

诸痛不可按：属实。忌补气、大热之药。宜破散、疏利、苦寒：枳实　青皮　槟榔　三棱　滑石　蓬莪术　木通　大黄有积滞宜，无者勿用。

诸痛可按：属虚。忌破气、破血、下利、发散之药。宜补气血、甘温、酸敛：人参　二术　黄芪　生地　当归　炙甘草　白芍　薯蓣　酸枣仁　五味子。

痹

拘挛而痛也，因风寒湿三者合而成，风气胜者为行痹，寒气胜者为痛痹，湿气胜者为着痹。

忌下、收敛、酸寒、苦寒、咸寒之药。

宜辛散、行气、燥湿、甘温、淡渗：漆叶　续断　黄芪　甘草　甘菊花　车前子　萆薢　防己　白术　防风　羌活　独活　秦艽　牛膝　木瓜　天麻　茯苓　泽泻　菖蒲　桑寄生　狗脊　蔓荆实　杜仲　白鲜皮　石斛　细辛　松节　松叶　苍耳　原蚕沙　威灵仙　海风藤。

痿

属湿热，经曰：治痿独取阳明。

忌破气、升、辛热、发散之药。

宜大补气血、清热除湿、甘寒、甘温、苦寒、酸寒：人参　黄芪　二术　炙甘草　生地　麦冬　白芍　木瓜　石斛　薏苡仁

黄柏　茯苓　车前子　泽泻　木通　黄芩。

交肠

其病大小便易位而出，或因大怒，或因醉饱，遂至秽气乖乱，不循常道，法当宣吐，以开提其气，使阑门清利，得可泌别之职，则愈矣。

忌破气燥热之药。

宜升清降浊，兼补气、淡渗：升麻　柴胡　苏子　降香　橘红　人参　术　茯苓　泽泻　猪苓　木通　滑石　车前子。

鬼疰、尸疰、飞尸、客忤

此系天地阴邪杀厉之气，乘虚中人，或遍身青黯，或忽消瘦，声哑，面色青黄不定，或忽惊厥，目直视，手忽拳，或遍身骨节疼痛非常。

忌破气，复忌补气、升、燥热、酸敛之药。

宜辟恶气、安神镇心、辛香发散、金石镇坠：牛黄　丹砂　苏合香　天竹黄　琥珀　沉水香　龙脑香　乳香　檀香　安息香　木香　麝香　真珠　雄黄　鬼臼　龙齿　犀角　金银箔　虎骨　代赭　天灵盖　獭肝　生地　菖蒲　远志。

妇 人 门

赤白带下

妇人多忧思郁怒，损伤心脾，肝火时发，血走不归经，所以多患赤白带也。白带多是脾虚，盖肝气郁，则脾受伤，脾伤则湿土之气下陷，是脾精不守，不能输为荣血，而下白滑之物矣，皆由风木郁于地中使然耳，法当开提肝气，补助脾元，宜以补中益气汤加酸枣仁、茯苓、山药、黄柏、苍术、麦冬之类浓煎，不时饮之，再用六味地黄丸中加牡蛎粉、海螵蛸、杜仲、牛膝，蜜丸，光大如豆，空心饥时吞下五六钱，阴虚火炽加枸杞子、五味子、黄柏。白带多属气虚，补气健脾，治法之要领也。带下如浓泔而臭秽特甚者，湿热甚也，且多有湿痰下坠者，宜苍术、白术、黄柏、黄芩、茯苓、车前子为主，佐以升提。带下如鸡子清者，脾胃虚极也，面色必不华，足胫必浮，腰腿必酸，宜五味子、八味丸，间用开脾养心之剂，如归脾汤之类。阴虚有火，宜八味丸中加五味子、菟丝子、车前子、黄柏。叔和云："崩中日久，为白带漏下，多时骨髓枯"，盖言崩久，气血虚脱，而白滑之物下不止耳，此证虽有气血寒热之分，要归总属于虚。

赤淋多因于心火、肝火时炽不已，久而阴血渐虚，中气渐损，遂下赤矣，治宜养心为主，兼以和肝缓中，凉血清气。赤带久不止则血虚，宜胶艾四物汤加便煅牡蛎粉、酸枣仁、麦冬。标急而元气不甚惫者，先救其标，标急而元气衰剧者，则当本而标之可也。

忌破气、降、温热之药。

宜补敛、清热、辛甘、苦寒，佐以淡渗：生地　人参　白芍　阿胶　山茱萸　黄柏　五味子　麦冬　白胶　枸杞子　续断　杜仲　牛膝　白茯苓　车前子　泽泻　蛇床子　香附　补骨脂　牡蛎　艾　二术。

血枯经闭

由于脾胃薄弱气血不生。

忌破气、破血、燥热、腻膈、滑肠、升发、苦寒之药。

宜补脾胃、甘温、甘平：人参　莲肉　酸枣仁　白扁豆　甘草　茯苓　薯蓣　橘红　白芍　缩砂密　菟丝子　牛膝　牡丹皮　白胶　阿胶　芡实　麦冬。

117

经行先期

为血热。

忌升、补气、辛温、燥热之药，如香附、当归、乌药、艾类。

宜凉血、清热、补肝肾、兼降气，及甘寒、苦寒、酸寒：生地　牡丹皮　白芍药　天冬　麦冬　枸杞子　杜仲　青蒿　枇杷叶　苏子　龟甲　阿胶　黄柏　黄芩　知母。

经行后期

为血虚。

忌行血、破气、燥热、苦寒之药。

宜补肝肾、甘温、酸温：熟地　薯蓣　人参　菟丝子　山茱萸　杜仲　续断　阿胶　艾　五味子　当归　枸杞子　白胶　牛膝。

月事过多

属心火盛，脾气弱。

忌破气、降、辛温、苦寒之药。

宜凉血、敛摄、酸平、甘寒：麦冬　生地泻泄禁用　青蒿　生甘草　牡丹皮　白芍　酸枣仁　五味。

崩中

属气血两虚，有热。

忌破气、行血、降、温热、辛燥、苦寒之药。

宜补气血兼清热、甘温、甘寒、酸敛：人参　黄芪　生地　熟地　地榆　芍药　白胶　阿胶　香附　续断　甘草　麦冬　山茱萸　杜仲　五味子　白茅根　蒲黄炒　桑耳灰　侧柏叶　艾叶　木耳灰。

热入血室

类伤寒，或经事适来忽住，或届期不行，忽发大热口渴，或厥，但不头疼，为异于伤寒耳。

忌补气、温燥、辛燥、收敛、下泄、大热、升发之药。

宜行血、清热、甘寒、咸寒、苦寒：生地　牡丹皮　蒲黄　苏木　牛膝　延胡索　麦冬　犀角　白芍　黄芩　荆芥穗　童溺，如便闭加大黄。

种子内分男女，气虚，血虚，精寒，血热，火炽，精滑，因证选用。

忌破气、破血、燥、过用辛热之药。

宜调气、补血。男子宜固精：桑螵蛸温平，治男子精滑　柏实甘温，治男子精滑，精寒　海狗肾咸热，治男精寒　鱼胶平，治男子精滑　阳起石热，治男子精寒　覆盆子甘温，治精滑　车前子咸寒，治男女火炽　鹿茸温咸，治男精寒　莲须甘温，治男精滑　巴戟天温，治男精寒　何首乌苦温，益男子气血　牛膝苦平，治男子血虚阴痿　补骨脂辛温，治男子精寒阴弱　沙苑蒺藜甘平，男子固精益虚　白胶温平，治男女气血两虚，精寒　肉苁蓉温酸咸，治男女血虚，精寒　黄柏苦寒，治男女火炽　人参微温，治男女气虚，脾胃薄弱　麦冬甘寒，男女血热　五味子酸温，治男女精滑，精寒　山茱萸酸温，治男女精滑，精寒　天冬苦寒，治男女火炽　莲肉甘平，治男女胃弱精寒　熟地甘平，男女益虚生精　白薇温平，女　当归辛温，女　白芍酸寒，女　紫石英温，女　艾叶辛温，女。

妊娠恶阻

忌破气、升散、燥热、苦寒、滑肠、腻膈之药。

宜顺气、甘寒、酸寒：苏子　橘红　枇杷叶　白茯苓　麦冬　芦根　竹茹　木瓜　白芍　竹叶　人参　缩砂密　白梅　乌梅。

安胎

忌破气、破血、升散、辛热、辛燥之药。八月以后，及胎前滞下者，方可用枳壳，气虚者不用。

三月以前，宜养脾胃，四月以后，宜壮腰肾、补血益阴、顺气、总宜清热：茯苓 麦冬 薯蓣 人参 芍药 白术 橘红 炙甘草 缩砂密 艾叶 杜仲 生地 益母草 白胶 乌胶 续断 黄芩 枸杞子 青蒿子 桑寄生 鲤鱼 乌雌鸡 葱白。

胎漏

属气血虚，有热。

忌宜药俱同安胎条。

难产

忌破气、破血、收敛之药。

宜补气血、滑利、润：人参 柞树皮 鱼胶 冬葵子 千里马 白芷梢 牛膝 桂心 当归 芎𦴈 益母草 百草霜 石燕 弓弩 麻油 猪脂 酒 生鸡子 兔头 滑石 麝香。

预防血晕，一腹痛坐草时，即用苏木菊花心者一两 生地黄一两 降香末二钱，水三盅，煎一盅，加童便半盅，儿坠地即饮之，永无恶血冲心之患，房中常打醋炭，万一血晕，亦须此药，更以家宝丹一丸灌下，神效。

凡妇人气弱者，无气力送子出产门，须服人参，此药能兼治横生倒产，世医不知也。

凡临产交骨不开，惟浓煮柞木枝汤饮之，则自开，其木枝干直上，每一叶下，必发一刺。

胞衣不下，用乳香、没药末各七分五厘、麝香一分、芒硝一钱五分研细，以酒调服，立下，饮热童便以滋药力，更妙。

产后诸病

忌破气、升、汗、吐、下、燥、苦寒、大热之药。

宜行血，次宜补血、清热，总宜补养肝脾肾、辛温甘寒：酸

枣　苏木　黑豆　鹿角末　红花　乳香　没药　牛膝　炮姜　当归脾胃弱者勿用　桃仁胃弱禁用，亦不可过　桂天寒无火之人可用　益母草　泽兰　干地黄　续断　白胶　杜仲　山茱萸　人参　青蒿麦冬　白芍药　五味子。

产后小腹痛，按之痛甚，有结块，名儿枕痛：忌酸敛、补气、破气、升、下、汗、燥之药。宜行血、活血、散结，兼健脾：延胡索　红蓝花　牡丹皮　苏木　山楂肉　益母草　蓬莪术蒲黄　白胶　当归　黑豆　生地　泽兰　牛膝　五灵脂　缩砂密橘红　童便　桃仁　干姜。痛极加乳、没各六七分；天寒加桂，暑月勿用，肺热有火勿用。

产后少腹痛，按之即止者，属血虚：忌行血、破气、汗、吐、下、燥、苦寒、大热之药。宜补血、补脾、和肝：干地黄白芍　当归　续断　白胶　阿胶　牛膝　人参　酸枣仁　麦冬炙甘草　大枣　薯蓣　橘皮。

产后泄泻：忌消导、滑肠、腻膈、发散、生冷、破气、苦寒之药。宜温中补气，健脾开胃：人参　甘草　薯蓣　莲肉　扁豆茯苓　白芍　橘皮　车前子　肉豆蔻内热、津液不足者少用　藿香五味子　补骨脂内热火炽者勿用　缩砂密。

产后发热，或自汗、盗汗：忌苦寒、发散、升提、破气、破血、下、辛燥、大热、寒、滑、伤脾之药。宜补血、凉血、补肝、补心、生津液，兼敛摄实表：干地黄　炙甘草　白芍　五味子　麦冬　酸枣仁　牡丹皮　童便　青蒿　龟甲　泽兰　黑豆黄芪　人参。

产后头痛：由于血虚。忌发散、破血、升提、辛燥、大热之药。宜益血、凉血、降、甘温、甘寒，佐以酸寒：生地　甘菊乌梅　麦冬　苏子　童便　甘草　当归　白芍　黑豆　五味子龟甲。

产后发渴：由于血虚有热。忌药同产后发热。宜药同产后发热，加蔗浆，倍麦冬　五味子。

产后气喘：由于气血两虚。忌药同产后发热。宜补气血、润肺、下降之药：人参　橘红　生地　天门冬　麦冬　苏子　枇杷叶　栝楼仁及根　童便　五味子　竹茹。

产后恶寒：由于气血两虚。忌药同产后发热。宜补气血、温中、甘温，佐以辛温：人参　黄芪　炙甘草　干地黄　龙眼肉　当归　炮姜。

产后小便不利，或短赤：由于肾水真阴不足。忌利小便，余忌药同产后发热。宜生津液、益阴补血、凉血清热、甘温、甘寒、酸寒：天冬　麦冬　生地　枸杞子　山茱萸　白芍　车前子　牛膝　五味　青蒿　龟甲　竹叶。

产后大便闭结：由于血枯内热。忌补气、行血、辛热、燥、下、升、苦寒之药。宜益血、凉血、润燥、滋肝肾、生津液：生地　熟地　天冬　麦冬　五味子　蔗浆　牡丹皮　肉苁蓉　当归　麻仁　人乳　蜜。

产后不得眠：忌药同产后大便闭结。宜补心、降心火、补肝、补脾阴，兼清内热：生地　麦冬　茯神　丹参　沙参　酸枣仁　白芍　竹叶　远志　莲肉　龙眼肉。

产后腹胀：由于阴血虚，脾阴虚。忌破气、宽中、升提、发散、消导、吐下、苦寒、咸寒、大热、温燥、滞腻之药。宜益脾阴、补脾、和肝、酸寒、收敛、甘温：白芍　酸枣仁　人参　茯苓　石斛　橘皮　薯蓣　五味子　木瓜　莲实　车前子　芡实。

产后恶心欲呕，或吐：由于胃虚。忌升提、发散、滋润、滞腻、苦寒、生冷、燥热之药。宜降气、补气、安胃、酸寒，佐以辛温：苏子　枇杷叶　竹茹　人参　橘红　麦冬　白芍　藿香　石斛　木瓜　白豆蔻　生姜。由于寒，倍生姜、白豆蔻、藿香；由于热，倍竹茹，去生姜、白豆蔻、藿香。

下乳汁：漏芦　狗四足　猪四足　麦冬　人参　栝楼仁　土

122

瓜根　葵子　猪胰　木通。

小 儿 门

痘疮

血热证：忌温补、燥热之药，如天灵盖　鸡冠血　桑蠹　鲮鲤甲　人齿　官桂　附子　丁香　木香　冰片之类，余忌药俱见前。宜凉血、活血、解毒、甘寒、苦寒：生地黄　犀角　人中黄紫草　黄连　麦门冬　牡丹皮　白芍　童溺　连翘　金银花　玄参　贝母　蝉蜕　鼠粘子。

虚寒证：忌汗、吐、下、苦寒、酸寒之药。宜辛甘发散、补气、温，疮密者，佐以解毒：人参　红铅　黄芪　甘草　桂枝丁香　当归胃弱，大便不闭者禁用　莲肉　糯米　大枣　龙眼肉干葛　木香　忍冬藤。

痧疹

此证多有呕吐者，勿治呕吐，但治痧毒，则呕自止，况呕中便有发散之义。

忌破气、温补、酸敛、辛温、滞腻之药。宜清热、透肌、辛寒、甘寒、苦寒：石膏　鼠粘子　赤柽木即西河柳　知母　甘草玄参　麦冬　连翘　薄荷　竹叶　黄连　黄芩　葛根　黄柏　蝉蜕　栝楼根　青黛　蔗浆　贝母。如冬月佐之以辛散，荆芥、麻黄去节、沫，蜜、酒炒，只可用一两。

痧疹者，手太阴肺、足阳明胃二经之火热发而为病者也，小儿居多，大人亦时有之，殆时气瘟疫之类欤。其证类多咳嗽，多嚏，眼中如泪，多泄泻，多痰，多热，多渴，多烦闷，甚则躁乱，咽痛，唇焦，神昏，是其候也，治法当以清凉发散为主，药用辛寒、甘寒、苦寒以升发之，惟忌酸收，最宜辛散，误施温补，祸不旋踵。辛散如荆芥　西河柳　干葛　石膏　鼠粘子　麻黄。清凉如玄参　竹叶　栝楼根　青黛　薄荷，甘寒如麦冬　生甘草　蔗浆。苦寒如黄芩　黄连　贝母　连翘，随证轻重制剂大小，中病则已，毋太过焉。

痧疹乃肺胃邪热所致，初发时必咳嗽，宜清热透毒，不得止嗽。疹后咳嗽，但用贝母　苦梗　甘草　薄荷　栝楼根　玄参麦冬以清余热，消痰壅则自愈，慎勿用五味子等收敛之剂。多喘，喘者，邪热壅于肺故也，慎勿用定喘药，惟应大剂竹叶石膏汤加西河柳两许、玄参、薄荷各二钱，如冬天寒甚，痧毒郁于内，不得透出者，加蜜酒炒麻黄，一剂立止。凡热势甚者，即用白虎汤加西河柳，忌用升麻，服之必喘。多泄泻，慎勿止泻，惟用黄连　干葛　升麻　甘草，则泻自止。疹家不忌泻，泻则阳明之邪热得解，是亦表里分消之义也。疹后泄泻及便血，皆由热邪内陷故也，大忌止涩，惟宜升散，仍用升麻　甘草　干葛　黄连白芍　白扁豆。便脓血则加滑石末，必自愈。

疹后牙疳最危，外用牡黄牛粪尖，煅存性，研极细，加真片脑一分，研匀吹之，内用连翘　干葛　荆芥穗　升麻　玄参　黄连　甘草　生地黄水煎，加生犀角汁二三十匙调服，缓则不可救药。

痧后，元气不复，脾胃薄弱者，宜用白芍药、炙甘草为君，莲肉、山药、白扁豆、麦冬、青黛、龙眼肉为臣，多服必渐强，慎勿轻用参、术。

痧后生疮不已：余热未尽故也。宜用金银花　荆芥穗　连翘玄参　甘草　怀生地　鳖虱胡麻　黄连　木通，浓煎饮之良。痧疹不宜依证施治，惟当治本，本者手太阴、足阳明二经之邪热也，解其邪热，则诸证自退矣。

呕吐

因伤乳食者：忌升、苦寒之药。宜温中、消导：橘皮　缩砂

密　枳实　厚朴　谷麦芽　草果　山楂　红曲　半夏　人参。

因寒者：忌破气、升、苦寒之药。宜辛热、温中：藿香　橘皮　丁香　人参　白术　生姜　半夏　白豆蔻。

因暑者：忌升、破气、温热之药。宜清暑、补气、安胃，兼利小便：黄连　香薷　人参　木瓜　茯苓　竹茹　石斛　橘皮　甘草　白扁豆　麦冬　白梅　滑石　木通　泽泻。

有虫者：忌升、甘之药。宜酸敛，佐以苦寒：白芍药　五味子　木瓜　黄连　楝根　乌梅　槟榔　榧子肉　木香　使君子。

总之数呕吐宜安胃，久则宜补气。

泄泻

总忌破气、下、滑利、滞腻之药。

因食者：宜和胃、消食：橘皮　草果　红曲　谷麦芽　白豆蔻　白术　山楂　白茯苓　肉豆蔻　缩砂密。

因湿者：宜燥脾、利水：二术　橘皮　木瓜　茯苓　泽泻　车前子　石斛　黄连　薯蓣　猪苓　升麻　葛根。

因暑者：前药中加人参　莲肉　白扁豆。

总之当补脾胃，兼升，兼利小便。

急惊

忌补敛、升、燥热之药。宜降、清热、镇坠、豁痰、和肝：丹砂　琥珀　牛黄　天竹黄　贝母　竹沥　钓钩藤　僵蚕　茯神　犀角　金箔　胆星　珍珠　全蝎　龙脑　麝香　白檀香。

慢惊

多因久吐泻，大病后阴阳两虚而成。

忌破气、下、升、苦寒及治急惊之药。

宜补脾健胃、和肝益气、甘温、酸平，佐以辛热：人参　黄芪　茯苓　白芍　甘草　龙眼肉　酸枣仁　石菖蒲　远志　麦冬

125

茯神　冬瓜仁　橘红。

疳积

忌破气、酸敛、燥热之药。

宜除疳热，兼消导、苦寒、甘寒，佐以辛寒、辛温：胡黄连
川黄连　肉豆蔻　谷麦芽　神曲　山楂　木香　橘皮　白芜荑
使君子　芦荟　白术　白芙蓉花　五谷虫　雷丸　青黛　厚朴。

诸虫

忌升、甘之药。

宜杀虫、酸寒、苦寒，佐以辛寒：槟榔　雷丸　使君子　苦
楝根　锡灰　鹤虱　芦荟　芍药　乌梅　黄连　黄芩　牵牛。

胎毒

忌补敛、燥热、辛温之药。

宜凉血、清热、解毒，兼发散于外，勿从外治，以致热毒内
攻：生地　玄参　牡丹皮　黄柏　黄连　忍冬藤　甘草　连翘
麦冬　贝母　犀角　荆芥　鼠粘子　牛黄。

外 科 门

疠风

忌破气、酸敛、燥热、下之药。宜凉血、杀虫、祛风、苦
寒，佐以辛寒、辛平：豨莶　天冬　甘菊花　生地　青黛　漆叶
苦参　何首乌　鳖虱胡麻仁　白芷　荆芥　天麻　续断　独活
半枝莲　白花蛇　乌梢蛇　皂角刺。

痈疽

先发后渴。忌升、破气、辛温、燥热、吐、下之药。宜活

血、凉血、解毒、散结：生地　连翘　忍冬藤　白芷　白及　白蔹　茜草　紫花地丁　夏枯草　甘菊花　地榆　贝母　鼠粘子　黄柏　栝楼根　乳香　没药　芍药　生绿豆　半枝莲　白药子　红药子　黄蜡　明矾。已溃者加人参　黄芪　麦冬　五味子。

肿疡

忌宜药俱同痈疽。先发后渴更忌当归，痈疽毒气攻心，发谵语，宜以生绿豆粉、丹砂、乳香，为丸服之。

溃疡

忌闭气、苦寒、破气，又忌燥之药。宜补气血、甘酸、温，佐以解毒：人参　红铅　胎骨　黄芪　当归　地黄　芍药　甘草　白及　白蔹　忍冬藤　甘菊花　贝母　薯蓣　大枣　五味子　麦门冬。

散毒

外敷：雄黄　雌黄　粉锡　矾石　龙脑香　松脂　地榆　水银粉　铁锈　白及　白蔹　漏芦　柏木　青葙子　楝实　间茹　石灰　铁浆　苦参　菖蒲　檞皮　葵根　柳华　五加皮　马鞭草　梓叶　苎根　紫草　艾灸。

止痛排脓

外敷：白及　白蔹　大黄　乳香　没药　丹砂　红药子　龙脑　金华　白药子　麦饭石　米醋　蜜。

去瘀肉

外敷：巴豆霜　轻粉　粉霜　乌梅肉灰。

蚀脓

外敷：蚝竹屑　间茹　雄黄　白芷　大黄　巴豆　地榆　枯矾。

长肉收口

外敷：仙人杖_{烧油}　人参　金华　白蜡　黄蜡　血竭　蛀竹屑　枯矾_末　黄芩_末·珠_末　象牙_末　铅丹　红粉霜　胡粉　芝麻油　猪蹄汤。

疔疮

忌补敛、温热之药。

宜凉血、活血、解毒、祛风、汗、下：生甘草　辟虺雷　茜草　生地　贝母　紫花地丁　白药子　大黄　金银花　苍耳草　连翘　夏枯草　鼠粘子　矾石_{以上内}　半枝莲　牛黄　蟾酥　红药子　白及　白蔹_{以上内外}　龙脑　铁锈　桑硇　铜青　雄黄_{以上外}。

瘰疬_{马刀疮附}

同属少阳胆经，治法亦同。

忌补气、辛热、酸敛之药。

宜清热、散结、和肝、凉胆、苦寒、甘寒、咸寒，佐以辛寒：连翘　玄参　忍冬藤　紫背天葵　乳香　麝香　夏枯草　鼠粘子　贝母　天明精　没药　薄荷　肥皂荚　皂角子　何首乌　柴胡　黄芩　甘草　昆布　牡蛎　鳖甲　栝楼根　恶实①　漏芦　守宫_煅　猫头　天荷叶　映山红　海藻　海蛤　苏合油　雄黄　矾石　斑蝥　蟾酥　鳖虱胡麻　回燕窝泥。

瘿瘤

忌宜药俱同瘰疬，兼宜：薜荔　半夏　文蛤　南星　通草　生姜。

---

① 恶实：为牛蒡子之原名。

128

痔内外二症

忌破气、降、燥热、辛温之药。

宜凉血活血，除大肠热，兼升，去血过多者宜补血、甘寒、苦寒、酸寒，佐以辛寒：生地 五倍子 黄连 黄芩 白芍 地榆 猬皮 大小蓟 黄柏 侧柏叶 槐实 皂荚灰 熊胆 升麻 鳖甲 红蓝花 龙脑香 茜草 黄芪 赤石脂 猪悬蹄 蛇蜕 樗实 白矾 金银花 青黛 象牙末 蛀竹屑 牛角䚡 白蜡。

通肠漏

忌破气、下、发散、温燥、辛热之药。

宜凉血、清利湿热、解毒、消漏管、补气血、长肉：槐实 黄连 黄芩 青黛 地榆 白及 忍冬藤 半枝莲 生地以上凉血解毒 猪悬蹄 黄牛角䚡 刺猬皮 蛀竹屑 明矾 金头蜈蚣以上消漏管 黄芪 熟地黄 当归 人参 白芍 五味子 牛膝 山药 枯矾 黄蜡 白蜡 麻皮灰 铅华 月经布 没食子以上补气血、长肉 天明精 地骨皮俱要鲜者 皮硝 文蛤并煎浓汤熏洗。

乳岩、乳痈、内外吹

忌补气、升、温补、辛、热、燥、酸敛之药。

宜散结气、和肝、凉血、活血、清热、解毒：贝母 橘叶 连翘 栝楼根 山慈姑 山豆根 蒲公英 紫花地丁 黄连 甘草 柴胡 白芷 青皮 橘皮 牡鼠粪 王不留行 乳香 没药 漏芦 夏枯草 忍冬藤 栝楼仁 头垢 人爪 鲮鲤甲 半枝莲 茜根。

阴蚀即下部蟨疮。

忌药同乳岩。

宜凉血、活血、除热、散毒、苦寒、辛寒：青黛 茜草 苦参 鲜地骨皮 黄柏 小蓟 艾叶 马鞭草 木瓜 牛膝 木通

129

以上内 全蝎 蛇床子 橄榄核 蛀竹屑 猪脊髓 青葙子 腻粉 官粉 杏仁 珠末 皂角末 铅丹 象牙末 龙脑香 白僵蚕 粉霜 烟膏 天灵盖 滴乳石 白蜡以上外。

金疮

忌破气、闭气、升散、酸敛、苦寒、冷利、燥、酸寒之药。

宜止血、和血、凉血、甘温、甘寒，佐以辛温：地黄 䗪虫 当归 续断 牛膝 甘草 麦冬 地榆 半夏 茜草 白胶 杜仲 川芎 乳香 没药 艾叶 水杨花 钓樟根 黄荆子炒黑 王不留行 古钱 自然铜 狗头骨 黄麻皮灰 芦竹箨 韭 大小蓟 刘寄奴 花蕊石 麒麟竭内外 古石灰 白蜡 降香 海螵蛸 桑柴灰 人骨灰 紫檀末 三七外。

破伤风

忌药同金疮。

佐以祛风药，如：白芷 荆芥 防风 柴胡之属。

跌扑伤损

忌药同金疮。

宜药同金疮。有瘀血停滞者，宜加行血药，如桃仁 红花 苏木 自然铜 䗪虫 千年灰 古文钱之属。

蹉折挫闪

忌宜药俱同金疮跌扑。

火灼

忌燥热及寒物涂罨，如井泥、冰凉水、芭蕉根、醋等类。

宜拔散火毒、辛散、润、甘寒、辛寒、苦寒：柴胡 葛根 甘草 升麻 黄连 麦冬 连翘 栝楼根 石膏 黄柏 鸡子油 柏白皮 生胡麻 食盐 豆酱 黄芩 地榆 山栀，外用好酒，满浸伤处，温即易之。如遍体被伤，用酒满浸，时时易之，即不死。一方用蜜水润之。一方石灰水和生芝麻油敷，治已烂臭甚者，神验。一方用黏米炒黑为末，将菜汁调敷，神效。

漆疮

宜药用：**蟹　茱萸皮　鸡子白　杉材　石蟹　漆姑草　韭菜**炒热罨上　井中苔萍。

上本《经疏》补入

本草汇卷四终

本草汇卷五

吴门郊西郭佩兰章宜纂辑

男　树畦馨阡

姪　维均梅在　参阅

紫藤陈陆坤白笔校订

辨证病机略

阴阳荣卫

学云：在天为阴阳，在人为荣卫，荣行脉中五十周，无昼夜阴阳之异，卫行脉外五十周，有昼阳夜阴之分。荣卫之行，以宗气之呼吸为领神，卫气平旦生，日西衰，荣气分经络，伏而不露见者为经脉，浮而常露见者为络脉。

阴阳受病之初

清静则阳气周密，邪不能害，烦劳则阳气解散，邪入伤人。七情伤气，饮食伤形，东垣论劳倦所伤，风雨寒暑伤阳，饮食男女伤阴，喜怒伤气，寒暑伤形，阳主腑，阴主脏，阳主心肺，阴主肾肝，五脏外通四时、五方、五行，内通六腑、九窍、皮脉、血液，五脏皆禀气于胃。

脏腑受病之初

脏腑之病，皆始于胃气虚，胃虚则大小肠无津液灌溉诸处而病生，胃虚则五脏无气禀之受而九窍不通。五劳所伤，五味所

132

寒热、先后、多少，先寒后热者，柴加桂；先热后寒者，小柴胡；多热但热者，白虎加桂；多寒但寒者，柴胡桂姜。

丹溪攻邪补正：一日者受病一月，二日者受病半年，三日者受病一年，暑风深入阴脏为久疟。大法补中带散，劳苦脉弦涩者纯用补。后贤散表劫痰，宜调疟于未发，无治其已发。

诸风

冬至避西风，立春避西南风，夏至避西北风，立秋避东北风，春分避西风，立夏避西北风，秋分避东风，立冬避东南风。风入皮肤为寒热，风入经脉为厉风，风入阳明为热中寒中，风入分肉为不仁。春甲乙伤风为肝风，夏丙丁伤风为心风，季夏戊己伤风为脾风，秋庚辛伤风为肺风，冬壬癸伤风为肾风。风偏中为风，风入风府为脑风，风入系头为目风，新沐中风为首风，饮酒中风为漏风，入房汗出中风为内风，久风入中为飧泄风，风在外为漏风。五脏风皆汗出恶风。卒中之初，中分浅深，中浅半身偏痛，舌能言，中深半身不收，舌难言，中血脉口目㖞斜，中腑肢体废，中脏舌难言。

中倒之初：经称暴仆，世称中风。

半身不遂：经称偏枯，世称左瘫右痪。

舌废不言，肢体不收：经称痱病，世称风懿、风柔。

丹溪补中带收：丹溪以治痿法治痱，主于补养，肥作湿痰治，瘦作火热治。风病，治痰为先，少食用竹沥，能食用荆沥。厥逆者温补之，热烦者冷补之。口噤，药不下者，熏之。痰盛者必用吐法。

仲景攻中带补：外有六经形证宜解表，内有便溺阻隔宜通里，内外邪尽宜行中道，安神清肺。膈实痰涌者宜治痰，昏冒自汗，烦躁不卧者宜治热，脉沉不得汗者，吐以提之。

厉风：重者取积取汗，绝味绝色，轻者疏风和血。专科秘传，用药治验，洁古疏泄血中风热，东垣讲解补气泻荣。

眩

《内经》论眩，皆属肝木。去血多而眩者，为血虚，虚者兼补中，痰闭不出者宜吐之，体虚有寒者宜术附，眩而吐逆为痰厥，宜治痰，大小结滞者微利之，风气助肝眩治以凉，湿邪伤肾眩治以热。

癫痫

昼发属阳跷，夜发属阴跷，诸仆皆因厥气逆上，乱干头巅。高者因而越之，高者抑之行之，内消痰涎，脉满大为热，脉小急为寒，久痫积为痰，呕多沃沫，气下泄不治，如狂不治。

痓音至

丹溪、海藏补虚，仲景、《活人》祛邪。无汗恶寒为刚痓，有汗不恶寒为柔痓，肢不厥为阳痓，厥冷为阴痓。背反张属太阳，头低视下属阳明。痓脉皆弦紧伏坚。脉浮恶寒，伸欠拘急宜表，脉洪便赤，腑闭腹满，汗出宜里。脉浮自汗为表虚，虚日久宜养血。

诸痹

风气胜者为行痹，其痹走注；寒气胜者为痛痹，其痹疼痛即痛风也；湿气胜者为着痹，其痹麻木不仁。初感风寒湿，其痹在骨筋脉肌皮之表，表痹不已，再感风寒湿，其痹入五脏之里，痛久则不痛不仁。湿多则汗多，阳少阴多则寒，阴少阳多则热。诸脉有余痹在表，诸脉不足痹在里。历节痛风与附骨疽相类，皆能作脓，历节脉弱而涩，痛风大法因血先受热，后感寒而血瘀作痛。

丹溪治先受之血热：挟老痰者疏之导之，痛在胃经者解食毒，无寒热者俱治瘀血。

先贤治后感之外寒：微者苍术，甚者桂附发，又甚者以酒形

138

桂附，服药发不动者，蒸之熨之。痛风多属血虚，气血虚不行为麻木，闭目麻木为风热下陷，眩运兼麻木亦风热下陷，风寒干卫不行为不仁。

挛：热则筋膜干而挛，寒则筋脉急而挛，虚则无脉，弗荣于筋而挛，邪气恶血住留关节而挛。

惊悸

大概血虚并痰，瘦人多是血虚，肥人多是痰饮，饮停心下必悸。时作时止者，痰因火动，有虑使动，属虚，脉大而虚为血虚。卧而惊悸属肝，因惊成悸者病在心胆，闻木音则惊属胃，湿痰惊悸属脾。

目

瞳子、目黑法阴，白眼、赤脉法阳，黑睛属肝，赤脉属心，两睑属脾。阴虚则眼楞紧急，阳虚则瞳子散大。目疾始于饮食劳倦。

大法：暴发除风散热，久病养血安神。黑睛痛则夜甚，点苦寒剧，白睛痛则昼甚，点苦寒效。实者泻之，阳病以阴药点，阴阳以通，忌用寒。初痛宜表散，有里者微利之。虚满目红赤不痛者，服凉药太过，实热者下之、吐之，虚热体肥气盛。胃热者槐子清之，实热脉盛，太府秘者，微利之，热甚者，反佐以取之。

外障：在睛外遮睛，翳从上下，眉楞痛者，属太阳，宜温之散之。翳从上下，多热者，属阳明，宜寒之下之。翳从外入内者，属少阳，宜和之。新为热翳，在表宜表散，久为冰翳，在里宜燉发。牢而深者为陷翳，九窍不通者，补阳退翳。从下上为实翳。瞳子散大者补阴。翳已除，至其年月日复发者，有积。

内障：在睛里昏暗，气虚则目无光，视不见。暴失明为气脱，宜参术急救，大忌寒凉。渐失明为气虚，宜参术助阳，微佐寒凉。血虚则睛散大，视物花，宜酸收之，忌辛散之。肝旺，火

139

妄行，脾受邪，生内障，皆血病。气血郁结，目赤昏花不明，郁则玄府不通利而昏，虚则玄府无气运行而昏。先患一目，次延复目者，邪乘虚客脏腑，针足厥阴、太阳、手少阴三经，治用补药为君，逐邪佐之，羚羊角、夏枯逐厥阴邪，细辛、玄参逐少阴邪。得于房劳为肾虚，羌活、车前逐太阳邪。左肾属阴，阴虚则瞳子散大，右肾属阳，阳虚则阳事多痿。若目昏兼聋善恐为肝虚，肝血不足，胆热。

泪：冲风泪出者，厥气迎上，火独燔目，邪中脑则眩，邪中睛则视歧，神劳睛乱则乱见，不能近视者阴虚也，不能远视者阳虚也。

胁痛

肝实则胁痛善怒，挟食积肝虚则胁痛中清。

运气：木助肝实，宜清燥攻，肝虚宜温。

诸疝痛、少腹痛同一治

大法：疝因暴寒束，历代独治外束之寒，丹溪兼治内郁之热。小腹手不可近，脉如循刀啧者，死血。肝受邪，小腹引胁痛。风助肝盛者，泻肝燥攻，肝虚者补肝。小肠受邪，少腹引睾丸痛，热助小肠，实者寒之，寒攻小肠，虚者热之。膀胱受邪，少腹痛，不得小便，湿攻膀胱，虚者热之。寒疝，睾丸冷痛；水疝，睾囊肿痛；筋疝，阴茎肿胀；狐疝，卧入立出；癞疝，囊如升斗。疝脉皆滑，脉急亦为疝。癞气，不痛难治，痛者易治，寒束外者温散。

运气：燥攻肝邪为癞疝，癞疝为热在外，寒在内。

小便不通

渴而小便不利，热在气分，不渴，小便不利，热在血分，热渴而腹冷为水气。气血郁于下，微者香以散之，甚者吐以提之。

血郁于下，微者轻利行之，甚者重剂破之。湿攻三焦，腹痛胀不利，风攻痹痛，瘕泄不利，燥热癃闭。

淋：血受伤者，补血行滞气①，气虚兼补气，元气不亏者，一味行瘀血。诸淋，皆属热。

胞痹：似淋，属寒，按之痛，若沃汤，小便涩，鼻多涕，为胞痹。

小便数：数而少为实，数而多为虚。

溺赤：脉涩胫冷为寒，热痛者属肝，消谷者胃实，卷舌喜溺者肝已绝。

产尿遗：产褥伤尿胞，涩可去脱。

阴缩阴纵

肝筋寒则阴缩入，肝筋热则阴挺长，伤内则阴不起，伤寒则阴缩入。

阴痿：因伤肝筋。

阴湿痒：燥臭属酒湿。

霍乱转筋

皆作虚治。身热脉长属阳明，头痛脉浮属太阳，腹痛脉沉属太阳，四肢拘急脉迟属少阳，胁痛脉弦属少阳，四肢厥冷脉微缓属厥阴。

头痛

多主于寒，三阳散而寒之，三阴燥而温之。

热：湿热头痛，宜清空。

寒：厥逆头痛，下虚上实，为寒湿，大寒犯脑，头痛齿亦痛。

---

① 气：当为衍文。

虚：头目鱼尾次起痛者，属血虚，头痛兼耳鸣，九窍不利。汗出郁甚者，属气虚。

实：虚热在头者，必吐之，邪在胃者，必下之。风虚则壅塞而痛，宜辛散之，风盛则疏散而痛，宜酸收之。眼疼目晕为风痰，头痛恶心属湿，头痛或腹肿，或右脉盛，或膈痞，或动作则盛，为邪在胃。

不得卧、多卧

卫独行阳，则阳盛阴虚，为不卧，卫久陷阴则阴盛阳虚，为多卧。胆虚不眠，胆实多卧。胃不和则卧不安。

运气：多卧皆属内热。

诸痛

卒痛之原，寒客脉外，痛得灸止，寒客脉中，痛不可按，寒客胁胃，按之痛止，寒客脊脉，按之无益，寒客冲脉，痛喘动，寒客脏，痛如死，寒客肠胃，病呕，寒客小肠，痛泄，热陷小肠，痛闭，寒客背腧，痛引心背，寒客厥阴，痛引胁肋、少腹，寒客阴股，痛引少腹，寒客膜原，卒成积。有形不痛者阳伤，无形有痛者阴伤。先痛后肿，气伤形，先肿后痛，形伤气。

心痛

大法：新为客寒，宜热之，身感寒，宜温散，口食寒，宜温利，久为郁热，宜寒之，轻者反佐姜汁，重者反佐辛热。心痛彻背者，为寒为热。有物冲起，为大寒。手足冷，便利，溺清汁出，不渴，为寒。身热足冷，烦躁，脉洪，为热。面白斑，唇红，能食者，内有虫。痛有休止者，有块，往来上下行，吐水者，亦虫，虫觉上胸喉者，宜吐出之。服药不出者，宜安之。手足清①至节者不治。

胸痛

肝病虚则胸痛引背胁，实则胸痛善太息。脉沉迟者，寒痰、虚痰。按之满痛者，热痰、实痰，胸胁痛引肩者，火邪。痛引少腹者，金邪。

肩背痛属肺，肩背胛痛属小肠，背痛兼噫惊属阳明、厥阴。

皮肤痛：肺主皮，皮者，络之部。皮焦爪枯为手太阴绝。运气：火邪伤肺，治以寒。

烦躁

烦是有本热，躁是无根火。烦躁厥逆不安死，独烦不躁属热，惟悸而烦为寒，独躁不烦属寒，惟火邪躁为热。起卧不安谓之烦，烦热怔忡心乱者安神，但烦热者清肺祛痰，烦于下利后者吐之。热助心实烦，寒制心虚烦，金攻肝虚烦，土攻肾虚烦，木攻脾虚烦。烦躁欲坐井中，口渴手心热，脉伏为火，不渴手不热，脉虚为寒。烦不得眠，欲饮，补虚。短气，虚悸者，补之。

谵妄运气

火助心，实者，宜咸寒；寒攻心，虚者，宜甘热；卒中，醒后谵妄者，为中风；卒中恶，或胀满吐利者，为鬼疰邪气。

诸血

呕血：伤于血气，气逆而血随呕出也。脉数者逆，脉弦细迟，色紫为寒，弦芤相搏者亡血。诸见血脉实大者死，沉细者生，身热脉大死，身凉脉静生。

衄：鼻出血也。衄而头汗者死。

吐血：气血不能摄血。有热补中降火，血见黑则止，挟痰者

---

① 清：据文意，恐为"青"之讹误。

开痰降火，血虚随火上行，行血则血归经，痰积者下之，血紫、气塞上者下之，暴吐紫血块许无事。肺虚以补养为主，宜酸收之，肺盛宜辛散之，热伤肺者宜咸寒，湿伤肾者宜苦热，肺虚汗多忌生姜，伏梁唾血不治。

唾脓血：脉虚数，胸无痛者为肺痿，脉实数，胸隐痛者为肺痈。

咯血：不嗽而咯出血也。咯与唾少异，唾出于气，上无所阻，随唾津而见，咯出于痰，气郁于喉咙之下，滞不得出，咯乃得出也，此俱属肾。

下血：大法血清色鲜者肠风，血浊色黯者脏毒，血射如线者虫痔，虫痔宜熏大肠，虚者升阳益胃。腹不痛为湿毒，腹痛为热毒。寒湿便血，脉虚涩者为结阴。下血身凉血寒者生，身热血温者死。

肠澼：脉沉小滑生，浮大悬绝死。其血另作一汧①，四散如筛是也。

肠风：初起下血色鲜是也。

脏毒：久而血色黯浊是也。

诸痿

肺热生痿躄，足皮毛败。大法诸痿皆生于肺热。筋痿，白淫口苦，筋挛爪枯，得于入房太甚。肺痿，溲血枢折，色赤络脉溢，得于所求不得。骨痿，腰脊不举，色黑齿槁，得于劳倦逢大热。肉痿，口渴不仁，色黄肉蠕，得于居处湿地。治痿，在泻南方补北方，东垣以黄柏佐参、芪、术、草等药补气，丹溪以干姜、龟、柏、锁、虎等补血。又法补虚退湿热，无择治痿独补虚。脾实痿，四肢不举，脾虚痿，四肢不用。解㑊，即痿病。

---

① 汧：音辜，河尾意。

卒中暴厥

身脉动而形无知为尸厥，气厥不治自愈。目开口张，手撒失便溺为虚。目闭口噤，手拳为表实，宜发表。腹卒满痛为里实，宜吐下。中于酷暑为暑，中于严寒为寒。汗后血后昏迷为郁冒，郁冒多生于妇人漏血之虚。

运气：热冒治以咸寒，寒冒治以甘热。

诊脉乍大乍小为鬼祟，脉濡为厥，脉浮散为虚，脉浮弱为暑。唇青身冷死，身温汗出生。

妇人病异：脉濡紧为带下，脉沉微为血厥。

自汗

不任外寒为阳虚，脉涩滑亦为阳虚，阳虚甚者参、芪、桂、附，胃燥热者泻阴火，汗多恶风者为中风，音如瓮中出者湿胜。

内伤饮食

大法轻则内消，重则徐下。脉紧盛宜下，微弱宜温。

痞不能食：伤寒下早为痞，杂病下多亦痞。实痞便闭，厚朴、枳实，虚痞便利，芍药、陈皮。饮食伤者，宜消导及吐之。治痞，独益脾土、升胃气，戒暴下。脾气郁结，饮食伤脾，无形气证以苦泄之，有形血证以甘散之。

不能食：脾虚难任饮食。脾虚有积不食，邪浅参、术、枳、朴，邪深参、术、巴霜。饥不能食，胃热脘寒。

痰

百病皆生于痰。运气：痰饮皆属湿。

四饮：素盛今瘦为痰饮，咳引胁痛为悬饮，身体疼重为溢饮，咳喘短气为支饮。脉软散是饮，脉涩为饮。脉沉冷汗，眠起不安是痰，眩嘈是痰，噫酸是痰，喉中有物，咯咽不去是痰，身有块是痰，臂动不得是痰，眼灰烟黑色是痰。风痰多见奇病，湿痰多见倦怠，热痰多见外症。痰吐不出者难治，治痰忌利药过多。

消瘅

上消，大渴多饮；中消，善饥而瘦；下消，燥渴，小便如膏。

大法：热渴分虚实，能食为实热，不能食为虚热；渴分湿燥热，小便不利为湿热，小便频数为燥热。运气：热助心盛渴治以寒，寒攻心虚渴治以热。

中消，因数食甘美所致，食侉，即消中病，胃热则消谷善饥，大肠热则消水善饥。运气：消中皆属热，下消皆属肾虚，栝蒌根治消渴要药。

黄疸

大法：表里诸疸，但利小便。疸而腹和，脉浮者，宜汗之；疸而腹满，汗出大小秘，亦宜下之；疸而腹痛，呕者，和之。小便不利，无汗为实，小便自利，自汗为虚。小便色白不变为无热，小便色变黄赤为湿热。运气：黄疸皆属湿热。

女劳疸：额黑手足热，小便利。

酒疸：心热懊忱，小便不利。

谷疸：食即头眩，小便不利。

腹鸣

腹鸣食少为脾胃虚，疾行则鸣，为涌水。

呕吐嗝气

大法：食已暴吐为呕吐，朝食暮吐为嗝气，有物有声为呕，血气受病也。上壅表实者，宜辛泻壅，胃虚胸闭者，宜甘益虚，大便不通者，硝、黄微利之，谷气久虚者，食饮和之，肠鸣痞满者泻痞，呕而腹痛为寒。

运气：火热呕治以咸寒、甘寒，风呕治以辛凉、甘温、酸，风火呕治以咸、辛、酸、寒，湿呕治以甘热。

有物无声为吐，血病也。脉浮洪者先降气，气降便结者微下之，困弱者独参，实热者大黄。无物有声为干呕，气病也。肢厥者辛散，不息者甘缓。其声浊恶而长为哕。欲吐不吐，清水上溢为恶心，生姜、半夏。水入则吐为水逆。

吐酸、吞酸

苍术，治吐酸要药。三锡云：吞酸是膈间酸味刺心，吐酸是吐出酸水痰涎也。丹溪论吐酸为热，吞酸为寒，东垣论吐酸、吞酸皆为寒。

嘈杂：似饥不饥，似饱不饱，而有不自宁之况也。嗳气：即打嗳。皆脾不运，浊气阻塞所致。

关格：寒在上焦，吐逆为格，热在下焦，便逆为关。

嗝噎：血槁在上为噎，血槁在下为嗝，病噎当内观。嗝噎原于有升无降，仲景治气不用香燥。

狂癫

自得自尊，欲闭户牖而处，妄言妄走为狂，直视僵仆为癫。大约心热极则病癫，肝热极则病狂。

面热面寒

面热为胃热，面寒为胃寒。面青面尘，运气燥金面尘，嗌干宜温。

积块癥瘕

大法诸积皆生于阴虚，洁古补虚为主，丹溪补中带磨，虚甚者补多于磨，不甚者补磨相半。块按之痛宜泻，脉虚豁宜补。暴积急去之，久积缓除之，热积寒消之，寒积热消之。

块在五脏：肝积气曰肥气，《素问》定在两胠胁，面青，脉弦长，《难经》定在胃脘，如覆盆。心积气曰伏梁，《素问》定在中，面赤，脉数实，《难经》定在心下，如臂。脾积气曰痞气，《素问》定在大腹，面黄，脉大虚，《难经》定在胃脘，如覆盆。肺积气曰息奔，《素问》定在胸中，面白，脉数虚，《难经》定在左胁下，如覆盆。肾积气曰奔豚，《素问》定在小腹，面黑，脉大实，《难经》定在小腹，如奔豚。

块分积聚：积有常处属脏，聚无常处属腑。

少腹胀满

气血肠覃，寒与气搏于肠外，经事时下。石瘕，寒与血搏于胞中，经不时下。血分，即石瘕之属，先经断后胀，血分脉沉滑者实热。先腹大，后四肢肿为胀，大法胃胀宜温中行湿，鼓胀宜补虚行湿。按不痛为虚，痛为实。时减宜温，不减宜下。治胀必须补气血为主，禹余粮丸治胀切当，须随证加减。因积成胀者，补气消积，盛壮人宜行湿开鬼门，洁净府。脉沉洪，便结者，宜微利。肢厥，脉弦细为寒。脉弦细，胁痛者宜温散。口渴，脉洪数为热。气分，大腹满，先胀后经断；血分，小腹满，先经断后胀。腹肿肢不肿为胀，先自足肿后腹大为水。仲景法参、术、桂、甘以补阳，下先肿者，防、苓洁净府，防、苓、麻黄以攻邪，上先肿者，麻黄开鬼门。谦甫①先补后攻，洁古先攻后补。脉伏脉实，有积者宜下，积浅轻剂，积固峻剂。唇黑，缺盆、脐、足底背平，不治，脉沉忽出者死，脉洪实生，微细死。目肿曰水，足肿曰水，利后渴、小便闭而肿者水，冲阳脉数、小便闭者水。水胀皆起于房劳过度。先自胫肿，后腹大，按之随手而起为水。肤胀，腹色不变。鼓胀，色苍筋起。

痢

大法初热有里者宜下，恶寒者忌下，后重腹痛、尿少宜和里，小便不利者利之。重痛能食，脉滑初病为实，力倦恶食，寸虚久病为虚，身热脉洪数为热，腹寒脉弦细为寒，处暑前以暑

---

① 谦甫：元代医家罗天益，字谦甫。

148

为表不解，渴者有表有里。

汗之仍热：脉浮数者更汗之。但热蒸，心下硬者下之。多汗多眠，息鼾者风温。悸瞤眩振者真武温之。发热厥逆下利者四逆。脉躁不解，不食者死。

下之仍热：脉浮者更汗之。心满，小便不利者苓术。心痛烦，懊恼者栀豉。

发热脉浮：浮滑者白虎，迟利清谷者四逆。

发热厥逆：下利者为阴。

阴阳：脉浮有表属阳者，青龙、葛苓。脉微厥逆属阴者，通脉四逆。

发热下利：面赤微厥者，汗出解，厥躁死，汗出不止死，消谷不便者抵当。

伤寒续法：丹溪补兼发散，随所见证加药，寒多者加姜、桂，热多者补散加苓、柏，痰积者补散加消导。海藏以神术代麻黄，以白术代桂枝。洁古以黄芪代桂枝，以川芎代麻黄。

恶热而渴有二：伤寒宜白虎，杂病宜补阴，立夏前忌白虎。

恶寒

不当风而憎寒，虽身热而不欲去衣者是也。发热恶寒，脉浮属太阳，无热恶寒，脉微属阴症，

恶寒身蜷：利止肢温生，自利肢厥死，时烦去衣生，四逆无脉躁者死。大汗下利者四逆，口燥者白虎，口和者附子，恶寒厥逆，头汗便硬者柴胡，背恶寒，中暑而渴者白虎，汗后恶寒为虚，下后恶寒心下痞者桂枝泻心，痞而汗者附子泻心。

禁忌：恶寒为表未解，忌下，恶寒便数脚挛，忌汗，又忌近火。

恶风

当风而憎寒也。发热恶风属太阳，恶风胁痛而渴者小柴胡。

头痛

发热恶风属太阳，头痛不大便，便赤者承气，便清者桂枝。头痛发热，脉弦细者小柴胡，脉反沉者四逆。头痛干呕吐逆沫者，加吴茱萸。表解胁痛者十枣。小便利，咳厥者寒邪。头痛吐利为霍乱。头痛发黄为湿。丹溪补兼发散，《活人》葱白发散，海藏太阳头痛，无汗麻黄，有汗桂枝，阳明头痛白虎，少阳头痛小柴胡，太阴头痛，脉浮桂枝，脉沉理中，少阴头痛，脉沉发热麻黄附子细辛，厥阴头痛，外伤本经，桂枝麻黄各半。

项强

发热恶风项强属太阳。项强胁痛，发热而渴小柴胡。下后身热，小便难，忌柴胡。项强，背反张者痉。

身体痛

发热恶寒，身体痛，属太阳，纯太阳者，麻黄、大青龙，兼肢结者，柴胡桂枝，兼下利者，先四逆后桂枝。尺中脉迟者血少。体痛脉沉，发热者四逆，肢寒者附子。体痛吐利为霍乱。体痛厥逆，自利者四逆。渴者中暑。体痛面青，咽痛为阴毒。湿痹，身疼发黄为湿痹，脉沉小便闭者，甘附五苓。下后额汗，大小利死。身疼不能转侧屈伸为风湿，不得屈伸者甘附，不能转侧者桂附，大小便利者术附，身重汗出者防己，发热日晡剧者麻黄。

阳明病 胃实不大便，自汗，手足汗，不得卧，潮热，谵语狂乱，撮衣摸床，渴呕干呕

阳明为胃家实，能食名中风，不能食名中寒，忌攻。解时从申至戌。胃实呕多，面合色赤，心下硬，皆忌攻之。胃实有表者，先解表。头痛恶寒，脉浮者宜汗，有汗桂枝汤，恶寒麻黄汤。胁痛，脉浮弦者宜和。口渴，脉浮紧者宜和。胃实解表，无

里症者忌攻，硬者导之，潮热者攻之，先试小承，转矢气者可攻，不转者忌攻，谵语者攻之，腹满痛者攻之。胃实解表，有里症者随证攻，心烦者调胃，小便不利，发黄者茵陈，不卧者承气，喜忘，屎黑清谷者抵当，目不了者承气。胃实反无汗，虚邪，厥者寒邪，脉浮者麻黄，身黄者茵陈。胃实，脉浮数，能食名阳结，脉沉迟，不能食名阴结。胃实，欲寐者少阴。

自汗

不因发散而自汗出也。汗出身热，不恶寒为里，兼便硬谵语者下之，胃实汗多者急下之，兼脉浮紧口苦者，忌汗下，宜和解。海藏：太阳自汗桂枝，阳明自汗白虎，少阴自汗四逆。

似阳明外证有二：柔痉似阳明，而身反张，吐后似阳明，而关脉细，不恶寒属里，恶风寒属表。

汗后汗出：身重多眠，语难者风湿；烦躁不眠，欲水者胃干；厥逆恶寒者四逆；身热汗不止死；脉微汗少者和；汗多者过；汗多渴者忌猪苓；汗出小便数忌桂枝；自汗身冷，脉疾细者白虎汤加桂；自汗筋惕肉瞤者防术牡蛎。

手足汗

潮热便硬为热，不食，初硬后溏为寒。

不得卧

小闭大难不得卧者，大承气；汗后不得卧，欲水者与水；汗下后不得卧，反复懊憹者，栀子豉；昼躁夜静，无表证，脉沉微者，姜附；少阴欲寐，变不得卧，二三日变者，黄连阿胶汤；始不利不烦，变自利烦躁不寐死，六七日变呕渴者，猪苓；厥利不卧死；下利心烦不卧，酸枣仁汤。

潮热

若潮水之潮，其来不失时也。一日一发，发于日晡者，乃为潮热，属阳明，若三五日发者，即是发热，非潮热也。胃实表解而潮，谵语者宜下，不解者承气，结胸者陷胸。便溏胁满，脉弦浮而潮者宜和，未和者柴胡，和后者加硝。

谵语：乱语无次第，数数更端也。郑声：郑重频繁也，只将一句旧言，重叠频言而终日不换也。阳明胃实，潮热谵语宜下，下后转气为实，不转脉涩为虚。实则谵语素注为气虚独言，全善用参术芪归，虚实不可不分，未可一例用黄连解毒、大小承气也，虚则郑声。

汗后谵语：便硬胃不和者宜下，汗多亡阳者，忌下宜和。脉短者死，和者生，目眩者死。

火后谵语：脉浮忌下，不大便者液枯，振栗自利欲解。

汗下吐后谵语：为坏病。

胸满谵语：下后烦惊者宜和，直视喘满死，下利死，脉浮肢温生，脉沉肢冷死。便利肢厥，脉微妄语为便秘，肢温，脉洪妄语为热。

狂乱

大汗后狂乱者镇坠之，少腹满，身黄发狂者蓄血，狂言遗尿直视死。狂而脉实者为实热，狂而脉虚者为虚热。

捻衣摸床

脉弦者生，涩者死，便利者生，不利死。

渴

不恶寒者，阳明。温病，渴似阳明，而有太阳。渴而下利者，少阴。消渴吐蛔者，厥阴，忌下，宜少饮水。

小便不利而渴，脉浮发热者，五苓、猪苓；头汗者，柴胡、茵陈；表不解，咳而渴者，小青龙；暑渴，似表而足冷；肝乘脾，似表而腹满；表解而渴者白虎；渴而胁满，往来寒热，未汗下者柴胡，若汗下者柴胡姜桂；渴而心下硬，硬而痛，不大便者大陷胸；硬而痞，小便不利者五苓；欲饮不渴者文蛤散文蛤，即海蛤粉也；渴不能饮者，下热上寒；渴欲饮水，水入则吐者五苓，渴欲饮水者，少少与之。

诊：下利渴者，脉弱数愈，渴脉浮弱，汗出愈。

禁：无汗表不解，渴，忌白虎；汗多表解，渴，忌五苓；虚渴而食少者，和胃忌凉。

呕

食谷欲呕者阳明，腹痛欲呕者胃有邪，呕而发热者柴胡，兼恶寒节疼，心结者加桂，兼脉紧者麻黄。呕而寒热肠痛，不下利者小柴胡，下利者半、苓、蒌，呕而郁微烦，下而和，从心急者大柴胡，极吐下后，胞痛腹满者调胃。先渴却呕属饮，兼恶寒头痛鼻干者葛根。呕而下利、呕而厥、呕而心烦不卧，汗下吐后者栀豉，未汗下吐者猪苓。呕多忌下，忌服桂枝汤。

干呕

发热汗出，鼻鸣者桂枝；水气而咳者小青龙；干呕胁痛，表解短气者十枣；往来寒热柴胡；干呕下利，身凉胁痛者十枣；痞满腹鸣者泻心；脉微厥逆者通脉；干呕厥逆为阴；脉微不利者通脉，脉强不利者四逆；干呕涎沫为饮；干呕不止为虚。

少阳病耳聋、口苦、咽干、眩、往来寒热、胸胁满

胸兼胁痛属少阳，但胸痛下利属实，未吐下，脉滑利数者宜吐。吐下后，腹满便溏者宜下。

耳聋

不经汗宜和，重发汗宜补。

口苦咽干

少阳为病，口苦、咽干、目眩、耳聋、胸满者，忌吐下。脉

强发热者忌汗。解时，从寅至辰。

眩

少阳眩，口苦者宜和。汗后眩为虚，振振者真武，肉瞤者建中，言乱者死。眩，脉沉紧，忌汗。

往来寒热

属少阳，兼胁满心烦干呕者小柴。十余日，热结在里者大柴。汗下后，往来寒热，胁满头汗，小闭①渴者柴桂姜。脉微迟者亡血。胁满干呕，寒热者少阳。胁满恶风，项强者兼太阳，未下而渴者宜柴胡。胁满胃实者阳明，胁满潮热者阳明，大便自溏者柴胡，脉浮细嗜卧者柴胡。

胁满

少阳，口苦、耳聋、胁满者柴胡；喘而胸满者麻黄；少阴咽痛胁满者猪肤；下后胁满脉促者桂枝；烦惊者柴胡；舌苔者温瘅；胸滞塞似满者栀豉；胸痞硬似满者瓜蒂。

太阴病吐、吐利、下利三门并附入少阴病，盖此三门之病，本属太阴病，因在少阴者居多，故附入少阴也

腹满

太阳为病，腹满时痛，吐利忌下，下后转属太阴者，桂加芍药，脉浮者桂枝，设行大黄，芍药宜减少。解时，从亥至丑。

腹满吐利宜温；霍乱作利者理中；下利身疼者，先温里，后攻表；腹满，大小闭宜利，大闭者承气，小闭身黄者茵陈；胁痛柴胡；腹满不减为实，时减如故为虚；腹满脉浮，但浮者桂枝，浮弦胁痛者柴胡，浮紧口苦者忌汗下；腹满脉迟，小便难者忌

---

① 小闭：即指小便不利。

160

下，潮热者宜下；腹满汗出身重，难转侧者白虎；腹满，汗出不恶寒，脉迟潮热者宜下，脉浮口苦者忌汗下；汗后腹满、吐后腹满，呕而胸痛者调胃；卧起不安者栀朴；不能食者为虚；腹满脉沉细无力者理中，有力者承气。

腹痛

腹满痛，吐利者，为太阴；热，头痛发热者霍乱，腹满痛，不大便，阳证，但绕脐痛者承气；从心至少腹满者陷胸；腹痛下利为阴，肢重痛者真武；便脓血者桃花；利清谷者四逆；腹痛厥逆为阴，逆者四逆散，厥者四逆汤；腹痛欲呕为阳，无寒热者黄连，有寒热者柴胡；腹痛，欲吐不吐，欲泻不泻为干霍乱，此正气壅闭，阴阳隔绝，其证最凶，直指姜盐同炒，加童便温服。

黄

湿热黄，小便不利，色如熏黄，身重者为湿；色如橘黄，无痛者为热。身黄胁痛便难，汗后身黄、下后身黄，头汗者茵陈，腹满脉迟者忌下，胁痛不食者忌柴胡。

蓄血

小便自利，少腹硬，如狂，大便黑者，蓄血。不硬、不狂、不黑者，非血。身冷汗出，脉沉而黄为阴，便赤能食而黄为湿热，鼻寒而黄为湿在头。

少阴病但欲寐，嗜卧，口燥舌干，咽痛，吐利，下利

但欲寐，嗜卧

始得欲寐病一二三日，发热脉沉者微汗之，无他证者微汗之，口和背寒者附子，口燥咽干者承气。得三日者以上至四五

日，变不寐者连胶①，腹痛便脓血者桃花，腹痛不利者真武。得六七日，腹胀不便者承气，变欲咳呕，渴不眠者猪苓，变自利烦躁不眠死，变息高死。得七八九日，脉紧自利肢温者愈，通身热者便血，厥逆欲寐无汗者忌汗，恶寒身蜷，无脉躁者死，利者亦死，利后重者四逆、薤白，无脉者通脉、白通，身痛者附子，脉沉欲寐者四逆，兼体痛肢寒者附子，兼发热者麻附辛。解时，从子至寅。恶寒，时欲去衣，可治。利止，眩冒，死。脉浮者，欲愈。脉细沉数者，忌汗下。

阳证脉浮嗜卧：无汗胁痛者柴胡，脉但浮者麻黄，汗出身重者风温，盗汗者合病，目开欲眠为狐惑。

口燥舌干

但欲寐而燥者少阴，身体热而燥者阳证，表解无痛者白虎，心下满痛者陷胸，燥欲嗽水不咽者衄，咽干多眠，目不闭者狐惑。

咽痛

咽痛欲寐者少阴，热者甘草、桔梗②，寒者半夏散、汤，咽伤声不出者苦酒。咽痛吐利为少阴。

毒：咽痛而赤斑者阳毒，而面青黑者阴毒。眩而咳者咽痛，不咳者咽不痛。先厥后热，利止者喉痹，不止者喉不痹。咽闭，忌汗下。

伏气：先咽痛，后下利。

附吐

吐食，腹满痛者太阴，欲吐不吐，但欲寐者少阴。肢寒有物

---

① 连胶：指黄连阿胶汤。
② 甘草、桔梗：指少阴病篇甘草汤、桔梗汤。

出者宜吐，无物干呕者宜温。六日变燥，利不得卧，死。腹满欲吐者黄连，解后欲吐者竹叶，吐沫头痛者茱萸，吐水烦渴者五苓。

吐下后吐：入口即吐者姜连芩参，朝食暮吐者小逆。

汗后吐：脉数者客热胃冷，厥逆者干姜，吐脓者内热。

附吐利

吐利，无寒热头痛为阴，腹满吐利者太阴，欲寐吐利者少阴，汗出清谷脉微者四逆，汗出咽痛者亡阳，无汗厥逆者茱萸，肢温者生，逆者死。欲寐呕利者少阴，咳渴变不眠者猪苓，小闭肢重疼者真武，脉微汗出者灸之。徐成呕利，去小者伤气，未汗者黄芩，汗不解者大柴，水药不入者逆。暴发吐利，去多者霍乱，热渴者五苓，汗出肢厥者四逆，脉微者温里，寒多不渴者理中。干呕利，分阴阳，胁痛痞气者十枣、泻心，厥逆脉微者四逆、白通。

附下利

腹满自利不渴属太阴，但欲寐自利属少阴。下利，欲寐兼渴，小便白者四逆，利清水者承气，变不眠者猪苓，兼腹痛肢疼者真武，兼咽痛胸满者猪肤。

厥利属厥阴少阴：汗后拘急者四逆，下后咽不利者升麻，脉沉迟，面赤身热者郁冒解愈。厥利，但兼欲寐属少阴。下利，有表脉浮为阳，身疼者，先温后表。头痛鼻干者葛根，咳嗽发热者青龙，头疼胁满者黄芩，下后脉促者连芩。

下利清谷：脉沉厥逆属阴者通脉，脉浮不厥属阳者四逆，下后身疼者，救里救表。

下利便脓血：欲寐者桃花，厥少热多者当愈，厥热无汗者不止，脉数而渴者有热。

下利谵语：脉微肢厥欲寐为阴，脉和不厥不寐为阳。

下利里急后重：热者白头翁，逆者四逆散。

下利肢疼身痛：四肢疼，真武、四逆，通身疼，先温后攻。

下利心下硬：未下为结热，宜承气，下后为虚，宜泻心。

下利咽痛：胸满者猪肤，厥逆者通脉，唾脓者升麻。

下利胸痛：脉滑宜吐，下后，利遂不止者为协热利，心下痞硬者理中、泻心、桂参，脉促喘汗者葛芩连，潮热谵语者柴胡、承气，脉大肠鸣者当归四逆，阴证厥逆者麻黄升麻。

下利脉治：脉滑为阳，宜下，脉微为阴，宜温，下后脉大者，当归四逆。

六七日忽自利：肢温自利，厥者难治，发热汗不止死，躁不得卧死，脉微弱数而滑者自愈，大者、紧者未止，实者死，损者难治。

寒热湿：脐下寒，大便青白为寒，脐下热，大便黄赤为热，便脓血为湿。

汗下后下利：大小利，腹痛宜温，里急后重宜下，气逆宜和。

厥阴病气上撞心，饥不欲食，吐蛔虫，厥，少腹满，囊缩

厥阴为病，气上撞心疼，吐蛔，欲饮水者，少少与之，脉浮欲愈，不浮未愈。解时，从丑至卯。气上撞，不吐蛔者阳证，冲咽不得息者瓜蒂，拘急者烧裈，往来寒热者奔豚，卒口禁者刚痉。

饥不欲食

兼吐蛔厥冷者厥阴，吐蛔者忌下，厥冷脉结者宜吐，吐下后者阳证，吐后吐食者中逆，下后懊侬者栀豉。

吐蛔虫

兼气撞心疼，或厥冷者厥阴，汗后者阳证，病人有寒，复发

汗，胃中冷，必吐蛔，乌梅丸。

厥

厥阴：先厥而后热者为寒，先热而后厥者为热，脉细弱而厥为寒，脉滑而厥为热，脉促、脉微而厥宜灸，脉结、脉紧而厥宜吐。

脉沉而厥：体痛者附子，头汗者柴胡。

悸心热：厥者茯苓甘草，逆者四逆桂。

吐而厥：汗后者甘姜，食入则吐，复不能吐者宜吐。

利而厥：下重者为热，脉微沉为重寒。

吐利而厥为寒：寒热者四逆，烦躁者茱萸，吐利止，脉微者通脉。

渴而厥为暑。

躁烦而厥：躁无暂安为脏厥，静而复烦为蛔厥，少腹满痛而厥为寒，四逆无脉皆速死。厥多热多病进，厥少热多病愈，厥与热相应亦愈，热少厥微欲食愈，先热后厥者宜下忌汗。先热后厥，脉滑，恶热口渴，大秘小赤为热；得痛病厥，脉微，恶寒不渴，自利清便为寒。

厥脉：沉疾有力宜下，沉迟无力宜温；厥，脉浮大者死，寒厥冒瞀，忽无力者，必有汗。天寒证寒宜热之，天热证热宜寒之，天热证寒宜从中治。

少腹满、囊缩：脉沉短者厥阴，宜下，按之痛，肢厥者膀胱冷结，少腹满，小便利者蓄血，不利者蓄饮，从心至少腹满为结胸。

厥阴烦满囊缩：脉浮者宜汗，脉短者宜下，脉缓者宜和。

烦厥囊缩、厥逆爪青：大小利，发热引饮，宜下。大小利，不热不渴，宜温。阴气独盛变阴毒，咽痛面青为阴毒，仲景治阴毒主发毒，《活人》更为阴毒伤寒主退阴，阴毒脉沉细疾，阴毒渐深，爪青面黑，脉七至沉细，阴毒沉困，脉八至，附骨方有。

伤寒合病并病汗下吐后等病喘、身重、盗汗、遗尿、面赤、筋惕肉
瞤、战栗振摇、心悸、结胸、痞、烦、烦躁、咳、小便不利、小便难、哕、无
汗、头汗、舌白苔、鼻衄、衄血、唾血、蓄血、短气、心痛、除中、斑、狐惑

合病必下利，太阳少阳合宜和，太阳阳明合宜表，少阳阳明
合宜下，太阳阳明并病，太阳不罢宜汗，太阳证罢宜下。

喘

发热脉浮为表，无汗胸满者麻黄，有汗者桂加朴杏，咳呕者
青龙。潮热腹满，大小秘，脉沉为里。

汗后喘：汗出无大热者麻杏，饮水多者停饮，脉沉大便难者
里实。

下后喘：无大热者麻杏，利不止，脉促者葛芩，表未解者桂
杏。额汗，大小便利，死；但欲寐，息高，死；汗油发润，喘不
休，死。

身重

身重，汗出不恶寒，口苦，脉浮紧者宜和；面垢遗尿者合
病；多眠脉浮者风湿，潮热者宜下；身重汗出者恶风寒，脉浮者
风湿，脉虚而渴者中暑。身重为阳，四肢重为阴。身重无汗，脉
浮缓，不欲寐者青龙，下后心悸者自汗解。身重不能转侧为热
湿，腹满汗出者白虎，胸满烦惊者柴胡。身疼不能转侧为风湿。

盗汗

伤寒盗汗者，非若诸病之虚，由其邪气在半表半里使然也。

遗尿

遗尿，身重汗出，腹满谵语者合病，多眠息鼾者风湿。

卫气虚：脉微恶寒，数欠遗尿者卫气虚。咳而遗尿忌汗，大
汗失溲者欲解，直视遗尿者肾绝。

面赤

面热赤，烦躁短气，脉涩者汗不彻。身痒，脉微迟者阳虚。口禁，背反张者痉病。赤斑如锦，咽毒痛者阳毒。虚寒面赤，下利肢厥，脉微者为阴。面赤者忌下。

筋惕肉眴

汗后者真武、建中，汗下吐后者难治。

战栗振摇

战者，身为之战摇也，栗者，心战是也，战之与栗，战外而栗内也。又云战为正与邪争，争则鼓栗而战。摇，但虚而不至争，故至耸动而振也。战与振，振轻而战重也。汗后虚，振振摇者苓桂，振振擗地者真武。未汗战振为欲解，平居忽战栗者初中邪。

心悸

汗后心悸：眩悸者真武，心欲安者桂甘，谵语者调胃，脐悸者苓柏。

下后心悸：身重尺微者自愈，悸而惊者气血虚，小便不利及饮水多而悸者停饮，先悸后烦及脉结代而悸者气虚。

结胸

结胸，皆心下满痛。大结胸，不按而痛；小结胸，按之而痛；水结胸，头汗无大热；热实结胸潮热；寒实结胸无热。太阳利后，脉浮者，必结胸。结胸烦躁者死，结胸脉浮下之死。

结胸、脏结皆痛：寸浮关沉，下利为结胸，寸浮关细沉，下利，饮食如故为脏结。

结胸项强：心下满痛如结状，小便不利者苓术，气寒不通宜穿结散①，血结胸宜海蛤散，以枳术、理中治大小结，以半夏、茯苓治水结。

痞

心下痞硬，关脉浮者大黄泻心；恶寒汗出者加附子；恶寒表未解者先解表；心下痞硬，关脉沉者半夏泻心，呕利者加甘草，噫利者加生姜。心下痞硬，呕利，下后心烦者甘草、半夏；热不解者大柴胡；表解者十枣汤；心下痞硬，下利，汗后表解者生姜，下后表里不解者桂参；病解后，心下痞硬，噫气不利者旋覆；下利者生姜；心胸痞硬，气上冲，心下支结似痞，而表不解，支结者柴胡加桂。痞满者先表后攻，心下满似痞而手足冷，脉结心烦者宜吐，脉细头汗者宜和。

忌：心下硬，脉浮大，属里者，宜攻忌汗，属表者，忌溲②忌攻，心下硬，胃实忌攻。色青黄肤瞤，难治。脉浮紧误下，成气痞虚滞。枳实理中治痞最良，先用桔枳行气。

烦

吐下后，懊憹而烦，无燥屎而大便者栀子豉，有燥屎而不便者大小承气。胃实而烦，吐下后者大小承，不吐下者调胃承。胸满而烦，未下者柴胡、猪肤，汗下后者桂姜、龙桂。胸窒者栀豉，心下满而烦，腹满而烦，卧起不安者栀朴。有燥屎者大承，胸痛欲吐调胃。先烦后悸为热，先悸后烦为虚。烦而渴，但欲寐而烦，自利便白者四逆。脉微肢温者欲解，时欲去衣者可治。手足厥而烦，脉结宜吐，无脉宜温。

烦躁

烦躁有表者，未汗已汗皆宜汗；烦躁无表者，未汗下，心下

---

① 穿结散：出《医学纲目》，蟾酥、麝香、轻粉各等分，巴豆少许。
② 忌溲：指忌利小便。

168

硬，大便难宜下，已汗下，脉沉微，无大热宜温。烦躁，心下硬，未下非结胸，宜小承，已下是结胸，宜陷胸。因火烦躁者为火逆，下后烧针者龙牡。汗后振利者欲解。烦躁厥逆，先烦后躁可治，先躁后烦死，独躁不烦死。躁无暂安为脏厥，静而后烦为蛔厥。初欲卧不烦，至六日，烦躁不卧死。烦躁不饮水，脉沉细，身冷为寒。

咳

表不解而渴属太阳，宜青龙；往来寒热而咳属少阳，宜柴胡；表解胃实而咳属阳明；但欲寐而咳属少阴。小闭肢重者真武，变呕咳不眠者猪苓。咳，脉散死；咳，忌发汗。

小便不利

表不解者青龙、苓术；胸胁满者柴胡牡蛎；大难不卧者大承气；小便不利而渴，脉浮者五苓、猪苓；头汗者柴胡、茵陈；小便不利，关节疼痛，恶风不屈伸者甘附；脉沉，大便快者五苓；小便不利，无余证，勿治小便不利；但欲寐，利脓血者桃花；四肢重者真武；四肢逆者四逆。

本草汇卷六　终

本草汇卷七

吴门郊西郭佩兰章宜纂辑

男　树晦芬墀

侄　维均梅在

紫藤陈陆坤白笔校订

百病主治药此卷原书志在备物，有药毕登，兹加选订，凡难得与罕用者，多从删节，期于中病，无取传闻也。

诸风有中脏、中腑、中经、中气、痰厥、痛风、麻痹、破伤风

吹鼻：皂荚末　细辛末　半夏末　梁上尘　葱茎插鼻耳

熏鼻：巴豆烟　蓖麻烟　黄芪汤

擦牙：白梅肉　南星末　蜈蚣末　苏合丸

吐痰：藜芦或煎或散　皂荚末酒服　盐汤　瓜蒂　人参芦或煎或散　莱菔子擂汁　桐油扫入　桔梗芦为末汤服二钱　橘红一斤 逆流水煎，吐痰圣药　大虾煮熟，食虾饮汁，探吐　蜜醋和服

贴喎：南星末姜汁调贴　蓖麻仁捣贴　鸡冠血　生鹿肉切贴　鳝鱼血　桂末水调贴　蟹膏贴　炒石灰醋调贴　乌头末龟血调贴　大蒜膏贴合谷穴　伏龙肝鳖血调贴　蜗牛捣贴

各经主治：藁本手太阳　羌活足太阳　白芷手阳明　葛根足阳明　黄芪手少阳　柴胡足少阳　防风手太阴　升麻足太阴　细辛手少阴　独活足少阴　川芎手足厥阴

发散：麻黄　荆芥同薄荷末，童尿酒服，治产后中风，神效　葛根　升麻散阳明风邪　葱白　薄荷　生姜　水萍治瘫痪风热痒，煎汤浴汗

170

白芷主皮痒，利九窍表汗　桂枝

风寒湿：羌活　防风去上焦风，一身骨节痛，去湿仙药　菖蒲治风湿不能屈伸　藁本　豨莶治肝肾风　苍耳治风湿在骨髓　苍术　乌头　忍冬　艾叶　白附子　附子　草乌主瘫痪久痹　芫花毒风冷痰肢挛　羊踯躅治皮风痛　大豆醋蒸摊卧其上　麻仁治骨髓风痛，炒香浸酒　薏苡仁　麦麸醋蒸熨　柏叶　松节　吴茱萸　茵陈蒿酒　五加皮名追风使　豆豉　巨胜　蜀椒　防己泻血中湿热　秦皮　蔓荆子　蚕沙炒浸酒，蒸熨亦可　竹虱同麝浸酒　蝎入麝酒服　川山甲治风湿强直痛　乌蛇　白花蛇　五灵脂　鹈鹕油透络引药气入内　羊胫骨　虎胫骨　驴毛骨中风，炒黄浸酒服，取汗　青羚羊角炒酒服，治风痰恍惚闷绝复苏　雄黄

风热湿热：黄芩　甘草　黄连　菊花　秦艽并治风湿热　玄参　苦参　白鲜皮　青葙子　桔梗并治风热　大黄　柴胡　升麻　麦门冬　天门冬　牡丹皮　钩藤治肝风心热　蒺藜风痒便结　胡麻　绿豆治风疹　白扁豆　茶茗　梨汁　槐子气热烦闷　侧柏叶同葱白捣，酒服　栀子　黄柏皮　地骨皮　荆沥　竹沥　竹叶　犀角　羚羊角　石膏　皂荚子疏导五脏风热　白杨皮风在皮肤酒胀

痰气：天南星　半夏　前胡下气化痰热　旋覆花风痰壅滞　香附浴风疹　木香　苏叶　苏子　兰叶浴风痛　大戟　甘遂治牵引走注经络痰滞　威灵仙　牵牛子　杏仁　陈皮　枳实　枳壳　槟榔　乌药　冰片　安息香　苏合香　麝香　僵蚕治口噤发汗，风痉风疹

血滞：当归　川芎　丹参治风毒足软，名奔马草　芍药风在骨髓，同虎骨浸酒　地黄　地榆　茺蔚茎叶治血风痛　姜黄除风热，理血中之气　红花　麻仁　韭汁肥白人中风失音　桃仁　苏木　乳香口噤，烧烟熏口　阿胶风病，骨节痛

风虚：天麻　黄芪　人参　沙参去皮肌浮风　葳蕤　牛膝骨碎补　何首乌　仙茅　淫羊藿　蛇床子浴大风身痒　补骨脂　菟丝子　覆盆子　石斛酥浸蒸服，治脚膝软　薯蓣　栗肾虚，腰脚无

171

力，日食十颗　松子治骨节风　松叶　松节　杜仲　山茰　枸杞
冬青浸酒，去风虚

痓风即痉病，属太阳、督脉二经，其证发热口噤如痫，身体强直，角弓
反张，甚则搐搦，伤风有汗者为柔痓，伤寒湿无汗者为刚痓。

风寒湿：麻黄　桂枝　术　羌活　葛根　荆芥　防风　天南
星　细辛　防己　芍药　川芎　当归　附子　草乌　威灵仙　大
蒜产后痓，水煎服　雄黄　白花蛇　牡蛎　黄蜡破伤风，热酒化服
蝎　蜈蚣　僵蚕　鸭涎小儿痓，滴之

风湿热：黄连　地黄　杏仁　竹沥　桑沥酒饮　苏木　蝉蜕
羚羊角　牛黄热痓　人尿

项强

风湿：防风凡腰痛项强不可回头，乃手足太阳证，必须用此　荆芥秋
后作枕，及铺床下，立春去之　羌活　白芷　藁本　薄荷　菊花　贝
母

癫痫有风热惊邪，皆兼虚与痰

吐痰：瓜蒂　藜芦　乌附尖　附子尖　白梅

风热惊痰：羌活　防风　荆芥　薄荷　细辛　龙胆　防己
藁本　白鲜皮并主风热惊痫　百合　钩藤　紫菀　半夏　天南星
甘遂　郁金治痰血络聚心窍　黄连　苦参　天门冬　苍耳　茯神
琥珀　蔓荆子　竹沥　竹叶　天竹黄　芦荟小儿癫痫　桑白皮
桂心伐肝扶脾　丹砂猪心煮过，同茯神丸服　雄黄　青礞石　代赭石
全蝎　蜂房　蜈蚣　僵蚕　白花蛇　啄木鸟同荆芥煅服　白狗血治
狗痫　豚卵　猪屎并猪痫　羊头骨羊痫　牛拳木　牛屎中豆并牛痫
犀角　牛黄　麝香

风虚：人参　石菖蒲　远志安心志　天麻　蛇床子　芍药
牡丹　当归　川芎　地黄　桔梗　萆薢缓关节　柏实定痫养血

172

卒厥有尸厥、气厥、火厥、痰厥、血厥、中恶、魇死、惊死

外治：半夏　菖蒲　皂角　雄黄　梁上尘并主卒死，为末吹鼻　葱黄插入鼻中七寸，及纳下部　韭汁灌口鼻　醋灌鼻少许　乳香　安息香　樟木并烧酒熏之　鸡冠血涂面及心，并纳口鼻　犬肉搭心上　青牛蹄魇死，安头上即苏　牛黄　麝香　人尿中恶死，尿其面即苏　井底泥卧忽不寤，勿以火照，但痛啮足母趾甲际，多唾其面以泥涂目。令人垂头于井中呼之，即苏

内治：菖蒲汁　木香　食盐水灌，并喂其面　犀角同朱砂、麝香末，服二钱　烧尸场上土泡汤，灌　白鸭血　白犬血

伤寒热病寒乃标，热乃本，春为温，夏为热，秋为瘅，冬为寒，四时天行为疫疠

发表：麻黄　羌活　葛根　升麻　白芷　细辛　苍术　荆芥　薄荷　紫苏　香薷　香附散时气寒疫　艾叶时气温疫，服取汗　豆豉同葱白发汗　生姜　葱白　杏仁　桃叶蒸卧发汗　桂枝太阳解肌　石膏阳明发热，解肌出汗

攻里：大黄　栝楼实利热实结胸　甘遂寒实结胸　葶苈结胸狂躁　大戟　芫花胁下水饮　蜀漆行水　桃仁　巴豆　虻虫下瘀血　芒硝下痞满燥结

和解：柴胡　半夏　黄芩　芍药　牡丹皮　贝母　甘草　白术　葳蕤　白薇　白鲜皮　防风　防己　泽泻　秦艽　木通　海藻　黄连　知母　玄参　连翘　天冬　麦冬　栝楼根　前胡　桔梗　龙胆草发狂　青黛阳毒发斑，头痛　地黄　芦根内热烦闷　豆豉　葱白　干姜　大枣和荣卫　杏仁　桃仁　乌梅烦渴蚘厥　橘皮　槟榔　梨汁热毒烦渴　吴茱萸厥阴头痛多涎　栀子烦热　黄柏　厚朴　枳壳　枳实　柳叶天行热病　竹叶　李根白皮奔豚　竹茹　秦皮　茯苓　猪苓　鳖甲阴毒　腊雪解温热　夏冰阳毒热盛置于膻中　石膏同黄连治发狂　滑石　牛黄　牡蛎寒热自汗　猪胆少阳热渴，导便　犀角发斑　羚羊角热在肌肤　阿胶　人尿　胞衣水发狂　人中黄

173

温经：**人参**伤寒厥，发躁，脉沉以半两煎调胆星末服；夹阴伤寒，小腹痛，呕吐脉伏，同姜、附煎服回阳；坏证，不省人事，服一两，脉复即苏　**附子**　**草乌头**阴毒，插入谷道中　**干姜**　**韭根**　**芥子**阴毒，贴脐发汗　鸽屎炒，酒服取汗　**胡椒**阴毒，同葱白、麝香和蜡作挺，插入茎内，出汗愈　**蜀椒**　**葱白**阴毒，炒热熨　**吴茱萸**　阴毒，酒拌熨足心　**硫黄**阴毒　**麝香**阴毒　**女阴毛**阴阳易病，卵缩欲死，烧灰，以洗阴水煎　**裈裆**烧灰服　**月经衣**烧服

食复劳复：**麦冬**　**胡黄连**　**芦根**　**曲**　**橘皮**　**枳壳**　**栀子**　**鳖甲**　**缴脚布**劳复洗汁服　**饭箩**食复，烧灰水服

瘟疫

辟禳：**苍术**烧　**木香**　**兰草**煎汤浴　**沉香**　**檀香**　**降香**　**安息香**　**樟脑**　**古厕木**并烧辟疫　**松叶**　**桃枝**　**桃仁**　**蒜**　**生姜**初病人衣蒸过，则一家不染　**麝香**佩

瘴疬：**葛根**　**升麻**　**大黄**温瘴　**附子**冷瘴　**苍术**　**葱**　**蒜**烧酒　**槟榔**　**乌梅**　**大腹皮**　**相思子**吐　**雄黄**　**天灵盖**

暑有受暑中喝、受惊中喝

中喝：**蒜**同热土擂，水服　**热汤**蘸熨心，仍徐灌之　**地浆**灌　**道热土**壅脐上，令人溺于中　**热瓦**互熨心上

清暑：**香薷**消暑解表　**黄连**　**苏叶**　**苍术**　**白术**　**木通**　**车前**　**泽泻**　**半夏**　**藿香**　**缩砂**　**扁豆**　**苡仁**　**大蒜**　**木瓜**　**枇杷叶**　**赤茯苓**　**厚朴**　**猪苓**并主伤暑有湿热　**桂心**大解暑毒　**黄柏**　**夏冰**　**雪水**　**滑石**　**石膏**　**朱砂**　**雄黄**　**硫黄**三伏，吞硫黄去积滞甚妙

泻火益元：**黄芪**　**人参**　**甘草**　**麦冬**　**知母**　**黄芩**　**乌梅**　**西瓜**

湿有风湿、寒湿、湿热

风湿：**羌独活**　**防风**　**细辛**　**麻黄**　**浮萍**　**藁本**　**芎䓖**　**蛇**

174

床子　黄芪　葳蕤　秦艽　菖蒲　菊花　旋覆　豨莶　防己　忍冬　薏苡　南星　草薢　土茯苓　葱白　秦椒①　枸杞　五加皮　蔓荆　桂枝　厚朴与橘皮、苍术同除湿

寒湿：苍术　草乌　附子　乌头　芫花　狗脊　牛膝　木香　烧酒　干生姜　茴香　吴茱萸　胡椒　桂心　丁香

湿热：茵陈　黄芩　黄连　防己　连翘　白术　柴胡　苦参　胆草　车前　木通　泽泻　通草　白鲜　半夏　地黄　甘遂　大戟　牵牛气分　大黄血分　干姜　椿白皮　茯苓　猪苓

火热有郁火、实火、虚火、气分热、血分热、五脏热、十二经热

升散：柴胡　升麻散郁火　葛根　羌活　白芷　薄荷汁　香附气郁

泻火：黄连　黄芩　胡黄连　秦艽阳明湿热　沙参　桔梗　龙胆　荆沥　竹沥　竹叶　竹茹　青黛五脏郁火　连翘少阳、阳明、三焦气分之火　钩藤　青蒿热在骨间　灯笼草骨热肺热　木通　灯心　泽泻　车前　瞿麦泄　防己　大黄　秦皮　栀子　桑白皮　地骨皮泻肺、肾、胞中火　石膏　朴硝胃中结热　玄明粉肠胃　犀角　牛黄　羚羊角　象牙骨蒸热　熊胆并除肝火　人中白降三焦、膀胱、肝经相火　人溺

缓火：甘草　黄芪　人参　麦冬　五味子　天冬　葳蕤治发热口干小便少　白术　茅根　天花粉　栝楼根饮酒发热，青黛、姜汁服　山药　梨　柿　乌梅下气除热　甘蔗解热　鳖甲治骨蒸　鸭　鸽并解热　兔凉补　人乳

滋阴：生地　熟地　玄参　当归　丹参　丹皮　知母　黄柏

各经火药：肝气柴胡，血黄芩　心气麦冬，血黄连　脾气白芍，血生地　肺气石膏，血栀子　肾气知母，血黄柏　胆气连翘，血柴胡　小肠

---

① 秦椒：即藩椒之别称。

气赤茯苓，血木通　大肠气黄芩，血大黄　膀胱气滑石，血黄柏　胃气葛根，血大黄　三焦气连翘，血地骨皮　包络气麦冬，血丹皮

各经发热药：肝气柴胡，血当归　心气黄连，血生地　脾气芍药，血木瓜　肺气石膏，血桑皮　肾气知母，血地黄　胆气柴胡，血栝楼　小肠气赤茯苓，血木通　大肠气芒硝，血大黄　膀胱气滑石，血泽泻　胃气石膏，血芒硝　三焦气石膏，血竹叶　包络气麦冬，血丹皮

诸气怒则气逆，喜则气散，悲则气消，恐则气下，惊则气乱，劳则气耗，思则气结，暑则气泄，寒则气收。

郁气：香附　苍术消气块，解气郁　抚芎与香附、苍术解郁　木香　薄荷　藿香快气　紫苏　杏仁下结气　青皮疏肝散滞　槟榔　大腹皮下一切气　黑栀五脏结气　葱白

痰气：半夏　贝母　桔梗　前胡　苏子　射干散胸中痰结热气　芫花诸气痛，醋炒，同玄胡服　牵牛气筑奔冲，同槟榔末服　威灵仙　荞麦消气　生姜冷气　莱菔子　白芥子并消痰下气　山楂行结气　橘皮　枳实　枳壳　茯苓　桑白皮　鳖甲抑结气不散，酒炙，同柏叶、香附丸服

血气：当归　川芎　蓬莪术气中之血　姜黄血中之气　三棱血中之气　郁金　玄胡索　乳香　没药　麒麟竭　安息香并活血散气

冷气：艾叶　附子　乌头　肉豆蔻　草豆蔻　高良姜　益智子　缩砂　补骨脂　胡芦巴并破气　五味子　干姜　茴香肾邪冷气　白芥子腹中冷气　蜀椒解郁结，性下行，通三焦，人食饱气上，生吞一二十粒即散　胡椒　荜澄茄　吴茱萸　桂　沉香　丁香　乌药并破冷气　厚朴　诃黎勒　白石英心、胃中冷气　硫黄

痰饮痰有六：湿、热、风、寒、食、气也，饮有五：支、留、伏、溢、悬也，皆生于湿。

风寒湿郁：半夏　天南星　苍术　白术心下有水，同泽泻服　旋覆花结痰如胶，膀胱留饮　威灵仙心膈痰水　细辛胸滞　薄荷　附

176

子　苏子顺气　乌头　天雄　白附　草乌头　葶苈胸中痰饮结气
肉豆蔻冷气呕沫，半夏、木香　益智　草豆蔻　高良姜　干姜　生
姜痰厥卒风，同附子服　白芥子痰在胁下，及皮里膜外，非此莫除，同苏子、
莱菔下痰　米醋　烧酒　陈皮　槟榔　大腹皮　蜀椒除湿　吴茱萸
厥阴痰涎　厚朴　沉香　皂荚　白杨皮酒化痰癖　白僵蚕散风痰结气

　　湿热火郁：栝楼　贝母　前胡　柴胡　黄芩　桔梗　知母
紫菀　麦冬　泽泻　山药　乌梅　甘蔗汁　梨汁　藕汁　枳实
枳壳　桑皮　荆沥烦热痰唾，漾漾欲吐　牡蛎　牛黄　阿胶

　　气滞食积：香附　苏叶　神曲　麦蘖　莱菔及子　山楂　盐
杨梅　杏仁　青礞石　五灵脂　海蛤痰积　蚌粉痰涎结于胸膈痛，以
巴豆炒赤小豆，醋和丸服

　　宣吐：人参芦　桔梗　藜芦　附子尖　土瓜根　苦参　瓜蒂
虾汁

　　荡涤：甘遂直达水结处　芫花　大戟　续随子　牵牛　大黄
桃花　朴硝

　　脾胃有劳倦内伤，有饮食内伤，有湿热，有虚寒

　　劳倦：甘草　人参　黄芪　葳蕤　白术　柴胡平肝，引清气自
左而上　升麻入胃，引清气自右而上　芍药　石斛　使君子健脾除热
连翘　木香　藿香　缩砂密　白豆蔻　茴香　山药　薏苡　扁豆
大枣　橘皮　龙眼　芡实　莲实　藕　沉香　茯苓　狗肉　羊肉
牛肉　兔肉

　　虚寒：附子　草豆蔻　高良姜　益智子　肉豆蔻　干姜　生
姜　蒜　韭　烧酒　糯米　吴茱萸　丁香　桂

　　食滞：大黄　香附　三棱　蓬术　木香　柴胡　荆芥　薄荷
消鲙　肉豆蔻　缩砂　神曲同苍术丸服　麦蘖　莱菔　蒜　葱　酒
姜　橘皮代茶　山楂消肉　青皮盐醋酒汤四制为末，煎服　槟榔　杨
梅　榧子　蜀椒　厚朴　乌药　桂食果腹胀，饭丸吞七枚　枳实
青礞石　鳖甲

酒毒：葛花　白茅根汁　秦艽　苦参　菊花解醉　天南星解
酒积毒　苦竹叶　绿豆　蚕豆苗　扁豆　橘皮　豆腐烧酒醉死，贴
身　水芹　萝卜　蔓菁大醉，煮饮，根蒸三次末服，不作酒气　乌梅
梨　柿　橄榄　槟榔　藕　西瓜　新汲水烧酒醉死，浸发及手足，仍
少灌之　石灰酒毒下痢，泥煅醋丸服　五灵脂酒积黄肿，入麝丸服　鸡内
金消酒积，同豆粉丸服　蛤蜊　驴蹄底酒醉欲穿肠，煮浓汁冷饮

吞酸嘈杂有痰食热证，有阳气下陷虚证

痰食：苍术　香附　黄连　蓬莪术　砂仁　半夏　旋覆花
萝卜作酸生食　神曲　麦蘖　米醋破结气，心中酸水，痰饮　橘皮
山楂　胡桃醋心，以干姜同嚼，立止　槟榔　厚朴　大腹皮　栀子
皂荚子心膈痰吞酸

阳陷：人参　柴胡　升麻　葛根胃冷，郁遏阳气，三味升发　草
豆蔻　益智子　吴茱萸醋心甚者，煎服永不发

噎膈噎病在咽嗌，主于气，有痰，有积，膈病在膈膜，主于气，有挟积，
挟饮澼，挟瘀血，及虫者。

利气化痰：半夏　山豆根　昆布　栝楼同薤白，白酒煮服　芦
根　天南星　前胡　桔梗　贝母　香附　苏子　木香　藿香　泽
泻　砂仁　茴香　高良姜　白蔻　生姜噎气，浸厕内漂晒，入甘草
橘皮　槟榔五噎五膈，同杏仁、童尿煎服　青皮　厚朴　茯苓　沉香
同木香、乌药、枳壳，盐汤下　枳壳　枳实

开结消积：三棱反胃，同丁香末服　蓬术　郁金破恶血，止痛
凤仙子噎食不下，酒浸晒研　阿魏五噎膈气，同五灵脂丸服　甘遂梅核气，
同木香末服　大黄　杵头糠噎气噎塞，蜜丸噙咽　韭汁去胃脘血，入盐治
噎膈，入姜汁、牛乳，治反胃　乌梅　杏仁　山楂　桃仁　砒石　硇
砂荞面包煅，同槟榔、丁香末，烧酒服　绿矾面包泥固煅研，枣肉丸服，或
鲫鱼留胆去肠，酿煅末服　白矾同硫黄炒过，入朱砂丸服　寡妇木梳烧灰，
钥匙汤下　蛇含虾蟆煨研，酒服　壁虎炒焦入药　鲫鱼膈气，酿大蒜泥包

178

煨焦，和平胃散丸服　白牛水牛喉噎嗝，结肠不通，醋炙五次为末，每服一钱，饮下立效　狗宝　黄狗胆和五灵脂丸服　狗粪中粟淘净煮，入薤白、沉香末食　秋石　胞衣水饮一钟，当有虫出

　　反胃主于虚，有兼气、兼血、兼火、兼寒、兼痰、兼积者，病在中、下二焦，食不能入，是有火，食入反出是无火。

　　温中开结：附子　白豆蔻　白芷　木香　王瓜①烧研酒服　草豆蔻　肉豆蔻　高良姜　藿香　抚芎　苏子　香附　半夏并温中消食止吐　三棱同丁香末服　益智子　生姜　白芥子　大蒜　干姜茴香　槟榔　青皮　橘皮　胡椒醋煮七次，酒糊服　丁香　桂心沉香　茯苓　厚朴　枳实　鲫鱼酿绿矾煅，研服

　　和胃润燥：人参　白术　芦根　茅根　山药　麻仁　杏仁桃仁　梨插丁香十五粒煨食，止反胃　甘蔗汁同姜汁饮，治反胃　干柿连蒂捣，酒服　干枣叶同丁香、藿香煎服　石莲入炒豆蔻末，蜜汤服　淡竹茹　竹沥　牛羊乳反胃燥结　羊胃

　　呕吐有痰热，有虚寒，有积滞。

　　痰热：葛根　猪苓　泽泻　香附　黄连　麦冬　前胡　芦根茯苓　栀子　杨梅　枇杷止吐下气　滑石暴吐逆服　石膏胃火吐逆芦蠹虫小儿乳后吐逆，二枚煮汁服　牛乳小儿吐乳，入葱、姜煎服

　　虚寒：细辛　苍术　白术　人参　半夏　南星　苏子　香薷伤暑呕吐　藿香脾胃吐逆，为要药　木香　当归　白豆蔻止吐散冷　生附子　缩砂仁　高良姜　肉豆蔻　益智胃冷　糯米　烧酒　白扁豆　干姜　生姜　芥子胃寒　橘皮　蜀椒　胡椒去胃寒痰，食已即吐水　荜澄茄　吴茱萸　槟榔　沉香　丁香　厚朴　诃黎勒　硫黄

　　积滞：香附　大黄　缩砂　牵牛　续随子　神曲　麦蘖　五灵脂汤药不下者，狗胆丸服

———————————

　　①　王瓜：即土瓜之别名。

哕啘①有痰热，有虚寒

痰热：芦根　茅根　苏叶卒啘不止，浓煎呷　葛根汁　生姜　枇杷叶下气　杨梅　甘蔗入姜汁服　茯苓　猪苓　淡竹茹　滑石

虚寒：细辛同丁香、柿蒂服　半夏　白术产后哕，同生姜煎　草豆蔻　燕蓐草烧服　白豆蔻　益智　桔梗止寒呕　木香　藿香　肉蔻　附子　苍术　糯米　烧酒　扁豆　干姜干呕　橘皮　山楂　柿蒂　槟榔　葡萄藤叶　荜澄茄止寒呕　吴茱萸　丁香　诃黎勒　厚朴　硫黄

呃逆呃音噎，不平也。有寒，有热，有虚，有实，其气自脐下冲上作呃呃声，乃冲脉之病，世亦呼为咳逆，与古之咳嗽气急之咳逆不同，朱肱以哕为咳逆，王履以咳嗽为咳逆，皆非也。

虚寒：半夏伤寒呃逆，危证也，以一两同生姜煎服　紫苏咳逆短气，同人参煎服　缩砂同姜皮冲酒服　乌头　麻黄烧烟嗅之立止　细辛　旋覆花　苏子　肉蔻　姜汁　橘皮　荔枝七个烧末，汤下立止　胡椒　吴茱萸肾气上筑于咽喉，逆气连属不能出，或至数十声，上下不得喘息，乃寒伤胃脘，肾虚气逆上乘于胃，与气相并也，同橘皮、附子丸服　石莲子　蜀椒　丁香　沉香　乳香阴证呃逆，同硫黄烧烟熏　桂心　代赭石　硫黄

湿热：大黄　参芦昏瞀呃噎者，吐之　人参　柿蒂　青皮　枳壳　淡竹叶　滑石病后呃噎，参、术煎益元散

霍乱有湿热，寒湿，并七情内伤，六气外感

湿热：藿香　术　前胡　桔梗　苏子　紫苏　防己　木通　芦根茎叶汁　泽泻　芍药　白扁豆花叶皆可，绞汁入醋服　绿豆叶绞汁入醋服　木瓜　乌梅　藕汁同姜汁　栀子　桑白皮止霍乱吐泻　青

---

① 啘：音叶，干呕意。

180

皮浸汁和姜汁　**石膏**　**滑石**伏暑吐泻　**尿桶板**　**败木梳**　**地傍草鞋**煎　**地浆**　**井泉水**饮之，仍浸两足

寒湿：**藿香**腹痛垂死，同橘皮煎服，暑月同丁香、滑石末服　**木香**　**香附**　**南星**　**半夏**腹满，同桂末服　**人参**　**缩砂**　**草豆蔻**　**肉豆蔻**　**白蔻**　**高良姜**　**蓬术**　**烧酒**　**醋**转筋，绵蘸搊之　**葱白**　**蒜**转筋，捣贴足心　**干姜**　**生姜**　**茴香**　**橘皮**　**槟榔**　**大腹皮**　**吴茱萸**　**桃叶**　**沉香**　**乌药**小腹痛　**厚朴**　**硫黄**伏暑伤冷　**炒盐**熨腹

积滞：**大黄**　**陈皮**吐泻，同麦芽、黄连煎服　**麦芽**　**神曲**　**巴豆**伏暑伤冷，同黄丹蜡丸服

泄泻有湿热、寒湿、风、暑、积滞、惊痰、虚陷

湿热：**白术**　**苍术**湿泻如注，同芍药、黄芩、桂心煎服　**车前**　**苎叶**骤然水泄，阴干研服　**黄连**食积脾泄，同大蒜丸服　**胡黄连**　**秦艽**　**泽泻**　**木通**　**山药**　**薏仁**　**栀子**　**黄柏**　**茯苓**　**猪苓**　**石膏**腹鸣水泄　**滑石**

虚寒：**甘草**　**人参**　**黄芪**　**白芍**　**防风**　**藁本**　**升麻**　**葛根**　**柴胡**并主虚泄风泄，阳气下陷　**半夏**　**五味**五更肾泄，同吴茱萸丸服　**补骨脂**水泄同粟壳丸，虚泄同豆蔻丸　**肉豆蔻**热泄同滑石丸，冷泄同附子丸，滑泄同粟壳丸，久泄同木香丸　**木香**　**砂仁**　**草豆蔻**暑月伤冷泄　**益智**　**附子**　**罂粟壳**水泄不止，同乌梅、大枣煎服　**神曲**　**扁豆**　**乌梅**涩肠止渴　**薏苡**　**蜀椒**　**酸榴皮**历年久泄，焙研饮服　**吴茱萸**　**干姜**　**大枣**　**蒜**　**木瓜**　**诃黎勒**　**厚朴**　**丁香**　**桂心**　**硫黄**脾虚下白涕，同炒面丸服　**五倍子**水泄，加枯矾　**龙骨**滑泄，同赤石脂丸　**鹿茸**饮酒即泄，同苁蓉丸服　**猪肾**冷痢久泄，掺骨碎补末煨食

积滞：**神曲**　**麦蘖**脾积泄，沙糖水服　**巴豆**积滞泄泻，可以通肠，可以止泄

外治：**田螺**敷脐　**木鳖子**同丁香、麝香贴脐，治虚泄　**蛇床子**同熟艾、木鳖子研匀，绵包安脐上熨之　**大蒜**贴脐

痢有积滞、湿热、暑毒、虚滑、冷积、蛊毒

积滞：大黄　青木香　山楂　曲　槟榔　枳实　枳壳　荞麦粉　鸡内金焙

湿热：黄连　胡黄连　柴胡　黄芩　地黄　车前　牛膝　桔梗　白扁豆　豆腐休息痢，醋煎服　葱白　丝瓜酒痢便血，烧灰酒服　茄根茎叶同榴皮末，沙糖水服　木耳血痢，姜醋食，或烧灰　乌药　杨梅烧灰服　樗白皮　槐花炒研　栀子热痢下重　黄柏　柏叶　茯苓　棕灰　五灵脂　犀角

虚寒：甘草　芍药　人参　当归　白术　苍术　附子　肉豆蔻冷痢，醋面包煨研　玄胡索　砂仁　草豆蔻泄痢寒痛　破故纸　黄芪　山药　白扁豆花　吴茱萸　蜀椒　厚朴　桂心　沉香　丁香噤口痢，同莲肉末，米饮服　石硫黄　阿胶　羊狗骨灰

止涩：五味子　赤白鸡冠花　罂粟壳醋炙　乌梅　梅叶止休息　荔枝壳同橡斗、榴皮、甘草煎服　酸榴皮及根　大枣　李根白皮　荷叶灰　木瓜　没石子虚滑血痢，饭丸服　白杨皮孕利，煎服　金樱子久痢，同粟壳丸服　诃子　五倍子　龙骨　山甲久痢里急，同蛤粉研　牡蛎

外治：木鳖子六个研，以热面饼挖孔，安一半热贴脐上，少顷再换，即止　芥子同生姜捣膏封脐　黄丹同蒜捣封脐，仍贴足心　田螺入麝香捣贴脐　蓖麻同硫黄捣贴脐

疟有风、寒、暑、热、湿、食、瘴、邪八种。又五脏疟、六腑疟、劳疟、疟母。

暑热：柴胡　黄芩　甘草　黄芪　牛膝　香薷暑疟加桂枝、麦芽　人参　白术同苍术、柴胡，为疟家必用　升麻邪入阴分，同红花、柴胡提之　葛根无汗者加之　芎劳　知母　葳蕤　牛蒡子　当归　地黄　菖蒲　玄参　胡黄连　冬瓜叶同青蒿、马鞭草、官桂糊丸，断疟　防己　青木香　粳米热疟、肺疟，白虎汤用　豆豉心、肾疟　寒食面

182

竹叶　地骨皮热疟　猪苓　白茯苓　石膏热甚，口渴头痛者加之　龟壳断疟，烧灰酒服　鳖甲久疟病在血分，醋炙

寒湿：附子　草乌头深秋久疟，病气入腹，腹高食少，同苍术、杏仁煎服　草豆蔻　苍术　麻黄　羌活　生姜汁露一宿服，孕疟尤效　干姜　独蒜　乌梅劳疟，同姜、豉、甘草、柳枝、童便服　橘皮　青皮汗不透者，以此佐紫苏　桂心寒多者加之　丁香　猪脾

痰食：常山　芫花结癖在胁　大黄　半夏　三棱　莪术　神曲　麦芽　槟榔同酒蒸，常山丸服，名胜金丸，或加川山甲　桃仁　桃花末服取利　杏仁　巴豆　砒霜二物为劫痰截疟神剂，同雄黄、朱砂、白面丸　白僵蚕　川山甲　鸡膍胵黄皮

邪气：端午粽尖丸疟药　桃枭同巴豆、黑豆、朱砂丸服　钟馗烧服　历日烧丸　勒鱼骨入断疟药

外治：蜘蛛虾蟆　烧人场上黑土并系臂　鱼腥草擦身为汗　乌头末发时，酒调涂背上　虎骨

心下痞满痛者为结胸、胸痹，不痛者为痞满，有因下而结者，从虚及阳气下陷，有不因下而痞结者，从上虚及痰、饮、食、郁、湿、热治之。

湿热气郁：桔梗　黄连　黄芩　柴胡　前胡　贝母　芎劳　木香　香附　泽泻　芍药　白豆蔻散脾滞　大黄　草豆蔻　吴茱萸湿热痞满，同黄连煎　枳实　枳壳　厚朴　栀子　茯苓

痰食：半夏　旋覆花汗下后，心下痞，噫气　缩砂痰气膈胀，以萝卜汁浸焙　栝楼痰结痛，彻心背，痞满喘咳，取子丸服，或同薤白，煎酒服　三棱　牵牛　神曲　麦芽　生姜　姜皮消痞　白芥子冷痰，同白术丸　橘皮　青皮　瓜蒂　槟榔　大腹皮　诃黎勒

脾虚：人参　白术　苍术　远志去心下膈气　升麻　柴胡　附子　羊肉

胀满有湿热、寒湿、气积、食积、血积

湿热：术　黄连　黄芩　柴胡　桔梗　薄荷　防风　车前

泽泻　木通　白芍去脏腑壅气，于土中泻木而补脾　大黄　半夏　忍冬　泽泻　牵牛除气分湿热，三焦壅结　赤小豆　厚朴治冷气雷鸣　枳实　枳壳　茯苓　猪苓

寒湿：草豆蔻　益智　缩砂　胡芦巴治肾冷，腹胁胀满，面色青黑　附子　丁香　诃黎勒　胡椒

气虚：甘草　人参　葳蕤　青木香散滞气　香附　紫苏　山药　百合除浮肿　沉香　生姜　姜皮性凉，消胀痞

积滞：蓬术　三棱　刘寄奴血气胀满仙药　马鞭草　神曲　胡蒜　山楂　陈皮　胡椒

诸肿有风肿、热肿、水肿、湿肿、气肿、虚肿、积肿、血肿

开鬼门：麻黄水肿脉沉，浮者为风，虚肿者为气，皆非水也，麻黄甘草附子汤　羌活　防风　柴胡　浮萍　鼠粘子除肤风，利小便，身肿欲裂，炒服　忍冬　天仙藤妊娠浮肿，谓之子气，乃素有风气，勿作水治，同香附、陈皮、甘草、乌药、紫苏煎服　蒺藜洗浮肿　葱白根　杏叶并洗足肿　桐叶手足浮肿，同小豆煮汁渍洗　柳枝及根皮洗风肿

洁净府：泽泻　苏子同莱菔子服，水从小便出　木通　香薷　蜀葵子　冬葵子妊娠水肿，同茯苓服　葶苈通身肿满，为末，枣肉丸服，神效　马兰水肿尿涩，同黑豆、小麦，酒水煎服　萱草根叶水肿，晒研二钱，入席下尘末饮服　旋覆花除水肿，大腹下气　海金沙腹胀如鼓，喘不得卧，同白术、甘草、牵牛为末　汉防己泻膀胱火必用之药　海藻下十二水肿　昆布去面肿　蒲公英　薏苡水肿喘，以郁李仁绞汁，煮粥　赤小豆水肿，同白茅根煮食，足肿，煮汁渍洗　胡蒜同田螺、车前贴脐，通小便　百合　冬瓜利小便　茅根虚病后，饮水多，小便不利作肿，同赤小豆煮食水下　李核仁下水气　椒目行水　败荷叶足肿，同藁本煎洗，亦可烧服　桑皮　楮叶通身水肿，煎膏日服　茯苓及皮同椒目煎　猪苓　五加皮　鸬鹚　鲫鱼合小豆、商陆煮食　猪肾包甘遂，煨食　秋石代盐

逐陈莝：商陆利大、小肠　大戟利大、小便　泽漆熬膏去大腹水气

184

甘遂泻水圣药　续随子治肺中水气，日服十粒，不可多服，一两去油，分作七服，治七人，用酒下　芫花　牵牛同茴香末服　马兜铃去肺中湿气郁李仁　葱白病已困者，烂捣坐之取气，水自下

调脾胃：白术　苍术　黄连　黄芪　香附　藿香　砂仁　葳蕤　使君子　附子　姜皮　槟榔　吴茱萸

血肿：红花　刘寄奴　泽兰　紫草

黄疸有五，皆属热湿，有瘀热、脾虚、食积、瘀血、阴黄

湿热：茵陈阳黄同大黄用，阴黄同附子用，痫黄如金，同白鲜皮煎服白鲜皮主黄疸，热黄、急黄、谷黄、劳黄、酒黄　秦艽　大黄　栝楼根黑疸危疾捣服　胡黄连　黄连　柴胡同甘草、茅根，水煎服　苦参　贝母　山慈姑同苍耳擂酒　茅根利小便，解酒毒　葛根治酒疸　苍耳叶挼①安舌下出涎，去目黄　麦冬　龙胆去目黄，退肝经邪热　丽春草花、根俱可用　荆芥除湿疸　麻黄　灯心根酒水煎　萱草根治酒疸　鬼臼黑疸，不妨食者服　紫花地丁黄疸内热酒疸　芫花酒疸尿黄，同椒目烧末服　大戟　木鳖酒疸脾黄，醋磨服　土瓜根治酒黄　山豆根　茜根木通脾疸，欲眠心烦　泽泻　麦苗消酒毒，酒疸目黄　薏苡根黄疸如金，捣汁酒服　丽春花治黄病　蔓菁子黄疸如金　莴苣子肾黄如金，水煎苦瓠搐鼻，去黄水　桃根黄疸如金，煎水日服　瓜蒂搐鼻取黄水，或揩牙追涎　栀子　黄柏　柳根皮黄初起，水煎服　桦皮　滑石　朴硝积热牛胆谷疸，和苦参龙胆丸服

脾胃：黄芪　白术　远志面目黄　当归　老茄妇人血黄，竹刀切片，阴干为末，每服二钱酒下　妇人内衣房劳黄病，块起若瘕，十死一生，烧灰酒服　黄雌鸡煮食饮汁　鸡子三十六黄，用一个，连壳烧研，醋一合温服，鼻中虫出为效，甚者不过三次，神效

食积：神曲　麦蘖　米醋黄疸黄汗　丝瓜烧研服　矾石妇人黄

---

① 挼：音若，同挼，摩搓意。

疸，因经水时房劳所致，同陈皮化蜡丸服　**绿矾**食劳黄疸，枣肉丸服　**五灵脂**酒积黄肿，麝香丸服

脚气有风湿、寒湿、湿热、食积

风寒湿气：**牛蒡**酒浸　**忍冬**筋骨引痛　**高良姜**　**苏子**风湿脚气，同高良姜、橘皮丸服　**丹参**风痹足软，渍酒　**胡芦巴**寒湿脚气，酒浸，同破故纸末，入木瓜蒸熟丸服　**麻黄**　**羌活**　**细辛**　**苍术**　**白术**　**天麻**　**附子**　**夏枯草**　**艾叶**　**秦艽**　**紫苏**　**青葙子**　**苍耳**　**茜根**　**菊花**　**旋覆**　**菖蒲**　**水萍**　**草薢**　**石南藤**　**土茯苓**　**芸苔**①并主风寒湿痹脚气　**薏苡**煮粥食大验　**茴香**为末酒服　**葱白**　**蜀椒**　**大腹皮**　**槟榔**冲心不识人，童尿服　**吴茱萸**　**乌药**浸酒　**五加皮**酒　**白杨皮**酒浸　**松节**酒浸　**松叶**十二风痹、脚气，酿酒尽一剂，便能行远　**乳香**　**厚朴**　**海桐皮**　**官桂**　**石楠叶**　**晚蚕沙**酒　**硫黄**牛乳煎　**青鱼**　**鳗鱼**　**乌雄鸡**　**牛酥**　**牛皮胶**炒研酒服，寒湿脚气痛立止

湿热流注：**木通**　**防己**　**泽泻**　**香薷**　**荆芥**　**豨莶**　**车前**　**海金沙**　**大黄**　**商陆**　**甘遂**泻肾脏风湿　**威灵仙**　**巴戟**饮酒人脚气，炒过同大黄炒研，蜜丸　**香附**　**大麻仁**酒　**赤小豆**同鲤鱼煮食　**木瓜**枝叶皆良　**竹笋**　**橘皮**　**桃仁**　**枇杷叶**　**枳壳**　**郁李仁**同薏苡煮粥食　**紫荆皮**　**茯神木**脚气痹痛，为末酒服　**赤茯苓**　**猪苓**　**滑石**　**淡菜**　**蚬肉**

洗渫：**甘松**　**大戟**　**苦参**　**生葱**　**莱菔根**　**荷心**同藁本　**苏木**同忍冬，并煎水熏洗　**白矾**汤　**鳖肉**同苍术、苍耳、寻风藤煮汁洗

敷贴：**附子**姜汁调　**草乌头**姜汁调　**白芥子**同白芷末　**蓖麻仁**同苏合香丸贴足心　**羊角**烧研，酒调敷之取汗　**田螺**同盐杵敷股上，即定　**木瓜**　**蜀椒**并袋盛，踏之　**樟脑**　**萝卜花**并藉鞋靴

熨熏：**麦麸**醋蒸热熨　**蚕沙**蒸热熨　**荆叶**蒸过，卧其上取汗，或烧

① 芸苔：即油菜。

烟熏涌泉　食盐蒸热踏之　蓖麻叶蒸里频易

痿 有湿热、湿痰、瘀血，血虚属肝肾，气虚属脾肺

湿热：黄芩　秦艽　知母　生地　黄连　连翘　泽泻　威灵仙　防己　木通 并除湿热　卷柏 强阴　升麻　柴胡 引经　黄柏　茯苓　猪苓　五加皮

痰湿：苍术　白术　神曲　香附　半夏　天南星　白附子　附子　豨莶　橘皮　松节 酿酒，能燥血中之湿　桂 引经，酒调涂足躄筋急

虚燥：黄芪　人参　麦冬　知母　甘草　山药　石斛 脚膝冷疼　牛膝　菟丝子　何首乌 骨软，腰膝痛，牛膝丸服　萆薢 腰脚痹软，杜仲丸服　土茯苓 治拘挛　狗脊 补肾　骨碎补　石菖蒲　芎䓖　芍药　当归　地黄　天冬　紫菀 并养血润燥　肉苁蓉　淫羊藿　山茱萸　枸杞子　杜仲　巴戟天　覆盆子　五味子　锁阳　鹿茸　鹿角　腽肭脐 并润燥养筋

转筋 有风寒外束、血热、温热、吐泻

内治：木香 木瓜汁入酒服　桔梗　前胡　艾叶　紫苏　香薷　半夏　附子　五味子　菖蒲　缩砂　高良姜　葱白　生姜　干姜　木瓜 枝叶皮根并同　吴茱萸 炒煎酒服，得利安　松节　桂 霍乱转筋，足躄筋急，同酒涂之　沉香　厚朴　栀子　败蒲席 烧服

外治：蒜擦足心　柏叶 捣裹并煎汁淋　铜器 灸熨肾堂

喘逆 古名喘逆上气，有风寒、火郁、痰气、水湿、气虚、阴虚、脚气、鰕齁①（吼，平声）。

风寒：麻黄　羌活　苏叶　款冬 咳逆消痰　细辛　破故纸　蜀椒 并主虚寒喘嗽　松子 寒嗽壅喘，同麻黄、百部、杏仁丸服　桂 同干姜、皂荚丸服　皂荚 风痰，同半夏煎

───────────

① 鰕齁：音喝侯（平声），鼻息声。

187

痰气：半夏　苏子　白前下逆气　桔梗　砂仁同生姜擂酒服
葶苈肺湿痰喘，枣丸　甘遂　大戟水喘　栝楼　贝母　射干　前胡
芥子　白芥子同莱菔子、苏子煎服　生姜　茴香肾气上冲不得卧，酒服
橘皮　杏仁　桃仁　槟榔　椒目诸喘，炒研劫之，后用他药　瓜蒂
马兜铃　诃黎勒　桑白皮　厚朴　枳实　茯苓　青礞石泻肺气，消
痰喘　硫黄冷澼在肠，咳逆上气　僵蚕　阿胶

火郁：知母　茅根肺热喘急　大黄　天冬　麦冬　黄芩　沙
参　前胡　山药　沙糖喘嗽，同姜汁煎　石膏　人溺

虚促：人参产后喘，血入肺窍，危证也，苏木汤服五钱　五味佐以阿
胶，收耗散之气　马兜铃酥炒，治肺热喘不止　黄芪　紫菀　款冬　韭
汁　大枣　胡桃虚寒喘嗽，同生姜嚼，产后气喘，同人参煎，老人喘嗽，同
杏仁、生姜蜜丸　沉香　乌药　蛤蚧　阿胶　獭肝

鰕䎛音吼，平声：石胡荽寒䎛，擂酒服　半边莲寒䎛，同雄黄煅丸
苎根痰䎛煅研，豆腐蘸食　藜芦吐　莱菔子　苦丁香　皂荚　榆白
皮　鲫鱼入尿浸死，煨食　烂螺壳小儿䎛，为末，日落时服　鸡子尿内浸
三日，煮食　蝙蝠烧研服　猫屎灰痰䎛，沙糖水服

咳嗽有风寒、痰湿、大热、燥、郁

风寒：麻黄　细辛　白前久咳唾血，同桔梗、桑皮、甘草煎　百
部三十年嗽，煎膏服，暴嗽浸酒　款冬为温肺治嗽要药　牛蒡根风寒伤肺
壅嗽　缩砂　紫苏　芥子并主寒嗽　佛耳草除寒嗽　生姜　干姜
蜀椒　桂心并主寒嗽　钟乳石肺虚寒嗽　鲫鱼　白鸡　鸡子白皮久
嗽，同麻黄末服

湿痰：半夏湿痰咳嗽同南星、白术丸服，气痰咳嗽同南星、官桂丸服，
热痰咳嗽同南星、黄芩丸服，肺热咳嗽栝楼仁丸服　天南星　葶苈同知母、
贝母、枣肉丸　芫花　旋覆花　大戟　甘遂　苏子　白芥子　丝瓜
莱菔子　莱菔煮食　榧子　香橼　橘皮　枳壳　桑皮　厚朴　浮
石清火，化老痰　礞石　白僵蚕

痰火：黄芩　桔梗　前胡　百合　天冬　白鲜皮　马兜铃并

188

清肺除痰咳　甘草　沙参　麦冬　百部同姜汁煎服　天花粉虚热,同人参服　栝楼　灯笼草　贝母　知母　射干散胸热气　枇杷叶　百合　杏仁除肺风热嗽,童尿浸　梨汁　干柿　柿霜　甘蔗汁　大枣　桑叶并热嗽　石膏　五倍子　百药煎

虚劳：黄芪　人参　五味子火热必用　紫菀　款冬为温肺治嗽之最　仙灵脾　地黄　柴胡　粟壳久嗽多汗,醋炒,同乌梅服　桃仁　胡桃　乌梅　诃黎勒　鳖骨蒸咳嗽,同柴胡诸药煮食　鳖甲　蛤蚧　五灵脂肺胀,同胡桃仁丸,名饮肺丸　乌鸦　慈乌骨蒸劳咳,酒煮食　猪肺　羊肉　阿胶　人尿

外治：木鳖子肺虚久嗽,同款冬花烧烟,筒吸之　钟乳粉劳嗽,同雄黄、款冬花、佛耳草,烟吸之

肺痿肺痈有火郁,分气虚、血虚

排逐：防己　桔梗　芦根骨蒸肺痿不食,同门冬、地骨、茯苓、陈皮、生姜煎　甘草　王瓜子肺痿,炒研服　升麻　紫菀　贝母　知母　黄芩　薏仁　橘叶肺痈,捣汁服,吐脓血愈　竹沥　淡竹茹　茯苓

补益：人参　天冬栝楼肺痿咳血,同乌梅、杏仁、猪肺蘸食　款冬同百合末服　麦冬　五味子　沙参　白柿　鲫鱼　蛤蚧　羊肺同杏仁、柿霜、豆粉、真酥、白蜜炙食　猪肺蘸薏苡仁食　阿胶　鹿血　鹿角胶

虚损有气虚、血虚、精虚、五脏虚、虚热、虚寒

气虚：甘草童尿炙　人参　黄芪　青蒿劳热在骨节,间作寒热,童尿熬膏,或入人参、麦冬丸服　石斛酒浸酥蒸　骨碎补　五味　忍冬藤　补骨脂　附子补下焦阳虚　天雄补上焦阳虚　蛇床暖男子阳气,女子阴气　仙茅　淫羊藿　狗脊并主冷风虚劳　柴胡　薄荷并解虚热　羌活　苏子　青木香同补药则补,同泻药则泻　天冬　沙参　葳蕤　地肤子　黄连　术　山药　柿霜　藕　莲实交心肾,固精气,酒浸,入猪肚丸,或蒸熟蜜丸服,仙方也　柏子仁恍惚虚损吸吸　枸杞叶　地骨

189

皮去下焦肝肾虚热，热劳如燎，同柴胡煎服　五加皮　女贞　沉香　桂补命门、营卫　白茯苓　桑白皮　枸杞虫起阳益精，同地黄丸　鲫鱼石首鱼　鳖鱼　淡菜　雀　犬　牛肉　狗肾　猪肚　紫河车

血虚：地黄　麦冬　泽兰妇人劳瘦，丈夫面黄　黄柏　当归川芎　白芍　丹参　玄参　续断　牛膝　杜仲　丹皮　龟版　鳖甲　阿胶　牛乳　牛骨髓　羊肉　羊胃

精虚：肉苁蓉　锁阳　菟丝子同杜仲丸　覆盆子益精强阴　何首乌益精血气　巴戟天　车前子　远志　五味子　萆薢　杜仲猪羊脊髓　羊肾虚劳精竭　麋鹿茸　鹿血肾　腽肭脐

瘵疰有虫积、尸气

除邪：青蒿　王瓜子传尸劳瘵，焙研酒服　玄参传尸邪气，作香烧甘松同玄参熏劳瘵　天麻　知母　秦艽　胡黄连　芦根　百部　紫菀　甘草　桔梗　人参　黄芪　浮麦自汗骨蒸　鹿角菜骨蒸　杏仁童尿浸七次，蜜蒸食　乌梅虚劳骨蒸　桃仁　蜀椒　槟榔　安息香苏合香并杀传尸劳瘵虫　樟木节同天灵盖诸药服　干漆同柏子仁、酸枣仁、山茱萸丸服　桑柴灰淋汁煮赤小豆，同羊肉作羹　地骨皮　樗白皮酸枣仁　阿魏传尸冷气　黄柏　石膏　雄黄五尸劳病，同大蒜丸　鳖甲　鳖肉　石决明　鳗鲡　啄木鸟取虫研酒服　乌鸦　慈乌　鹿茸　猪脊髓　羊肉　猫肝生晒研，每朔望五更酒服杀虫　獭肝阴干为末腽肭脐　鼠肉　童便　人中白　秋石　人乳　天灵盖　紫河车

邪祟邪气乘虚，有痰、血、火、郁

辟除：升麻　徐长卿　忍冬　鬼督邮　丹参　鬼臼　白鲜皮大热大呼狂走　白蒺藜　天麻　雷丸　卷柏　桔梗　知母　远志甘松　藁本　人参　苦参　沙参　紫菀　商陆　木香　缩砂　藿香　姜黄　莪术　郁金香　菖蒲　艾叶　青蒿　射干　羊踯躅续随子　白芥子熨恶气飞尸，遁尸邪魅　大蒜　百合　桃枭　桃白皮　桃仁　榧子　蜀椒　吴茱萸　沉香　丁香　檀香　乌药　降

190

香带之辟邪　安息香妇人夜梦鬼交, 烧之永断　樟脑　乳香　阿魏
干漆　琥珀　栀子　乌臼白皮　古厕木烧之　古櫬①板和桃枝煎酒
服　死人枕　半天河水　铸钟黄土　朱砂　硫黄　川山甲　蛤蚧
鳗鲡　乌骨鸡　鸡冠血　乌鸦　麝香　獭肝　白犬血　犀角　牛
黄　鹿角及茸　天灵盖　乱发烧灰服

寒热有外感、内伤、火郁、虚劳、疟、疮、瘰疬

和解：甘草　知母　丹参　胡黄连　黄芩　柴胡去早晨潮热
前胡　白鲜皮主壮热恶寒　茅根　大黄并主血闭寒热　旋覆花五脏寒
热　龙胆草骨间寒热　白薇寒热酸疼　秦艽　当归　芎劳　芍药
荆芥　夏枯草　芦根　木通　蒲黄　连翘　冬瓜　厚朴　蔓荆
松萝　石膏　枳实　竹茹　滑石　朴硝　龟甲　海蛤　蛤蜊

补中清肺：黄芪　沙参　葳蕤　术　桔梗　灯笼草　麦冬紫
菀　天冬　忍冬　绿豆　百合　山药　吴茱萸　桂　辛夷五脏、
身体寒热　沉香冷痰, 同附子煎　乌药　桑叶除寒热　茯苓　酸枣
山茱萸

吐血衄血有阳乘阴者, 血热妄行, 阴乘阳者, 血不归经, 血行清道出于
鼻, 血行浊道出于口, 呕血出于肝, 吐血出于胃, 衄血出于肺, 耳血曰衄 (音
二), 眼血曰衄, 肤血曰血汗, 口鼻俱出曰脑衄, 九窍俱出曰大衄。张实之曰：
眼血曰衄, 似当作鼻血曰衄, 凡衄字皆当作衄。

逐瘀散滞：大黄　甘遂　芫花　大戟　杜衡瘀血用此吐之　红
花　郁金破血止吐　茜根活血行血　三棱米醋调涂椎上止衄　韭汁止吐
血, 和童尿服, 消胃脘瘀血　蔓菁汁止吐血　藕汁　荷叶生用汁, 干烧服
桃仁　桃枭破血　榴花散血, 为末服　干柿　棕灰消瘀止衄　山茶入
酒童尿服　苏木　金墨　花乳石化血为水, 入童尿服　芒硝下瘀　珊
瑚吹鼻止衄　乌贼骨吹鼻止衄　鳝胆滴耳止衄

---

① 櫬：音趁, 古称椑棺、空棺为櫬。

滋阴抑阳：生地　丹参　地榆　丹皮　当归　川芎　芍药　黄芩　黄连　蒲黄　车前　大小蓟　泽兰　紫苏　青蒿　荆芥口鼻出血，烧服　茅根汁　金丝草　门冬　白鸡冠花止血　莲花　柏叶　栀子　地骨皮　黄柏　竹叶　竹茹　犀角　人中白

理气导血：香附　桔梗　箬①叶灰　乌药　沉香　防风上部见血须用　白芷涂山根止衄　半夏散瘀　天南星散血　贝母　栝楼灰　椹子末服，并主吐血　石菖蒲　川芎　灯心　香薷　谷精草　枇杷叶　玄胡索塞耳并止衄

调中补虚：人参　黄芪　甘草白及羊肺蘸食　百合和蜜蒸食，主肺病吐血　白扁豆　白术　鳖甲　淡菜　阿胶　鹿角胶

从治：附子阳虚吐血，同地黄、山药丸服　益智　桂心末服　干姜童尿服，并主阴乘阳吐血衄血　芥子涂囟（音信）

外迎：冷水耳目鼻血不止，以水浸足、贴额、贴顶、噀面、薄胸皆宜

齿衄有阳明风热、湿热、肾虚

除热：防风　羌活　生地　黄连

清补：人参

外治：香附姜汁炒研，或同青盐、百草霜　蒲黄　苦参同枯矾　骨碎补炒焦　丝瓜藤灰　五倍子烧　枯矾　百草霜并揩掺　麦门冬　地骨皮　苦竹叶　盐并煎水漱

血汗即肌衄，又名脉溢，血自孔出，心主血，又主汗，极虚有火也。

内治：人参　黄芩　生姜汁毛窍节次血出，不出则皮胀如鼓，须臾口目皆胀合，名脉溢，以水和汁，各半服　郁李仁鹅梨汁调服，止血汗　朱砂血汗，入麝水服　人中白血从肤腠出，入麝，酒服二钱

外治：旱莲敷灸疮，血出不止　蚯蚓灰同上　粪桶箍烧敷　五灵脂掺抓痣血出不止　男子胎发毛孔出血　煮酒瓶上纸同上

① 箬：音若，竹名。

192

咳嗽血咳血出于膈，嗽血出于脾，有火郁，咯血出于心，唾血出于肾，有虚劳。

火郁：麦冬　片芩　桔梗　生地　茅根　贝母　姜黄　丹皮　川芎　白芍　香附　茜根　丹参　知母　荷叶末　藕汁　桃仁　柿霜　干柿入肺脾，清宿血，痰涎咯血　杏仁　紫菀　白前　荆芥穗喉脘痰血，同甘、桔煎　蒲黄　桑皮　茯神　韭汁和童尿服　生姜　黄柏　栀子　诃子火郁嗽血　发灰　乌鸦　童尿

虚劳：人参　地黄　百合　紫菀　白及　黄芪　五味子　阿胶　猪胰一切肺病，咳唾脓血　猪肺肺虚咳血，蘸薏苡仁末食

诸汗有气虚、血虚、风热、温热

气虚：黄芪　人参同当归、猪肾煮食，止怔忡自汗　白术同小麦煎服，止自汗，同黄芪、石斛、牡蛎末服，止脾虚自汗　麻黄根止诸汗必用，或煎或扑　葳蕤　知母　地榆并主自汗　附子亡阳自汗　何首乌　郁金涂乳　糯米同麦麸炒末服　酸枣仁　茯神　柏实　桂主表虚自汗　杜仲产后虚汗，同牡蛎　吴茱萸产后盗汗恶寒　雷丸同胡粉扑　五倍子牡蛎粉气虚盗汗，同杜仲酒服，虚劳盗汗，同黄芪、麻黄根煎服，阴汗，同蛇床、麻黄根扑之

血虚：当归　地黄　白芍　猪心心虚自汗，同参、归煮食　肾产后汗，褥劳，煮粥，臛（音霍，羹也）食

风热：防风　白芷同朱砂服　荆芥冷风出汗，煮汁服　龙胆　黄连　胡黄连小儿自汗　麦冬　浮麦　经霜桑叶除寒热盗汗　竹沥　败蒲扇灰水服并扑　死人席灰煮浴

怔忡血虚，有火，有痰

养血清神：人参　当归　地黄　黄芪　远志　黄芩　黄连　巴戟天益气去心痰　香附　丹皮　麦冬　茯神　茯苓　酸枣　柏实

193

健忘心虚兼痰，虚火

补虚：甘草　人参　远志　石菖蒲　仙茅　淫羊藿　丹参　当归　地黄　山药　龙眼　莲实　茯神　茯苓　柏实　酸枣　虎骨同龙骨、远志末服

痰热：黄连　玄参　麦冬　丹皮　柴胡　木通　牛黄除痰热健忘

惊悸有火，有痰，兼虚

清镇：黄连　麦冬　远志　丹参　丹皮　玄参　知母　甘草　半夏　天南星　柴胡　龙胆　芍药　人参　黄芪　山药　淡竹沥　黄柏　柏实　茯神　茯苓　酸枣仁　龙骨　牛黄　羚羊角　犀角

狂惑有火，有痰及蓄血

清镇：黄连　麦冬　茵陈　海金沙并主发狂　葳蕤　白鲜皮大热发狂　龙胆　葛根　栝楼根　大黄　苦参　麦冬　芍药　葶苈卒发狂，白犬血丸服　郁金失心癫狂，同明矾丸服　葱白　百合　淡竹笋　瓜蒂　甘蔗热非，腊月瓶封粪坑中，绞汁服　桃花　淡竹叶　竹沥　栀子　雷丸　腊雪　玄明粉　羚羊角平肝安魄　犀角镇肝退热，消痰解毒　牛黄　白犬血　狗肝　人中黄　人尿　胞衣水

烦躁肺主烦，肾主躁，有痰，有火，有虫厥

清镇：黄连　黄芩　麦冬　知母　贝母　车前子　丹参　玄参　甘草　柴胡　白前　葳蕤　龙胆草　芍药　地黄　五味子　青黛　栝楼子　葛根　菖蒲　胡黄连　牛蒡根止热攻心烦　款冬花润心肺，除烦　白术　苎麻　蒲黄　糯米泔　水芹菜　淡竹笋　西瓜　冬瓜　乌梅及核仁　李根白皮　杏仁　大枣　荔枝　橄榄　梨汁　葡萄　甘蔗　藕　荷叶　茺茎　竹沥　竹叶　淡竹叶　厚朴　栀子　猪苓　酸枣仁　茯神　茯苓　黄柏　滑石煎汁煮粥　石膏　玄明粉　羚羊角　犀角解大热攻心

194

不眠有心虚，胆虚　兼火

清热：灯心草夜不合眼，煎汤代茶　半夏阳盛阴虚，目不得瞑，同秫米，以千里流水，炊以苇火，饮之　地黄　麦冬　秫米　干姜不眠虚劳者服取汗　苦竹笋　乌梅　榆荚仁作糜羹食，令人多睡　大枣烦闷不眠，同葱白煎服　酸枣胆虚烦心不眠，炒熟为末，竹叶汤下　松萝去痰热，令人得睡　茯神　知母　丹皮　朱砂　白鸭

多眠脾虚兼湿热、风热

脾湿：木通脾病常欲眠　术　葳蕤　黄芪　人参　沙参　茯蕤核生用并主好睡

风热：苦参　营实①除热好睡　当归　地黄主脾气痿躄嗜卧　白薇风温灼热多眠　茶醒睡　酸枣仁胆热好眠，生研汤服　枣叶生

消渴上消少食，中消多食，下消小便如膏油

生津润燥：栝楼根为消渴要药　王瓜子食后嚼二三两　兰叶　白芍　芭蕉根汁　生姜鲫鱼胆和丸　乌梅　蛤蜊　燖②鸡汤澄清饮，不过三只

降火清金：麦冬　天冬　黄连三消，或酒煮，或猪肚蒸，或冬瓜汁浸为丸，小便如油者，同栝楼根丸服　泽泻　贝母　沙参　芦根　灯心　苎根　紫菀　白芷风邪久渴　款冬花　苏子消渴变水，同萝卜子末、桑白皮汤日三服，水从小便出　薏苡仁煮汁　赤小豆煮汁　绿豆汁　冬瓜利小便，止消，叶子俱良　梨　西瓜　甘蔗　黄柏　桑皮　地骨皮　竹沥　竹叶　茯苓上盛下虚，火炎木涸，同黄连、花粉丸　猪苓　滑石　石膏　朱砂　腊雪水

补虚滋阴：地黄　知母　葳蕤　人参　黄芪　香附消渴累年，同茯苓末口服　牛膝下虚消渴，地黄汁浸晒丸　五味　蔷薇根　菟丝子

---

①　营实：亦名蔷薇子，为蔷薇攀援灌木。

②　燖：音寻，烧热意。

覆盆子　白扁豆　韭菜淡煮吃至十斤效　藕汁　粟壳　枸杞　桑椹　鲫鱼酿茶煨食，不过数枚　雄鹊　白鸽　野鸡　白雄鸡　黄雌鸡　猪羊肾下虚消渴　猪羊肚胃虚消渴，仲景方，黄连、知母、麦冬、栝楼根、粱米同蒸丸服

　　　杀虫：苦楝根皮消渴有虫，煎水入麝香服，人所不知　鲫鱼胆　鸡内金膈消饮水，同栝楼根炒末为丸　五灵脂同黑豆末，每服三钱，冬瓜皮汤下　犬胆止渴杀虫　麝香治饮酒食果物成渴

本草汇卷八

吴门郊西郭佩兰章宜纂辑

男　树睕芳谷

姪　维均梅在　参阅

紫藤陈陆坤白笔校订

遗精梦泄有心虚、肾虚、湿热、脱精

心虚：远志　益智　石菖蒲　柏子仁　人参　菟丝子思虑伤心，遗沥梦遗，同茯苓、石莲丸服，又主茎寒精自出，溺有余沥　朱砂　茯苓阳虚有余沥梦遗，黄蜡丸　莲须清心通肾固精　莲子心止遗精，入辰砂服　石莲肉酒浸猪肚丸，名水芝丹　紫石英

肾虚：巴戟天　肉苁蓉　山药　五味肾虚遗精，熬膏日服　补骨脂主精滑伤败，同青盐末服　葳蕤　狗脊同远志、茯神、当归丸服　益智　覆盆子　韭子醋煮丸服　胡桃房劳伤肾，口渴，精溢自出，大便燥，小便或赤或利，同附子、茯苓丸服　芡实同茯苓、石莲、秋石丸服　金樱子熬膏服，或加芡实，或砂仁丸服　沉香男子精冷遗矢，补命门　杜仲　枸杞　山茱萸　桑螵蛸昼寐泄精，同龙骨服　九肋鳖甲　龙骨同远志丸，亦同韭子末服　乌骨鸡同白果、莲肉、胡椒煮食　鹿茸　鹿角　阿胶肾虚，酒服　猪肾胃虚①遗精，入附子末煨食　秋石　石硫黄　阳起石　晚蚕蛾　紫稍花

湿热：半夏　车前草　续断　泽泻　苏子梦中失精，炒研服　黄柏　五加皮　牡蛎粉醋丸

---

① 胃虚：据文意，恐为"肾虚"之误。

赤白浊赤属血，白属气，有湿热，有虚损

湿热：猪苓　半夏　黄连思想无穷，发为白淫，茯苓丸服　知母茶茗叶尿白如注，小腹气痛，烧入麝香服　生地同木通、甘草煎　大黄苍术脾湿，下流浊沥　稻草煎浓汁，露一夜服　神曲　冬瓜仁　银杏十枚，擂水日服，止白浊　榧子　柳叶清明日采，煎饮代茶　椿白皮同滑石、饭丸服，一加黄柏、干姜、白芍、蛤粉　荞麦粉炒焦，鸡子白丸　厚朴

虚损：黄芪气虚白浊，盐炒，同茯苓丸服　五味子肾虚白浊，脊痛，醋和丸服　肉苁蓉　菟丝子思虑伤心肾，同茯苓、石莲丸服　木香便如精状，归身、没药丸服　萆薢虚寒浊痛，同菖蒲、益智、乌药煎服　附子益智白浊，同厚朴、赤茯神、远志、甘草煎服　远志　石莲　芡实　石菖蒲　茱萸　巴戟天　山药　茯苓　鹿茸　羊胫骨脾虚白浊，同厚朴、茯苓丸

癃淋有热在上焦者，口渴；热在下焦者，不渴；湿在中焦，不能生肺者，前后关格者，下焦气闭也；转胞者，系了戾也。五淋者，热淋、气淋、虚淋、膏淋、沙石淋也。

通滞利窍：瞿麦　蜀葵花大小便关格，胀闷欲死，不治则杀人，以一两捣，入麝香五分煎服，根亦可　蜀葵子末服，通小便　车前汁和蜜服车前子煎　泽泻　灯心　木通　通草　防己　芦根　猪苓　茯苓桑皮　滑石燥湿，分水道，降心火，下石淋，为要药，汤服之

清上泻火：桔梗　黄芩　卷柏　麦冬　天冬　冬瓜　大麦卒淋，煎汁与姜汁饮　绿豆　甘蔗　干柿热淋，同灯心煎服　苦茗　淡竹叶　琥珀主五淋，同麝香服，转脬同葱白汤　栀子　枸杞叶　田螺煮食，利大小便

解结：大黄　大戟　郁李仁　桃花并利大小肠宿垢　黑铅通小便，同生姜、灯心煎服　芒硝小便不通，茴香酒服，亦破石淋　白石英

湿热：葳蕤卒淋，以一两同芭蕉四两，煎调滑石末服　海金沙膏淋如油，甘草、滑石服　葶苈　苎根　茵陈蒿　白术　秦艽　葛根　薏

198

苨子根叶　黄麻皮热淋，同甘草煎服　樗根白皮除湿热，利小便

沙石：人参　瞿麦　车前子　牛膝　薏根　萝卜蜜炙嚼食
桃花　葵根　瓦松煎水熏洗　滑石下石淋要药　鲤鱼齿烧服　鳖甲
末，酒服　石首鱼头中石研水服

调气：甘草梢茎中痛，加酒煮玄胡索、苦楝子尤妙　玄胡索同苦楝
子末服　木香　黄芪　芍药同槟榔末煎　白芷气淋，醋浸，焙末服　附
子转脬虚闭，两脉沉伏，盐水浸泡，同泽泻煎　箬叶同滑石服　半夏　胡
荽通心气，同葵根煎水，入滑石服　葱白　桔梗　陈皮去白，酒服即止
杏仁　槟榔　苦楝子　沉香　大腹皮　枳壳

滋阴：知母　牛膝　续断　紫菀妇人便闭，井水服末，三撮即通，
有血五撮　生地　菟丝子　益母草　生藕汁　紫荆皮诸淋，水酒煎服
石决明水服　阿胶　发灰

外治：蓖麻仁研，入纸捻插孔中　苦瓠汁渍阴　瓦松熏洗，沙石淋
茴香同白蚯蚓贴脐　大蒜同甘遂贴脐，以艾灸二七，百药无效，用此极效
葱管插入三寸，吹之即通　葱白同盐炒熨脐，又同姜、盐、豉贴脐　田螺
同麝贴脐　猪胆连汁笼阴头少顷，汁入即消，极效　猪脬吹气法　苎根贴
脐　滑石车前汁和，涂脐，阔四寸，热即易

溲数遗尿有虚热、虚寒。肺盛则小便数而欠，虚则欠咳，小便遗；心虚
则少气遗尿；肝实则癃闭，虚则遗尿；脬遗热于膀胱则遗尿，膀胱不藏，则水
泉不禁，脬损，则小便滴沥不禁。

虚热：香附　白薇　麦冬　丹皮　生地除湿热　续断　松蕈
治溲浊不禁　茯苓　黄柏　椿白皮　石膏

虚寒：仙茅　补骨脂肾气虚寒，小便无度，同茴香丸服　益智心
虚，夜多便，同白术、茯苓，或乌梅丸　覆盆子　草乌头　草薢　狗脊
失尿不节　葳蕤　人参　黄芪气虚遗精　牛膝　鸡肠草　菟丝子
五味子　肉苁蓉　蒺藜　菖蒲并暖水脏　附子　山药矾水煮过，同茯
苓末服　茴香　韭子入命门，煮粥食　干姜　豇豆　糯米　芡实同茯
苓、莲肉、秋石丸服　莲实入猪肚煮过，醋糊丸服　银杏便数，七生七煨，

199

温肺益气　胡桃便多，卧时煨食，酒下　桂同龙骨、雄鸡肝丸服　乌药
蜀椒　山茱萸　雀肉卵　鹿茸　鹿角　羊脬炙熟食　猪脬同猪肚，
盛糯米煮食　秋石

止塞：金樱子　诃黎勒　荷叶　酸石榴烧研，以榴白皮煎汤
本人裈草烧水服　鹊巢中草烧研，蔷薇根汤服　牡蛎不渴而小便大利欲
死，童便煎二两服　龙骨　白矾同牡蛎服　赤石脂同牡蛎，盐水丸服。

小便血不痛者为尿血，主虚；痛者为血淋，主热。

尿血：生地汁和姜汁、蜜服　蒲黄地黄汁调，或加发灰服　益母草
汁　车前草汁　芭蕉根同旱莲等分煎服　旱莲同车前取汁服　茅根
玄胡索　甘草　升麻并小儿尿血　刘寄奴　龙胆草　荆芥　人参
郁金破恶血，血淋尿血，葱白煎　当归　香附　苎根　牛膝　地榆
菟丝子　肉苁蓉　续断　泽泻　韭汁和童尿服　荷叶煎　乌梅烧
末，醋和丸　棕榈半烧半炒，水服　地骨皮烧末，醋和丸　柏叶同黄连
末，酒服　竹茹　槐花同郁金、淡豆汤服　栀子　墨　发灰　琥珀灯
心汤服

血淋：牛膝　车前　海金沙　生地同车前汁温服，又同生姜汁
小蓟　茅根同干姜煎　黑牵牛半生半炒，姜汤服　香附同陈皮、赤茯苓
煎　白薇　茄叶末，盐酒服二钱　地榆　葵子　莲房烧，入麝香，水服
槟榔磨，门冬汤服　干柿烧服　藕节汁　山栀同滑石末、葱汤服　竹茹
鸡屎白小儿血淋，糊丸服　阿胶　发灰米汤入醋服　山慈姑花

阴痿有湿热者，属肝脾；有虚者，属肺肾。

湿热：天冬　麦冬　知母　石斛并强阴益精　车前子　葛根起
阴　牡丹皮　地肤子　升麻　柴胡　泽泻　龙胆　丝瓜汁，阴茎挺
长，肝经湿热也，调五倍末敷之，内服小柴胡加黄连　茯苓　五加皮　黄
柏　菊花上水壮阳

虚弱：人参　黄芪　甘草　熟地　苁蓉强阴益精　锁阳补阴
气，润燥治痿　何首乌长筋骨，益精水，坚阳道　牛膝　远志坚阳道

200

巴戟天　狗脊坚腰脊，利俯仰　仙茅益阳　附子　天麻　淫羊藿　覆盆子强阴健阳　菟丝子茎寒精出　蛇床子主阴痿，益女人阴气，同五味、菟丝丸服　五味子壮水镇阳，为末酒服，尽一斤，可御十女　补骨脂同胡桃丸服　木香　山药　胡桃阳痿，同补骨脂蜜丸服　吴茱萸女子阴冷，细嚼纳入，良久如火　山茱萸　枸杞　女贞实强阴　没石子烧灰，治阴毒痿　石硫黄阳虚寒，壮阴道　雄蚕蛾炒丸蜜　枸杞虫和地黄丸服，大起阴　雀卵和天雄、菟丝丸服　雀肉冬月食之　雀肝　雄鸡肝同菟丝子、雀卵丸服　鹿茸　鹿肾　腽肭脐　狗肉　羊肉　秋石　紫河车

强中有肝火强盛，有金石性发，其证茎盛不衰，精出不止，多发消渴痈疽。

伏火解毒：知母　地黄　麦冬　黄芩　玄参　黄连　栝楼根　黄柏　地骨皮　石膏　猪肾

补虚：补骨脂肾漏，同韭子各一两为末，每服三钱，水煎日三　山药　肉苁蓉　人参　茯神　鹿茸

囊痒阴汗、阴臊、阴疼，皆属湿热，亦有肝肾风虚，厥阴实则挺长，虚则暴痒。

内服：白芷　羌活　防风　柴胡　白术　麻黄根　车前　白蒺藜　白附子　黄芩　木通　远志　石菖蒲　生地　当归　细辛　山药　荆芥穗　补骨脂阴囊湿痒　黄芪阴汗，酒炒为末，猪心蘸食　苍术　龙胆草　川大黄　大蒜阴汗作痒，用豆豉丸服　栀子仁　茯苓　黄柏　五加皮男女阴痒　杜仲　滑石　白僵蚕　猪脬肾气阴痒，多食，盐酒下

熏洗：蛇床子　甘草　车前子　墙头烂草妇人阴痒，同荆芥、牙皂煎洗　荷叶阴肿痛，及阴痿、囊痒，同浮萍、蛇床煎洗　茱萸　槐花　白矾　紫梢花　松毛　牛屎烧敷

敷扑：五味阴冷　蛇床子　蒲黄　麻黄根同牡蛎、干姜扑，又同硫黄末扑　没石子　生大黄　菖蒲同蛇床子敷　干姜　吴茱萸　蜀

201

椒　肥皂烧搽　杏仁炒，塞妇人阴冷　银杏阴上生虱作痒，嚼涂　桃仁粉涂　松香同花椒浸香油滴，烧灰搽　炉甘石同蚌粉扑　阳起石涂湿痒臭汗　雄黄阴痒有虫，同枯矾、羊蹄汁搽　五倍子同茶末涂　龙骨　牡蛎乌贼骨　鸡肝　猪羊肝并塞，妇人阴痒　麸炭紫苏叶、香油调涂

大便燥结有热，有风，有气，有血，有湿，有虚，有阴，有脾约、三焦约、前后关格

通利：大黄　牵牛半生半炒　芫花　泽泻　射干汁　甘遂治二便关格　续随子下滞物　桃花　桃叶　郁李仁破结气，血燥　樗根白皮　蝼蛄二便不通欲死，同蜣螂末服

养血润燥：当归　地黄　冬葵子　麻子仁　苋菜　麻油　麻仁　糯米　百合　甘蔗　桃仁血燥，同陈皮，产后闭，同藕节　杏仁气，同陈皮服　梨　柿子　柏子仁虚闭，同松子仁、麻仁丸服　田螺敷脐　阿胶　牛乳　羊猪胆下导　人溺

导气：白芷风闭，末服　蒺藜　威灵仙　旋覆花　草乌头二便不通，葱蘸，插入肛，名霹雳箭　羌活利大肠　萝卜子风闭、气闭，炒，擂水服　葱白大肠虚闭，同盐捣贴脐，小儿煎汤调阿胶服，仍蘸蜜插肛内　生姜蘸盐插肛内　茴香同麻仁、葱白，煎调五苓散服　枳壳　大麦芽产后闭塞，为末服　枳实治风、气闭　陈橘皮　槟榔　乌药　厚朴大肠干结，猪脏煮汁丸服　皂荚便闭，同蒜捣贴脐　雄鼠屎水调敷脐

虚寒：黄芪老人虚闭，同陈皮末、麻仁浆，蜜煎和服　人参产后闭，同枳壳、麻仁丸服　甘草小儿初生，大便不通，同枳壳煎　肉苁蓉老人虚闭，同沉香、麻仁丸　锁阳虚闭，煮食　半夏辛能润燥，主冷闭，同硫黄丸服　附子冷闭，末服　胡椒关格，胀闷杀人，二十一粒，煎调芒硝半两服　硫黄利老人冷闭

脱肛有泻痢、痔漏，大肠气虚也。附肛门肿痛

内服：防风同鸡冠花丸服　茜根榴皮煎酒服　蛇床子同甘草末服　卷柏末服　鸡冠花同棕灰、羌活末服　蜀椒每旦嚼一钱，凉水下，数日效

202

槐角同花炒末，猪肾蘸食　荷钱酒服并敷　诃黎勒　防己实

外治：木贼　紫萍　蒲黄　苎根煎洗　苦参同五倍、陈壁土煎洗，木贼末敷之　香附同荆芥煎洗　生萝卜捣贴脐中，束之　胡荽烧熏　粟糠烧熏　榴皮洗　橡斗可洗可敷　孩儿茶同熊胆、片脑敷　石灰食盐俱炒热坐　五倍子可洗可敷　旧麻鞋底同鳖头烧灰敷　蜗牛　蜣螂俱烧灰涂　田螺捣，坐化水洗　龟血　鳖肉　狗涎　羊脂并涂　蛱①蝶研末，涂手心　熊胆贴肛边肿痛，极效

痔漏初起为痔，久则成漏。痔属酒色、郁气、血热，或有虫；漏属虚与血热。

内治：黄连　黄芩　秦艽　白芷　牡丹　当归　木香　苦参　益母草　茜根　木贼下血，同枳壳、干姜、大黄炒焦服　连翘　旱莲捣汁　蒲黄　草薢同贯众末，酒服　何首乌　牵牛痔漏有虫，为末，猪肉蘸食　神曲主食痔　胡麻同茯苓入蜜作炒，日食　莴苣子　橡子痔血，同大米炒黄，和蒸食　杏仁汁　莲花蕊同牵牛、当归，治远年痔漏　黄柏四制作丸　梧桐白皮主肠痔　苦楝子主血痔　槐花外痔长寸许，日服并洗之　槐叶蒸晒代茶　枳实　冬青子九蒸九晒吞　紫荆皮煎服，主痔肿　赤白茯苓同没药、破故纸，酒浸蒸饼，研丸服，治痔漏效　椒目　新绵灰酒服二钱　蚕纸灰酒服止血　槟榔虫痔，末服　川山甲杀虫痔　鲫鱼酿白矾，烧研服，主血痔

洗渍：苦参　白鸡冠　白芷　连翘　酢浆草　木鳖子　稻稾②灰汁　胡麻　桃根　无花果　鱼腥草煎洗，入枯矾、片脑敷　葱白　五倍子　马齿苋洗并食

涂点：胡黄连鹅胆调　黄连汁　旱莲汁　荞麦秸灰点　龙脑葱汁　木瓜鳝涎调，贴反花痔　桃叶杵坐　孩儿茶同麝香、唾调贴　密陀僧同铜青涂　黄丹同滑石涂　硫黄　绿矾　水银枣研，塞漏孔　无

---

①　蛱：音颊。

②　稾：音搞，为谷物的茎杆。

名异火煅醋淬，研塞漏管　白蜜同葱捣涂，肛门生疮，同猪胆熬膏导之　黑鱼灸贴引虫　田螺入片脑，取水搽，白矾亦可　鸡胆　熊胆入片脑搽　蜈蚣痔漏作痛，焙研入片脑敷之，或香油煎过，入五倍末收搽　蛞蝓为末，入冰片，捻纸蘸入孔内，渐渐生肉退出

　　熏灸：马兜铃　粟糠烟　酒痔蟸，掘土坑，烧赤沃之，撒茱萸人内，坐之　枳壳灸熨痔痛，水煎熏洗　灯火焠痔肿甚妙　毡袜烘熨之　鳗鲡烧熏痔瘘，杀虫　羊屎烧熏

　　下血血清者为肠风，虚热生风，或兼湿气；血浊者为脏毒，积热食毒，兼有湿热；血大下者为结阴，属虚寒。便前为近血，便后为远血。又有虫毒、虫痔。

　　风湿：羌活　白芷肠风下血，为末，米饮服　秦艽肠风泻血　升麻　木贼肠风，水煎；肠痔，同枳壳、干姜、大黄炒，研末服　葱须治便血肠澼　肥皂荚烧研丸服　槐实去大肠风热　皂角羊肉和丸服，同槐实为散，里急后重同枳壳丸　槐花炒研酒服，或加柏叶，或加栀子，或加荆芥，或加枳壳，或煮猪脏为丸服

　　湿热：白术同地黄丸服　苍术脾湿，同地榆煎；肠风，皂荚汁煮，焙丸　地榆下部见血必用，虚寒人勿用，下血二十年者，同鼠尾草煎，阴结下血，同甘草煎　黄连中部见血须用；积热，四制丸；脏毒，同蒜丸；酒痔，酒煮丸；肠风，茱萸炒过　黄芩　苦参　木香同黄连入猪肠煮，捣丸服　香附童尿浸，米醋炒服，入百草霜、麝香尤效　青蒿酒痔下血　益母草汁　刘寄奴为末，作茶　白鸡冠肠风，花、子同炒煎；结阴，同椿根白皮丸　大小蓟卒泻鲜血，属火，蒸捣汁　箬叶烧灰，汤服　芦花同红花、槐花、鸡冠花煎服　地黄取汁，化牛胶服，或同熟地五味丸　紫菀　车前草汁　马鞭草酒积血，白芷灰蒸饼丸　凌霄花屎后血，浸酒服　栝楼实烧灰，同赤小豆　威灵仙同鸡冠、米醋煮，研服　茜根　蒲黄止泻血　丝瓜烧灰，酒服　芸苔同甘草末，治肠风脏毒　萝卜蜜灸，任意食；酒毒，水煮入少醋　经霜老茄蒂及根、茎、叶，俱治肠风下血，烧灰酒服　藕节汁　黄柏　椿根白皮醋丸，或酒丸，或加苍术，或加寒食面，经年者加人参　山茶为

204

末，童尿酒服　栀子　枳壳烧黑，同羊胫炭，末服　枳实同黄芪末服　**橘核**同樗根皮，末服　柏叶九蒸九晒，同槐花丸服　柏子　乌龟肉　猪脏煮黄连丸服，煮槐花丸服　犀角

虚寒：人参同柏叶、荆芥、飞面末，水服　黄芪同黄连丸　附子下血日久，同枯矾丸，或同生黑豆煎　天南星石灰炒黄糊丸　骨碎补烧末，酒服　干姜　桂心结阴，水服方寸匕　乌药焙研，饭丸　鲫鱼酿五倍子，煅研，酒服　鹿角胶

积滞：山楂用寒热脾胃药俱不效者，为末，艾汤服即止　巴豆煨鸡子食　芜荑猪胆汁丸，治结阴下血　獭肝治肠痔下血　鸡膍胵黄皮止泻血

止涩：金丝草三七白酒服，或入四物汤　卷柏生破血，炙止血，同棕榈烧灰服　莲房灰　荷叶　酸榴皮　乌梅烧研，醋糊丸　橄榄烧研，米饮服　棕榈皮同栝楼烧灰，米饮服　干柿　诃黎勒止泻血　金樱东行根炒　绿矾酿鲫鱼，烧灰，止肠风泻血；煅过，入青盐、硫黄，再煅，入熟附子，粟糊丸，积年下血一服效　五倍子　发灰　人爪甲积年下血不效，同麝香、干姜、白矾、败皮巾灰，等分服，极效

瘀血有郁怒，有劳力，有损伤

破血散瘀：生甘草行厥阴、阳明二经浊血　黄芪　白术　黄芩黄连下部见血　射干老血在心脾间　草薢关节老血　桔梗打击瘀血，久在肠内，时发动者，为末米饮　大黄　蓬莪　三棱俱通肝经积血　丹皮瘀血留止胃肠　芍药逐贼血　红花多用破血，少用养血，酒煮下产后血　当归　丹参　川芎　泽兰　大小蓟　玄参　玄胡索　荆芥　续断苎麻叶　紫苏　茺蔚　刘寄奴　番红花　车前　牛膝　地黄　茜草　韭汁清胃脘恶血　莱菔　半夏　天南星　干姜　木耳　桃仁山楂　荷叶　藕　栀子　茯苓　乳香　没药　白杨皮去折伤宿血在骨肉间，疼　干漆削年深积滞老血　苏木　花乳石　朴硝　五灵脂生行血，熟止血　自然铜　鳖甲　人中白　人尿

积聚癥瘕左为血，右为食，中为痰气。积系于脏，聚系于腑，癥系于气与食，瘕系于血与虫，痃系于气郁，癖系于痰饮。心为伏梁，肺为息贲，脾为痞气，肝为肥气，肾为奔豚。

血气：三棱破血中之气　蓬莸破气中之血，酒磨　郁金破血积，传入血分　姜黄治血中之气　香附醋炒，消积聚、癥瘕　大黄以荞麦同酒服，不动真气　丹皮　芍药　当归　芎劳　丹参　玄参　玄胡索　泽兰　刘寄奴　续断　凤仙子　大戟　米醋煎生大黄，治痃癖　桃仁　桃枭破伏梁结气，为末酒服　甜瓜子仁为肠胃积壅要药　芜荑酒鳖、气鳖，炒煎服　没药　鳖甲　麝香　麻油吐发癥　白米吐米癥　秫米吐鸭癥　丹黍米泔治鳖癥　寒食饧吐蛟龙癥　人尿癥积满腹，服一升，下血片，二十日即出　自然铜　阳起石

食气：青木香　苏子　神曲　麦蘖　萝卜　山楂　槟榔　阿魏破癥积、肉积　枳壳五积六聚，巴豆煮过，丸服　枳实　硼砂　青礞石硝石煅过，同赤石脂丸　五灵脂　鼠肉煮汁作粥，治小儿癥瘕　绿矾　朱砂　雄黄　雀粪

痰饮：威灵仙　牵牛　川芎　续随子　紫菀　商陆腹中暴癥如石，刺痛　黄连　天南星并主伏梁　柴胡　桔梗　苦参　二术　黄芪　人参　高良姜　旋覆花　葶苈　常山　甘遂　昆布　海藻并主痃癖痰水　附子　天雄　草乌并冷癖　烧酒　蒜　韭菜　白芥子　陈皮　青皮　桃花下痰饮积滞　榧子食茶成癖，日食之　蜀椒食茶面黄，丸服　胡椒积癖在两胁，喘急，久则为疽，同蝎尾、木香丸服　吴茱萸酒煮熨癥块　巴豆　桂心　沉香　草豆蔻　枳实　枳壳　浮石化痰癖　石硫黄冷癖在胁　硝石　砒石　玄明粉　黑锡灰　朴硝同大蒜、大黄贴痞块　浮石

诸虫有蚘（音回）、白、蛲（音饶，腹中短虫）、伏、肉、肺、胃、弱、赤九种，又有尸虫、劳虫、疳虫、瘕虫。

杀虫：术嗜生米，蒸饼丸　蓝叶鳖瘕，服汁　鹤虱杀虫蛲及五脏虫，肉汁末服，心痛醋服　龙胆　白芷浴身，去三尸　贯众　百部　天冬

206

连翘　山豆根下白虫　黄连　苦参　骨碎补　牵牛营食根并杀虫　使君子杀小儿蛕　肉豆蔻　马鞭草　瞿麦　艾叶蛕痛，捣汁或煎服，虫食肛，烧熏之　桃仁及叶杀尸虫　灯笼草　地黄　薏苡根　大麻子同茱萸根浸酒，虫尽下　生姜　橘皮　槟榔　榧子去三虫，食七日，虫化水　酸榴东行根　樱桃东行根　吴茱萸东行根酒水煎服，肝劳生虫，同粳米、鸡子白丸　杏仁　蜀椒蛕痛，沙淋，酒服　乌梅煎服，安蛕　乌药　柏叶　相思子杀腹脏皮肤一切虫　桑皮　金樱根　黄柏　阿魏　樗白皮　大枫子　干漆　芜荑同槟榔丸服，治气鳖、酒鳖　雷丸　厚朴　苏合香　安息香　樟脑香　黄丹浸蓝水杀虫，下水蛭　黑锡灰沙糖服，下寸白　胡粉葱汁丸服　硫黄气鳖、酒鳖，以酒常服　鳗鲡淡煮食，杀诸虫、劳虫　五灵脂同槟榔末服　啄木鸟　乌鸦　胞衣水　天灵盖　霹雳砧俱杀劳虫　丁檀香　白僵蚕　鸽屎　砒石

肠鸣有虚气、水饮、虫积

丹参　桔梗　海藻并主心腹邪气，上下雷鸣，幽幽如走水　昆布　女萎并主肠鸣游气，上下无常处　半夏　大戟痰饮，腹内雷鸣　黄芩主水火击搏有声　橘皮　鳝鱼　杏仁　厚朴　栀子热鸣　原蚕沙　淡菜

心腹痛有寒气、热气、火郁、食积、死血、痰癖、虫物、虚劳、中恶、阴毒

温中散郁：木香　香附　艾叶　芎穷　藁本　苍术　甘草高良姜　苏子冷气痛，同良姜、陈皮丸　姜黄小儿胎寒腹痛吐乳，同乳香、没药、木香丸服　附子　香薷暑月腹痛　石菖蒲　紫苏　藿香　白豆蔻　草豆蔻　缩砂　益智　荜茇　茴香　烧酒冷痛，入盐服，阴毒腹痛尤宜　神曲食积，烧红，淬酒服　葱白阴毒痛，炒熨脐下，并擂酒灌之　葱花心脾如刀割，同茱萸煎服　干姜　生姜　芥子　韭　茴香　小蒜十年五年心痛，醋煮，饱食即愈　杏仁　乌梅　胡桃急心痛，同枣煨嚼，姜汤下　荔枝核　橘皮　胡椒冷痛，酒吞三七粒　茱萸　桂　乌药冷痛，磨水入橘皮、苏叶煎服　丁香　沉香　枸杞子　厚朴　硫黄　硇砂

207

活血流气：当归　芍药　玄胡索　蓬术　郁金冷气痛　姜黄
刘寄奴　红花　大黄　蒲黄　丹参　丹皮　三棱　米醋并主血气
冷，心腹诸痛　红曲女人血气，同香附、乳香服　丝瓜干血气，炒研酒服
桃仁　桃枭　没药　乳香　降真香　五灵脂虫痛，加槟榔

痰饮：半夏湿痰心痛，油炒丸服　草乌头　枳壳　枳实　百合
五倍子炒焦酒服，立止

火郁：黄连　苦参　黄芩　山豆根卒腹痛，水研服，入口即定
青黛姜汁服　马兜铃　沙参　玄参　生麻油　绿豆三七粒，同胡椒二
七研服　川楝子入心及小肠，主上下腹痛，热厥心痛，非此不除　槐花
栀子　茯苓　玄明粉热厥，童尿服　黄蜡急心痛，烧化丸，凉水下　犀
角　羚羊角　阿胶丈夫少腹痛　人溺绞肠沙欲死

中恶：艾叶鬼击中恶，卒然着人，如刀刺状，心腹切痛，或即吐血下
血，水煎服　桔梗　木香　藿香　郁金　兰草　缩砂　丹参　莪术
肉豆蔻　菖蒲　忍冬　卷柏　桃枭　藁本　射干　续随子醇酒
桃仁　桃白皮　蜀椒　茱萸　沉香　檀香　乳香　丁香　古榇板
煎酒　刀鞘灰水服　铸钟土酒服　雄黄　硫黄　伏龙肝　麝香

胁痛有肝胆火、肺气郁、死血、痰癖、食积、气虚

木实：黄连猪胆炒，大泻肝胆之火，肝火胁痛，姜汁炒丸　柴胡胁痛
主药　黄芩　龙胆　青黛　芦荟并泻肝胆之火　芍药　抚芎并搜肝气
生甘草　木香散肝经滞气　香附　地肤子胁下痛，为末酒服　青皮泻
肝胆积气，必用之药　栀子　桂枝

痰气：芫花　大戟　甘遂　香薷心烦胁痛，连胸欲死，捣汁饮
防风泻肺实，烦满胁痛　半夏　天南星　桔梗　苏梗　细辛　白前
贝母　生姜并主胸胁逆气　白芥子痰在胸胁，酒吞七粒，又同术服　薏
苡根　陈皮　槟榔　枳壳　枳实　茯苓　僵蚕　羚羊角　古钱心
腹烦满，胸胁痛欲死，煮汁服　麝香　僵蚕

血积：大黄　凤仙花腰胁隐痛不可忍，晒研，酒服三钱，活血消积
当归　川芎　姜黄　玄胡索　丹皮　红花　红曲并主死血、食积作

208

痛　吴茱萸食积　桃仁　苏木　巴豆积滞　五灵脂同蒲黄煎，醋服
神曲　韭菜瘀血，两胁刺痛

　　虚陷：黄芪　人参　苍术　柴胡　升麻并主气虚下陷　茴香胁
下痛，同枳壳末盐酒服

　　外治：食盐　生姜　葱白　韭菜　艾叶并炒熨　芥子　吴茱
萸并醋研　大黄同石灰、桂心熬醋贴，同大蒜、朴硝捣贴

腰痛有肾虚、湿热、痰气、瘀血、闪肭（音讷）、风寒

　　虚损：补骨脂　菊花腰痛，去来陶陶　艾叶带脉为病，腰溶溶，如
坐水中　附子补下焦阳虚　蒺藜补肾，治腰痛及奔豚肾气　牛膝　肉苁
蓉　狗脊　天麻　蛇床子　石斛　山药　韭子　茴香肾虚腰痛，猪
肾煨食　干姜　胡桃同补骨脂丸　莲实　芡实　沉香　山楂老人腰
痛，同鹿茸丸服　杜仲肾虚冷腰痛，煎汁煮羊肾食　草薢腰脊痛痛强，杜仲酒
服　枸杞根同杜仲、草薢浸酒服　五加皮去多年瘀血　柏实　山萸
桂　鳖甲　龟甲　猪肾包杜仲末，煨食　羊肾老人腰硬，同杜仲炙　鹿
茸　虎胫骨浸酒

　　湿热：知母　葳蕤湿毒腰痛　威灵仙　青木香气滞腰痛，同乳香
酒服　地肤子积年腰痛，为末酒服　虾蟆草湿气腰痛，同葱、枣煮酒服
桃花湿气腰痛，酒服一钱，一宿即消　槟榔腰重服　茯苓　海桐皮　淡
菜腰痛胁急

　　风寒：羌活　麻黄　藁本

　　血滞：玄胡同当归、桂心末，止暴腰痛　甘草　细辛　当归　白
芷　芍药　丹皮　泽兰　术　甘遂闪挫，入猪肾煨食　续断　神曲
煅红淬酒服　蒔萝①并闪挫　丝瓜根闪挫，烧研酒服，子亦良，渣敷之
橙核闪挫，炒末酒服　菴闾子闪挫痛，擂酒服　橘核肾注　青皮　干漆
红娘子

　　外治：桂反腰血痛，醋调涂　白檀香磨水涂　糯米炒熨寒湿痛　黄

_____

　　①　蒔萝：为小茴香之原名。

209

狗皮裹腰　　芥子同酒涂　　天麻半夏、细辛同煮熨之

疝癀音颓。腹病曰疝，丸病曰癀。有寒气、湿热、痰积、血滞、虚冷，男子奔豚，女子育肠，小儿木肾。

寒气：附子　乌头　胡芦巴炒末，茴香酒下，治小肠气；同沉香、木香、茴香丸，治阴癀　木香小肠疝气，煮，日饮　玄胡　艾叶同香附醋煮有奇效　茴香同荔枝末服，又炒熨脐下，又同川椒末服　荔枝核阴癀，同硫黄丸服　胡桃　吴茱萸　胡椒　蜀椒　橄榄核阴癀，同荔核、山楂烧服　栗根偏气，煎酒服　桃仁　山楂核　楮叶疝气入囊，为末酒服　木肾，同雄黄丸　苏木　雄鸡翅阴肿如斗，随左右烧灰饮服　雀同茴香、缩砂、椒、桂，煨食酒下　雀卵　乌鸡寒疝绞痛，同生地黄蒸，取汁服，当下出寒癖　乌鸦同胡桃、苍耳子末酒服　橘核

湿热：黄芩　柴胡平肝胆三焦火　龙胆厥阴病，脐下至足肿痛　丹参　沙参　玄参并主卒得疝气，小腹阴中相引痛，酒服　地肤子疝危急者，炒研酒服　马鞭草妇人疝气，酒蒸热服，仍浴身取汗　羌活男子奔豚，妇人癀痕　藁本　蛇床　白鲜皮并主妇人　泽泻　莴苣子　梨叶小儿疝痛，煎　赤小豆　丝瓜小肠疝气连心，烧研酒服　栀子湿热因寒气郁抑，劫药以栀子降湿热，乌头去寒郁，引入下焦，不留胃中，效

痰积：牵牛　射干　大黄　甘遂偏气，同茴香末酒服　荆芥焙末酒服　三棱　蓬莪　蒲黄同五灵脂　香附　贝母　芫花　五加皮　山楂　商陆　天南星　枳实　青皮　五灵脂　胡芦巴　巴豆

挟虚：甘草　苍术痛多湿热，有挟虚者，先疏涤而后用参、术，佐以疏导　当归　芎䓖　芍药　山茱萸　巴戟　远志　丹皮　熟地脐下急痛　猪脬疝气坠痛，入诸药煮食

阴癀外治：地肤　野苏　槐白皮并煎汤洗　马鞭草　大黄白垩土并涂敷　雄鸡翅灰同蛇床末敷　马齿苋　地龙粪并涂，小儿阴肿　蜀椒阴冷渐入囊欲死，作袋包　苋根涂阴上，冷痛入腹杀人　蓬砂

痛风属风寒、湿热、挟痰及血虚、污血

风寒、风湿：麻黄　羌活治一身痛　防风去湿仙药　苍术湿气

痛，熬汁作膏点　桔梗滞气作痛，在上者宜加之　茜根治骨节痛，燥湿行血
苍耳子四肢拘痛　牵牛子　芫花　草乌头历节走痛不止，入豆腐中煮，
晒研，每服五分，仍外敷痛处　附子　薏仁风湿痛，日晡甚者，同麻黄、杏
仁、甘草煎服　松节能燥血中之湿　桂枝引诸药横行手臂　五加皮浸酒
枸杞根及苗去皮肤骨节间风，子补肾　海桐皮腰膝注痛顽皮，同诸药浸酒
蚕沙浸酒　蚯蚓脚风宜用　穿山甲引经通窍　白花蛇骨节风　乌蛇同
上　五灵脂　虎骨　守宫

　　风痰湿热：半夏　天南星　大戟　甘遂　大黄酥炒，治腰脚风
痛　威灵仙为痛风要药，上下皆宜　黄芩　秦艽　姜黄能入手臂，破血
中之滞气　龙胆草　木通　防己　红花　白芥子暴风毒肿，痰饮流入
四肢经络作痛　桃仁　橘皮　槟榔　枳壳　黄柏　茯苓　竹沥　苏
木　滑石渗湿热　羚羊角　羊胫骨除湿热，止腰脚筋骨痛，浸酒服

　　补虚：当归　芎穷　芍药　地黄　丹参　牛膝　石斛酒浸，
酥蒸　天麻腰脚痛，同半夏、细辛袋盛蒸热互熨汗，愈　草薢　狗脊　土
茯苓治疮毒，筋骨痛　锁阳　罂粟壳入肾，治骨痛　松脂历节风酸痛，
炼净酥煎　乳香定诸经之痛　没药逐经络滞血，定痛

　　外治：芥子走注风痛，醋涂　蓖麻油入膏，拔风邪出外　牛皮胶同
姜汁化，贴骨节痛　蚕沙蒸熨

　　头痛有外感、气虚、血虚、风热、湿热、寒湿、痰厥、肾厥、真痛、偏
痛，右属风虚，左属痰热。

　　引经：太阳麻黄　藁本　羌活　蔓荆　阳明白芷　葛根　升麻　石膏
少阳柴胡　川芎　太阴苍术　半夏　少阴细辛　厥阴吴茱萸　川芎
　　湿热痰湿：黄芩一味酒浸，炒研茶服　荆芥作枕，去头项风　薄荷
除风热，清头目　菊花　蔓荆头痛，脑鸣目泪　半夏痰厥，非此不除，同
苍术用　栝楼　香附气郁头痛，同川芎末服　大黄　钩藤平肝风、心热
茺蔚子血逆，大热头痛　木通　泽兰　茵陈　沙参　丹参　知母
前胡　旋覆花　橘皮　枳壳　枸杞寒热头痛　竹茹饮酒人头痛，煎服
竹叶　黄柏　栀子　茯苓　石膏阳明头痛如裂，壮热如火　犀角　童

尿寒热头痛至极者，一盏入葱、豉煎服，陶隐居盛称之

风寒湿厥：川芎　防风　天南星风痰头痛，同荆芥丸服；痰气，同茴香丸服　乌头　附子　天雄头面风，去来痛　草乌　白附子痰厥痛，同半夏、南星丸服　地肤子雷头风肿，同生姜擂酒服，取汗　萆薢同虎骨、旋覆末，取汗　菖蒲头风泪下　胡芦巴气攻痛，同三棱、干姜酒服　牛膝脑中痛　当归　地黄　芍药并血虚痛　葳蕤　天麻　人参　黄芪并气虚痛　百合头风目眩　葱白　生姜风寒痛　杏仁　茱萸厥阴痛　蜀椒　桂枝　乌药　山茱萸脑痛　辛夷　石硫黄　白僵蚕

外治：谷精草为末搐鼻，调糊贴脑，烧烟熏鼻　荞麦面作大饼，更互合头出汗，或作小饼，贴四眼角，灸之　栀子蜜和，敷舌上，追涎去风甚妙　麝香同皂荚末，安顶上，炒盐熨之　茱萸叶蒸热枕之，治大寒犯脑　桂木阴雨即发痛，酒调涂顶额　绿豆作枕，去头风　井底泥同硝、黄敷　朴硝热痛，涂顶上

眩运眩是目黑，运是头旋，皆是气虚，挟痰、挟火、挟风，或挟血虚，或兼外感四气。

风虚：天麻名定风草，风中要药　术　荆芥　白芷　苍耳子为末酒服，能通顶门　菊苗　贝母　钩藤平肝风、心火　当归　川芎　附子　薄荷　细辛　木香　紫苏　卷柏　羌活　藁本　地黄　人参　黄芪　升麻　柴胡　山药　生姜　辛夷旋冒身兀兀，如在车船上　槐实风旋欲倒，吐痰如醉，漾漾如舟车上　蔓荆子　丁香　茯神　茯苓　山茱　地骨皮　白花蛇　乌蛇并头风眩运

痰热：天南星　半夏　白附子　大黄　旋覆花　天花粉　前胡　桔梗　黄芩　黄连　泽泻　橘皮　竹沥　枳壳　黄柏　栀子　石膏　白僵蚕

外治：瓜蒂吐痰　茶子头中鸣响，为末搐鼻

眼目有赤目传变、内障昏盲、外障翳膜、物伤眯目

赤肿：黄连目痛痒，浸鸡子白点，蒸人乳点，同冬青煎点，水调贴足心

212

胡黄连　黄芩　芍药目赤涩痛　桔梗　龙胆眼疾必用药，暑月目涩，同黄连汁点　葳蕤目痛眦烂　白芷　薄荷去风热　荆芥　香附肝虚睛痛，同夏枯草末，沙糖水服；头风睛痛，同川芎　夏枯草补养厥阴血脉，故治目痛如神　菖蒲蒸膏点之　地黄　苦参　细辛　黄芪　连翘洗烂弦　大黄并主热毒赤目　赤芍　防风　羌活　柴胡　泽兰　麻黄　五味子　车前草汁点　艾叶同黄连煎水洗赤目　木鳖子塞鼻，起倒睫　烧酒洗火眼　石莲子　干姜冷泪作痒，泡汤洗，末点足心　甘蔗汁合黄连煎点暴赤肿　酸榴皮点目泪　石膏　蚌入黄连，取汁点　田螺入盐，化汁点　秦皮洗，又同黄连、苦竹叶煎服　黄柏　栀子　枸杞根皮洗　冬青叶同朴硝点，黄连亦可　葳核仁和胡粉、龙脑点，烂赤眼　淡竹沥点赤目　桑叶目赤涩疼，为末卷纸，烧烟熏鼻　荆沥点赤　青布目痛碜涩，灸热，卧时熨之　热汤沃赤目　水精　玛瑙并熨赤烂　炉甘石同朴硝泡洗风眼　芒硝洗风赤眼　古钱磨姜汁点　铜青和水涂碗中，艾烟熏干，点烂眼泪出　石燕磨点倒睫　五倍子蔓荆子同煎洗　人虱倒睫，拔毛取血点之　海螵蛸同铜绿泡汤洗　青鱼胆　熊胆　乌鸡胆并点赤　鸡冠血点目泪不止　人乳点，和雀粪点胬肉　人尿洗

昏盲：人参　苍术补肝明目　玄参补肾　当归　青葙子目涩，为末日服，久效　地黄　麦冬　决明子除肝胆风热　车前子去肝风热　蒺藜三十年失明，为末日服　菟丝子酒浸丸服　葳蕤　淫羊藿　天麻　川芎　草薢　白术目泪出　菊花作枕明目，叶同　五味子收瞳子散　薄荷暑月目昏，取汁点之　芫蔚子目散大者勿用　箬叶灰淋汁，洗一切目疾　柴胡目暗，同决明子、人乳末，敷目上，久久目明　葱白除肝邪　葱实　款冬　蔓菁子水煮三过，去苦味，末服，治青盲　芥子雀目，炒末羊肝煮食，又按入目中，去翳　白芥子涂足心，引热归下，痘疹不入目　枣皮灰同桑皮灰煎，洗目　椒目眼生黑花，年久者同苍术丸　椒　桂　枳实　山萸　沉香肾虚，同蜀椒丸　五加皮酒　黄柏目暗，每旦含洗，终身无目疾　蔓荆子止睛痛　葳核同龙脑点一切风热昏暗　秦皮　密蒙花　炉甘石　钟乳石　石膏去风热雀目，同猪肝煮食　芒硝逐月按日洗　菖

213

蒲及柏叶上露　食盐　青鱼睛汁　真珠合鲤鱼胆、白蜜点肝虚雀目　鹰睛汁　鹤脑　猪肝雀目，同海螵蛸、黄蜡煮食，又同石决明、苍术末煮食　青羊肝水浸贴之，不能远视，同葱子煮粥食　犬胆同萤火末点　鼠胆点雀盲　羚羊角　白犬乳点十年青盲　雀头血点

　　翳膜：白菊花　淫羊藿　谷精草　天花粉　羊肝　覆盆根　黄芩　水萍痘疮入目，以羊肝煮汁调末服，十服效　贝母　牛膝叶汁，点目生珠管　青葙子肝热　白蔻　木贼退翳　鹅不食草搐鼻、塞耳、贴目，为去翳神药　苦瓠汁并点翳　绿豆皮痘后翳，同谷精、白菊花米、柿饼、米泔煮食，极效　密蒙花　枸杞汁　蘡薁①藤汁点热翳、去白障　蕤核同黄连点　琥珀　珊瑚　玛瑙　宝石　玻璃并点翳　古文钱磨点　炉甘石煅赤，童尿淬七次　花蕊石同川芎、防风诸药点　石燕磨点，拳毛倒睫　石决明　真珠点　蓬砂同片脑点，去胬肉瘀突　鲤青鱼胆　夜明砂　雀粪点胬，赤脉贯瞳即消　五灵脂血灌瞳人　猪胆皮灰点羊睛白珠磨汁点　羚羊角　犀角并清肝　人唾津退翳

　　诸物眯目：真珠　珊瑚　宝石　貂皮并拭尘沙入目　菖蒲塞鼻，去飞丝入目　新桑白皮尘入目，嚼粘之　大麦煮汁洗麦稻芒入目　藕汁

耳

耳鸣、耳聋，有肾虚，有气虚，有郁火，有风热。耳痛是风热，聤耳是湿热。

　　补虚：熟地　当归　肉苁蓉　菟丝子　枸杞　黄芪　白术　人参　骨碎补耳鸣，为末，猪肾煨食　百合　干柿　茯苓　猪肾煮粥治聋　山茱萸　黄柏　羊肾　鹿茸　鹿角　磁石　牡荆浸酒

　　解郁：柴胡　连翘　香附　栝楼根酿酒　黄芩　黄连　龙胆　抚芎　芍药　木通　半夏　石菖蒲　薄荷　防风

　　外治：木香浸麻油煎滴，日四五次　凌霄叶汁滴　菖蒲同巴豆塞椒目耳鸣如风水钟磬者，同巴豆、菖蒲、松脂塞之，一日一易，神效　附子

---

　　①　蘡薁：音英玉，葡萄科，落叶木质藤本。

214

醋浸插耳，又烧灰同石菖蒲塞耳，止鸣　磁石同川山甲塞耳，口含铁　胡桃煨研热塞，食顿①即通　生麻油日滴，取耵聍　草乌头塞，鸣痒聋　蓖麻子同大枣，作挺插　葱茎插，耳鸣　烧酒耳中有核，痛不可动，滴入半时即可钳

耳痛：连翘　柴胡　黄芩　鼠粘子　龙胆　商陆塞　木鳖同小豆、大黄、油涂　木香以葱染鹅脂，蘸末内入　郁金浸水，滴　茱萸同大黄、乌头末，贴足心，止耳鸣、耳痛　炒盐枕　鳝血滴　麝香通窍　菖蒲末罨甚效

聤（音亭，耳出恶水）**耳：**白附子　附子　红花　青黛同香附、黄柏末　蒲黄　桃仁炒　杏仁炒　橘皮灰入麝　发灰同杏仁塞　胡桃同狗胆研，塞耳　青皮灰　槟榔　故绵灰　薄荷汁　硫黄和蜡作挺塞　鼠肝塞耳引虫　人牙灰吹五般聤耳

虫物入耳：百部浸酒　鸡冠血滴耳　羊牛乳滴　蚰蜒入耳　鸡肝枕　猪肪枕之，并主蜈蚣虫蚁入耳　菖蒲塞，蚤虱入耳　田泥蚂蝗入耳，枕之　生金水银入耳，枕引　薄荷汁水入耳中，滴之　皂矾蛆入耳，吹之　葱韭汁　桃叶汁

面面肿是风热，紫赤是血热，皰（音砲）是风热，即谷嘴，皶（音查）是血热，即酒皶，奸（音汗）黯（音赠）是风邪客于皮肤，痰饮溃于脏腑，即雀卵斑，女人名粉滓斑。

风热：白芷香　白附子　薄荷叶　荆芥穗　零陵香　黄芩　藁本　升麻　羌活　葛根　麻黄　防风　远志　白术　苍术并主阳明风热　菟丝子浸酒　葱根　牛蒡根研烂，酒煎成膏贴之，并服　大黄　辛夷　黄柏　石膏去风热　蟹膏涂面肿　炊帛甑气熏面肿，烧灰敷之，即消

皶皰奸黯：葳蕤　升麻　白芷　防风　葛根　黄芪　人参　苍术　藁本并达阳明阳气，去面黑　苍耳叶去黑斑　天冬蜜丸洗面　山

---

① 食顿：恐为"食顷"之误。

柰同鹰屎、密陀僧、蓖麻仁夜涂旦洗，去雀斑　土瓜根为末夜涂百日，光彩射人　冬瓜根叶瓢并去皯靥　朱砂入鸡子抱雏出，涂面去皯，面如玉　猪胰音奚，同杏仁、土瓜根、蔓荆子浸酒夜涂　甘松香同香附、牵牛末，日服益母草煅研日洗　续随子茎汁洗皯靥，剥人皮　苦参　蒺藜　白及　零陵香并洗面黑　蓖麻仁同硫黄、密陀僧、羊髓和涂，去雀斑　白附子去面上诸风百病　白牵牛酒浸末涂，去风滓　山药　山慈姑　蜀葵花及子　水萍　卷柏　凌霄花　细辛　乌头　商陆　胡麻油并涂面　胡荽洗黑子　李花　梨花　木瓜花　杏花　樱桃花并入面脂　桃花去雀斑，同冬瓜仁、蜜研涂　樱桃枝同紫萍、牙皂、白梅洗雀斑　银杏同酒糟嚼涂　白檀香磨汁涂　皂荚子同杏仁涂　白丁香蜜涂　人精和鹰屎涂面

　　瘢痕：葵子涂　马兰根洗　鸡子黄炒黑拭之　鹰屎白或人精，或僵蚕、蜜，或白附子摩

　　面疮：艾叶煎醋搽　蓖麻子同大枣、瓦松、白果、肥皂为丸洗　凌霄花煎汤洗　牵牛涂　密陀僧涂　丝瓜同牙皂烧，擦面疮　银杏嚼涂甘松

　　鼻鼻渊流浊涕，是脑受风热；鼻鼽流清涕，是胆受风寒，包热在内；脑崩臭秽，是下虚；鼻窒，是阳明湿热，生息肉；鼻皶（音查）是阳明热及血热，或脏中有虫；鼻痛，是阳明风热。

　　鼻鼽
　　内治：苍耳子能通顶门，同白芷、辛夷、薄荷为末，葱茶服　防风　川芎　草乌头脑泄臭秽，同苍术、川芎丸服　羌活　藁本　白芷　荆芥　黄芩　甘草　半夏　南星　菊花　菖蒲　苦参　蒺藜　细辛　升麻　芍药　丝瓜根脑崩腥臭，有虫也，烧研服　藕节鼻渊，同川芎末服　辛夷走气，能助清阳上行，治鼻病而利九窍，又头风清涕，同枇杷花末酒服　栀子　石膏
　　外治：白芷流臭水，同硫黄、黄丹吹　大蒜同荜茇捣，安囟上，以熨斗熨之　艾叶同细辛、苍术、川芎末，隔帕安顶门熨之　附子葱涎和，贴足
216

心，大蒜亦可　荜茇吹

窒息

内治：白薇　天南星　小蓟　麻黄　白芷　羌活　防风　葛根　升麻　辛夷　川芎　菊花　地黄　白术　薄荷　荆芥　前胡　黄芩　甘草　桔梗　木通　釜墨水服　干姜　荜澄茄同薄荷、荆芥服　山茱萸　石膏　槐叶同葱、豉煎服　羊肺同白术、苁蓉、干姜、川芎末服

外治：细辛鼻龥吹之　瓜蒂吹，或同细辛，或同狗头灰　皂荚　麝香并吹　龙脑香　狗头骨灰入硇日搐之，肉化为水　桂心　蕤核　石胡荽并塞　菖蒲同皂荚末塞　蓖麻子同枣塞，一月闻香臭　雄黄一块，塞，不过十日自落　狗脑　雄鸡肾一块，塞，不过十日自落　蒺藜同黄连煎汁灌鼻，嚏出息落

鼻毛：硇砂鼻中毛长一二尺，渐圆如绳，痛不可忍，同乳香丸，服十粒自落

鼻伤：猫头上毛搽破鼻，剪碎和唾敷

赤皶

内治：凌霄花同硫黄、胡桃、腻粉揩搽　使君子以香油浸润，卧时嚼三五个，久久自落　苍耳叶　栀子　橘核炒研三钱，同胡桃擂酒服　桔梗　生地　薄荷　防风　苦参　地骨皮　桦皮　百草霜　蜂房　大黄　石膏　蝉蜕

外治：黄连同天仙藤灰，油调搽　蜀葵花夜涂旦洗　蓖麻仁同瓦松、大枣、白果、肥皂丸洗　牵牛鸡子白调，夜涂旦洗　银杏同酒糟嚼敷　硫黄同枯矾末，茄汁调涂　大枫子同硫黄、轻粉、木鳖子涂　雄雀屎同蜜涂　轻粉　密陀僧乳调

鼻疮：黄连　玄参　大黄　杏仁　桃叶　辛夷　黄柏　紫荆花贴

唇脾热则唇赤或肿，寒则唇青或噤，燥则唇干或裂，风则唇燥或㖞，虚则唇白无色，湿热则唇沉湿烂，风热则唇生核，狐则上唇有疮，惑则下唇有疮。

217

唇沈音惨，汁也：葵根紧唇湿烂，乍瘥乍发，经年累月，又名唇沈，烧灰和脂涂　黄柏蔷薇根汁调　松脂化　桃仁　青皮　橄榄俱烧　西瓜皮烧噙　白鹅脂和脂涂　缩砂烧涂　五倍子同诃子

唇裂：黄连　生地　麦冬　人参　当归　芍药　麻油涂　橄榄仁　蜂蜜　猪脂　酥并涂　青布灰

唇肿：大黄　黄连　连翘　防风　薄荷　荆芥　蓖麻仁　石膏并涂　井华水下唇肿痛或生疮，名驴嘴风，以水常润之，乃可擦药；上唇肿痛生疮，名鱼口风　猪脂唇肿黑，痛痒不可忍，以瓷刀去血，以古钱磨脂涂之　芒硝涂

唇噤：天南星擦牙煎服　荆芥　艾叶敷舌　防风　秦艽　羌活　芥子醋煎敷舌　竹沥　荆沥　白僵蚕发汗　雀屎水丸服　牛黄　牛涎　猪乳　驴乳

唇青：青葙子　决明

唇动：薏仁风湿入脾，口唇瞤动胗（同裙）揭，同防己、赤小豆、甘草煎服

唇核：猪屎汁温服

喝音息疮：葵根　瓦松　槟榔　青皮　龟甲俱烧　竹沥同黄连、黄丹、黄柏涂　发灰小儿燕口疮，饮服并涂　缩砂烧　青布烧涂　蜂蜜

口舌舌苦是胆热，甘是脾热，酸是湿热，清是风热，辛是燥热，咸是脾湿，淡是胃虚，麻是血虚，生胎是脾热闭，出血是心火郁，肿胀是心脾火毒，疮裂是上焦热，木强是风痰湿热，短缩是风热，舌出数寸有伤寒、产后、中毒、大惊数种，口糜是膀胱移热于小肠，口臭是胃火食郁，喉腥是肺火痰滞。

舌胀：甘草木强肿塞，浓煎噙漱，不治杀人　芍药　半夏　蓖麻油捻熏　蒲黄同干姜　青黛同朴硝、片脑　桑根汁涂　龙脑香掺　冬青叶浓煎浸　巴豆舌出不收，纸卷一枚，纳鼻自收　黄柏浸竹沥　朱砂妇人产子，舌出不收，敷之，仍惊之则入　蓬砂姜片蘸，擦木舌　芒硝中仙茅毒，舌胀，以硝、黄下之　釜墨　黄丹俱涂重舌　连翘　黄连　薄荷

218

升麻　玄参　防风　桔梗　赤芍　生地　黄芩　牛蒡子　丹皮　木通　茯苓　石膏　鸡冠血中蜈蚣毒，舌胀出口，浸之咽下

舌胎：薄荷舌胎语涩，取汁同姜、蜜擦　生姜以井水青布拭胎，以姜擦之　白矾小儿初生，白膜裹舌，刮出血，以少许敷之，否则发惊

舌衄：生地　蒲黄同乌贼骨敷　香薷汁服　大小蓟和酒服　蓖麻油点灯熏鼻　茜根　黄芩　大黄　升麻　玄参　麦冬　黄柏　槐花炒服并掺　栀子　百草霜醋调涂　石膏　五倍子掺　龙脑引经　赤小豆汁服　发灰

强痹：雄黄同荆芥末服　乌药　皂荚　矾石并擦痰壅舌麻　人参气虚舌短　黄连　石膏主心热舌短　醋和饴含之　乌药

舌苦：柴胡　黄芩　苦参　黄连　龙胆泻胆　麦冬

舌甘：生地　芍药　黄连

舌咸：知母　乌贼骨

舌涩：黄芩　葛根生津　防风　薄荷　半夏　茯苓

舌酸：黄连　龙胆泻肝　神曲　萝卜消食郁

舌辛：黄芩　栀子泻肺　芍药泻脾　麦冬清心

舌淡：白术燥脾　半夏　生姜行水　茯苓

口糜

内治：桔梗同甘草煎　麦冬　玄参　赤芍　连翘　秦艽　薄荷　升麻　黄连　黄芩　生地黄　知母　牡丹　木通　甘草　石斛　射干　附子久服凉药不愈，理中加附子反治之，含以官桂　地骨皮同柴胡煎　黄柏　茯苓　猪苓　蓬砂　朴硝　石膏　滑石　蜀椒口疮久患，水洗面拌煮丸，空腹吞之，以饭压下，不过再服

噙漱：细辛同黄连或黄柏掺之，名赴筵散，外以醋调脐　黄连同干姜末掺之，名水火散，又酒煎呷含　升麻同黄连末噙　甘草　天冬同麦冬、玄参丸噙　蔷薇根日久延及胸中，三年以上者，浓煎含漱，夏用枝叶　牛膝忍冬并漱　贝母入蜜抹　米醋浸黄柏　萝卜汁　姜汁并漱满口烂疮　西瓜　黄柏蜜浸含，青黛、铜绿、滑石、五倍子俱可同掺　白矾漱鹅口

219

寒水石煅，和朱砂、片脑掺　五倍子大人小儿白口疮，似木耳状，急者吹入咽喉掺之，立可饮食　蜂蜜涂　人中白同枯矾，涂口疮

上治：天南星同密陀僧末，醋调贴眉心，一时洗去　巴豆油纸贴眉心或贴囟门，起泡以菖蒲水洗去

下治：细辛醋调贴脐　生南星或加草乌，或加黄柏　生半夏　生附子　吴茱萸或加地龙，并醋调贴足心　甘松　白矾化汤濯足　黄连同黄芩、黄柏，调贴足心　硫黄面调贴足心

口臭：大黄烧研擦牙　细辛同白蔻含　山柰　井华水正旦含，吐厕中

喉腥：知母　黄芩　桔梗　桑皮　地骨皮　麦冬

咽喉咽痛是君火，有寒包热，喉痹是相火，有嗌疮，俗名走马喉痹，杀人最急，惟火及针焠效速，次则拔发咬指，吐痰搐鼻

降火：甘草　桔梗　知母　黄芩并泻肺火　薄荷　荆芥　防风并散风热　玄参去无根之火　射干捣汁服取利　灯笼草醋调外涂，仍末服　麦冬　蔷薇根同甘草、射干煎服，治尸咽　豆豉咽生息肉，刺出血，同盐涂，神效　龙胆　红花　忍冬　通草　灯心烧灰同盐吹喉痹，甚捷，同箬叶灰皆可，又同红花酒服一钱即消　白芷同雄黄，水和涂顶　西瓜汁　苦茗　橄榄　吴茱萸醋调涂足心　黄柏　槐花　猪肤咽痛　猪胆腊月盛黄连、朴硝，风干吹之　人尿入盐含咽　食盐点喉风、喉痹、咽痛，神效

风痰：羌活　贝母　升麻　细辛　半夏　天南星　远志　麻黄　牛膝　附子蜜炙，含　韭根　芥子并敷喉外　葱白　蛇床子冬月喉痹，烧烟熏之，痰自出　蓖麻油烧燃熏焠，其毒自破·马牙硝同僵蚕末、蓬砂吹　独蒜并塞鼻　百合　生姜汁　萝卜子　瓜蒂吐　藜芦吐　枸橘叶咽喉成漏，煎服　白僵蚕同乳香烧烟熏　白矾生含，治急喉闭；同盐点一切喉病；巴豆，同枯矾治喉痹　青鱼胆含咽，或灌鼻取吐

音声音有肺热，有肺痿，有风毒入肺，有虫食肺；哑有寒包热，有狐惑；不语有失音，有舌强或痰迷，有肾虚暗俳（音非）。

220

邪热：桔梗　沙参　知母　麦冬　木通　菖蒲　黄芩　人参　青黛同薄荷，蜜丸含　灯笼草　栝楼　甘草　梨汁　诃黎勒小便煎汁含咽，感寒同桔梗、甘草、童尿，久嗽加木通　柿　槐花炒嚼　栀子　竹沥　竹叶　地骨皮　桑白皮　虾蟆胆小儿失音不语，点舌尖，立效　犀角　人乳和竹沥服

风痰：羌活　天南星同苏叶、生姜煎　荆芥童尿酒服　黄芪不语，同防风煎汤熏之　红花中风口噤，同乳香服　远志　白术风湿，舌木强　防己毒风不语　附子　白附子　干姜卒风不语，安舌下　生姜汁　橘皮　杏仁蜜酥煮丸噙　榧子　桂同菖蒲煎　白僵蚕　乱发灰中风失音，百药不效，同桂末酒服

牙齿牙痛有风热、湿热、胃火、肾虚、虫䶬（音许，腐齿也）

风热、湿热：秦艽阳明湿热　黄芩中焦湿热　白芷阳明风热　黄连胃火湿热，牙痛恶热，揩之立止　升麻阳明本经药，主牙根浮烂　羌活　当归　丹皮　薄荷　荆芥　大黄胃火牙痛　生地　苍术盐水浸烧，揩牙，去风热、湿热　香附同青盐、生姜日擦固齿　芎藭　胡椒风虫寒三痛，同荜茇塞孔，又去齿根浮热　荔枝风牙痛，连壳入盐烧揩　蜀椒风虫寒三痛，同牙皂煎醋漱　地骨皮　竹叶　食盐揩牙洗目，去风热　青盐同上　石膏

肾虚：旱莲草同青盐炒焦，揩牙妙　补骨脂同青盐日揩　蒺藜打动牙痛，擦漱　骨碎补同乳香塞　甘松同硫黄煎漱　硫黄肾虚入猪脏煮丸

虫䶬：桔梗同薏苡根煎　荜茇同胡椒塞孔　细辛　苦参并煎，嗽　胡桐泪口齿要药，主治甚多　烧酒浸花椒，漱　附子塞孔　雄黄和枣塞　硇砂塞孔　五倍子掺　茄根烧灰，贴　海桐皮　枸橘刺

齿长：白术齿长难食，名髓溢，煎水漱之　生地咋①之

生齿：雄鼠脊骨研揩即生　黑豆牛屎内烧存性，入麝掺，勿见风，大人小儿同

———

① 咋：音则，啃咬意。

221

齿齼音楚，齿伤酸：胡桃嚼解

妒齿：地骨皮妒齿已去，不能食物，煎水漱之

须发

内服：菊花和巨胜、茯苓丸服，变白　旱莲汁涂眉发，生速　熟地　青蒿　香附　牛膝　黑大豆　麦冬　肉苁蓉　何首乌　白扁豆　胡桃　榴花　蜀椒　干柿同枸杞子丸服，治女人蒜发　松子　女贞实　桑椹　秦皮　自己发灰同椒煅酒服，发不白，名还精丹　石灰发落不止，炒赤浸酒服

发落：半夏眉发落，涂之即生　骨碎补病后发落，同野蔷薇汁煎刷　兰草　蕙草并浸油梳头，长发令黑　木瓜浸油　生姜擦　侧柏叶浸油　犬乳涂赤发　枣根蒸汁　榧子同胡桃、侧柏叶浸水，梳发不落　辛夷　松叶并浸油

发白：栝楼同青盐、杏仁煅末，揩牙　黑豆煎醋染发　酸石榴染须发　胡桃烧，同贝母揩牙，乌须，外包青皮，皮肉及树皮根，皆染须发　橡斗　菱壳　莲须　红白莲花并涂须发　赤铜屑　五倍子炒，同赤铜屑诸药，为染须神方　水蛭同龟尿，捻须自黑　蜗牛同金墨埋马屎中化水，染须妙

生眉：半夏眉发落，涂之生　芥子同半夏，姜汁涂　生姜擦　白鲜皮

胡臭有体臭、腋臭、漏臭

内治：花蜘蛛二枚，捣烂酒服，治胡臭　水乌鸡生水中，形如家鸡，香油入姜汁四两炒熟，用酒、醋同食

外治：苏子捣涂　生姜频擦　三年醋和石灰，敷腋下　小龙眼核六个，胡椒十四粒，研汁擦之，三次愈　辛夷同木香、细辛、川芎粉涂之　密陀僧油和涂，蒸饼切片，掺末涂之　白矾常扑粉之　田螺入麝香，埋露地七七日，点患孔，神效；入巴豆一粒在内，待化水，擦腋下，绝根

丹毒火盛生风，亦有兼脾胃气郁者

内解：连翘　防风　薄荷　荆芥　黄连　升麻　甘草　知母

222

防己　牛蒡子　赤芍　金银花　生地　丹皮　麻黄　射干　大黄　栀子　黄柏　桂心　枳壳　茯苓　竹沥　犀角　青布汁　芸苔汁

外涂：大黄磨水　白芷葱汁调，亦煎浴　栝楼醋调　苎根　慈姑叶　栀子末水和　蒲席灰　磨刀水　燕窠土　芭蕉根

风瘤音燥**疹**音轸**痱**音费

内治同丹毒：苍耳花叶子各等分为末，以炒焦黑豆浸酒服　苦参　枸橘核　白僵蚕　全蝎　蜂房　云母粉

外治：白芷　浮萍　槐枝　盐汤　吴萸煎酒　蚕沙并洗浴　芒硝汤　矾汤并拭摩　枳壳灸熨　烂死蚕涂赤白油疹　石灰醋和涂，随手消　虾捣涂　鳝血涂赤游风　鲤鱼皮贴

痱疹：升麻洗　绿豆粉同滑石　枣叶同蛤粉扑　慈姑叶汁调蚌粉掺　冬霜加蚌粉掺　腊雪抹　滑石

瘿瘤疣音油，即瘤类痣

内治：贝母　海藻　白头翁　连翘　丹参　桔梗　败葫芦烧搽腋瘤　夏枯草　木通　玄参　当归　常山叶　天冬　瞿麦　三棱　射干　香附　山药同蓖麻，生涂项核　白杨皮　自然铜浸水日饮　猪屎血瘤出血涂之　人精粉瘤，入竹筒内，烧沥频涂

疣痣：地肤子同矾洗　艾叶灸　芫花根煮线系瘤痣　天南星醋涂　死人枕席拭疣自烂　斑蝥同糯米炒黄，去米同大蒜捣涂

疬疡癜风疬疡是汗斑，癜风是白斑片，赤者名赤疵。

内治：蒺藜白癜，酒服二三钱　何首乌　胡麻油　枳壳紫癜风　牙皂烧灰酒服，白癜风　白花蛇酒浸，同蝎梢、防风末服　乌蛇同天麻诸药浸酒　白鸽　猪胰酒浸蒸食，不过十兵

外治：附子同硫黄，以姜汁调茄蒂，蘸搽　白附子同上　贝母同百部、姜汁擦　茵陈洗　紫背萍洗擦　密陀僧同雄黄擦汗斑　鳗鲡骨涂白驳风，即时转色，五七度愈　胡桃青皮并同硫黄擦　杏仁每夜擦　韭上

223

露　水银　轻粉同水银、姜汁擦　硫黄

瘰疬附结核

内治：夏枯草入厥阴血分，或煎或膏，乃瘰疬圣药　连翘入少阳，瘰疬必用　海藻浸酒　昆布浸酒　玄参生捣敷　何首乌生服并嚼涂　野菊花酒服渣涂　土茯苓久溃者水煎服　薄荷　木鳖子鸡子白蒸食　白鲜皮　水红子末服　大黄　白蔹　芫花根　月季花同芫花酿鲫鱼煮食　荆芥洗　牛蒡子　防风　续断　苍耳子　白芷　川芎　当归　黄芪　淫羊藿　柴胡　桔梗　黄芩　皂荚子醋硇煮过，照疮数吞之，连翘、玄参煮过嚼之　巴豆小儿，入鲫鱼内，草包煅研，粥丸服取利　黄柏　全蝎　白僵蚕水服，日五分，一月愈　蜘蛛五枚，晒末，酥调涂　斑蝥入鸡子内，蒸熟去蝥，入药丸服　壁虎初起焙研，每日酒服

外治：山慈姑磨酒涂　紫花地丁同蒺藜涂　芥子和醋涂　白蔹　山药同蓖麻子捣贴，治少阳经分疙瘩　半夏同南星、鸡子白涂　草乌同木鳖涂　商陆切片艾灸　蝼蛄同丁香烧贴　蜂房烧，和猪脂涂　乱发灰鼠瘘，同鼠骨入蜡，猪脂煎消，半酒半涂，鼠从疮中出

结核：天南星生研涂　甘遂同大戟、白芥子丸　桔梗　玄参　大黄酒煎　连翘　射干　三棱　莪术　黄芩　海藻　昆布　蒲公英　蒜同茱萸捣涂　百合同蓖麻研涂　石灰煅研，同白果捣贴　白僵蚕　鲫鱼生捣涂　牡蛎以茶引之，消项下结核；以柴胡引之，去胁下坚

九漏虽有九名，皆取象耳，但分部位可也。

双治：苦参　忍冬俱浸酒　牵牛煨猪肾　黄芪　何首乌　土茯苓　草薢　栝楼根　白及　地榆　积雪草　马兜铃　白芷　半夏　荆芥穗　狼毒　芫花　附子　天南星　大腹皮　柳枝烧熏　柳根须　乳香　榆白皮　胡粉　赤石脂　砒石　代赭石　白矾　密陀僧　石硫黄　雌雄黄　斑蝥　蜘蛛　蜈蚣　露蜂房　川山甲　狗肉引虫　白花蛇　自死蛇并骨　啄木鸟　子规肉　鹳脑俱烧涂

叶同葱白、韭菜研汁酒服，渣敷　**槐花**煎酒　**皂荚**　**木芙蓉**涂　**巴豆**点
斑蝥涂　**蝉蜕**疔疮不破，毒入肠胃，和蜜水服，并涂　**穿山甲**　**蟾酥**同
雄黄、乳香丸，服三丸，外以白面、雄黄和，纳一粒，立效

　　恶疮：牛膝涂　**贝母**敷，人畜同　**黄芩**　**秦艽**掺　**苍耳**　**芎䓖**
菖蒲湿疮，米粉　**忍冬**　**草乌头**　**地榆**　**何首乌**　**鼠尾草**敷，反花
恶疮　**沙参**　**苦参**　**蛇床子**　**牛蒡根**　**大蓟根**　**骨碎补**蚀烂肉
野菊根　**商陆**　**香附**　**黄连**　**芫花根**　**山慈姑**　**白及**　**赤芍**　**丹
皮**　**紫花地丁**　**当归**　**蔷薇根**　**冬葵根**　**冬瓜叶**　**蒲公英**并涂
丝瓜根诸疮久痔，熬水扫之，大凉　**柳华及枝叶**煎膏涂，反花恶疮　**慈
姑叶**涂　**乳香**　**没药**　**马齿苋**　**水银**同大枫子研擦　**雄黄**涂　**硫黄**
白矾　**穿山甲**　**蜂房**　**鲫鱼**浸淫湿毒，生切，和盐捣涂　**鸡肉**猫睛疮，
有光无脓血，痛痒不常，名曰寒疮，但食鸡血、葱、韭自愈

　　杨梅疮：土茯苓必用之药，同苦参、五加皮，或加防风、薏苡、木通、
木瓜、白鲜皮、金银花、皂荚子服　**天花粉**　**蔷薇根**煮酒　**大黄**　**线香**
熏　**浮萍**洗　**野菊**同枣根煎洗　**金银花**　**苦参**　**龙胆**　**木通**　**泽泻**
柴胡　**荆芥**　**防风**　**薄荷**　**威灵仙**　**黄芩**　**黄连**　**银朱**同药或服、
或贴、或熏　**葡萄汁**调药　**白鲜皮**　**连翘**　**杏仁**　**乌梅**炒焦，油调擦
木瓜　**槐花**炒，酒服　**黄柏**同乳香末、槐花水和涂　**大枫子**涂　**五加
皮**　**槐角子**　**栀子**　**血竭**　**蜈蚣**熬膏　**乳香**　**蜂房**　**没药**　**孩儿
茶**　**枯矾**　**水银**　**雄黄**　**白砒**　**蓬砂**　**全蝎**　**白僵蚕**　**露蜂房**

　　风癞：苦参　**何首乌**　**草乌头**　**凌霄花**同地龙、全蝎末服　**大
黄**同皂角刺服　**牛膝**　**白鲜皮**　**羌活**　**防风**　**巴戟天**　**黄芪**　**牡
丹**　**天雄**　**松叶**浸酒　**皂荚**　**桦皮**　**栀子**　**乳香**　**杨花**同花蛇等丸
服　**大枫子油**　**硫黄**和大枫油涂　**白花蛇**　**蛇蜕**烧灰酒服　**鲮鲤甲**
五灵脂油调涂

　　疥癣：苦参　**菖蒲**　**百部**并浸酒　**巴豆**擦　**山茵陈**　**白鲜皮**
黄连　**蛇床子**　**丹参**　**天南星**　**地榆**　**沙参**　**薄荷**　**槿皮**　**芍药**
川芎　**何首乌**　**天冬**　**胡桃**同雄黄、熟艾捣，裹阴囊　**银杏**涂　**杏仁**

227

桃叶　桃仁擦　松脂同轻粉擦　菜油　冬瓜藤洗疥癣　丝瓜皮焙研烧，酒涂，坐板疮　莤卤汁杀疥癣虫，洗　黄柏　杨梅树皮　海桐皮　芜荑　大枫子　轻粉　柏油　雌黄同轻粉、猪脂涂，牛皮顽癣　明矾榴皮蘸掺，牛皮癣　水银　胡粉　硫黄　河豚子肝同蜈蚣烧，掺疥癣　白花蛇　乌蛇　旧靴鞋底灰

热疮：葛根　剪春罗并敷　青黛　野菊根　积雪草　花粉同滑石　荆茎灼疮、焱疮效　百合涂天泡疮，花同　桃仁　莲房灰和井泥荷花贴天泡　黄柏入矾　枸杞叶涂　田螺　滑石并涂　羚羊角灰鸡子白和涂　青鱼胆

癌疮：桃花癌疮，生手足间，相对生，如茱萸子，疼痒浸淫，久则生虫，有干湿二种，状如蜗牛，同盐捣敷　鲫鱼生捣　荆沥　雄黄　硫黄水银同胡粉　蚕蛹　燕巢泥并涂

手疮：甘草　地榆　蜀椒　葱　盐　芒硝并煎汤浸，代指　热汤代指初生，刺汤中浸之，或热冷各七度，或刺热饭中二七度，良　葵根升麻汁　竹沥　犀角　鲫鱼同乱发、猪脂熬膏，敷熛疽　青黛并温服，主熛疽　胡桃油擦鹅掌疮　椒根　烧酒　灰汤并洗鹅掌风　蓝汁服，主熛疽，状类代指，立能杀人，俗名天蛇毒，宜灸百壮，或烙令焦

足疮：绿矾甲疽，因甲长侵肉，或割甲伤汤，肿溃出水、肉突，煎汤洗之，并同雄黄、硫黄、乳香、没药掺之　虎骨橘皮汤洗后，油和敷　黄芪同间茹、猪脂、苦酒熬膏涂　熁鸡汤洗鸡眼　牡蛎生研敷　荆芥叶烧灰鹅掌皮灰敷足趾丫，湿烂疮　半夏　草乌头远行足肿，同细辛、防风掺鞋内　没石子同皂荚灰，醋和　胡桃树皮灰　乌头　知母　蛇皮烧，同雄黄敷　茄根洗，夏月趾肿不能行　牛皮胶足底木硬，同姜汁、南星末，调涂烘之　朴硝　黄柏猪胆浸晒，研末　轻粉敷

胻疮胻音杭，即臁疮：艾叶烧烟，熏出恶水　野芫荽同轻粉、桐油贴马勃葱汤洗敷　冬青叶醋煮贴　马齿苋臁疮生虫，蜜调敷，一夜虫出黄柏同轻粉、猪胆贴　柿霜同柿蒂灰敷　桐油涂　血竭　银朱同古石

灰、松香、麻油化膏贴　鸡子黄同黄蜡煎　豭①猪屎肪疽深败，百方不效，蚀去恶肉，烧末填之，取效　鸡内金贴，十日愈

诸疮下头疮、软疖、秃疮、链眉、月蚀、疳疮、蠷疮、阴疳、阴疮

头疮：菖蒲生涂　艾灰　苦参　杏仁　黄柏　肥皂烧，同轻粉、麻油　乌梅烧　白矾　轻粉葱汁调　蜂房灰脂和　五倍子同白芷

软疖：苍耳叶同生姜杵　肥皂研　木芙蓉末

秃疮：皂荚　苦瓠藤　盐并煎汤　羊蹄根擦　葱蜜　丝瓜叶汁涂，头疮生蛆　鸡子黄熬油　桃皮汁涂　杏仁油调涂　樟脑同花椒、脂麻涂，先以退猪汤洗　轻粉同黄蜡、鹅油涂

链眉（即链银癣）：黄连研末油调，涂碗内，艾烟熏过，入皂矾、轻粉少许涂之　穿山甲焦研，入轻粉

月蚀生于耳鼻及下部窍侧，随月盛衰，久则成疳，小儿多在两耳：黄连末　青黛加黄柏　白矾同黄丹　肥皂灰，同枯矾　轻粉枣包煅　茱萸根同蔷薇根、地榆煎洗　鸡胆并涂耳面，月蚀疳疮

疳疮：黄连　桔梗同茴香烧灰　雄黄同天南星，又同枣烧，涂走马疳　五倍子同枯矾、青黛烧研　绿矾　轻粉　人中白同铜青、枯矾　青黛　蒲公英　白矾　蓬砂　柏末　僵蚕　蓝淀并涂口鼻，急疳　鲫鱼酿砒烧敷急疳；酿当归烧掺牙疳；胆滴小儿鼻，治脑疳

蠷疮：猪胆醋熬，饮三口，虫死便愈；亦灌肠内，利出虫物；又同蜜熬，调作挺，纳入　桃仁盐、醋煎服　蕙草狐惑食肛，默卧汗出，同黄连、酸浆煎服　茱萸痔蠷，掘坑烧赤，以酒沃之，纳萸于中，坐熏，不过三次　桃叶同梅叶蒸熏　艾叶烧烟熏　桃白皮　苦参　犬心纳下部　雄黄　硫黄

阴疳：甘草同槐枝、赤皮葱日洗二次　槐皮煎汁　黄连同黄柏敷　黄柏　苦参　蒲黄　银杏嚼　轻粉　桐油伞纸灰　五倍子同枯矾

———————————

①　豭：音加，公猪意。

229

炉甘石煅　肥猪肠　沟中恶水并洗后敷药　室女血衲男子阴疮溃烂　母猪屎烧敷男子下疳　灯草灰同轻粉、麝香　鸡内金烧　硫黄　赤石脂　铜青并涂下疳阴疮　驼绒灰，同黄丹

阴疮：甘草煎蜜涂阴头，神效　青黛　胡粉同枯矾　没石子烧　田螺灰，同轻粉　油发灰涂　蜂蜜先以黄柏水洗，乃涂　蒲黄涂阴囊湿痒　黄连同胡粉　槐枝煎水洗　皂荚烧熏　蛇床同荷叶、浮萍煎汁洗　椒茱萸洗　紫梢花阴囊湿痒　五倍子　黄柏　松香同椒烧油

外伤诸疮漆疮、冻疮、皴（音青，皮细起也）疮、灸疮、汤火疮

漆疮：蜀椒洗；涂鼻孔，近漆亦不生疮　薄荷　山楂　蟹黄　猪脂　羊乳并涂　黄柏乳调　老丝瓜灰　米醋　热汤洗　大黄水调　蟹壳灰　荷叶　新汲水　柳叶并洗　贯众末　甘草煎水洗　酒糟浸水　白矾　芒硝

灸疮：黄芩酒服，止血出不止　柳叶汤火毒入腹，煎服，皮烧敷　生萝卜嚼汁咽，并涂　大黄蜜调　青布灰　苦参　白及并酒调　柏叶止痛灭痕　栀子鸡子白调　薄荷汁　经霜桑叶烧　人中白涂　食盐但汤火伤，先以盐掺护肉，乃用涂药　梨贴之免烂　黄柏火疮湿痒，涂　鹰屎白炙，疮肿痛同人精涂

金镞竹木伤

内治：大黄　甘草　三七　当归　芎䓖　藁本　白芍　羌活　红花　牛膝并酒服，活血止痛　炒盐酒服，止血出　童尿所出血和水服　丹皮　蔷薇根末，生肌止痛　花蕊石酒服，并掺　琥珀金疮闷绝，尿服一钱　女人中衣带金疮犯内，血出不止，五寸烧灰水服　人势宫刑，疮口不合，取本势烧研水服

外治：石灰敷，金疮吐血，定痛神品，或同大黄末、槐花末、苎麻捣收　巴豆同蜣螂涂之，拔箭镞　松烟墨　百草霜　香炉灰　壁钱窠　五倍子　牡蛎粉　象皮　三七内服外敷　槟榔同黄连末　荷叶　藕节　乳香　没药　血竭　降香或入五倍子　琥珀　地骨皮止血神效　桑

230

蛊毒：茅苃饮汁解蛊毒，百药毒　　蘘荷

诸哽

鸡骨哽：缩砂密浓煎咽　　凤仙根煎酒　　五倍子末掺之即下

鱼骨哽：贯众同缩砂、甘草末包含　　苎根擂泥，鱼汤下　　茱萸煎水服，软出　　獭爪项下爬之

金银铜铁哽：缩砂密浓煎，加甘草服　　凤仙子及根擂汁　　薤白钱物钗环，频食取利　　水银误吞金银，服半两即出　　蜂蜜吞铜钱，服即出　　磁石误吞铁物，线穿拽之

竹木哽：半夏服取吐　　蓖麻子同凝水石嚼，自不见也

芒刺谷贼：杵头糠含咽　　鹅涎下谷贼　　象牙诸物刺咽，磨水服即吐

桃李哽：狗骨煮汁，摩头上

发哽：木梳烧灰，酒服

妇人经水经闭，有血滞、血枯；不调，有血虚者过期，血热者先期，血气滞者作痛

活血流气：香附　　当归　　丹参　　芎䓖　　芍药　　生地　　兰草　　泽兰　　茺蔚子　　玄胡索　　柴胡　　黄芩　　茅根月水不匀、淋漓、除恶血　　木香　　乌药　　韭汁经脉逆行，入童尿服　　附子　　薏苡根煎服，通经　　牛膝　　蚕沙经闭，炒煮酒饮，即通　　穿山甲　　桂心　　蓬莪　　三棱　　蒲黄　　桃仁　　丹皮　　刘寄奴　　红花　　茶汤入沙糖少许，露一夜，服即通

益气养血：人参　　术　　熟地　　石菖蒲血海冷败　　补骨脂　　泽泻　　阿胶　　紫石英子宫虚冷，月水不调，绝孕　　雀卵

带下是湿热夹痰，有虚有实

苍术四制丸服　　艾叶煮鸡子食，治白带　　白芷　　石菖赤白带，同破故纸服　　破故纸　　白扁豆花同　　韭子醋煮丸，治白带、白淫　　芍药同干姜末服　　沙参　　狗脊室女白带，同鹿茸丸服　　枸杞根　　椿根白皮　　茯

芩　松香酒煮丸服　鸡冠花浸酒饮　酸榴皮　石莲　葵花为末酒服，随赤白用　蜀葵根　茜根　蒲黄　猪苓　金樱根　芡实　秦皮　人参　黄芪　肉苁蓉　何首乌　葳蕤　当归　芎䓖　升麻　柴胡　秋石　阿胶　丹参　蛇床子同枯矾纳阴户

崩中漏下月水不止，五十行经

调营清热：当归　丹参　川芎　生地防风炙研，面糊煮，酒服一钱　芍药　肉苁蓉　茅根　人参　石莲　升麻　柴胡　缩砂　香附　蒲黄　黄芩　菖蒲　茜根　鸡冠花及子为末酒服　柏叶　凌霄花　益智　白扁豆花血崩，炒服　续断　玄胡　鹿茸　鳖甲漏下五色，醋炙研，酒服　阿胶　羊肉崩中垂死，煮归、芪、干姜服

止涩：棕灰　莲房　木耳同发灰服　乌梅烧　梅叶同棕灰服　胡桃十五个，烧研酒服，壳亦可　何首乌　棉花子血崩如泉，烧存性，酒服　地榆　金樱根　五灵脂半生半炒，酒服，能行血止血　故绵灰同发灰服

胎前子烦，胎啼

安胎：黄芩　白术同枳壳，束胎易生　续断三月孕防堕，同杜仲丸　丹参　黄连因惊胎动出血，酒服　知母　枳壳　砂仁　紫苏　香附　益智　陈皮　木香　葱白下血，抢心困笃，浓煎服，未死安，已死出　川芎　阿胶　当归　生地　熟地　人参　黄芪

子烦：竹沥　黄连　知母
胎啼：黄连煎汁常呷

产难

催生：香附九月十月服此，永无惊恐，同缩砂、甘草末服，名福胎饮　人参　益母草　蒺藜催生，堕胎，下胞衣　麻子仁倒产，吞二枚　凤仙子水吞　牛膝　桃仁　黄麻根煮服催生　地黄　云母粉酒服半两，入口即产　龟甲矮小女子，交骨不开，用发灰、当归酒服

滑胎：冬葵子同牛膝煎　葵花酒服　车前　当归　木通　泽泻

236

黄杨叶　蓖麻捣贴足心　本妇鞋灸熨腹下　女中衣盖井上，下胎衣　蜂蜜横逆产，同麻油各半碗服，立下

胎死：当归同芎末、童尿服　丹参　黄葵子末　瞿麦煎　红花　蟹爪　益母草汁　人尿煎服

堕生胎：附子　半夏　牛膝　玄胡　蒺藜　补骨脂　瞿麦　薏苡根　红花　大麦蘖　丹皮　三棱　桂心　蟹爪　麝香　芫花根下鬼胎，研末，桃仁汤下，纳产户，下胎　土牛膝根染麝香，内产户，下胎　茶汤入沙糖少许，露一夜，胎至三月，亦下

产后

补虚活血：人参血运，同紫苏、童尿煎服；发喘，苏木汤服末二钱　当归　蒲黄　麻仁浸酒，去瘀血、产后余疾　苏木血运　黄芪　杜仲　泽兰产后百病　益母草　地黄　桃仁　何首乌　阿胶　童尿

血运：红花下恶血　茜根　续断　百合血运狂言　香附生研，姜、枣煎服　漆器烧烟熏　米醋煅炭淬熏，韭菜沃熏

血气痛：丹参　川芎　三棱　莪茂　蓳间苗或子，童便酒煎　玄胡　鸡冠花酒　大黄　蟹爪酒醋煎服，血不下，煮蟹食之　红花　牛膝　慈姑汁服一升，主血闷攻心欲死　山楂　桂心　刘寄奴　枳实　自然铜煅淬醋饮

下血过多：石菖蒲煎酒　椿白皮灸　紫菀　艾叶同老姜煎服，立止　松烟墨煅研，并主堕胎下血

下乳汁：母猪蹄同通草，煮食饮汁　牛鼻作羹，不过三日，乳大下　虾汁　羊肉羹　通草　王不留行　穿山甲酒服

回乳：神曲产后无子，欲乳回转，炒研酒服二钱，此李濒湖自制神方也　大麦蘖炒服二钱，回乳　缴脚布勒乳一夜，即回

断产：零陵香酒服二钱，尽一两绝孕　凤仙子产后吞之，即不受胎　黑铅冷宫　玉簪花根产后，同凤仙子、紫葳、丹砂作丸，不复孕　马槟榔经水后，常嚼二枚，并水下

237

阴病

阴寒：吴茱萸同椒　丁香　蛇床子并塞　硫黄煎洗

阴肿痛：肉苁蓉　牛膝酒服　蛇床　卷柏　枸杞根并洗　炒盐熨　黄芪　黄连　菊苗　羌活　白芷　藁本　白鲜皮　阳起石疝瘕痛　泽兰洗　桃仁烧敷产后肿　五倍敷，交接后血出不止

阴痒阴蚀：蛇床　荆芥同牙皂、墙头腐草煎洗　五加皮　槐白皮　枸杞根　椿白皮并煎汤洗　桃仁烧灰，熏　桃叶杵　雄鸡肝猪肝　狗阴茎并捣，内阴中引虫

阴脱：升麻　柴胡　羌活　枯矾作痒，酒服　羊脂　五倍子矾汤洗后，敷之　蓖麻子贴顶心及脐　土瓜根阴癫，同桂枝、芍药、䗪虫为末，酒服　半夏子肠先下，产后不收，以末擂鼻则上　石灰产门不合，炒热，淬水洗　黄绢交后及生产损脬，小便淋漓，以炭灰淋汁煮烂，入蜜蜡、茅根、马勃，煎汤日服

小儿初生诸病

沐浴：黄连　益母草并洗　轻粉浴讫摩身

解毒：甘草汁　胡麻生嚼，绢包与咂　黄连灌一匙

便闭：胡麻油大小便不通，入芒硝少许，煎沸涂灌，即通　葱白尿不通，乳灌

无皮：密陀僧　白米粉并扑之，三日即生

不乳：水银吞米粒大，下咽即乳，因咽中有物如麻子也

吐乳：蓬术同绿豆煎，乳调牛黄服

目闭：甘草月内不开眼，名慢肝风，猪胆汁炙，研末灌　芎藭目赤肿，同朴硝、薄荷末吹鼻中

血眼：杏仁嚼乳汁点

肾缩：吴茱萸同大蒜、硫黄涂腹，蛇床子烧烟熏

解颅：防风同白及、柏子仁末，乳和　天南星醋和　蟹螯灰同白及末

囟陷：乌头同附子、雄黄贴　半夏涂足心

238

囟肿：黄柏水和贴足

项软：附子同南星贴　蓖麻子病后天柱骨倒，同木鳖子仁贴

龟背：红内消龟尿调涂，久久自愈

语迟：百舌鸟炙食

行迟：五加皮同木瓜末服

流涎：半夏同皂荚子仁、姜汁丸服　天南星水调贴足

夜啼：当归焙研，乳灌　前胡蜜丸　巴豆停乳腹痛，蜡丸一二，服之效　灯花抹乳头吮　烧尸场土安枕旁

脐肿：荆芥煎汤洗后，煨葱贴之，即消　脐带灰同当归、麝香　油发灰　绯帛灰　绵灰并敷

脐风：独蒜安脐上，灸至口出蒜气，仍以汁搐鼻　全蝎酒炙，入麝服白僵蚕二枚，炒研蜜服　牛黄竹沥化服　钩藤同甘草浓煎

惊痫阴阳二症

阳症：黄连　羌活　龙胆　青黛　铁精　雄黄　龙骨齿及角五灵脂　牛黄竹沥化服　甘草煎汁，吐撮口风痰　钩藤主小儿寒热，十二惊痫　丹砂月内惊风，涂五心，治惊症甚多　细辛客忤，同桂心纳口中铜镜鼻客忤惊痫面青，烧淬酒饮　芦荟　石菖蒲　柏子仁　茯神　茯苓　丹皮　琥珀　荆沥　竹沥　淡竹叶　竹茹　木通　天竺黄黄丹　紫石英　犀角　田螺痰热惊痫　发灰乳服，止惊啼　荆芥防风　藁本　款冬　地黄　乳香　没药　半夏　天南星　枳壳杏仁　白矾　雷墨　鸡冠血　蜥蜴同蜈蚣、螳螂，搐鼻定搐　黄土熨，惊风、偏身乌色　安息香烧

阴症：黄芪　人参胃虚慢惊之神品，同黄芪、甘草　天麻定风神药天南星　附子　蚤休慢惊带阳症，同天花粉末服　开元钱利痰奇妙，一个烧出珠，研末，木香汤下　麻黄　桂心　麒麟竭　硫黄　升麻　远志　蛇床子　缩砂　独蒜灸脐，及汁搐鼻　芸苔子同川乌涂顶

239

诸疳虚热有虫

黄连猪肚蒸丸，如小儿食土，以汁拌土，晒干与之　胡黄连　青黛水服　使君子　芦荟　大黄　黑牵牛　橘皮　轻粉吃泥肚大，沙糖丸　绿矾　蚕蛹　白僵蚕　粪蛆研麝或甘草末，或烧灰拌食物，虾蟆蛆尤妙　夜明砂研末，猪肉汁服，无辜疳，拌饭食　五灵脂　柴胡　前胡　白矾并主无辜疳　蚺蛇胆灌鼻，治脑疳；灌肠，治疳痢　鲫鱼胆灌鼻，治脑疳

痘疮

预解：黄连　脐带并见初生条　白鸽卵入厕中半日，取白，和丹砂丸服，毒从二便出　鸡子或童尿，或坑中，浸七日，洗净煮食

内托：升麻散痘疹前热　柴胡退痘后热　牛蒡子　贯众　老丝瓜烧研，沙糖水服　山楂干陷，酒煎　荔枝浸酒，壳煎汤　橄榄研　胡桃烧研，胡荽酒服　竹笋汤　鳗鱼汤　生蚬水俱痘出不快　黄芪　人参　甘草痘症俱系元气不足，并宜三味主治　川芎　芍药　肉桂　糯米　肉蔻　丁香　麻黄　猪心血引入心经　人牙　人中白　天灵盖　白丁香　大戟变黑归肾，末水服　威灵仙　白柿痘入目，日食之　真珠痘疔，研末水服　桃胶痘后发搐，酒化服　象牙痘不收，磨，水服　黄明胶瘢痕，化水服

外治：沉香同乳、檀等香，烧烟辟恶　茶叶烧熏痘痒　雄黄痘疔，同紫草末，燕脂水涂　芒硝涂痘毒　枇杷叶洗烂痘　稻草　猪爪壳并烧烟辟恶　胡荽煎酒喷儿，并洒床席下　狗毛绛囊，盛系儿肾　牛屎密安席下　马齿苋　败茅　黄绢灰　海螵蛸　黄牛屎灰　荞麦　大豆　赤小豆　豌豆　绿豆并研敷烂痘及痈　蚕茧同白矾煅，敷痘瘢　蜜酥油并润痘痂，欲落不落，且无瘢痕　密陀僧乳涂痘瘢　柳叶暑月生蛆，铺卧引之

　　　　　　　　　　　　　　　　本草汇卷八终

240

本草汇卷九

吴门郊西郭佩兰章宜纂辑

云间李士材先生鉴定

男　树畦馨阡

姪　维均梅在外姓李　参阅

紫藤陈陆坤白笔校订

草　部

人参一

性温，味甘，微苦，气味俱薄，浮而升，阳中之阳也又曰阳中微阴，入手太阴经。

生津液而止渴，消冷气而和中，补五脏真阳不足虽云补五脏，必各用本经药，佐使引之，理肺金虚促短气，泻心肺脾胃火邪，治劳伤虚火上逆。《本经》主治安神定志者，盖心肾虚则精神不安，气足而神安矣，肝肺虚则魂魄不定，气旺而魂魄亦宁。又主惊悸，开心益智者，惊悸，心脾二经之病也，心脾虚则惊悸，强则心窍通利，能思而知亦深矣。真气内虚，中寒而痛，气不归源，胸满而逆，皆由心脾之气虚也，得补则气实而归源，阳春一至，寒转为温，否转为泰矣，《本经》谓其疗心腹痛，除胸胁逆满者，此也。《别录》通血脉，破坚积者，血不自行，气壮则行，真气不足，不能健行，遂成坚积，脾主消化，真阳之气回，则脾强而能消矣。

按：人参，味甘合五行之正，性温得四气之和，原其功益气

241

居多，所以元气衰弱者，服之能回阳气于垂绝，却虚邪于俄顷。独补肺中之元气，肺气旺，则心、脾、肝、肾四脏之气皆旺。仲景云：病人汗后身热亡血，脉沉迟，下痢身凉脉微，血虚者，并加人参。所谓血脱者益气也，盖血不自生，须得生阳之气药乃生，阳生则阴长，血乃旺也。《素问》云：无阳则阴无以生，无阴则阳无以化，故补气须用人参，血虚者亦宜用之，若单用补血药，血无由而生矣。补上焦之元气，泻肺中之火，须升麻引用；补下焦之元气，泻肾中之火，须茯苓引用。同白术则助其补中，同熟地而佐以茯苓，助下焦而补肾，得干姜则补气，得黄芪、甘草能泻阴火而补元气，盖甘温能除大热也，医者但泥于作饱而不敢用，盖不知少服则滋壅不行，多则反宣通而不滞矣。好古言：人参补阳泻阴，肺寒可用，肺热不宜用。节斋①因而和之，谓参、芪能助肺火，阴虚火动，失血之病多服必死。独不闻东垣云：人参能助元阳，生阴血而泻阴火阴虚生内热尔，一说阳气下陷而生热也，丹溪言补阴火者，非补助火邪，正谓阴虚可补，龙火反治，补中有泻意也。读者以意会之可耳。仲景言亡血、血虚者，并加人参，丹溪言虚火可补，参、芪之属，实火可泻，芩、连之属，二家不察三氏之精微，而谓人参补火，谬哉。夫火与元气不两立，元气胜则邪火退。凡人面黄、青、黧、悴者，皆脾、肺、肾气不足，可用也；面赤而黑者，皆气壮神强，不可用也丹溪云：肥白气虚，苍黑气实，然考医案中，证虚色苍者亦每多用，正常变，当权其施也。脉之浮而芤、濡、虚、大、迟缓无力、沉而迟涩、弱细结代无力者，皆虚而不足，可用也；若弦、长、紧、实、滑数有力者，皆火郁内实，不可用也。洁古谓喘嗽勿用者，痰实气壅之喘也，若肾虚气短喘促者，必用也。仲景云肺寒而咳勿用者，寒束热邪，壅郁在肺之咳也，若自汗恶寒而咳者，必用也。东垣谓久病郁热在肺勿

---

① 节斋：明代医家王纶，号节斋。

242

用者，乃火郁于内，宜发不宜补也，若肺虚火旺，气短自汗者，必用也。丹溪言诸痛不可骤用者，乃邪气方锐，宜发不宜补也，若里虚吐利，及久病胃弱，虚痛喜按者，必用也。节斋谓阴虚火旺勿用者，乃血虚火亢，能食，脉弦而数，凉之则伤胃，温之则伤肺，不受补者也，若自汗气短，肢寒脉虚者，必用也。言闻[1]曰生用气凉，熟用气温，故土虚火旺之病宜生参，凉薄之气以泻火而补土，是纯用其气也，脾虚肺怯之病则宜甘温之剂，以补土而生金，是纯用其味也。东垣以相火乘脾，身热而烦，气高而喘，头痛而渴，脉洪而大者，用黄柏佐人参。孙真人治夏月热伤元气人[2]，汗大泄，欲成痿厥，用生脉散以泻热火而滋救金水生脉散、清暑益气汤乃三伏泻火益金之圣药，君以人参之甘凉，泻火而补元气，臣以麦冬之苦甘寒，清金而滋水源，佐以五味之酸温，生肾精而收耗气，皆补天元之真气，非补热火也，若气虚有火者，合天门冬膏服亦可虚火即龙火也，此火非水可扑，太阳一照，火自消弭尔。务滋甘温补阳之剂，补足元阳则火自退。补中兼泻，泻中有补，正经所谓甘温能除大热也。《海藏》云肺寒可服，肺热伤肺，犹为近理，盖肺寒则血脉凝滞而行迟，假参之力而通经活血，则元气发生而充长矣，肺热则脉来洪实，火气方逆，血热妄行，气尚未虚，遽用人参，反耗真气。惜乎王节斋泥定肺热伤肺之说，妄谓参能助火，阴虚忌服，后人执此，凡遇劳证，概不敢用，病家亦甘受苦寒，至死不变，良可叹也！殊不知人参虽能助火，惟肺家本经有火，右手独见实脉者，不宜骤用，即不得已而用，以盐水、秋石焙过，亦何害哉？若夫肾水不足，虚火炎上，乃刑金之火，非肺金之火，正当以人参救肺，何忌之有？故丹溪治劳嗽火盛之邪，制琼玉膏以为君，肺肾虚极者，独参膏主之。又考之古今治劳，莫

---

① 言闻：为李时珍之父。

② 热伤元气人：恐为"热伤人元气"之误。

妙于葛可久，未尝不以人参治阴伤，何世医之执迷不悟也，岂不闻虚劳吐血，受补者可治，不受补者不可治，故不服参者不能愈，服参而不受补者，必不能愈也。总之虚赢怯怯，以致阳气短乏，陷入阴分，发热倦怠，肢体无力，及无气以动等证，投之靡不立效。若血证骤起，肺脉独实，胀证暴成，九候坚强，痧疹初发，斑点未彰，伤寒始作，邪热昌炽，血热妄行，真阴亏损等证，不可轻投也。大抵人生以气为枢，真气无亏，自宁谧清净。人参不独补气，而兼益脾胃，故脾阴弱者，同大枣、白芍、龙眼、甘草、枣仁补之；胃寒呕吐，同丁藿香、橘皮、生姜；阳虚喘汗，同熟附、生姜；虚劳发热，同银柴、大枣、生姜；肺虚久咳，鹿角胶末，用薄荷、葱、豉汤煎饮；虚劳吐血困倦，当补阳生阴，独参汤主之；诸如产后虚症，或发喘，或血运，当随证用破血顺气药理之；若中寒泄泻，则干姜、草、术不可少也，甚则加肉桂、附子。

　　选上党者今潞州，要肥大块如鸡腿，并似人行，黄色者去芦头用。茯苓为使，恶卤咸、皂荚，反藜芦，畏五灵脂。见风日则易蛀背阳向阴而生也，纳瓦罐，杂细辛，密封可久。

参芦二

　　味苦，气温。

　　吐虚劳痰饮，祛壅膈胶涎。

　　按：人参，入手太阴，补阳中之阴，芦则反能泻太阴之阳，亦如麻黄之苗发汗，根止汗，谷属金而糠性热，麦属阳而麸性凉，所谓物物具一太极者也。凡痰因怒郁，气不得降，六脉洪数而滑，非吐不可，以参芦汤探吐，次以参、芪、归等与之，禀畀①弱者，以参芦代瓜蒂。

---

　　①　畀：音必，赐与意。

244

黄芪三

味甘，性微温，气薄味厚，可升可降，阴中阳也。入手、足太阴气分，又入手少阴、足少阴命门。

补阴气内损之脉虚，治阳气下陷之热炽。入肺而固表虚之汗，充肤实腠；入脾而托已溃之疮，收口生肌。固亡阳，泻阴火，扶危济弱；收耗气，理血虚，形羸必用。《本经》言理风癞者，经云"邪之所凑，其气必虚"，芪性实表，气充于外，邪无所容耳。又疗诸疮止痛者，其味甘，甘得土之正，故能解毒，阳能达表，故能运毒走表，甘能益血，脾主肌肉，故主久败疮，排脓血止痛也。《别录》谓补丈夫虚损，五劳羸瘦者，盖劳伤元气，阳气乏绝，甘温益元气，甘温除大热也东垣所谓黄芪、人参、甘草三味为除燥热、肌热之圣药，故用之补中益气汤中，为治劳倦发热之要剂。又谓止渴、腹痛、泻痢者，气旺则生津，故止渴；血虚则腹痛，中焦不治亦腹痛；脾胃之气不足则邪客之而泻痢，补中气则中气自除矣。又言益气、利阴气者，阳生阴长故也。甄权谓补肾者，气为水母也。《日华》云止崩带者，气旺则无下陷之忧也。

按：参、芪甘温，俱能补益。参惟益元补中，芪兼补卫实表，故表邪旺者不可用之，反助邪气，阴虚者宜少用，用之则升气于表而内反虚耗矣。虽曰上中下、内外、三焦通用治气虚盗汗、自汗及肤痛，是皮表之药也；治咳血、柔脾胃，是中州之药也；治伤寒尺脉不至，补肾脏元气，是里药也，故属内外三焦之用，其实托里固表为专，而兼补中益气。《灵枢》云"卫气者，所以温分肉而充皮毛，肥腠理而司开合"，凡内伤劳倦之病，其脉缓滑大数，其证气高而喘，身热而烦，或渴不止，非此以佐参、术之温，必犯苦寒泻脾土，而大热不除也。脾胃一虚，肺气先绝，必用此以益卫而补三焦。唐柳太后病风不能言，脉沉而口噤，不能下药，以防风黄芪汤气蒸之，其夕便语，盖风能制芪，芪得防风，其功愈大也。人之口通乎地，鼻通乎天，口以养阴，鼻以养阳。天主清，故鼻不受有形而受无形；地主浊，故口受有形而兼乎无形。柳太后之病不言，若以有形之汤，缓不及事，今投以二物，汤气满室则口鼻俱受，非知者通神，不可同生也。丹溪云黄芪大补阳虚自汗，又表虚有邪，发汗不出者，服此则自汗，大抵肥白之人，及气虚而多汗者，服之有功，苍黑之人，肾气有余而未虚者，服之必满闷不安，以其性塞而闭气也。总之医无定体，应变而施药不执方，合宜而用，如补气药多，补血药亦从而补气，补血药多，补气药亦从而补血，佐热则热，佐寒则寒，贵触类而推尔。凡脾胃衰弱，饮食怕进，发热恶寒，胀满怠卧，神短脉微者，宜补中益气，人参为君，黄芪为臣。若腠理不密，亡阳溃疡，痘浆未足，一切阴毒不起之证，又宜实卫固荣，黄芪为君，人参为臣，不可执一也。

种有三品，出绵上者良，陇西者温补，白水者冷补。选单股不岐，色润柔软，肉白心黄，甘甜近蜜者。去头刮皮，以蜜水涂炙，若行其泥滞而助其达表，当以酒炙，如补肾及崩淋药中，须盐酒炒之。又有赤色者，可作膏贴。苜蓿根坚脆味苦，市多假充，木芪茎短理横，功力殊劣，俱不堪用。茯苓为使，恶龟甲、白鲜皮。

甘草四

味甘，气温，生寒炙温，气薄味厚，升而浮，阳也东垣：可升可降，阴中阳也。入足太阴、厥阴经时珍：通入手、足十二经。补脾以和中，润肺而消毒，悬痈单服即散凡毒生阴囊后，肛门前，谓之悬痈，以大横纹者五钱，酒煎服下即散，咽痛旋咽能除。同桔梗治肺痿，脓血齐来，同生姜止下痢，赤白杂至。小儿初生，加黄连煎汤，拭口有益。饮馔中毒，拌黑豆煮汁，恣饮无虞。解百药毒，和诸药性，缓诸火，理虚热。

按：甘草一品，合土之德，为中宫补剂，故独入脾胃，乃厚德载物之君子也。夫五味之用，苦泄、辛散、酸收、咸敛，甘味居中而能兼乎五行，有升降浮沉，可上可下，可内可外，有和有

246

缓，有补有泄，而尽居中之道矣。时珍云：外赤内黄，备坤离之色，味浓气薄，资戊己之功，益阴除热，有裨金宫，故咳嗽、咽痛、肺痈均治也，专滋脾土，故泻痢、虚热、肌肉均赖也。阳不足者，补之以甘，甘温能除大热也，故生用则气平，补脾胃不足而大泻心火，炙之则气温，补三焦元气而散表寒，除邪热兼能从辛以发散。凡心火乘脾，腹中急痛，腹皮急缩者，宜倍用之。热药得之缓其热，寒药得之缓其寒，张仲景附子理中汤用之者，恐其僭上也，调胃承气汤用之者，恐其速下也，皆缓之之意。小柴胡汤有柴胡、黄芩之寒，人参、半夏之温，而用甘草者，则有调和之意；建中汤用甘草，以补中而缓脾急也；凤髓丹用甘草，以缓肾急而生元气也，乃甘补之意。又曰甘者令人中满，中满者勿服甘，甘缓而壅气，非中满所宜也。凡不满而用炙甘草为之补，若中满而用生甘草为之泻，则知非中满之药也，能引诸药直至满所，甘味入脾，归其所喜故也甘草为缓中不行之剂，如中满之症，脾受邪也，郁结之症，气之缓也，此等皆不宜用。惟气虚宜以炙者缓之，气实宜以生者泻之，不可以其无害于病而辄用之也。倘药欲速上速下而用之，奏效便迟矣。而《别录》乃云"下气除满"，甄权亦云"除腹胀满者"，何也？盖脾得补则善于健运耳，若脾土太过者，误服即转加胀满，故曰脾病人毋多食甘，甘能满中，此为土实者言也。世俗不辨虚实，每见胀满，便禁甘草，何不思之甚耶。凡肿毒未溃者，宜生用，其已溃而不红肿者，宜炙用。下焦药中，与呕吐及酒家，并诸湿肿满病，勿用。

梢止茎中之涩痛，节消疮毒之肿结，头行足厥阴、阳明二经污浊之血，三者皆生用之，妙。选壮大紧纹者，刮去皮，生、炙随用。白术为之使，恶远志，反大戟、芫花、甘遂、海藻，忌猪肉。

沙参五

苦甘，微寒考沙参味淡，《别录》言苦，不知所谓。入手太阴、足厥阴、足太阴经。

清肺热，治久咳，去皮肌浮风邪热，疗胸痹，心腹结痛，解欲眠，治疝坠。

按：沙参为厥阴本经之药，又为脾经气分药，以补阴清肺为用，然性用宽缓，非肩弘任大之品也。但人参甘温体实，专补脾胃元气，因而益肺与肾，故内伤元气者宜之，沙参淡寒轻虚，专补肺气，因而益脾与肾，故金受火克者宜之。一补阳而生阴，一补阴而制阳，不可不辨也人参补五脏之阳，与沙参补五脏之阴不同。久嗽肺痿，右寸数实者，颇为相宜。若脏腑无实热，及寒客肺经而嗽者，勿服。

恶防己，反藜芦。

桔梗六

苦辛，微温，味厚气轻，阳中之阴，升也。入手太阴气分，兼及足少阴经。

清肺热以除痈痿，通鼻塞而理咽喉，排脓行血，开痰利膈。治寒呕，却怔忡，载诸药不致下坠，引将军大黄他号可使上升。《本经》主惊恐悸气者，因心脾之气血不足也，佐诸补心药中，藉其力以升之，此舟楫职也。《别录》言消谷者，亦藉其升载阳气而不下陷，则脾中阳气长浮，而谷食自消矣。甄权用以治下痢，及去肺热气促者，皆其升散邪热之故也。

按：桔梗功著于华盖之脏为肺部引经之要药，与甘草同行，为舟楫之剂，载引诸药入至高之分以成功，故用将军苦泄峻下之剂，欲引至胸中之分，非此辛甘不居，譬如铁石入江，非舟楫不载也。然既以上行，又能下降者，为其入肺，肺实主气，肺金得令，则清肃下行，浊气下降耳，古称开提气血，郁症中宜用，亦同此意。世俗但泥为上升之剂，不能下行，失其用矣。丹溪云：痢疾腹痛，乃肺经之气，郁在大肠也，宜桔梗开之用之痢药，以其能开提气血也。干咳嗽乃痰火之邪郁在肺中，亦用桔梗开之。《活人书》治胸中痞满不痛，用桔梗、枳壳，取其通肺利膈下气也。

248

《伤寒论》治寒实结胸，用桔梗、甘草，取其苦辛清肺，甘温泻火，又能排脓血，补内漏也，其治少阴症，二三日咽痛，亦用桔梗、甘草，取其苦辛散寒，甘平除热也。凡风症、郁症、肺症，皆不可缺。若病气逆上，与攻补下焦药中，勿用。

去芦及浮皮，米泔水浸一夜，切片，微炒，用百合捣汁投水浸更佳。勿用木梗，真似桔梗，只是咬之腥涩，不堪为异。畏白及、龙胆草，忌猪肉。

葳蕤七

味甘，性平，能升能降，阳中阴也。入手太阴、足太阴、厥阴、少阴经。

润肺而止嗽痰，补脾而去湿热，养肝而理眦烂泪出，益肾而除便涩茎痛。滋不足而逐蒸热，润心肺而益五脏，逐风湿于四表，除湿注之腰痛。

按：葳蕤，滋阴益精与地黄同功，增长阳气与人参同力。润而不滑，和而不偏，不寒不燥，大补虚羸。能去风湿腰痛，目烂疮疟，一切不足之症，以代人参，故朱肱用治风温自汗，身重语难者，亦为其能去风热与湿也，然亦不止去风热湿毒而已，世俗用者绝罕，故特揭之。卒淋症，同芭蕉根、滑石煎治，痢后虚热，皮肤面肿，同葵子、茯苓、龙胆、前胡饮之。

凡使，勿用钩吻黄精，二物相似，节上有毛，茎斑，叶尖处有小黄点者真。竹刀刮去节皮，蜜水浸，蒸焙用。畏卤碱。

知母八

味辛，苦寒，气味俱厚，沉而降，阴也，又云阴中微阳。肾经本药，入足阳明、手太阴经气分。

滋金水而消痰捐嗽，疗相火而止厥头疼。治阳明之火热，泻膀肾之熏蒸，退邪气不解之烦躁，疗虚劳有汗之骨蒸。初痢腰脐痛者能却，久疟口干渴者皆除。阴虚火动，溺炒降下，阳实水燥，蜜炙润中。《本经》治肢体浮肿下水者，脾肾俱虚，则湿热客之，而成肢体浮肿，肺为水之上源，清金益水而水自下矣。又益气者，清热以滋金水之阴，则热散阴生，而气自益也。

按：知母阴寒，乃肾家本药，其味带辛，故兼能清肺，是其肃清龙雷，勿使僭上，则手太阴无销铄之虞也。故命门相火有余者，必用此以泻之，而凡止渴安胎，骨蒸有汗，莫非清火之功也。《本草》泻足阳明胃火热者，正以阳明亦属燥金也，邪热入胃，故仲景用以入白虎汤，治不眠之烦躁，烦出于肺，躁出于肾，君以石膏，佐以知母而清肾源，缓以甘草、粳米，使不速下也经云"胸中有寒者，瓜蒂散，表热里寒者，白虎汤"，瓜蒂、知母味皆苦寒，何谓治胸中寒也？曰读者当逆识之，如言乱臣十人，乱当作治，仲景言寒举其效言之，热在其中矣。若果为寒，安得复用苦寒之剂？且白虎汤证，脉尺寸俱长，其热明矣，岂可因其辞而害其意乎。又凡病小便闭塞而渴者，热在上焦气分，肺中伏热不能生水，膀胱绝其化源，宜用气味皆薄淡渗之药，以泻肺火，清肺金，而滋水之化源。若热在下焦血分而不渴者，乃真水不足，膀胱干涸，乃无阴，则阳无以化，法当用黄柏、知母大苦寒之药，以补肾与膀胱，使气行而阳自化，小便自通。时珍云："肾苦燥，宜食辛以润之，肺苦逆，宜食辛以泻之，知母之辛苦寒凉，下则润肾燥而滋阴，上则清肺金而泻火，乃二经之气分药也，黄柏则是肾经血分，故二药必须相辅而行。"虽然苦寒之味非长养万物者也，即实火燔灼，亦宜暂用，而世皆以为滋阴上剂，痨瘵神丹，虚病夭枉，何可胜数。必虚热口干者，宜倍用之，然多服令人减食泄泻。若肾虚阳痿，脾虚不食，肺中伤寒而嗽，尺脉微弱者，亦一概施之，如水益深矣，戒之戒之！气急久嗽，知母去毛切炒，杏仁姜水泡去皮尖，焙煎饮，次以萝卜子、杏仁等分为末，糊丸，姜汤下，绝根。又阳强不痿，同黄柏、车前、木通、天冬、生甘草治之。

形类菖蒲，拣肥润里白者，竹刀去毛，切，勿令犯铁器，损

250

肾故也。引经上行，用酒浸，焙；下行，盐水润，焙。

肉苁蓉九

味甘酸咸，微温，阳中之阴，降也。入手厥阴、足太阳膀胱、命门。

入冲任而补血，走水脏而生精，益阳事而暖腰膝，主绝产而理带崩。《本经》治劳伤，茎中寒热痛，强阴益气多子，妇人癥瘕者，一物而兼甘酸咸三味，甘能除热，酸能入肝，咸能入肾，肝肾为阴，阴气滋长，则五脏之劳热退，茎中寒热之痛自除，肝肾足则精血日盛，精血盛则多子，癥瘕病在血分，血盛则行，行则瘕化矣。

按：肉苁蓉属土，有水与火，为滋肾补精之要药。命门相火不足者，以此补之，乃肾经血分药也。温而不热，补而不骤，故有苁蓉之名。虽云能止泻精遗沥，然多服骤用，反致便滑丹溪云"骤用滑肠"，好古谓"治肾妙心"，药配合宜，阴阳交制，亦何妨也，今人以其温而不热，每用补肾，不知此特助老人便燥闭结，命门火衰耳，若青年服之，相火愈炽，于肾何益。然其性滑，如肾中有热，强阳易兴与而精不固，并泻泄者，禁之。肾虚白浊者，同鹿茸、山药、茯苓，米糊丸，枣汤下；汗多便秘，同沉香、麻子仁汁，打糊丸服；若阳痿阳衰，肾虚腰痛，同人参、鹿茸、狗阴茎、白胶、杜仲、补骨脂服之。

形方肉厚，软大如臂，坚而不腐者。用清酒浸去浮甲、咸味，以棕刷去沙土，劈破去心中丝膜，蒸半日，酥炙用。

锁阳十

味甘咸，温。入足少阴经。

强阴益髓，兴阳固精。润大便燥结，补阴血虚羸。

按：锁阳补阴益气，可代苁蓉。凡虚而大便燥结，腰膝软弱者，珍为要药。《辍耕录》云"蛟龙遗精入地，久之则发起如笋。上丰下俭，经脉连络，绝类男阳，润燥养筋之物也。"不燥结者，勿用。

酒润，焙。

天麻十一

味甘辛，平。浮而升，阴中之阳也。入足厥阴、太阳经。

主大人风热眩运，治小儿风痫惊悸，祛湿痹拘挛，疗瘫痪语塞。止头疼，利舌本，强筋力，疏痰气。

按：天麻乃肝经气分之药，有自内达外之功，为祛风湿之剂。《素问》云"诸风掉眩，皆属于木"，故天麻入厥阴而治诸病，李杲曰"肝虚不足，宜以此补"，罗天益云"眼黑头旋乃风虚内作，非此不能治"，然须别药佐使加用，然后见其功能。其苗为定风草，故为治风之神药天麻有风不动，无风自动，故名定风，今有服天麻而发出红丹者，是其祛风之验也。虽云不甚燥，毕竟风剂助火，若血虚无风者，岂可妄投哉？凡津液衰少，口干舌燥，咽干作痛，大便闭涩，血虚头运，及南方类中风者，皆禁用之。

洗净，以酒浸一日夜，湿纸包，糠火中煨熟，取出切片，焙用。破开明亮坚实者佳。御风草与之相似，误服令人结肠。

白术十二

味苦甘辛，气温，味厚气薄，可升可降，阳中阴也。入手太阳、少阴、足太阴、阳明、少阴、厥阴经。

健脾生津，除湿温中，驱胃脘食积痰涎，消脐腹水肿胀满，治泻痢呕逆，疗劳倦懒眠。饮食怕进，倍用宜当，内伤发热，多服益善。脾虚盗汗白术四两，一两同牡蛎炒，一两同石斛炒，一两同麦麸炒，拣术研细末，粟米汤下自汗，中冷胀满壅遏脾气不和，冷气客于中，壅遏不通，是为胀满。白术、橘皮，酒和丸，食前木香汤下，奔豚积忌煎。因常闭气，痛疽毒禁用，为多生脓。去皮毛间风，利腰脐间血白术本燥，又谓利腰脐间血，益津液者何？盖脾胃统一身之血，而腰脐乃其分野，

252

藉其养正之力，而瘀血不敢稽留，津液从此生矣。东垣补中，取其益气，仲景五苓，用之利水，君枳实消痞满气，佐黄芩安胎清热胎动痞满吐泻，皆脾弱也，故用术以助脾。《别录》益精暖胃，消谷嗜食者，湿去则胃强而气得周旋，津液自生，寒湿散则胃自暖而脾健矣。又消痰水，逐皮间风水结肿，心下急满及霍乱吐下不止者，湿客于胃则滞而生痰，客于脾则生水，脾虚湿胜则为水肿，湿客中焦则心下急满，脾胃俱虚则中焦不治而湿邪客之，则为霍乱吐下不止也。《本经》主风湿痹寒，死肌痉疽者，风寒湿三者合而成痹，痹者，拘挛而痛是也，经云"地之湿气，感则害人皮肉筋骨"，死肌者，湿毒侵肌也，痉者，风寒乘虚客于肝脾肾所致也，疽者，脾胃虚而湿热瘀滞也，凡此诸症，莫不由寒湿而成，术能除之，故疾可祛也。又止汗除热消食者，湿热盛则自汗，湿邪客则反热，湿去而脾胃燥，燥则食消汗止热除矣。

按：白术得中宫中和之气，有强胃去湿之功，为除风痹之上药，安脾胃之神品，脾胃健于转输，则新谷进而宿谷消。土旺则能健运，故不能食者、食停滞者、有痞积者皆用之也。土旺则能胜湿，故患痰饮者、肿满者、湿痹者，皆赖之也。土旺则清气善升而精微上奉，浊气善降而糟粕下输，故吐泻者不可缺也。与二陈同用则健胃消食，除湿化痰；与芍药、芎、归、枳实、生地之类，则补脾而清脾家湿，再加干姜去脾家寒湿；与黄芪、芍药等，有汗有汗属脾虚则止，少加辛散之味，无汗无汗因土不能生金，金受火克，故皮毛焦热也则发也。在表、在中、在下，各有所宜，故曰上而皮毛，中而心胃，下而腰脐，在血主血，在气主气。但其性本燥，《本草》言其生津者，盖脾恶湿，湿胜则气不得施化，津何由生，故膀胱津液之府，气化则出。今用术以燥之，则气得周流，津液亦随气化而出矣必脾虚脾湿者宜之，倘类脾虚胀满而实非脾虚，服之不益增胀满耶，用者审之，《日华》谓白术利小便者，正以此也如茯苓亦系渗淡之药，谓之能生津液，义与此同。刘涓子《痈疽论》

云"溃疡忌白术",以其燥肾而闭气，反生脓作痛也。凡脏皆属阴，世人但知术能健脾，不知此盖指脾为正邪所干，故曰补也，宁知脾虚无湿者用之，反致燥竭脾家津液，是损脾阴也，何补之有？大抵阴虚燥渴，少血骨蒸，痰嗽哮喘，唇燥咽寒，便闭滞下，肝肾攻筑，腹满动气者，切须忌之。

浙术，即俗名云头术，由粪力滋溉，肥大易油。歙术，即俗名狗头术，瘦小燥白，得土气甚充，反胜云术。咀片，米泔浸之，借谷气以和脾也。陈东壁土蒸之，窃土气以助脾也脾土受伤者，须土炒以补助，若非脾病，不必拘此制，惧其燥也，以蜜水炒之，惧其滞也，以姜汁焙之，制其性也，以乳汁润之，炒令褐色妙。防风、地榆为之使，忌桃、李、菘菜、青鱼、雀肉。

苍术十三

辛烈，苦温。阴中阳也，可升可降。入足太阴、阳明、手太阴、阳明、太阳之经。

发汗而去风寒湿，快气而消痰食水。开郁有神功，肿胀为要药。化一切积块，除诸病吐泻。善逐鬼邪，能辟岚瘴。疗重痛于身首，散结肿于皮肤。

按：苍术为湿家要剂，其气味辛窜，不比白术之微辛苦而不烈。古方不分苍、白术，陶隐居言术有两种，自此人多贵白，往往将苍术置而不用，不知二术功用皆同，但其止发之间，少有异耳。苍术气重体沉，有雄壮上行之气，故除上湿发汗之功最大上能除湿，下安太阴，使邪气不传入脾，与白术止汗特异，若无湿者岂敢用哉，若补中焦，除脾胃湿，力又不及白术。丹溪谓腹中狭窄须用者，以其辛散也，又能总解诸郁，痰、火、湿、食、气、血六郁皆因传化失常，不得升降，病在中焦，故药必兼升降，苍术为足阳明经药，性燥辛烈，强胃健脾，发谷之气，能径入诸经，疏泄阳明之湿，通行敛涩，香附乃阴中快气之药，下气最速，一升一降，故郁散而平。大抵卑监之纪，宜与白术以培之；敦阜之土，宜与

254

苍术以平之苍术入平胃散，能祛中焦湿证，而平胃中有余之气，入葱白、麻黄之类，则能散肉分至皮肤之表，又盐水炒，佐以黄柏、牛膝，则治下焦湿热。杨士瀛曰：脾精不禁，小便漏，浊淋不止，腰背酸疼，宜用苍术以敛脾精，精生于谷故也。若心腹胀痛，必有湿也。实邪者用之，则邪散而湿除即宽，若虚闷痛者用之，则耗其气血，燥其精液，虚火益动而愈闷，不如调其正气则闷自是而散矣。陶节庵九味羌活汤用之，所以燥膀胱之湿热也。仲景白虎汤用之，所以开湿热之表邪也。特中焦燥结，虚汗多者不宜用。

用茅山苍术今属句容县，择洁实肥大，内有红点者，糯米泔浸三日，逐日换水，去粗皮切，焙用，亦有同脂麻拌炒以制其燥者。李仲南《永类方》有八制苍术丸，服之疏风顺气养肾，治腰脚湿气痹痛：术一斤，用酒、醋、米泔、盐水分四分，各浸三日，晒干，又分四分，用川椒、茴香、补骨脂、黑牵牛各一两，各拌一分，同炒，拣去杂药，取术研末，醋糊丸，空心盐酒下，五十后加沉香末一两。又有积善堂苍术散，治下元虚损，偏坠茎痛：刮净术六斤，分作六分，一分米泔浸炒，一分酒浸炒，一分青盐炒，一分小茴炒，一分大茴炒，一分桑椹汁炒，各去药取术，末丸，空心温酒下。瑞竹堂有固真丹，燥湿养脾，助肾固真：净术一斤，分四分，青盐、川椒、川楝子、小茴香同破故纸各炒，拣术研末，酒煮面糊丸，空心米饮下。又治元脏久虚，遗精白浊，赤白带下：以一斤作四分，川椒、故纸、茴香同食盐、川楝肉各一两炒，取术为末，入白茯苓二两、酒洗当归二两，酒煮糊面丸，空心盐酒下。又邓才《笔峰杂兴》有交加丸，服之水升火降，除百病：术一斤，分作四，以米泔、盐水、川椒、破故纸炒，取术，再以黄柏皮一斤，亦分作四，用酒、童尿、小茴香炒三分，余一分生用，同术为末，盐汤下。又坎离丸，服之滋阴降火，开胃进食，强筋骨，去湿热：术一斤，作四分，以川椒、故纸、五味子、川芎各炒，取术，再以柏皮四斤，亦分作四，人乳、童尿、米泔、酥油各炙十二次，研末和匀，蜜丸，早用酒，午用茶，晚用白汤下。忌桃、李、菘菜、青鱼、雀肉。

狗脊十四

苦甘，微温。入足少阴、厥阴、太阳经。

强筋最奇，壮骨独异。理腰膝软弱，治失溺不节。《本经》称其利老人者，盖老人肾气衰乏，肝血亦虚，则筋骨不健，补肾入骨，故无不利也。又主腰痛者，经曰"腰者肾之府，动摇①不能，肾将惫矣"，此腰痛亦指肾虚，而为湿邪所乘者言也。

按：狗脊，以形得名也，善能利机关，坚筋骨，是补而能走之药也。因其入肾，故主骨病，又入膀胱，故入湿病。若肾虚有热，小水不利，或短涩赤黄，口苦舌干，法皆忌之。如病后足肿，但节食以养胃，外用狗脊煎汤渍洗。

选金毛者，火燎去须，细剉，酒浸蒸晒。用草薢为之使，恶败酱、莎草。

贯众十五

味苦，微寒，有毒。入足厥阴经。

善杀寸白之虫，能解轻粉之毒。止产后崩淋，化鸡鱼骨哽同缩砂、甘草等分为末，绵包少许，含咽汁，久则随痰自出，破癥瘕，止鼻衄。

按：贯众大治妇人血气，根汁能制三黄，化五金，伏钟乳，结砂制汞，且能解腹中邪热之毒，病因内感而发之于外者，多效。古方中不恒用之者，抑为其有杂霸之气耶。

去皮毛，剉焙。

巴戟天十六

甘辛，微温。入足少阴经。

---

① 动摇：《素问·脉要精微论》作"转摇"。

内涩肾间之精血，外散表分之风湿。强筋骨，起阴痿同五味、苁蓉、鹿茸、山萸、柏仁、补骨脂、枸杞治之，止遗泄同鹿胶、柏仁、天冬、远志、莲须、覆盆、黄柏治之，补血海。疗水胀而理脚气，益劳伤而安五脏。治小腹痛引阴中，补肾家虚寒为最。《本经》主大风邪气及头面游风者，风为阳邪，势多走上，经曰"邪之所凑，其气必虚"，巴戟能补助元阳而兼散邪，况真元得补，邪安所留，此所以愈大风邪气也。

按：巴戟天禀真阳之气，阳主发散，散则横行，是当木令而兼金之用也，为肾经血分之药。盖补助元阳则肾气滋长，诸虚自退，其功可居萆薢、石斛之上。但其性多热，同黄柏、知母则强阴，同苁蓉、锁阳则助阳，贵乎用之之人，用热远热，用寒远寒耳。阴虚相火炽者，及便赤口苦，目昏目痛，燥渴便闭等症，是其仇雠①。嗜酒人脚弱，同糯米炒熟大黄，去米同丸服；阴虚白浊，同黄柏、牛膝、麦冬、生地、车前治之。

产巴蜀者优，根如连珠，宿根色青，嫩根色白。但选肉厚者，去心击破，中紫而鲜洁者伪也，中虽紫而有微白糁，有粉色者真也。以枸杞子汤浸软漉出，再酒浸焙用。今方家多以黑豆同煮紫色，殊失气味。又有一种山葎根，正似巴戟，但色白。土人采以醋水煮之，以杂巴戟，不可不辨。覆盆为之使，恶雷丸、丹参。

又

巴棘：一种叶白有刺，根连数十枚，味苦有毒。主治疥疮耳。

远志十七

味苦，气温，阴中之阳，可升可降。入足少阴经。

---

① 雠：音畴，意同仇。

通塞而利滞，畅外而慧中。理心神之惊悸，去耳目之昏聋，除心下膈气，驱肾积奔豚。痈疽吹乳堪除焙研酒服，滓敷患处极效，乌头附毒能解。《别录》治皮肤中热，面目黄者，湿热侵上部也，苦以泻之，辛以散之，温以畅之，则上症自去矣。

按：远志，水火并补，殆交坎离而成既济者耶，为肾经气分药，非心经药也。其功专于强志益精，心君镇定则震撼无忧，灵机善运故止惊益智，水府充盈则坚强称职，闭蛰封藏故强知益精。盖精与志皆肾所藏者，精虚则志衰，不能上发于心，故善忘，精足志强而善忘愈矣。味中兼辛，故下气而走厥阴，经曰"以辛补之"，此水木同源之义也，凡一切痈疽、肾积、奔豚，主治虽多，总不出补肾之功也。心家有实火者禁用。

去心心令人烦也，甘草汤浸一宿，焙干用。畏珍珠、藜芦，得茯苓、冬葵子、龙骨良。

淫羊藿十八 （即仙灵脾）

味甘，辛寒保昇曰性温，可升可降，阳也。入手阳明、三焦、命门。

强筋骨，起阳事衰，补腰膝，能益精气。丈夫绝阳不兴，女子绝阴不产。《本经》除茎中痛，坚筋骨者，肝肾虚也，二经得补，痛自泯矣。利小便者，膀胱为州都之官，津液藏焉，气化则出，辛以润之，甘温益阳气，以助其化矣。

按：淫羊藿，补火之物也，《本草》言寒，而时珍云其性温，能益精气，故真阳不足者，略用以鼓动之。陶弘景云服之好为阴阳，别名仙灵脾，故腰膝冷而阳不兴者，饮仙灵脾酒而自愈淫羊藿酒浸饮之。若阳虚易举，梦遗不止，阳强不痿者，不可用也。

一根数茎，茎粗如线，一茎二桠，一桠三叶，如杏叶及豆藿，面光背淡，甚薄而细，齿有微刺，酒润，每斤用羊脂四两拌炒，脂尽为度。山药为使。

仙茅十九

甘辛，微温，有小毒，气味俱厚，可升可降，阴中阳也。入手足厥阴、三焦、命门。

壮阳事而暖腰脚，祛冷气而填骨髓，益精力，助筋骨，治挛痹不能行，明目黑髭须。《大明》言消食者，助少火以生土，土得乾健之运，则胃强而食化。《开宝》言强记者，肾气时上，交于南离，药味辛热，补命门火之不足，命门之系，上通于心，相火得补，则君火自振，故能通神强记。又长精明目者，真阳足则阴翳消，肝肾俱补之极功也。

按：仙茅禀火金之气，故专于补火，许真君云"久服仙茅，长生不老"。其味甘能养肉，辛能养肺，苦能养气，咸能养骨，滑能养肤，酸能养筋。西域婆罗门僧献此药于唐玄宗，大有功效，宣而复补，江南呼为婆罗门参，言其功如人参也，梵音呼为阿轮勒陀。然虽曰辛温，其实辛热有毒，大抵味之毒者必辛，气之毒者必热，虽能补命门，助筋骨，但病因不同，寒热迥别，施之一误，祸如反掌。况世人火旺致病者，十居八九，火衰成病者，百无一二，则辛温大热之药，其可常御乎？惟宜于阳弱精寒，禀赋素怯者。若阴虚发热，咳嗽吐血，火极似水，外寒阳厥等证，法并禁用若中其毒，舌胀出口，煮大黄、朴硝与服，仍以药掺之即消。

清水洗，竹刀刮去皮，米泔浸去赤汁，酒拌蒸之，曝干用。犯铁器、牛乳，斑人髭须。

玄参二十

味咸苦，寒，可升可降，阴也，入足少阴经。

滋肾家之火，解斑疹之毒玄参、升麻、甘草煎服。利咽喉咽下乃少阴经穴道，通小便，明眼目，止烦渴，治伤寒身热支满，忽忽如不知人，疗温疟寒热往来，洒洒如常发颤。逐肠内之痕瘕，散颈下之痈核以其咸能软坚而益荣也。热结聚而能疗，热散漫而能清，寒热兼而神昏可愈，劳热盛而水竭堪凭。

按：玄参，苦寒降火，本为肾经之剂，古人多用以治上焦火症者，正为肾水受伤，真阴失守，孤阳无根，亢而逆僭，水不胜火，用此以佐地黄，壮水之主以镇之李念莪云：入心、肺、肾三经，以其气轻清而苦，故入心、肺以清上焦，体重浊而咸，故入肾部以滋少阴，所以积聚等症，靡不疗之，故凡益精明目，退热除蒸，皆壮水之效也。至如咽痛烦渴，斑毒瘰疬，皆肺病也，正为水虚火亢，金受贼邪，第与壮水，阳焰无光矣。张元素云：玄参乃枢机之剂，管领诸气，上下清肃而不浊，风药中多用之。故《活人书》治伤寒阳毒汗下后，毒不散，及心下懊侬，烦不得眠，心神颠倒欲绝者，俱用玄参。以此论之，治胸中氤氲之气，无根之火，当以此为圣药也。若久病不渴，及脾虚泄泻，血少目昏者禁之。

选黑润者，用蒲草重重相隔蒸晒，勿犯铜器，犯之损人喉，丧人目。恶黄芪、干姜、大枣、山茱萸，反藜芦。

地榆二十一

甘酸苦，寒，气味俱薄，沉而降，阴中阳也杲曰：沉也，阴也。入足厥阴、少阴、手足阳明经。

主下部积热之血痢，止下焦不禁之月经。除恶肉血热即瘀，故肿而成恶肉，疗热疮、肠风、痛痒、湿疮、脓烂。《本经》治妇人乳痓痛者，热郁肝经以致血分壅滞而痛也。又治五漏，阳明大肠湿热伤血分也，用苦寒以凉之泻之，而症自平矣。

按：地榆，其性沉寒，善除下焦血热，故痔瘘、热泻、纯血痢、疳痢、湿热痢等症，用之极为相宜。然虽云能止血，多用必伤中气。杨士瀛云：诸疮痛者加地榆，痒者加黄芩，故《千金方》治大指肿痛，用地榆煮汁浸之而愈也。其梢能行血，必当去之，若气虚下陷，脾弱水泻、冷白痢、崩带等疾，切宜禁之。

宜生用，见火无功。恶麦冬，伏丹砂、雄黄、硫黄。叶代茶饮，甚解热。

丹参（即奔马草）二十二

苦平，微温，阴中之阳也。入手少阴、厥阴经。

补心血，养神志，止烦满，除结气，破宿血，生新血，安生胎，落死胎，益阴治疝，调经理崩。

按：丹参色合丙丁，气平而降，心与包络血分药也，最能调经脉，养气血，通利关脉骨节疼痛。古称与四物同功者，嘉其补阴也《明理论》云：四物汤治妇人病，不问产前产后，经水多少，皆可通用，惟一味丹参散主治与之相同，其功大类当归、地黄、川芎、芍药故也，故胎前产后，珍为要剂。渍酒饮之，能疗风痹足软服丹参可逐奔马，所以有奔马草之名。弘景云：久服多致眼赤，可见其性热矣，《本草》言微寒者，恐谬。然虽能补血，长于行血，若妊娠无故，勿服。

酒润，微焙。畏盐水，反藜芦。

紫草二十三

甘苦咸，寒。入手、足厥阴血分。

凉血和血，清解疮疡，宣发痘疹，通大小肠，疗目黄成疸，治身热火黄午后却凉，身有赤点或黑点者，不可治，宜服紫草汤：紫草、吴蓝、木香、黄连煎服。

按：紫草一味，人家园圃多有栽种，凉而不凝，为痘家血热之要药。夫痘疹毒盛则血热，血热则干枯，而毒不得发，得紫草凉之，则血行而毒出，世俗未明此旨，误认为宣发之剂，非矣。第其性凉润，必毒热盛大，脾实便闭者乃为相宜。若已出而红活，及白陷大便利者，切宜忌之。同红花子、生地、甘草、贝母、牡丹皮浓煎，加生犀角，量儿大小，以四十九匙至半盏为度，治痘疮深红色，或紫或黑，陷下枯干便闭，神效。若在一二朝，稍有元气者，虽危可生。

嫩而紫色染手者佳。去根，取茸用。

白头翁二十四

味苦，气温，小毒。气厚味薄，可升可降，阴中之阳也。入手少阴、足厥阴经。

主温疟伏暑足阳明经，则发温疟阳狂寒热，治癥瘕积聚腹疼，敷男子阴癩偏肿，治小儿头秃膻腥。鼻衄无此不效，赤痢伏暑手阳明经，则病毒痢纯血有此获功。

按：白头翁，以状似白头老翁而名之也。本入心经，经曰"肾欲坚，急食苦以坚之"，故又入肾。温疟等症，无非水衰火旺，故治之。若胃虚不思食及下利完谷，虚寒泻泄等症，俱忌。

花、子、茎、叶，同得酒良。

白及二十五

苦辛，微寒，阳中之阴。入手太阴经。

肺伤吐血建奇功凡吐血者，以水盆盛之，浮者肺也，羊肺蘸食，沉者肝也，羊肝蘸食，半浮半沉者，心脾之血也，羊心羊脾蘸食，痈疽排脓称要剂。鼻衄不止者，津调末涂山根额之下，鼻之上，手足拆裂者，嚼涂患处有效。名擅于外科，功专收敛，不煎汤服，惟熬膏敷。作糊甚黏，裱画多用。

按：白及，性涩善收，合秋金之德，宜入相傅之经，以疗诸热之证。收中有散，又能排脓，盖去腐逐瘀以生新之药也，故得白蔹、红药子，加脑、麝、乳、没，能止一切痈肿之痛，散结排脓有神。若痈毒已溃，不宜同苦寒药服。花名箬兰，贵重可喜。

微火略焙。紫石英为使，畏杏仁，反乌头。

三七（即山漆）二十六

味甘，微苦，温。入手足阳明、厥阴血分。

止血散血有神功，痈疽肿毒为妙药疼痛不止，米醋磨涂即散。已破，末掺。箭刃杖扑，嚼涂即定，血崩血痢，泔服可痊。眼赤毒重者，磨汁围涂甚妙，蛇伤虎咬者，末敷仍饮更良。

按：三七，彼人言其叶左三右四，故名三七，亦恐不然，本名山漆，谓其能合金疮，如漆黏物也，此为近之。古无此，近时始出。南人军中用为金疮要药，云有奇功。又云：凡杖扑伤损、瘀血淋漓者，随即嚼烂罨之即止，青肿者即消散。若受杖时，先服一二钱，则血不冲心，杖后尤宜服之，产后服亦良。

色黄黑，状略似白及，长者如干老地黄，有节，味颇似人参。试法：以末掺猪血中，血化为水者乃真。

黄连二十七

味苦，气寒。气味俱厚，可升可降，阴中阳也。入手少阴经。

泻心火之郁热，治阳毒之发狂。清肝胆黄连专入心家，清肝胆者，实则泻子之法也而明眼目暴发宜用，祛湿热而疗口疮。理伏暑发热并肠风与酒毒，治三消蒸骨及烦躁与白淫心肾气不足，思想无穷所至也，黄连、茯苓为末，酒糊丸，补骨脂汤下。除痞满，止惊悸，去妇人阴户作肿，解小儿胎毒丹疮未出声时，以黄连煎汁与一匙，终身不出斑，已出声者亦轻。香连丸，广木香和捘，为腹痛下痢要药；茱萸丸，吴茱萸佐助，乃吞酸吐水神方久冷者，以煨蒜捣和丸之。得酒性之浮，除上热而有效，假姜汁之辛，开热郁而有功。《别录》称其益胆者，无非凉心，清肝胆之效也。兼主泄澼，泄者，泻利也；澼者，大肠下血也，即俗呼为脏毒也。厚肠胃者，肠胃为湿热所扰而为痢、为痛，得此苦寒之剂，涤去其湿热，则脾胃自是而厚矣。

按：黄连，禀天地清寒之气，直泻丙丁，惟不得已而后敢用，譬如圣世之不废刑威也。古方以治湿热痢为最者，治痢惟宜辛苦寒药，黄连、黄柏性冷而燥，能降火去湿，辛能发散，开通郁结，苦能燥湿，寒能胜热，使气宣平。中病即止，岂可久服，使肃杀之令常行，而伐其生发冲和之气乎。然荡邪涤热，肃清神明，是其性之所近，而于补益精血，温养元气则其功泊如也。

263

《内经》云："五味入胃，各归所喜攻"，"久而增气，物化之常也，气增而久，夭之由也"，所以久服黄连，反热从火化矣。世见古人用以治痞满，治疳积，每遇腹中不宽快者，辄用枳实、黄连以为宽中消食之剂必宿食不消，心下痞满者方可服。又执苦燥之义，凡遇肠虚渗泄，微似有血，便即用之，又不顾寒热多少，必用尽剂，独不闻脾胃之气，虚则白术、陈皮补之，实则枳实、黄连泻之，若不分虚实，一概施之，杀人必矣。成无己曰"苦入心，寒胜湿"，黄连、大黄之苦寒，能导心下之虚热，蚘得甘则动，得苦则安，连、柏之苦足以安蚘。然虽泻心火，若脾胃气虚不能转运者，当以茯苓、黄芩代之。韩飞霞曰："入心肾不交者，黄连佐以官桂少许，煎百沸，入蜜，空心服之，能使交于顷刻，则知无温补之剂，而黄连不能独用也。"李时珍云："古方治痢用黄连、木香，姜连散用黄连、干姜，变通丸用黄连、吴萸，姜黄散用黄连、生姜，治消渴用酒蒸黄连，治伏暑用酒煮黄连，治下血用黄连、大蒜，口疮方用黄连、细辛，皆是一冷一热，一阴一阳，寒因热用，热因寒用，阴阳相济，最得制方之妙，所以有成功而无偏胜也。"《本草》专入心家者，火就燥也。然泻心火，又除脾家湿热，非有二也，盖苦以泻心，实所以泻脾，为子能令母实，实则泻其子，泻脾即所以泻心也泻痢虽属脾经，正由火不能生土，况心与小肠为表里，心火泻则小便亦利，而肠胃自厚矣。东垣云："诸痛痒疮，皆属心火"，故凡眼暴发赤，肿痛不可忍者，宜当归、黄连，以酒浸煎用，不可过服，盖眼疾本于肝热，肝与心为子母，心火也，肝亦火也，肾孤脏也，一水不胜二火，若久服，使心有所偏胜，是以火救火，其可乎？若以连、归、芍药等分，煎汤热洗，甚益眼目，然必是风毒赤目花翳，用之神效也眼目之病皆是血脉凝滞使然，故以行血药合黄连治之，血得热则行，故乘热洗也。若下痢胃热口噤者，用黄连人参汤终日煎呷，如吐再饮，但得一呷下咽便好。凡病血少气虚，脾胃薄弱，及产后不眠，血虚发热，溏

264

泄肾泄，真阴不足，内热烦躁等症，俱切戒诸。若口疮糜痛，同五味、甘草煮浓汁嗽之；虚人滞下，同人参、莲子；酒伤同五味、麦冬、干葛；又与当归、甘菊，人乳浸蒸，入明矾、铜□各少许，洗目甚效；同五谷虫、芦荟、白芜荑、青黛、白槿花、白芙蓉花治小儿一切疳热。

有二种，一种根粗无毛，有连珠，如鹰鸡爪形而坚实，色深黄，一种无珠，多毛而中虚，黄色稍淡。各有所宜，然以宣城属南直隶九节坚重，相击有声者为胜。日干燥，布裹落净须苗，各依制炒用：治心脏之火，则生用之；治肝胆之实火，则以猪胆汁浸炒；治肝胆之虚火，则以醋浸炒；治上焦之火，则以酒炒；治中焦之火，则以姜汁炒；治下焦之火，则以盐水或朴硝炒；治气分湿热之火，则以茱萸汤浸炒；治血分块中伏火，则以干漆水炒；治食积之火，则以黄土炒；治五疳，则以黄土、姜汁、酒、蜜四炒。诸法不独为之引导，盖辛热能制其苦寒，咸寒能制其燥性，在用者详酌之。黄芩、龙骨为之使，恶菊花、玄参、白鲜皮、芜花、白僵蚕，畏款冬、牛膝，解巴豆、轻粉、附子毒，大忌猪肉、冷水。

胡黄连二十八

味苦，大寒。入足厥阴、少阳经。

伤寒咳嗽劳骨蒸，补肝明目理腰肾。婴儿黄疸疳疾除，妇人胎蒸并疟病温疟用之。自汗阴汗敛最捷，目痛烦热效灵应。果子积滞此能除，劳复痈疮饮即定伤寒劳复，身热大小便赤如血色者用之，痈疮以川山甲末同鸡子清调涂。苏恭治三消五痔，五心烦热者，无非湿热在肠胃，及火在五脏间也，大寒至苦，极清之性，能消热自肠胃，以次于骨，故一切湿热、邪热、阴分伏热所生诸病，莫不消除。《开宝》治小儿惊痫，寒热不下食者，因惊痫皆风热所致，热在胃口，其能下食乎。

按：胡黄连，大苦大寒，最能清肝胆之热，专理小儿惊积，与黄连相似，但产于胡地者也。设使阴血大虚，真精耗竭，而胃气脾阴俱弱者，虽见如上证，亦勿可轻投，必不得已，须与健脾安脾等药同施为妥。

外黄心黑，干如杨柳枯枝，折之尘出者，乃为真也。恶菊花、玄参、白鲜皮，解巴豆毒，忌猪肉，令人漏精。

白薇二十九

味苦，咸寒。入手足少阴、阳明经。

主中风，身热支满，忽忽人事不知，疗温疟寒热酸疼，洗洗有时发作，风温灼热多眠，遗尿热淋血厥平居无疾苦，忽如死人，身不动摇，目闭口噤，或微知人，眩冒，移时方寤，此名血厥，亦名郁冒。出汗过多，血少，阳气独上，气塞不行，故身如死，气过血还，阴阳复通，故移时方寤，妇人尤多此证。宜服白薇汤，用白薇、当归各一两，人参半两、甘草一钱半，每服五钱，水一盏，煎温服。《本经》主狂惑，邪气寒热，酸疼者，皆热邪所致也。阴气不足，则阳独盛而为热，心肾俱虚则热收于内而为寒，此寒热之所以交作，寒热作则荣气不能内荣，是以肢体酸疼也。

按：白薇禀阴寒之气以生，苦而兼咸，故入心而入肾，古人方中每多用之，后世罕知之也。所以调经种子方中往往用之，夫不孕由于血少血热，其源必起于真阴不足，阴不足则阳胜而内热，以致荣血日枯而不孕，用此以益阴则血自生，旺而孕矣。然必佐以地黄、归、芍、苁蓉、杜仲等药，久服自效耳。凡内虚腹泻，饮食不消，汗多亡阳，及天行热病，皆不可服。

产陕西，根似牛膝，色黄白，短小柔软能弯者，白薇也。去髭酒洗，糯米泔浸亦可，蒸晒用。恶黄芪、大黄、大戟、干姜、大枣、干漆、山茱萸。

白前三十

味甘，微温权恭：辛微寒。阳中之阴，降也。入手太阴经。

266

咳嗽上气能降，胸胁逆气堪驱。气壅膈，倒睡不得者殊功，气冲喉，呼吸欲绝者立效，仍治气塞咽嗌，时作水鸡声鸣。

按：白前辛温，走散下气之药也，性无补益，惟肺气壅实，而有停饮湿痰者宜之。古人气嗽方中每每用之者，亦以其长于降气也。若气虚咳逆，气不归元，而非邪客壅实者禁用。

根似白薇、牛膝，粗长坚脆，色白易断者，白前也，以其苗、茎、根、叶、形、色颇同，故必辨认的实，方可拯疴，仍须嚼汁味相参，庶不失于差误，然非特此一药也。生甘草水浸一宿，去头须，焙干用。忌羊肉。

黄芩三十一

味苦，气寒。气厚味薄，阴中微阳，可升可降，阴也。入手太阴、少阳、阳明，亦入足少阳经。

主风湿热，肤热如燎，治骨蒸劳，寒热往来，肠澼泄痢皆除，烦渴疮疡不缺，清肺部而化痰涎，理赤目而解头痛。中枯而飘者上行入手太阴，上膈宜酒，泻肺金火，消痰利气，除黄疸，清热于肌表；细实而坚者下行入手阳明，下焦宜生，泻大肠火，宣畅关节，滋化元，去热于膀胱。《本经》治血闭即热入血室，令人经闭不通者，实热在血分也，用苦寒以除之，则荣气清而血自行矣。又安胎者，胎孕宜清热凉血也，血不妄行，乃能养胎，且又同白术，则脾阴补，而胎自安也。《别录》消痰热，少腹绞痛，消谷者。热在胸中则痰生，热在少腹则绞痛，小儿内热则腹痛，除去胃中湿热，则胃安而谷自消也。五淋，湿热所致也，苦寒清肃之气胜，则邪气自解，是伐其本也。

按：黄芩禀寒金之性，除阳有余，为清肃之剂，功在除邪热，而非补益之品也，为肺家本药肺苦气逆，急食苦以泻之，然有余者为宜。虽云安胎圣药，若女人而虚者，未可与也。洁古谓其泻肺火，治脾湿；东垣言片芩治肺火，条芩治大肠火；丹溪言治上、中二焦之火；而仲景治少阳证——小柴胡汤，太阳、少阳合病下

267

痢——黄芩汤，少阳证下后，心下满而不痛——泻心汤，并用之；成无己言其苦而入心，泄痞热。盖黄芩苦入心，寒胜热，泻心火，去脾湿热，一则金不受刑，一则胃火不流入肺，即所以救肺也。肺虚不宜者，苦寒伤土，损其母也。少阳证，寒热，胸胁痞满，默默不欲饮食，烦呕，或渴，或痞，或小便不利，虽曰病在半表半里，而胁胸痞满，实兼心肺上焦之邪，心烦喜呕，默默不欲饮食，又兼脾胃中焦之证，故用黄芩以治手足少阳相火，黄芩亦少阳本经药也。成无己但言黄芩、柴胡之苦，以发传邪之热，芍药、黄芩之苦以坚敛肠胃之气，殊昧其治火之妙。考之《直指方》云：柴胡退热不及黄芩，盖亦不知柴胡之退热乃苦以发之，散火之标也，黄芩之退热乃寒能胜湿，折火之本也。仲景又云："少阳证，腹中痛者，去黄芩，加芍药，心下悸，小便不利者，去黄芩，加茯苓"，似与《别录》治少腹绞痛，利小肠之文不合，成氏言黄芩寒中，苦能坚肾，故去之，盖亦不然，至此当以意逆之，辨以脉证可也。若因饮食受寒，腹中痛，及饮水心下悸，小便不利，而脉不数者，是里无热证，黄芩不可用也，若热厥腹痛，肺热而小便不利者，黄芩可不用乎？海藏治一人，因虚服附子药，病小便闭，饮以芩、连而愈，又有素多酒欲，少腹绞痛，小便如淋，用木通、甘草、黄芩三味遂止，此皆热厥之痛也。又海藏自治感冒犯戒，蒸热如火，吐痰废食，暑月烦嗽，六脉俱浮洪，遍服麦冬、柴胡、荆沥诸药，益甚，因思东垣治肺热如火燎，烦渴昼甚，气分热也，宜一味黄芩汤，以泻肺经气分之火，按方用片芩一两，煎服顿愈，药中肯綮，效至此哉，学者其可拘乎。稍挟虚寒者，宜切戒。

破烂者名宿芩，乃旧根，多中空，外黄内黑，即今所谓片芩也。圆者名子芩，乃新根，多内实坚，即今所谓条芩也。深色坚实者佳。刮去外衣内朽，咀片，酒炒上行，得猪胆汁除肝胆火，得柴胡退寒热，得芍药治下痢，佐桑皮泻肺火，得白术安胎，得厚朴、黄连止腹痛，得五味、牡蛎令人有子，得黄芪、白蔹、赤小豆疗鼠瘘。山萸、龙骨为之使，恶葱实，畏丹砂、丹皮、藜芦。

秦艽三十二

苦平，辛温。阴中微阳，可升可降。入手、足阳明经。

除四肢风痹湿痛，疗遍体黄疸如金阳明湿热也。凡黄有数种，伤酒发黄，误食鼠粪亦作黄，因劳发黄多痰涕，目有赤脉，憔悴，面赤恶心是也，以艽浸酒空心服。搜肝胆之伏风，主传尸之骨蒸以苦能解热。活络养血，益胆荣筋。

按：秦艽，散而能泻之药也，本手、足阳明经药，兼旁通乎肝胆，故手足不遂，黄疸酒毒之病须之，取其去阳明之湿热也，阳明有湿则身体酸疼，烦躁有热则日晡潮蒸。艽为风药中润剂，散药中补剂，虽主风湿，而长于养血，是以能退热舒筋，养血有功也，盖血活则风灭，湿去则筋荣，故疗风不问新久，通身挛急，四肢节痛，恒用之者，"治风先治血，血行风自灭"之意乎。世俗不知其功能本于祛风，凡遇痛症，动辄用之，失其旨矣。若下部虚寒，及小便不禁，大便滑者，忌用。

产秦中，洗净，以布拭去黄白毛，还元汤浸一宿，日干用。菖蒲为使，畏牛乳。左纹者良，右纹者发脚气。

柴胡三十三

苦平，微寒。气味俱轻，阳也，升也，阴中之阳。手足少阳、厥阴引经药也。

左右两傍胁下痛，日晡潮热往来生。在脏调经内主血，在肌主气上行经。散胸腹之结热，引清气之上腾。《本经》头痛宜用，寒热邪气宜增，升真阳之下陷，理胆瘅与肩疼。泻肝火，去心下痰结热烦，用黄连猪胆汁炒为佐，治疮疡，散诸经血凝气聚，与连翘同功。伤寒门实为要剂，温疟症仍作主方，且苏湿痹拘挛，可作浓汤浴洗，若主时疾烘热，将来单煮为良。《别录》主治水胀湿痹拘挛者，柴胡为风药，风能胜湿也。元素谓在经主气，在脏调经者，以气薄能行经也。

按：柴胡，禀仲春微寒之气，春气升而生，为少阳经表药，少阳者，胆也，胆为清净之府，无出无入，其经在半表半里，不可汗，不可下，不可吐，法当和解，小柴胡汤是也。邪结则有烦热积聚等症，阳气下陷则为饮食积聚，阳升则清气上升，脾胃健行，食积消散。肝为春令，主于升阳，故阳气下陷者，不可缺柴胡引少阳清气上行，升麻引阳明清气上行。若病在太阳者，服之太早则引贼入门，病在阴经者，复用柴胡则重伤其表，世俗不知柴胡之用，每遇伤寒传经未明，以柴胡为不汗、不吐、不下，可以藏拙，辄混用之，不死何待。劳症惟在肝经者，可少用银柴胡，然《本经》并无一字治劳，今治劳多用之者，凡此误世多矣。劳有一种真脏虚损，复受邪热，热因虚致阳气下陷，当须斟酌微加，用以升提清气，退邪热耳，热退即须急止，若无实热，得此愈甚矣，如经验方治劳热，青蒿煎丸，少佐柴胡，正合宜耳，故服之无不效者。《日华子》竟信为实，谓补五劳七伤，除烦益气，《药性论》又谓治劳乏羸瘦，如此等病，苟无实热，医者执而用之，不死何待？可见本草释注一字不可忽也，明达者固知去取，中下者宁不蹈其辙哉。张仲景治伤寒，制大、小柴胡，及柴胡加龙骨、柴胡加芒硝等汤，此诚切要之药，万世之所宗仰者也时珍曰：劳有五劳，病在五脏。若劳在肝胆及心包络有热，或少阳经寒热者，则柴胡乃手足厥阴少阳必用之药，劳在脾胃有热或阳气下陷，则柴胡乃引清气退热必用之药，惟劳在肺肾者，不用可耳。然东垣言诸有热者宜加之，又云诸经之疟，皆以柴胡为君者，二经疮疽须以柴胡散结聚，观此则又皆可用之矣。但要用者精思病源，加减佐使可也。倘一概摒斥，岂通论哉。疟症有热时如火，形瘦骨立者，此名劳疟，热从髓出，加以刚剂，气血愈亏矣，非柴胡不愈也热有在皮肤，在脏腑，在骨髓，非银柴胡不可也。凡呕吐喘逆，下元虚绝，阴火炎上，咳嗽气升者，皆所同忌。

产银夏州名，属陕西者独胜。色微白而软者为银柴胡，用以治

270

劳弱骨蒸。色微黑而细者，用以解表散热。欲上升用其根，以酒浸；欲中及下降，用其梢。外感生用，内伤升气，酒炒熟用。有咳汗者，蜜水炒，银刀刮去赤皮及须头，勿令犯火，立便无功。又以黄牡牛溺浸一宿，晒干，治劳热，试验。半夏为之使，恶皂荚，畏藜芦。行手、足少阳，以黄芩为佐，行手、足厥阴，以黄连为佐。

前胡三十四

味甘苦辛，微寒。味薄气清，阳中之阴，降也。入手足太阴、阳明经。

散风邪，化痰热，下逆气，疗痞结。开胃兮消食，安胎下气之功兮清热。

按：前胡，辛可畅肺，以解风寒，甘可悦脾，以理胸腹，苦能泄厥阴之火，有功于散气清痰，除内结热之要药也。同柴胡俱为风药，但前胡乃手足太阴、阳明之药，其性主降，与柴胡纯阳上升，入少阳、厥阴者不同也弘景言其与柴胡同功，非也。盖其所入、所主则迥不同耳。因其长于下气，故能治痰热喘嗽，痞膈呕逆之疾，气下则火降，痰亦降矣，所以有推陈致新之绩也。亦能疗肝胆风热为患，种种功力，总皆搜风下气之效。然第可施之于有余，而不可施之气虚血少之病，故凡阴火煎熬，凝痰发嗽，气不归元，以致胸胁逆满，内热心烦，外现寒热，而非外感者，法并禁用。杏仁、桑皮、甘草、桔梗能豁风痰热嗽，入青礞石滚痰丸中代黄芩，治一切实痰，有殊功。其用黄芩者，误也，盖前胡去风痰，与半夏治湿痰，贝母治燥痰者各别也。

外黑里白，甘而微苦，有香气柔软为真。刮去皮须，以甜竹沥浸润，晒干，勿见火。野蒿根与之相似，只味粗酸，若误用，令人反胃不受食。半夏为之使，恶皂荚，畏藜芦。

防风三十五

味甘，辛温。气味俱薄，浮而升，阳也。手、足太阳经本药，又行足阳明、太阴二经，为肝经气分药。

主上焦之风热，搜肝顺气，理周身之痹痛，四体挛急，清头目中滞气，散经络中留湿。开腠理，荡肌表之风邪，泻肺实，止眼赤之冷泪。外敛营卫风邪，以代桂枝解表退热，内托痈疽热毒，而使黄芪通经消肿。治风热之汗出，叶之功也，疗经脉间骨痛，花之效软。《本经》主烦满目无所见者，皆风邪客于中也。风中于内，故目无见，散则自清矣。

按：防风，治风通用，以其能防御外风，故名防风。身半以上风邪用身，身半已下风邪用梢，治上风，去下湿之仙药也，专能散结。必上有实热者，方可用虽云去上部风，若肺虚有汗者，不可服，误服泻上焦元气。乃卒伍卑贱之职，随所引而至，为风药中润剂也。凡脊项强痛，不可回顾，腰似折，项似拔者，乃手、足太阳症，正当用之。凡疮在胸膈以上，虽无手、足太阳症，亦当用之，人体拘倦者，风也，亦须用之。钱仲阳泻黄散中倍用防风者，乃于土中泻木也。疮科多用，为其风湿交攻也。南方中风，血虚发痉即角弓反张，脾虚气升，阴虚盗汗，阳虚自汗，溏泄不因寒湿等症，法所同忌。得葱白能行周身，得泽泻、藁本疗风，得当归、芍药、阳起石、禹余粮疗妇人子脏风。同黄芪、芍药能实表止汗，用麻黄易紫苏治风寒郁于腠理，皮肤致密无汗。

畏草薢，杀附子毒，恶藜芦、白蔹、干姜、芫花。黄色而润者为佳。叉头者发狂，叉尾者发痼疾，禁之。

独活（即独摇草）三十六

味甘苦辛，微温，气厚味薄，沉而升，阴中阳也。足少阴行经之药。

诸风痹痛无新久，筋骨挛拳不可遗，奔喘逆气及腰疼，肾风牙肿并寒湿。《本经》主治奔豚者，奔豚为肾之积气，肾经为风寒客之，则症成奔豚，此药本人足少阴，故能治之。又主女子疝瘕者，寒湿中肾所致也，苦能燥湿，温能辟寒，辛能发散，寒湿去而肾脏安，故疝瘕可疗。又主风寒所击，金疮止痛，金疮为风寒所袭击，则气血不行，故其痛愈甚，独活之甘苦辛温能辟风寒，邪散则肌表安和，气血周流而痛自止。

按：独活，气浊属阴，善行血分。敛而能舒，沉而能升，缓而善搜，伏风非此不除。得风不摇，无风自动，故又名独摇草，如浮萍之不沉水而利水，皆因其所胜而为制也。主治与羌活稍殊，乃足少阴表里引经，专治头风与少阴伏风，而不治太阳经也。故两足湿痹，不能动履，非此莫痊，风毒齿痛，头眩目晕，有此堪治。虽仗治风，又资燥湿，经云"风能胜湿"故也。本与羌活同种，第羌活主上行，其气雄，入足太阳；独活主下行，其气香细，入足少阴，为不同耳仲景治少阴所用独活，必紧实者，东垣治太阳所用羌活，必轻虚者，正如黄芩取枯飘者名片芩，治太阴，条实者名子芩，治阳明之义同此。与细辛同用，治风寒之齿痛，及少阴之头痛走肾走心，各从佐使。气血虚而遍身痛者，忌用，内证带寒热者，痛戒。

产蜀汉，节疏重实，黄色而作块者，去皮焙用。以淫羊藿拌挹一二日，曝干，去藿，免人烦心。

羌活（即胡王使者）三十七

味苦，辛温。气味俱薄，浮而升，阳也。手、足太阳引经风药，又入足厥阴、少阴经气分。

散肌表八风之邪，利周身百节之痛，理贼风失音不语，疗手足不遂筋挛，治头疼目眩巨阳从头走足，惟厥阴与督脉会于巅，逆而上行，诸阳不得下，故令头痛也，疗睛垂至鼻人睛忽垂至鼻，痛不可忍，名曰肝胀，煎汤大饮自愈。瘖音顽，手足麻痹痹血癫遍身，颈项难伸强痛，却诸风之掉眩，散痈疽之败血。

按：羌活，气清属阳，善行气分，舒而不敛，升而能沉，雄而善散，游风非此不去，乃手足太阳、足厥阴、少阴表里引经之药，拨乱反正之主也。功用与独活皆能逐风胜湿，透关利节，但

273

气有雄细刚劣之不同耳。盖羌活气雄，雄者入太阳，独活气细，香细者入少阴也。《素问》云："从下上者，引而去之"，二味苦辛而温，味之薄者，阴中之阳，故能引气上升，通达周身，而散风胜湿也。史国信云："羌活之用，非其时而有伤寒之气者，可以代麻黄发表解热，九味羌活汤意不踰此，然证之轻，及脉之从，于麻黄汤证，用以代之妙。今人不分非时之气，屏去麻黄而专用此，则又非知仲景真伤寒证用麻黄汤，而与洁古非时感冒用九味羌活汤，代用不同之故也。"又钱氏泻青丸用此者，壬乙同归一治也。本为祛风散寒除湿之要品，风能胜湿，以其性燥故也，《本经》、《别录》并载主中风及诸风，不知真中风，惟西北边地，风气刚猛，虚人当之，往往猝中，或口眼歪斜，或口禁不语，或手足瘫痪，左右不仁，或刚痉柔痉即角弓反张，此药与诸风药并用可也。若夫江南吴、楚、越、闽等域，从无刚劲之风，多有湿热之患，质脆气虚，多热多痰，其患中风如前等病，外证虽一一相似，而其中实非，何者？此皆刘河间所谓"将息失宜，水不制火"，丹溪所谓"中湿、中痰、中气"是也。此则病系气血两虚，虚则内热，煎熬津液，结而为痰，热则生风，故致猝倒，亦如真中风状。而求其治疗之方，迥若天渊。外邪之气胜则实，实则泻之，祛风是已，内而真气不足则虚，虚则补之，调气补血，生津清热是已。倘误用风药，反致燥竭其津液，血愈不足，而病愈沉困，命曰虚虚，攻补既谬，死生遂殊矣，故《经疏》特表而论之。又有血虚头痛，及遍身疼痛、骨痛，因而带寒热者，此属内证，误用反致作剧。若血虚不能荣筋，肢节骨节酸疼者，宜审用。或挟风湿者，血药中兼用。同川芎治足太阳、少阴头痛。气血虚者忌之。

产羌胡，又名胡王使者。紫色节密者，去黑皮腐烂用羌、独活，本一物二种也，正如川芎、抚芎，白术、苍术之义，入用微有不同耳，后人以为二物者，非也。

升麻三十八

甘辛苦平，微寒。气味俱薄，浮而升，阳也。为足阳明、太阴引经的药，亦入手阳明、太阴经非此四经，不可用也。

治游风肿毒，疗阳陷眩运，解斑疹升麻乃解散之物，见斑之后，必不可用，消肺脓，散肌肉间风热引葱白散手阳明之风邪，止太阳之衄血，泄痢脱肛浊带，崩淋下血不遗，止头痛、喉痛、齿痛引石膏止足阳明之齿痛，并中恶腹痛，理口疮、疥疮、斑疮，及豌音含豆烂疮。牙根浮烂毒堪解同葛根、连翘、玄参、甘草、生地、麦冬治之，热痱瘙痒煎洗良。辟瘟疫瘴气，消蛊毒溪毒蛊毒在上，升麻吐之，在腹，郁金下之，合二物不吐则下也。

按：升麻，禀极清之气，升散提气之功最大，得畅气之全者也，故补脾胃药中，非此为引，未能取效。能升阳气于至阴之下，发散阳明风邪，升提胃中清气，又引甘温之药上升，以补卫实表，故元气不足者，用此于阴中升阳服升麻令人中气骤升，然奉令之使，无益于人也。药性乃曰："元气不足者，服此于阴中升阳"，恐未便据信为然。惟阳气有余而下陷者，可用此以升提之，若元气不足者升之，则下益虚，而元气愈不足矣，可不慎诸。若胃虚伤冷，郁遏阳气于脾土，为火郁之病者，宜升麻、葛根以升散其火郁。若初病太阳证，服之发动其汗，必传阳明，反成其害矣此所谓引贼破家也。东垣云：初病太阳证，便服升麻葛根汤，是遗太阳，不惟遗经，反引太阳邪气入于阳明，不能解也。朱肱言：瘀血入里，吐衄吐血者，犀角地黄汤，乃阳明之圣药也，如无犀角，以升麻代之。夫二物性味相远，何以可代？不过以升麻亦阳明经药，用以引地黄及余药同入阳明耳。仲景云："太阳证，若发汗，若下，若利小便，重亡津液，胃中干燥，因而转属阳明病"，其误不可言矣。又云：太阳兀兀无汗者，葛根汤散之，若兀兀自汗者，表实也，不宜用此。朱氏用葛根、升麻者，以表实无汗也。大抵人年五十以后，降气常多，升气常少，秋冬之令多，春夏之令少。若气禀素弱，内伤元气，清阳陷遏，并宜此药，活法治之。《玉函》曰：大热之气，寒以取之，甚热之气，以汗发之。麻黄、升麻之甘，可以发浮热，引葱白，散手阳明风邪，引石膏，止阳明之齿痛，引地黄诸药，入阳明以治吐衄，引参、芪，于上达以益元气。同柴胡，引生发之气上行柴胡引少阳清气上行，升麻引阳明清气上行，同葛根，能发阳明风寒。凡吐血鼻衄，咳嗽多痰，阴虚火动，气逆呕吐，怔忡癫狂，上盛下虚等病，切勿误投。

产多陕地，惟尚益州今成都府，形细而黑极坚实，削去皮，青绿色者，谓之鸡骨升麻，去须及头、芦用。今惟取外黑里白而紧实者，谓之鬼脸升麻。又有落新妇，亦解毒，今人多呼为小升麻，功用亦相同，然大小味色非也。煎汤浴小儿，主惊忤。

苦参三十九

苦寒。气沉，纯阴。足少阴肾经君药也，又入手、足阳明，及足厥阴经。

治黄疸湿热而有效，疗狂乱疫热而有功，除疬癫热风之毒，止肠澼热痢之红，苏大热之嗜睡，理眉脱与疥疮，扫遍身痒疹，除汤火灼伤。《别录》云：令人嗜食者，胃家湿热盛，则口淡不思食，即食亦不生肌肉。苦以燥脾胃之湿，寒以除血分之热，湿热散则胃气和平，而令人嗜食。

按：苦参，大寒大苦，属水而有火，能泄血中之热，虽薛立斋言其能峻补阴气，然必竟是损胃寒精之物，向非大热，未易投也。故沈存中《笔谈》载有病齿者，用以揩齿，遂致腰重不能行，亦其气降而不升之验也。时疫狂躁垂死者，用此酒煮吐之，或煎服汗之，皆可见效。时珍云：子午少阴君火对化，故苦参、黄柏之苦寒，皆能补肾，盖取其苦燥湿，寒除热也，热生风，湿生虫，故能治风杀虫。惟肾水弱而相火胜者宜之，若火衰精冷，真元不足，肝肾虚弱，及年高之人，不可用也。《素问》云：五味入胃，各归所喜攻，久而增气，物化之常也，气增而久，夭之

276

由也。王冰注云：入肝为温，入心为热，入肺为清，入肾为寒，入脾为至阴而兼四气，皆为增其味而益其气，各从本脏之气。故服黄连、苦参而反热者，此其类也。气增不已则脏气有偏胜，偏胜则脏气有偏绝，故有暴夭。是以药不具五味，不备四气而久服之，虽且获胜，久必暴夭。不独药饵为然，即饮食亦如是也，学者当触类而长之可耳。肝肾虚，及上盛下虚者，勿服。

糯米泔浸一宿，淘去腥秽气，并在水面上浮，须重重淘过蒸干。少入汤药，多作丸服，治疮浸酒，治肠风炒至烟起为末。玄参为使，恶贝母、菟丝子，反藜芦。

白鲜皮 四十

味苦咸，寒。降多于升，阴也。入足太阴、阳明，兼入手太阴、太阳、阳明。

疗遍身黄疸湿痹，手足不能屈伸，治一切癫毒风疮，眉发因而脱落，消女子阴中肿痛，主小儿惊痫咳逆，解时热发狂，通小肠水气，治鼠瘘已破，及产后中风。《本经》主头风者，内有火症也，热以苦泄，热以寒除，而头风可去。《别录》主湿皮不可屈伸，四肢不安者，地之湿气感则害人皮肉筋脉，脾主四肢，恶湿而喜燥，今为湿邪所干，故四肢不安也。

按：白鲜皮，禀天地清燥阴寒之气，故其气寒而善行，为脾、胃两家去湿热药也，又为诸黄、风痹要药，世医止施之疮科者，浅矣，然多服亦损中气也。同牛膝、苡仁、黄柏、苍术能疗足弱顽皮，去下部湿热多加金银花，佐以汉防己，治下部一切湿疮。若下部虚寒者，虽有湿症勿用。

俗呼为白羊鲜，因其气息似羊膻也。水洗去粗皮，恶螵蛸、桔梗、茯苓、萆薢。

　　　　　　　　　　　　　《本草汇》卷九终

本草汇卷十

吴门郊西郭佩兰章宜纂辑

男　树晦芬墀

姪　维均梅在　参阅

紫藤陈陆坤白笔校订

草　部

延胡索四十一

味苦甘辛，气温，可升可降，阴中阳也。入手足太阴、厥阴经。

破结血而止痛，活滞血而调经。治心气小腹之疼，散血晕崩淋之患，通经下胎，消疼疗癥。《本经》主妇人月经不调者，盖妇人以气血为主，气血不和，因而凝滞，此月事之所以不能以时至也，延胡性辛温，温则和畅，和畅则气行，辛则能润而走散，走散则血活气行而病调矣。

按：延胡索，活血化气之神药也，惟其气血兼理，故能行血中气滞，气中血滞，通理一身上下诸痛，往往独行功多。时珍云：昔有王妃食面着怒，病脘心痛，诸药皆不效，因思《雷公炮炙论》云"心痛欲死，速觅延胡"，用此痛止。又有人遍体痛不可忍，中风、中湿、中气之药，无不杂投。周离亨言是气血凝滞也，用玄胡、归、桂，酒服遂止，乃知延胡是活血化气第一品药也。然走而不守，惟有瘀滞者宜之。若经事先期，虚而崩漏，产后虚而晕，血热百病，皆应补气凉血清热，一切辛走之药，万不可服。

来自安东县名，属江南省，生从奚国，如半夏，色黄。上部酒炒，中部醋炒，下部盐水炒。

贝母四十二

味苦辛，平，微寒。阴中微阳，可升可降，阴也。入手太阴、少阴、足少阳经。

消痰润肺，涤热清心，咳嗽红痰要矣，胸中郁结神哉。点目昏，祛黄疸，恶疮油敷收敛鹅口，缴净抹涂满口白烂，为末，蜜少许入，水煎缴净抹之，日四五度。仲景治寒实结胸，制小陷胸汤，以栝楼子、黄连辅斯作主因味辛散苦泻，故能下气，今方改用半夏，误也。海藏料产后无乳，立三母散，用牡蛎、知母，尊此为君煮猪蹄汤调服。《本经》主淋沥者，小肠有热也，心与小肠为表里，清心家之烦，则小肠之热亦解矣。又治邪气喉痹、邪气邪热也，辛以散结，苦以泄邪，寒以折热，得此而邪气除也，经曰"一阴一阳结为喉痹"，一阴者少阴君火也，一阳者少阳相火也，解少阴、少阳之热，除胸中烦热，喉痹自愈。又主乳难者，足厥阴、足阳明之气结滞而不通也，辛能散结气，通其结滞则乳自瘳。

按：贝母苦辛，辛宜归肺，苦宜归心，大抵心清气降而肺赖以宁，且润而化痰，故多功于西方也，散心胸郁结之气居多。汪机曰：俗以半夏燥而有毒，代以贝母，不知贝母寒润，乃太阴肺经之药，肺为燥金，性喜润，故其治也，专主肺家燥痰，半夏温燥，乃太阴脾经、阳明胃经之药，脾为湿土，性喜燥，故其治也，专主脾胃湿痰，两者天渊，何可代乎？若痰在脾经，误用贝母之润，投以所恶，可翘首待弊矣。故凡寒湿痰、食积痰、脾胃湿痰、肾虚水泛为痰，及痰厥头痛，中恶呕吐，胃寒作泄等症，法应以辛温燥热之药，如南星、半夏、天麻、苍白术、茯苓之类治之者，均非贝母所司也。同天麦冬、桑皮、枇杷叶、百部、桔梗、甘草，治肺热咳嗽，及胸中烦热；同百部、百合、苡仁、麦冬、苏子、郁金、童便，治肺热吐血；同番降香、郁金、橘红、远志、苏梗、苏子、香附、白蔻，开郁痰，加抚芎、神曲，开一切气郁。

产荆襄，黄白轻松者为良，油黑重硬者勿用。去心，糯米拌炒，米熟为度。厚朴为使，畏秦艽，反乌头。独颗非两片者名丹龙眼，不可入药，勿服令人筋脉永不收，用黄精小蓝汁，合服立愈。

山慈姑（即金灯笼）四十三

味甘，微辛，气寒，小毒。入足阳明经。

消粉滓斑点，治狂犬蛇伤，生捣为拔毒敷药，频换则灵。焙研合玉枢神丹，必资作主玉枢丹方：山慈姑，焙，二两，川五倍，焙，二两，红芽大戟，焙，一两，续随子，压去油，二两，麝香三钱。一方加金箔十贴、牛黄、珍珠、琥珀、朱砂、雄黄、乳香、没药各三钱，名八宝玉枢丹。散痈疽，无名疔肿，疔瘾疹有毒恶疮。

叶：涂乳痈便毒。

花：主小便血淋。

按：山慈姑，花状如灯笼而红，根状如慈姑而白。《酉阳杂俎》云：金灯之花，与叶不相见，故又谓之无义草。能散热消结，然寒凉之品，不得过服也。

根苗绝类老鸦蒜，但蒜根无毛，慈姑有毛壳包裹为异。用去毛壳，焙。苗枯即掘，迟则苗腐难寻矣。忌甘草。

茅根四十四

味甘，气寒。入手太阴、少阴、太阳、足太阳、阳明经。

主内热凉金定喘，祛烦渴利水通淋。吐衄血瘀并治，黄疸酒毒皆除。其针溃痈，其花主血。《本经》治劳伤虚羸，补中益气，除瘀血，血闭寒热者，盖虚羸之人必内热，甘能补脾，甘则虽寒而不犯胃，甘寒能除内热也，益脾所以补中，除热所以益气，甘能益血，血热则瘀，瘀则闭，闭则寒热作矣，寒凉血，甘益血，热去则血和，和则瘀消而闭通，通则寒热自止也。《别录》下五淋，除客热在肠胃，止渴者，淋乃血分虚热所致，凉血益血则淋自愈，而肠胃之客热亦解，津液生而渴亦止矣。又主妇人崩中者，血热则妄行，溢出上窍，凉血和血则崩自愈。

按：茅根，感春阳生生之气，甘寒能除伏热，性又入血消瘀，且下达州都，引热下降，故能止诸血、哕逆、喘逆、消渴，及五疸、水肿，乃良物也。世人因其微而忽之，惟事苦寒之剂，致伤冲和之气，乌足知此哉。若因寒发哕，呕吐等症，不得服也。

其针即初生苗也：气味甘凉，酒服能溃痈软疖，每食一针，即溃一孔，二针二孔，大奇。

其花：甘温，能止吐血，又罯①金疮。

屋上败茅：能治痘疮溃烂，瘫廲不干。焙干掺之，取其性寒而解毒，又能燥湿也。

洗去衣皮，忌铁器。

龙胆草四十五

苦涩，大寒。气味俱厚，沉而降，阴也。足厥阴、少阳经气分药，又入足少阴、阳明。

解胆肝之邪热，清下焦之湿火，热伏胃中可除，赤睛肿胀能疗，去肠虫，坚咽喉，谷疸劳疸并治，痈疽疮热皆驱。

按：龙胆草，禀纯阴之气，专以荡涤肝胆之热为职，若湿热邪气之在中、下二焦者，非此不去。时珍云：相火寄在肝胆，有泻无补，故泻肝胆之热，正所以益肝胆之气也，但大苦大寒，过服恐伤胃中生发之气，反助火邪，亦久服黄连，反从火化之义

---

① 罯：音俺，覆盖意。

也。其用有四，一治下部风湿，一治湿热，一治脐下至足肿痛，一治寒湿脚气。先哲谓苦寒伐标，宜暂不宜久，如圣世不废刑罚，所以佐德意之穷。苟非气壮实热之证，率尔轻投，其败也必矣。若病虚而有热，及脾胃两虚者，俱忌。下行之功，与防己同，酒浸则能上行，外行以柴胡为主，治眼必用之药也，以目属肝，能退肝经热耳。空腹饵之，令人溺不禁，亦苦寒下泄之过也。

甘草汤浸一宿，晒干用。贯众为之使，恶地黄。

细辛四十六

大辛，气温。气厚于味，阳也，升也。入足厥阴、少阴血分，为手少阴引经之药。

温腹内之阴寒，开胸中之结滞，止少阴头痛如神宜少用之，独活为使，散头面风气有验若头目诸症，因火热属阳经者，不可用。温阴经，去内寒，通齆鼻，理血闭，劫风泪，疗牙疼，去皮风湿痒，治口臭喉痹。《本经》治湿痹死肌者，盖痹及死肌，皆是感地之湿气，或兼风寒所成。风能除湿，温能散寒，辛能开窍，故前症自疗。

按：细辛，禀升阳燥烈之气而为风剂，辛香开窍，能发少阴汗而止头痛温少阴之经，散水气以去内寒，水停心下不行则肾气燥，宜辛以润之，细辛之辛，以行水气而润燥，杲曰："胆气不足，细辛补之"。又治邪气自里之表，故仲景少阴症，用麻黄附子细辛汤，治邪在里之表药，有以也。时珍曰："气之厚者能发热，阳中之阳也。辛温能散，故风寒湿火痰气者用之"。亦用治口疮齿疾者，取其发散浮热，火郁则发之之义也以其能散浮热，能发火郁，故风寒湿痰惊痫等症，口疮喉痹之疾，无一不用。但开寒佐以姜、桂，破积佐以姜、附，去积佐以防风，乃为至捷。辛能泻肺，故风寒咳嗽上气者宜之，辛能补肝，故胆气不足，惊痫目疾者宜之，辛能润燥，故通少阴，及耳聋、便涩者宜之，又治督脉为病，脊强而厥。若

282

太阳则羌活，阳明则白芷，太阴则苍术，厥阴则川芎、吴萸，少阳则柴胡，用者随经，不可差也。若涉虚内热，及火升炎上，上盛下虚，气虚有汗，血虚头痛，阴虚嗽咳，脾胃两虚作泄等症，皆当痛戒。即入风药中，亦不可过五分，多则令人气塞闷死，亦勿空腹饵，令人溺不禁，以其太苦，则下泄太甚故也。

产华阴属陕西者良，世多以杜衡等药乱之，不可不辨，皆当以根苗色味细辨之。叶似小葵，柔茎极细，根直，深紫色，味极辛，嚼之习习如椒者，细辛也。叶似马蹄，茎微粗，根曲似饭帚，密闹细长，微黄白色，味亦辛者，杜衡也作浴汤，香人衣体。茎直上，茎端生叶如伞，似细辛，微粗而黄白色，味辛微苦者，鬼督邮也有毒，治鬼疰邪恶之病。似鬼督邮而色黑者，及已也入口令人吐血，治诸恶疮，合疥疮膏甚验，有毒。叶似小桑，根似细辛，微粗长而黄色，味辛而有臊气者，徐长卿也有毒，《抱朴子》言：上古辟瘟疫，有徐长卿散，良效。叶似柳而根似细辛，粗长黄白色而味苦者，白薇也。似白薇而白直，味甘者，白前也二药见前。使细辛，拣去双叶，服之害人，去头，土田瓜水浸一宿，晒干用。枣根为之使。得当归、芍药、白芷、川芎、牡丹、藁本、甘草，共疗妇人血闭。得决明、鲤鱼胆、青羊肝，共疗目痛。恶黄芪、狼毒、山萸。忌生菜、狸肉。畏硝石、滑石。反藜芦。

当归四十七

苦甘，辛温。气厚味薄，可升可降，阳中微阴。入手少阴、足太阴、厥阴血分。

血结滞而能散，血不足而能补，血枯燥而能润，血散乱而能抚，亦能温中止心腹之痛，养荣疗肢节之疼。外科排脓止痛，女科沥血崩中，去瘀生新，润肠养筋。《本经》治温疟寒热，洗洗在皮肤中者，邪在厥阴也，行血则厥阴之邪去，寒热洗洗随愈矣。又主漏下绝子者，盖妇人以血为主也，见此症者，必有血枯之患矣。《别录》治风痉汗不出者，因风邪乘虚客于血分也，得辛甘之味，则血行而和，痉自柔而汗自出。

按：当归，为血分要药，气血昏乱，服之即定，能领气血，各有所归，患人虚冷，须加用之。故仲景治手足厥寒，脉细欲绝者，用当归之苦温以助心血，凡血受病，诸病夜甚，不可少也。血壅而不流则痛，当归之甘温能和血，辛温能散内寒，苦温能助心散寒，用之而气血自平。入手少阴，以其心生血也，入足太阴，以其脾裹血也，入足厥阴，以其肝藏血也，随所引而各有用焉分三治而通肝经，虽为血中主药，然仲景伤寒血症三方及热入血室皆不用之者，为其一滞中脘，二动痰涎，三坏胃气，而血热宜乎犀角、升麻、柴胡、生地，而非此所能退，血瘀宜乎桃仁、大黄，而非此所能除，故摒弃之。杂病用此，因其脉之滑数实而当破血，宜从桃仁、红花、大黄、苏木，因其脉之涩数虚而当补血，宜从四物加减，较此但能主后天血分受伤，为气不虚，独治血也。若气虚血弱，当从长沙血虚以人参补之，阳旺生阴血之义，而白术、黄芪尚不齿及，何况四物之剂乎。与白术、芍药、生熟地则滋阴而补肾，与川芎则上行头角，治血虚头痛，再入芍药、木香少许，则生肝血以养新血。同诸血药入薏苡仁、牛膝，则下行足膝而治血不荣筋，同诸血药入以人参、川乌、乌药、苡仁之类，则能荣于一身之表，以治一身筋寒湿痛。同四物加炒鄂姜、炒黑豆、泽兰、牛膝、益母草，治妇人产后百病；同地榆、金银花、滑石、红曲，治带下纯血，里急后重；同牛膝、鳖甲、橘皮、生姜，治疟在阴分久不止。第咳逆上气者，当归血药亦能治之，何也？不知当归，非独主血，味兼辛散，乃是血中气药，况咳逆上气，非止一端，亦有阴虚阳无所附以致然者，今用血药补阴，与阳齐等，则血和而气降矣。同人参、黄芪补气而生血，同牵牛、大黄行气而破血。从桂、附、茱萸则热，从大黄、芒硝则寒。酒蒸治头痛，诸痛皆属火，故以血药主之。虽能治血补血，终是行走之性，与胃气实不相宜，其性泥滞，风邪初旺，及气郁者，宜少用之。凡肠胃薄弱泄泻，及一切脾胃病，恶食不思食者，并禁用之，即在产后胎前亦不可用。

生秦属陕西蜀属四川两邦，有二种。头圆尾多，色紫气香，肥润者，名马尾当归，为上品；质黑气薄坚枯，名蚕头当归，为下品，不堪入药。凡用去头尖硬处并尘土。微焙行表，酒洗片时，行上，酒浸一宿。头破血而上行，梢破血而下流，全活血而守中。体肥痰盛，姜汁炒，日干。畏菖蒲、海藻、生姜。恶湿面。

川芎 （即芎䓖）四十八

味辛苦，温。气厚味薄，浮而升，阳也。少阳本经引经药，又入手、足厥阴气分。

助清阳而开气郁，活滞血而养新血，疗血虚脑风头痛，去首面湿气游风头面风虽下可缺，然须以他药佐之。上行头目，下行血海，治一切风，一切气，一切血。肝经之风能散，目泪多涕能除，破结宣滞有神功，血闭调经为要药。

按：川芎，性走窜而无凝滞，能助血流行，血中气药也。痘疹家不起发者，往往用之，然亦不敢多用，为其上升也。辛甘发散为阳，故其功多于头面。寇宗奭谓多服令人暴亡，以其辛喜归肺，肺气偏胜，金来贼木，肝必受侮，久则伤绝川芎，肝经药也，若单服久，则辛喜归肺，所以有偏绝之患。若具五味，君臣佐使，配合得宜，宁致此哉。然其性升散，胡能下行血海以养新血，不知用于四物中者，特取其辛温而行血药之滞耳，滞行而新血亦得以养，非真用此辛温走散之剂，以养下元之血也。其能止头痛者，正以其有余者能散，不足者能引清血归肝而下行也，古人所谓血中之气药，信哉。惟其血中气药，故痈疽药中，亦多用之耳。凡骨蒸多汗，上盛下虚，虚火上炎，呕吐咳嗽，及气弱之人，俱不可服，能令真气走泄，而阴愈亏也。若血痢已通，而痛不止者，乃阴亏气郁，少加为佐，气行血调，其痛立止。若中焦有郁，以抚芎开提其气而升之，气升而郁自降矣。凡头痛者，必须用此，痛不愈，各加引经药：太阳羌活，阳明白芷，少阳柴胡，太阴苍术，厥阴吴茱萸，少阴细辛。同麦、曲则治湿御泻，其应如神。

小者名抚芎，专解诸郁，直达三焦，为通阴阳气血之使。

产川蜀者佳，形块重实，里色白，不油，嚼之微辛甘者佳。出抚郡属江西名抚芎，块小，惟开郁耳。余产不堪入药，仅可煮汤浴身。白芷为之使。畏黄连。

蛇床子四十九

苦平，甘辛。小毒，阴中之阳。入足太阴、少阴经立斋云：又入手太阴。

温肾助阳，益阴热脏。祛风湿痒痹，消阴肿恶疮，暖妇人子宫，浴男子阴痿。利关节，治腰膝酸疼，益阳气，敛阴汗湿癣。却癫痫，扫疮疡。大风身痒难当，作汤洗愈，产后阴脱不起，绢袋熨收。

按：蛇床子，乃右肾命门、少阳、三焦气分之药，能去足太阴之湿，能补足少阴之虚，大补元阳，人多忽之，宁知至贱之中乃伏殊常之品耶。不独于男子有功，而又有益于妇人。世人舍此而求补药于远域，岂非贱目贵耳乎？肾火易动，下部有热者，勿服。

产扬州、襄州者良。去壳取仁，以生地黄汁拌蒸黑色，微炒，杀毒不竦，日干用。恶丹皮、贝母、巴豆。伏硫黄。

藁本五十

苦辛，微温。气厚味薄，升也，阳也。足太阳本经药。

大寒气客于巨阳之经，苦头痛流于巅顶之上，辟雾露之濛郁，发风邪之飘飏辛温芬芳，开发升散之力也。《本经》治妇人疝瘕，阴中寒肿痛，腹中急，皆太阳经寒客邪为病也。时珍治痈疽，排脓血者，盖痈疮皆血热壅滞，毒气侵淫，用辛散苦泻，则毒解滞消矣。

按：藁本，感天地之阳气，独入太阳，理风寒，其气雄壮，寒气郁于本经，头痛必用之药，巅顶痛非此不能除。又治头面及遍身皮肤风湿瘙痒，与木香同用。治雾露之清邪中于上焦，与白芷同作面脂，既能治风，又能治湿，盖各从其类也。《见闻录》云：有病泄，作虚治不效者，霍翁曰"此风客于胃也"，饮以藁本汤而止，盖藁本能治风湿故耳。若温病头痛骨疼，内热口渴，及伤寒发于春夏，阳证头痛，产后血虚，不宜进也。

产河东及杭郡。恶闾茹，畏青葙子。

白芷五十一

味辛，气温。气味俱轻，阳也，升也。手阳明引经本药，亦入足阳明手太阴经其味辛以入肺。

解手阳明头痛，主手太阴风热，治皮肤风痹燥痒，疗齿痛眉棱骨疼。排脓长肌，消毒有灵，瘢疵作脂能去，目泪风痒堪医。

按：白芷，疗风通用，其气芳香，能通九窍，表汗不可缺也。又能活血胜湿，色白味辛，行手阳明庚金，性温气厚，行足阳明戊土，芳香上达，入手太阴肺经。肺者，庚之弟，戊之子也，故所主不离三经。如头目眉齿诸病，三经之风热也，漏带痈疽诸病，三经之湿热也，风热者，辛以散之，湿热者，温以除之。为正阳明主药，故又能治血病胎病，而排脓生肌止痛也。热厥头痛，加而用之戴元礼云：头痛挟热，顶生磊块者，服之甚宜。然燥能耗血，散能损气，有阴虚火炽，及漏下赤白，血热所致者，并禁用。痈疽已溃，宜渐减去。

刮去皮，蒸晒，微焙。当归为之使，恶旋覆花。

白芍药五十二

苦酸，微寒。气厚味薄，升而微降，阳中阴也杲曰"可升可降，阴也"，好古曰"气薄味厚，阴也，降也"。为手、足太阴行经药，又入肝脾血分。

收阴气而补血，治血虚腹痛之功，扶阳气而健脾，治脾虚下痢之效，收肺气而敛汗，抑肝邪而缓中制肝补脾，脾经之所以陡健也，损其肝者，缓其中，即调血也。泻脾火，通血闭，补劳退热，明目安胎。《别录》言：去水气，利膀胱者，土虚则水不受制而泛滥，脾实则水气自去，土坚水清，而膀胱利矣。又治腹痛者，中焦不治，则恶气乘虚而客，补脾则邪不留，而中自和矣。又治腰痛者，皆由脾气虚弱，湿气下流，而客肾故也，补则脾气运行，痛当有不愈乎？《日华》主女人胎产一切诸病者，盖女人以血为主也，经云"脾统血"，则胎产前后无非血分所关，酸寒能凉血补血，故可治胎产诸病。又治风除热益血者，土实则金肃，而木气自敛，其效当如是也。元素安脾肺者，酸寒之物，最能泻肝，肝平则脾不为贼邪所干，脾健则母能令子实，而脾肺自安，脾虚则中气下陷，而成泻痢，东垣以中焦用白芍则脾气升阳，又使肝胆之邪不敢犯，则泻痢可平矣。好古言：心下痞，胁下痛，善噫者，亦皆脾病也。脾虚则中满，实则满自消，脾健则不噫，治中则心下不痞，泻肝而胁亦理矣。肝家无火，则肝血自足，故寒热腹痛，两腰溶溶如坐水中者，皆血虚阴不足之候也。肝脾和，阴血旺，则前证瘳矣。

按：白芍药，收补益脾白者色应西方，能收能补，能于土中泻木，敛津液而益荣血，收阴气而泻邪热。肺燥气热者，以酸收敛其逆气甘酸相合，故补阴血，通气而除肺燥，然止能治血虚腹痛，余腹痛皆不可治，以诸病喜辛散，芍药酸收，无温散之功也。其性虽寒，究未若芩、连、栀、柏之甚，而寇氏云"减芍药以避中寒，则气虚寒人当详审而用矣"，丹溪言"新产后勿用者，盖产后肝血已虚，不可更泻，岂可令生生之气而为酸寒所伐乎，必不得已酒炒用之可耳"，或用肉桂浸酒拌炒亦可，嗟嗟药之微寒如芍药，古人犹谆谆告诫，况大苦大寒之剂，其可肆行而莫之忌耶？酒浸炒，与白术同用则能补脾，与川芎同用则能泻肝，与人参同用则补气，同姜枣温经散湿，同黄连止泻痢。下痢腹痛必炒用，由肠胃湿热，用此收敛之剂，则肠胃得正而邪毒不能作衅矣，后重者生用。夏月腹痛少加黄芩，恶热而痛加黄柏，恶寒腹痛加肉桂经云："减芍药以避中寒"，则可征矣、炙甘草，此仲景神品药也。如中寒腹痛作泄，胃中觉冷等症俱忌。

市皆水红种，非真白芍也。拣白者刮去皮，蜜水拌蒸。避其寒，酒炒；入血药，醋炒；血虚者，煨用。雷丸为之使。恶石斛、芒硝。畏鳖甲、小蓟。反藜芦。

赤芍药五十三

气味行经同于白芍。

散滞血，泻血中之热火，下结气，利小便之淋癃。《本经》治血痹，破坚积者，血瘀则气血凝滞而发寒热，行血则寒热自止。又治血痹、疝瘕，盖血痹、疝瘕皆血凝而成，破其凝滞之血，则脾和而疝消。又消痈肿者，荣气不和则结为痈肿，凉血行血而肿消矣。《日华》治目赤、肠风下血者，肝开窍于目也，肝热则目赤，酸寒则肝自凉，湿热伤血则为肠风下血，血凉而目赤、肠风皆愈。

按：赤芍药，收敛下降，专入肝家血分，能行血中之滞，泻肝家之火邪，其功长于利小便、破血下气。若白者，止能除肝经邪耳。故暴赤眼者，或洗或服，皆当用赤芍。若血虚病，及泄泻、产后恶露已行、少腹痛已止、痈疽已溃，并不宜服。

牡丹皮五十四

苦辛，微寒。阴中微阳，可升可降。入手厥阴、足少阴经。

凉血热，止上逆之吐衄，泻阴火，治无汗之骨蒸地骨皮治有汗骨蒸，牡丹皮治无汗骨蒸。养真血而去坏血，固真气而行结气。妇人经脉不通，男子气胀偏坠，和血生血，凉血治血，除肝肾虚热，疗风痹腰痛。《本经》治中风瘛疭惊痫者，皆阴虚内热，荣血不足之故也，热去则血凉，凉则新血生，阴气复，由是火不炎，而无因热生风之证矣。

按：丹皮，清东方相火，是其本功，北方龙火因而下伏，此乙癸同源之义也，又能泻阴胞中之火丹系赤色，象离，故能泻阴中之火。四物汤加之，治妇人骨蒸。又曰：丹皮入手厥阴、足少阴，故治无汗之骨蒸，地骨皮入足少阴、手少阳，故治有汗之骨蒸，神不足者手少阴，志不足者足少阴，故仲景肾气丸用之，治神志不足也。然究竟是入心经主药，心主血，凉血则心不热，而阴气得宁，用之肾经药中者，阴阳之精互藏其宅，神志水火藏于心肾，即身中坎离也，交则阴阳和，而百病不生，不交则阴阳否，而精神离矣，欲求弗夭，岂可得乎？血分伏火，非此不除，盖伏火即阴火也，阴火即相火也，古人以此治相火，故六味丸中用之，后人知黄柏治相火，不知丹皮之功更胜也。凡妇人血崩，经行过期不净，禁用。

生汉中巴郡，赤者利血，白者补人。酒洗微焙。忌胡蒜。畏贝母、菟丝子、大黄。

①木香（即青木香，后人因呼马兜铃根为青木香，乃呼此为南木香、广木香以别之）五十六

味苦，辛温，气热。气味俱厚，沉而降，阴也好古曰：味厚于气，阴中阳也。入手足太阴、足厥阴经。

气劣气不足能调，气胀气窒塞能通，和胃气如神，行肝气最捷，散滞气于肺上膈，破结气于中下焦顺气调中，逐寒散郁，木香之力也。然但可劫滞气之标，不能制正气之本。驱九种心疼，逐积年冷气。止霍乱吐泻，呕逆反胃，除痞癖癥块，脐腹胀疼。安胎健脾，诛痛散毒。和黄连治暴痢，用火煨实大肠，破气使槟榔，和胃佐姜、桂。辟瘟疫邪，御雾露瘴，化脓臭，燥阴湿青木香以好醋浸，夹于腋下阴下，为末敷。

---

① "牡丹皮五十四"后即为"木香"，缺五十五，无药。

按：木香，乃三焦气分第一药也。肺实主气，肺气调虽能调气，多用能泻肺气，不宜久服则金能制木而肝平，怒则肝气逆上，忤其元气，心有纵肝之情而不能制，则肝盛，得木香则心气疏畅，而肝气之拂逆者自是其无有矣，实心之行夫肝气，非肝气之自行也。胸腹间滞塞冷气，及经络中气滞痰结，必须用之，若得橘皮、肉蔻、生姜相佐使，其效尤速。时珍云："诸气愤郁，皆属于肺，故上焦气滞用之，乃金郁则泻之也。"中气不运皆属于脾，故中焦气滞宜之，脾胃喜芳香也。大肠气滞则后重，膀胱气不化则癃闭，肝气郁则为痛，故下焦气滞宜之，乃塞者通之也。气热纯阳，故能辟邪止痛，所以吐泻停食，脾疾也，土喜温燥，得之即效。气郁气逆，肝疾也，木喜疏通，得之即平。胎前须顺气，故能安胎也。若治中、下二焦气结滞，及不转运，须用槟榔为使。因其香燥而偏于阳，故肺虚有热，血枯而燥，元气虚脱，及阴虚内热，诸病有热心痛，阴火冲上者，则反助火邪，皆当禁用。不得已，用黄柏、知母，少佐木香。

出自外番，来从闽广，形如枯骨，味苦粘牙者良。凡入理气药，只生用之。若欲止泻，须以面裹煨熟用。

高良姜五十七

辛苦，大热。纯阳，浮也。入足太阴、阳明经。

温胃去噎，善医心腹寒痛，除邪下气，能消瘴疟宿食。治忽然恶心呕清水，疗下部脚气并冷逆。

按：高良姜，辛温大热，最能解散脾胃风寒停冷，古方多用以治心脾疼痛，噫逆胃寒者，取其下气止痛有神耳。若病因寒而胃脘滞痛，用良姜酒洗七次，焙研二钱，香附子醋洗七次，焙末一钱，因怒者，用附末二钱，姜末一钱，寒怒兼有，各一钱半，以米饮，加入生姜汁一匙，盐一捻，服之立止凡男女心口一点痛者，乃胃脘有滞，或有虫也，多因怒及受寒而起，遂致终身，俗言心气痛者，非也，用此法治之。然止治客寒犯胃，及伤生冷可用。若肺胃有热，心虚作痛，伤暑注泻，火症燥结，皆宜忌之。脾胃火不足者，少用以消阴翳。虚人须与参、术同行，若单用多用，犯冲和之气矣。

东壁土炒用。

红豆蔻（即高良姜子）五十八

味苦辛，温。阳也，浮也。入手、足太阴经。

肠虚水泻痛心腹，霍乱呕酸醒酒毒，噎膈反胃散寒邪，更辟瘴雾忌多服。

按：红豆蔻，辛热芳香，最能醒脾温肺，散寒燥湿，故东垣常用之脾胃药中，然多食令人舌粗，不思饮食。《生生编》云：善能动火，伤目致衄，食料中亦不宜用。若脾肺素有伏火者，切不可用也。

炒过入药。

草豆蔻五十九

味涩辛，热。阳也，浮也。入足太阴、阳明经。

散寒止心腹之痛，下气驱逆满之疴，开胃而理霍乱吐泻，攻坚而破噎膈寒疟，开郁燥湿消酒除胀。《别录》主治口臭气者，脾病也，脾开窍于口，脾家有积滞则瘀而为热，故发口臭，醒脾导滞则愈矣。《开宝》治霍乱者，皆因寒客中焦，饮食不消，气因闭滞也，用此以驱寒破滞则愈矣。

按：草豆蔻，辛烈微香，善调散冷气，消膈上痰，若明知身受寒邪，口食冷物，胃脘作痛，方可温散，用之如鼓应桴。或湿痰郁结成病者，亦可有效。盖南地卑下，山岚烟瘴，饮啖酸咸，脾胃常多寒湿郁滞之病，故用之相宜。若过多，亦能助脾热，伤肺损目。或云与知母同用，治瘴疟寒热，取其一阴一阳，无偏胜之害。盖豆蔻治太阴独胜之寒，知母治阳明独胜之火也。辛燥犯血，阴不足者忌之。

生岭南，面裹煨，去皮用。味近苦而有甘，市家鲜有真者，治病安获奇功？

白豆蔻六十

味辛，大热。味薄气厚，轻清而升，阳也，浮也。入手太阴经。

散胸中冷滞，益膈上元阳，温胃冷恶心，退膜云翳障。止翻胃呕胃冷，吃食即欲吐，豆蔻正相宜也，消食积膨白入肺，自有清高之气，若草豆蔻则专入脾胃，而其气味又燥烈于白者，虚弱人止宜用白为良。

按：白豆蔻，感秋燥之令，得地之火金，宽中去滞，流行膈郁，通转营卫，为气方标药也。《本草》主冷逆下气，亦赖其辛温逐寒之力。若其去白睛翳膜，乃肺气虚寒故耳，如红膜不宜用矣。杨士瀛主脾虚疟疾，呕吐寒热，能消能磨，能行三焦，营卫一转，诸症自平，至于热则消肌肉，寒则衰饮食之病，以奏功，又非止为气方标药所司也。大抵胃冷宜服，火升作呕，因热腹痛，皆不可服其用有五：一专入肺经，一散胸中滞气，一去感寒腹痛，一温暖脾胃，一治赤眼暴发，去太阳经目内大眦红筋，用少许。得人参、生姜、橘皮、藿香，治胃虚反胃，因寒呕吐；得半夏、橘红、生姜、白术、茯苓，治寒痰停胃作呕。

生广中，去皮研细，不见火，乘沸点服。

砂仁（即缩砂密）六十一

味辛，气温。阳也，浮也。入手足太阴、阳明、太阳、足少阴七经。

消宿食，快脾胃之滞气，疗虚寒，散膈噎之痞胀，醒脾补肺，养胃益肝，下气安胎止泻，和中化酒逐痰散气膈胀，砂仁捣碎，以萝卜汁浸焙汤服。《本草》治虚劳冷泻，脾肾不足也，宿食不消，脾胃俱虚也，赤白滞下，胃与大肠因虚而湿热与积滞客之所成也。辛以润肾，故使气下行，温则脾肾之气皆和，而诸症自愈。气下则气得归元，故腹中虚痛亦已。杨氏用以止痛安胎，气结则作痛，气逆则胎不安，用此以导之耳。《日华子》用以治转筋霍乱者，皆由脾胃为邪所干，胃气壅滞闭塞而成也。

按：缩砂，属土而能行散，性温而不伤于热，行气而不伤于剋，醒脾调胃，引诸药归宿丹田，香而能窜，和合五脏，冲和之正品，太阴之要剂也。故补肾药中同地黄丸蒸，取其下达之旨也，若肾虚气不归元，非此向导不济缩砂胜于桂、附，热毒之害多矣。同熟地、茯苓，能纳气归肾；同檀香、白蔻，能下气安肺；得白术、陈皮、人参、益智，能和气益脾；得黄柏、茯苓为使入肾，得赤白石脂为使，入大、小肠。蒸性燥，凡属火病者忌之。本非肺经药，乃有用之于咳逆者，通指寒邪郁肺，气不得舒，以致咳逆之证，若咳嗽多缘肺热，此药即不可投矣。胎妇气虚，不可多服，反致难产，不可不知。

产岭南，先和皮慢火炒熟，去壳研用。

益智六十二

味辛，气温。可升可降，阳也。入手足少阴、足太阴经。

安心神，止呕哕，调诸气于三焦，固遗精，缩小便夜多便者，取二十四枚，捣碎入盐煎服，奇验，疗虚寒于水胀。开散郁气，善止吞酸。

按：益智，专功补火，能使郁结宣通，行阳退阴，通心脾子母脏之药也，三焦、命门气弱者宜之，主君相二火不足，温脾肾虚寒。又辛入肺而调气，有子母相关之义，脾者肺之母也，脾胃之寒邪去而肺气自调，肺气调而滋水之化元，肾气自益矣。杨士瀛云："心者，脾之母，进食，不止于和脾，火能生土，当使心药入脾药中"，庶几相得，古人进食多用益智，为其土中益火也诸辛香剂多耗神气，惟此能益气安神，然亦不可多服，与诸香药同用则入肺，与滋补药则入肾，与补气药则入脾。如血燥多火，及因热而遗浊，脾家有湿热痰火，心经与三焦火动者，俱禁服。治虚寒之症，当于补药内兼用之，勿多服。如小便频数，脬气不足也，盐水炒过，同乌药等分，酒煮，山药糊丸，空心盐汤下，名缩泉丸，奇效。

产岭南州郡，去壳，盐水炒，研用。

辛温入肺入脾，清上治中之功也。

兰叶七十二

辛平，甘寒。阴中之阳。入手太阴、足阳明经，亦入足太阴、厥阴经。

生津止渴，开胃解郁，润肌肉，治消渴，调月经，养营气。《本经》主利水道兰草走气道，故能利水消渴，除胸中痰癖，杀蛊毒不祥之气者，盖肺主气，肺气郁结，则上窍闭而下窍不通，胃主纳水谷，胃气郁滞，则水谷不以时化，而为痰癖，蛊毒不祥之气，辛平能散结滞，芬芳能除秽恶，则上证自除。

按：兰叶，禀金水清芬之气而似有火，独走气道。入西方以清辛金，不独开胃清肺消痰，善能散积久陈郁之结气。今人但赏花香，不知用叶，亦缺典耳，况药味载《内经》甚少，而兰独擅名，所谓"治之以兰，除陈气"是也，故东垣方中每常用之。与藿香、枇杷叶、石斛、竹茹、橘红，开胃气之神品；入沉香、郁金、白蔻、苏子、芦根汁，下气开郁，治噎嗝之将成者。

产闽中者，力胜江浙诸种。

泽兰七十三

味甘苦辛，微温。阴中之阳，可升可降。足太阴、厥阴经药也。

理胎产百病淹缠，消身面四肢浮肿，破宿血，去癥瘕殊功，行瘀血，疗扑损易效，散血沥腰痛，疗目痛头风。

按：泽兰，感土泽之气，独入血海，攻击稽留，其主水肿者，乃化血为水之水，非脾虚停湿之水也泽兰走血分，故能治水肿，破瘀血。行而带补，气味和平，可无偏胜之患。气香而温，味辛而散，故走入肝脾。脾喜芳香，脾气舒则三焦通利而正气和。肝宜辛散，肝郁散则营卫流行而病邪解，为女科之上剂也。凡产后阴户燥热，遂成翻花，用泽兰四两煎汤熏洗二三次，再入枯矾煎

301

洗即安。

凡用须别雌雄，茎叶皆圆，根青黄者，能生血调气。叶上有斑，根头尖者，能破血，通久积。防己为之使。

马兰七十四

味辛，气平。入阳明血分。

破宿血，养新血，断血痢，解酒疸。疗诸菌蛊毒，治绞肠沙痛，除水肿尿涩，消痔疮丹毒治痔用马兰根捣敷片时，看肉平即去，稍迟恐肉反出也。

按：马兰，为治血分之药，与泽兰同功。近人用治痔漏，云有效。或生或干，不用盐醋，白水煮食，并饮其汁。或以酒煮焙研糊丸，米饮日服，仍用水煎，入盐少许，日熏洗之。

香薷七十五

味辛，微温。可升可降，阳也。入手太阴、少阴、足阳明、太阴经。

发散夏月凄凉寒邪，通利伤暑小便涩难。散水肿，有彻上彻下之功，去口臭，有拨浊回清之妙。解热除烦，调中温胃。《别录》主霍乱腹痛，转筋吐下者，多由暑月过食生冷，外邪与内伤相并而作也，辛温则能通气，和中解表而自愈矣。

按：香薷，属金与水，最能发散暑邪，有彻上彻下之功。又治水甚捷，肺得之，清化行而热自降，乃夏月解表之剂，无表邪者，不可用也如冬月之用麻黄，惟暑伤元气者可用。世医治暑病，每以为首，不知乘凉饮冷暑有乘凉饮冷之辨，致阳气为阴邪所遏，以致头疼，发热恶寒，烦躁口渴，吐泻霍乱，宜用以发越阳气，散水和脾则愈。若劳役作丧之人，伤暑受热，必用东垣清暑益气汤、人参白虎汤之类，以泻火益元可也，若用香薷，是重虚其表而又济之以热矣，气虚者，尤不可多服。其性温，须冷饮，方无拒格之患。今人解暑，每用代茶，真痴人前说梦也《外台秘要》用香薷

302

气则上达，灸火宜陈久，气乃下行。灸之则透诸经而治百病，起沉疴为康泰，其功亦甚大矣。但其性辛热有毒，仅可施于暂时耳。若以温暖作常服之，反致热火上冲，狂躁不禁矣丹溪云：妇人无子，多由血少，不能摄精耳，世谓子宫虚冷，投以辛热，不知艾性，入火灸则气下行，入药则气上行，岂可以此妄服致久毒发也。如素有虚寒痼冷，妇人湿郁滞漏之人，以艾和归、附诸药治之，夫何不可？老弱虚人，下元畏冷者，以熟艾兜其脐腹，妙不可言。寒湿脚气，亦宜以此夹入袜内，大抵多功于外治之物也。火眼肿痛者，以艾烧烟，用碗盖之，刮煤，以温水调化洗之，入黄连更妙。

蕲州产者，独茎圆叶，背有白芒，称为艾之精英，拣取净叶，扬去尘屑，入石臼，杵捣熟，去渣滓，捣至如绵细软，谓之熟艾。若生艾灸火，则伤人肌脉，用时焙燥，则灸火得力。若入丸散，须用醋煮干，捣成饼子，烘干，再捣为末，入白茯苓三五片同碾，即可作细末，或大米三五合，亦好。苦酒、香附为之使。

茵陈蒿八十三

味苦，微寒。阴中微阳。入足太阳经。

通腠理，主黄疸怫热于肌表，利小便，主伤寒结热于腹中。因上下分消之妙，故有专治湿热之功。

按：茵陈，专理溲便，本为膀胱之剂，又何以治疸？盖疸之为病，脾受伤也，而脾之所恶，湿乘土也，得茵陈以利水，则湿去土安，而疸自愈，然亦须五苓之类，佐助成功。用之者，中病即已，过用，则元气受贼矣。第发黄有阴、阳二种，茵陈同栀子、黄柏，以治阳黄，同干姜、附子，以治阴黄，总之，茵陈为君，随佐使之寒热，而理黄症之阴阳也仲景茵陈栀子大黄汤治湿热也，栀子柏皮汤治燥热也，二药俱治阳黄。李思训用茵陈附子汤，治阴黄也，各随寒热佐使可耳。古方用茵陈同生姜捣烂，于胸前四肢日日擦之，则黄退矣。疥疮煎汁洗之，立愈。

青蒿八十四

味苦，气寒。入足少阴、厥阴经。

主真阴不足，伏热骨蒸，杀鬼疰传尸，久疟久痢。《本经》治疥癣痂痒，皆由于血热所致，留热在骨间者，是伏热于阴分也，肝胃无热则目明，苦能泄热，苦能杀虫，寒能退热，热去则血分平和，阴气日长，前证自愈。

按：青蒿，得春独早，其发生在群草之先，故治少阳、厥阴血分之证，独著奇功。虽能治骨蒸劳热，然性颇阴寒，胃虚者不可投也。止宜于血虚有热之人耳。

用叶，童便浸一日夜，晒干用，根、茎、子、叶，不可同使，同使则翻成痼疾。伏硫黄。

菴䕡子八十五

苦辛，微寒《别录》：微温。味厚气薄，降也，阴中微阳。入足厥阴经血分。

治腰脚重痛，疗骨节烦疼。主女人经涩不通，扶男子阳痿不举。理闪挫气痛，益打扑折伤。

按：菴䕡子，得土之烈气，而微感天之阴气以生，行血散结之药也，然散中有补，补而能行，故《本经》列为上品。妇人月事不以时至，并于瘀血病，见之不审者，不可轻试。善辟蛇，蛇着之即烂，故人家多种之以辟之也。

阴干用。薏苡为之使。

茺蔚（即益母草）八十六

甘辛，微温。可升可降，阴中阳也。入手、足厥阴经。

主欲产胎，滞而不行，疗新产血滞而不利，行血活血而不伤，已产、未产之良剂，通为治血之需，更有调气之义。《本经》言其明目者，盖包络生血，肝藏血，目为肝之窍，此物能治血补阴，血滞病目，用此益肝行血而目明。若瞳神散大，血不足也，岂可用哉！又治血逆者，肝脏有火也，肝凉则降而顺矣。《别录》主大热头痛心烦者，皆血虚而热之候也，清肝散热和血，则头疼心烦俱解。

按：茺蔚一品，有活血行气补阴之功，白花者入气分，紫花者入血分，为调胎产诸疾之要药，故云益母。主安胎，去死胎，行瘀血，生新血，妇人所恃者，气血也，胎前无滞，产后无虚，以其行中有补也，故时珍常以之同四物汤、香附诸药，治人甚效。热血欲贯瞳人者，可与凉血药同用。若其茎、叶、花、根，可浴瘾疹，捣敷蛇伤。盖根、茎、花、叶、实，皆可同用，如治手、足厥阴血分风热，女人经脉，则单用子，若治胎毒疮疡，消水行血，妇人胎产诸病，则宜并用，盖其根、茎、花、叶专于行，而子则行中有补也。

子微炒，去壳或蒸晒用。制硫黄、雌黄、砒石。

夏枯草八十七

苦辛，气寒。独入足厥阴经。

破癥坚瘿瘤结气，散瘰疬鼠瘘头疮，疗脚肿湿痹，止目珠羞痛。

按：夏枯草，禀纯阳之气，夏至后得阴气即枯，故名夏枯。大治瘰疬，散结气，有补养厥阴血脉之功。又治目疼，以沙糖水浸一宿，取其能解内热，缓肝火也。娄全善云：此草治目珠疼，至夜则甚者，神效，或用苦寒药反甚者，亦神效。盖目属厥阴之经，夜甚，及点苦寒药反甚者，夜与寒，亦阴故也，夏枯草，其性纯阳，补厥阴血脉，故治此如神，以阳治阴也。除治前证之外，并无别用矣，然久用，亦防伤胃，与参、术用，方可久服无弊。

土瓜为之使。伏汞砂。

刘寄奴八十八

味苦，气温。入手少阴、足太阴经。

下气止心腹急疼，下血却产后余疾，通经佐破血之方，散郁辅辛香之剂。

按：刘寄奴，破血之仙剂也，其性善走，专入血分，味苦归心，而温暖之性，又与脾部相宜，故两入。盖心主血，脾裹血，所以专疗血证也。《唐本草》云：多服令人利，亦以其气宣泄耳，病人气血虚，脾胃弱，易作泄者勿服。

茎、叶、花、子皆可用，酒蒸晒干。

旋覆花（即金沸草）八十九

咸甘，微温，小毒。阴中之阳，可升可降。入手太阴、阳明、足太阴、厥阴经。

去头目之风邪，散胸中之结气，膈上胶痰能消硬则气坚，旋覆之咸以软痰坚，膀胱水蓄能折，消坚软痞，散湿除痹。

按：旋覆花，乃消痰导利之剂也，其功只在行水下气，通血脉耳。但是走散之品，非虚衰者所宜，冷利及大肠虚寒人禁用。惟伤寒汗下后，心下痞坚，噫气不除者宜，此方书言其能祛老痰结积者，咸能软坚也。叶消疔肿，根治风湿。

去皮及蒂，洗净微焙。

青葙子（即草决明）九十

味苦，微寒。入手少阴、足厥阴经。

去肝脏热毒上冲，青盲翳肿，除心经火邪暴发，赤障昏花。坚筋骨镇肝，去风热湿痒。

按：青葙子，苦者，丙丁之味也，青者，甲乙之色也，故入心、肝二经。《本经》并不言治眼，而《药性论》及《日华子》皆言之，亦以苦寒之性，能清肝脏热毒上冲耳。

312

凡使，勿用思薁子，非鼠细子，此二件真似青葙子，只是味不同。青葙花上红下白即野鸡冠花，纯白者胜，子黑扁而光，粒同苋实；思薁子味苦，煎之有涎，用时先烧铁杵臼，乃捣用之陈嘉谟曰："《本经》款内载曰：子名草决明，意谓功专治眼，特假别名以美之，非真为草决明子也，若以为然，则原揭简端，何不直书而但曰青葙子乎？正犹沙参一名知母，龙眼一名益智，名同而实异也，且别条所载决明子药粒状稍大，主治尤优，读者弗明，或偏执一，不免得此失彼，大辜药味之能矣，幸而此曰草决明，彼曰决明子，两名虽一，上下字差，略别异同，学者当辨"。

鸡冠九十一

味甘，气凉。

止肠风泻血，治赤白带痢，沙淋白鸡冠花、苦葫芦等分，烧研，火酒空心服。血痛皆去，脱肛白鸡冠花炒，棕榈灰、羌活一两，为末，每服二钱，米饮下痔漏能除。

按：鸡冠，以花状名之也，有红、白、黄三色，而白者颇于血病有功，故妇人有淋带血痛，并经水不止者，当以烧研服之。若结阴便症，用以同椿根白皮，等分为末丸，黄芪汤下，妙。

晒干焙用，忌鱼腥猪肉。

红花九十二

辛甘苦，温。阴中之阳。入手少阴、足厥阴经。

逐腹中恶血，而补血虚之虚，除产后败血，而止血晕之晕。从桃仁、大黄能破血于滑数实，佐当归、熟地而能补血于涩数虚少用养血，多用破血，能泻能补，各随所施。《开宝》主产后血晕与口噤者，缘恶血不下，逆上冲心，入肝，故神晕而昏噤，使恶血下行，则昏噤自止。主蛊毒者，凡毒药必伤血分，此能行血，血活则毒可解。

按：红花，活血润燥，行血之要药也，血生于心，包藏于肝，属于冲任，红花汁与之同类，故能行男子血脉，通女子经水。其味辛温，故少用能养血，过于辛温则血走散，故多用则行

313

血不止。同延胡、当归、生地、牛膝、赤芍、益母、川芎，治经阻少腹痛，产运血闷而死，心头微热者，以红花数斤煮汤，盛三桶于窗格之下，以妇寝其上，熏之可苏。

酒喷微焙。

大蓟九十三

苦甘，气温一云凉。入手少阴、足太阴、厥阴经。

主吐血鼻衄，疗崩中血下。

按：大蓟，禀土之冲气，兼得天之阳气，最能凉血解热，虽破血下行，乃行而带补者也。其力雄，能健养下气，故肠痈肿疥，俱可消融。胃弱泄泻，及血虚不思饮食者，皆不利也。

酒洗或童便拌，微炒。

小蓟九十四

苦甘，气温一云凉。入手少阴、足太阴、厥阴经。

破宿血，生新血，下血、血崩、热淋皆治，呕血、出血、烦闷皆祛。

按：二蓟，性味主疗皆同，破血之外，亦无他长，亦不益人。但大蓟兼疗痈疽，小蓟只可退热，不能消肿也。

制同大蓟。

续断九十五

苦辛，微温。入足厥阴，兼入足少阴、太阴二经。

补劳伤，续筋骨，破瘀结，利关节，宣血气，理胎产，止腰痛，消肿毒，缩小便，治泄精，调血痢，暖子宫。

按：续断，活血养血，兼滋阴补气，补而不滞，行而不泻，故外科、女科取用宏多要之续补伤损血脉筋骨之用为专。同当归、牛膝、肉桂、延胡则能行血；同阿胶、地黄、门冬、杜仲、五味、山萸、人参、枸杞、黄芪则能止血补不足；与凉血补血顺气药则安胎；血痢，以平胃散五钱，入续断一钱二分，甚效。禁与苦寒药同用。

陕蜀最盛。状如鸡脚者为上，节节断，皮黄皱者方真。去里硬筋，酒浸焙干。草茆根绝似续断，服之令人筋软。地黄为之使。恶雷丸。

漏芦九十六

味苦，咸寒。足阳明本经药也，兼入足少阳、太阳、手太阴、阳明经。

治身体风热恶疮，去皮肌瘙痒癮疹，主乳痈发背，理痔漏肠风，止血排脓，生肌长肉，引经脉，下乳汁，续筋骨，疗折伤，止遗溺泄精，除风眼湿痹，匪专煎饮，亦作浴汤。

按：漏芦，甚益人而服食方罕见用之，古方治痈疽发背，以漏芦汤为首称。庞安常伤寒论，治痈疽，及预解时行痘疹热，用漏芦叶，若无则以山栀子代之，亦取其寒能解热，盖不知其能入阳明之故也。

产单州者属山西为胜，以生甘草相对拌蒸，晒干用。连翘为之使。

胡芦巴九十七

味苦，大温。纯阳之品。入足少阴、太阳经。

治元脏虚冷，疗膀胱疝气寒湿成疝，肝疾也，元脏暖则筋自和而症愈，此肾肝同治，乙癸同源之理也，消腹胁胀满，理脚气寒湿，益右肾，暖丹田。

按：胡芦巴，乃海南山中所产萝卜子也，温补下元，导火归经，为右肾命门补火之药，元阳不足，冷气潜伏不能归元者，宜之奔豚偏坠，用以同大茴、巴戟、川乌、吴萸、楝实去核，丸服。若相火炽盛，阴血亏少者禁用。

淘净，以酒浸一宿，晒干，蒸熟或炒过用。

牛蒡子（即鼠粘子，又名恶实）九十八

味苦辛，温。阳中之阴，升也杲曰：降也。入手太阴、足阳明经。

散热结而消疮毒，利咽膈而疏风壅，祛风湿瘾疹盈肌，除腰膝风凝不利。《别录》言其主明目补中，除风伤者，辛能散结，苦能泄热也，热结散则脏气清和，故明目而补中，风之所伤，卫气必壅，壅则发热，辛平凉解，散则表气和，风无所留矣。

按：牛蒡子，至秋而成，得天地清凉之气，为散风除热解毒之要药。本入肺理风之剂，兼利腰膝凝滞者，一则金为水母，一则清肃下输，或谓其兼入肾者，非其升浮之用也。然性冷而滑，痘疹家惟宜于血热便闭之症，若气虚色白，大便自利，或泄泻者，勿用。痈疽已溃，非便闭，勿服。

凡用，拣净，以酒拌蒸，待有白霜，以布拭去，焙干，捣粉用。

苎根九十九

甘滑，气寒。阳中之阴，可升可降。

塞胎漏下血，治心膈热渴。时疫大渴狂叫，非此莫却，金石服多燥热，饮下立除。捣贴小儿赤游丹毒，敷调一切痈疽发背。

按：苎根，禀阴寒之气，除热之功居多，大能补阴而行滞血。其根善能安胎润燥解热也，性破血，将苎皮与产妇枕之，止血运；产后腹痛，以苎安腹上即止。叶最散血，瘀血在腹，绞汁服通，血皆化水，以生猪血试之可验。胃弱泄泻者勿服。

葈耳实（即苍耳子）一百

味苦，甘温，小毒。入手太阴经。

治风头寒痛，散风湿周痹。凉肝热，善通顶门，追风毒，任在骨髓。扫疥癣细疮，遍身瘙痒者，立效，祛腰脚膝痛，四肢挛

急者，殊功。

按：葈耳实，为祛风疗湿之要药，善通顶门连脑，一切风气填髓，腰膝风毒，炒香浸酒服之，甚补益也，最忌猪肉。若风邪犯之，则遍身发出赤丹矣。大风疠疾，用此同荷叶等分为末，每服二钱，温酒日二服。乾坤生意，五月五日，或六月六日，五更带露，取苍耳草捣汁，熬半斤，鳢鱼一个，剖开不去肚肠，入药，线缝，以酒二碗，慢火煮透令熟，不过三五尾即愈，忌盐一百日。捣汁同小便饮，疗肿立去如神；煎汤熏痔亦妙；狂犬咬毒，急捣服佳。

炒熟，捣去刺，酒拌蒸用。忌猪马肉、米泔，害人。

天名精（即土牛膝）百一

味辛甘，寒，小毒。

下瘀血，除热结，逐痰涎，消痈毒，身痒瘾疹，揩之立已，虫蛇螫毒，按敷为良。咽喉肿塞，连根叶而捣扫，缠喉风肿，以生蜜和丸噙。《本经》除小虫者，湿热之故也，辛能散，而寒除热，湿热去则小虫除矣。

按：天名精，合根苗而言也，根名土牛膝，功用相同，除热散结，杀虫解毒，消痔疮之圣药。孙天仁《集效方》，凡患乳蛾，喉咙肿痛，及小儿急慢惊风，牙关紧急，不省人事者，捣根酒服，仍以渣醋敷项下。脾胃寒薄，易泄无渴者勿服。

五月采，阴干用。地黄为之使。

鹤虱百二

苦辛，气凉，小毒。

杀五脏之虫，止蛔咬心痛。

按：鹤虱，即天名精之子也，形如鹤虱，杀虫方中为最要药，兼止疟，敷恶疮。故李绛《手集方》治小儿蛔虫啮心腹痛，亦单用此研末，以肥猪肉汁下之，五岁一服二分，虫出即止也。

中砒霜毒，肠胃未裂者，浓煎汁，送下立止。

黄黑色，微炒用。

豨莶百三

味苦，气寒主用与性寒相违，高邮军谓其性温，疑当，小毒。入足厥阴、少阴经。

主肢节不利，肌体麻痹，疗脚膝软疼，缠绵风气，补元气，祛风湿，长眉发，乌须鬓。苏恭治热䘌烦满不能食者，湿热盛则生䘌，湿则烦满不能食。春生之药，本合风化，风能胜湿，苦寒除热，故主之也。

按：豨莶，阳草也，感少阳生发之气以生，虽能祛风除湿活血，然有毒，令人吐，以为生寒熟温，理或有之，以为生泻熟补，未敢尽信，岂有苦寒搜风之剂，一经蒸煮，便有补益之功耶？世俗见慎微本草，传其功用甚效，然近世服之经年罕验，意者制法未尽善欤？风气有分别欤？药产非地道欤？亦以见执方者之一失也。古人所谓补者，亦以邪去则正气昌，非谓其本性能补耳，若病人患四肢麻痹，骨间疼痛，腰膝无力，由于脾肾两虚，阴血不足，不因风湿所中而得者，不宜服之。

多生于江东，其处语言，呼猪为豨，呼臭为莶，因其气多作猪臭而名之。五六七月采收，蜜酒层层和洒，九蒸九晒用。

芦根百四

味甘，气寒。入足阳明经。

噎哕烦热之司，呕逆泻痢之疗，消渴利肠，益胃降火。《别录》主消渴者，中焦有热，则脾胃干燥，津液不生而然也，甘能益胃和中，寒能除热除火，热解胃和，则津液流通而渴止矣。又利小便者，肺为水之上源，脾气散津，上归于肺，始能通调水道，下输膀胱，肾为水脏而主二便，三家有热，则小便频数，甚至不能少忍，火性急速故也，肺、肾、脾三家之热解，则小便复其常道矣。

按：芦根，禀水之阴气，独入阳明，清热下降，胃热火逆者宜之。必取水底者，其味甘辛，若浮在水中者，不堪用也。其中空虚，又能入心、肺，治上焦虚热。笋性更佳，解河豚毒。发背溃烂，以陈芦叶为末，葱椒汤洗净，敷之神效。霍乱呕吐，因于寒者，勿服。

取肥者，去须并赤黄皮。

麻黄百五

甘辛，苦温。气味俱薄，轻阳也，升也，清而浮。手太阴之药，入足太阳经麻黄，乃太阳经药，兼入肺经，肺主皮毛，葛根乃阳明经药，兼入脾经，脾主肌肉，发散虽同，所入迥异，兼走手少阴、阳明。

专司冬令寒邪，散发头疼脊强，去营中寒气，泄卫中风热，解肌麻黄，疗伤寒解肌第一药发表，出汗服麻黄而汗不止者，以水浸发扑法，即止止咳麻黄乃肺经专药，故治肺病多用之，定喘除风。《本经》主中风伤寒头痛，温疟发表出汗，去邪热气者，盖以风、寒、湿之外邪，客于阳分皮毛之间，则腠理闭绝，荣卫气血不行，此药轻清成象，故能去其壅实，使邪从外散也。又治咳逆上气者，风寒郁于手太阴也。风胁痛者，风邪客于胁下也，斯皆卫实之病也，卫中风寒之邪散，则诸证自除矣。

按：麻黄，治卫实之药，桂枝，治卫虚之药，二物虽为太阳证药，其实营卫药也。杲曰：轻可去实，麻黄、葛根之属是也。六淫有余之邪，客于阳分皮毛之间，腠理拒闭，营卫不行，故谓之实，二药轻清成象，故可去之。麻黄味苦，其形中空，阴中之阳，入足太阳寒水之经，其经循背下行，本寒而又受外寒，故宜发汗，去皮毛气分寒邪，以泄表实。若过发则汗多亡阳，或饮食劳倦，及杂病自汗表虚之证用之，则脱人元气，不可不禁。　好古曰："心主营为血，肺主卫为气，故麻黄为手太阴肺之剂，桂枝为手少阴心之剂"。张仲景以伤寒无汗用麻黄，有汗用桂枝，医者未得其精微也，精液为汗，汗即血也，在营则为血，在卫则为汗，夫寒伤营，营血内涩，不能外通于卫，卫气闭固，津液不行，故无汗发热而憎寒，风伤卫，卫气外泄，不能内护于营，营气虚弱，津液不固，故有汗发热而恶风。然风寒之邪，皆由皮毛而入，皮毛者，肺之合也，是症虽属乎太阳，而肺实受邪气，其证，时兼面赤怫郁，咳嗽有痰，喘而胸满诸证者，非肺病乎。盖皮毛外闭，则邪热内攻，而肺气膹郁，故用麻黄、甘草同桂枝，引出营分之邪，达之肌表，佐以杏仁，泄肺而利气，汗后无大热而喘者，加以石膏，《活人书》夏至后加石膏、知母，皆是泻肺火之药。是则麻黄汤虽太阳发汗重剂，实为散解肺金火郁之药也。腠理不密，则精液外泄，而肺气自虚，虚则补其母，故用桂枝同甘草，外散风，外以救表，内伐肝木，以防脾，佐以芍药，泄水而固脾，泄东所以补西也，使以姜、枣，行脾之精液，而和营卫也。下后微喘者，加厚朴、杏仁，以利肺气也。汗后，脉沉迟者，加人参，以益肺气也。虽为发表第一药，惟当冬令，在表真有寒邪者宜之，或非冬月，或无寒邪，或寒邪在表，或伤风等证，虽发热恶寒，苟不头疼身痛拘急，六脉不浮紧者，皆不可用。虽可汗之证，亦当察脉之轻重，人之虚实，不得多服。盖汗乃心之液，若不可汗而汗，与可汗而过汗，则心血为之动摇，或亡阳，或血溢，而成坏症，可不慎哉！若表虚自汗，阴虚盗汗，肺虚有热，多痰咳嗽，以致鼻塞，及平日阳虚腠理不密之人，脉浮弦涩大，沉微细弱，及伏匿者，法所同戒。

凡服麻黄须谨避风，不尔，病复发难疗。产青州彭城属山东，而荥阳中牟者属河南独胜，宜用陈久者，去根节止汗故也，煮数沸，抹去上沫沫令人烦，焙干用。黄芩为之佐，厚朴、白薇为之使。恶辛夷。

麻黄根节 百六

味甘，气平。

止诸虚盗汗、自汗，治亡阳、湿风、柔痉。

按：麻黄，其形中空，散寒邪而发表，其节中闭，止盗汗而固虚，以故盗汗自汗者，用竹扇杵末，同扑之。又牡蛎粉、粟粉，并麻黄根等分为末，生绢袋盛贮，扑手摩之，汗止效如影响，物理之妙，不可测度如此。当归六黄汤加麻黄根者，亦以止汗捷也。盖甘性能行周身肌表，故能引诸药外至卫分而固腠理。《本草》但知扑之之法，而不知服饵之功尤良也。

木贼百七

甘苦，微温。阳中之阴，升也，浮也。入足厥阴、少阳经血分。

益肝胆，退目翳暴生，消积块，止月经久滴，极易发汗，大能疏邪。得麝香、牛角腮，治休息痢证；得芎、归、余粮石，治赤白崩中；得槐蛾、桑耳，治肠风下红；得槐子、枳实，治痔疾出血。

按：木贼，与麻黄同性同形，去节焙过，最易发汗解肌，升散火郁风湿，但粗细之分耳。治木器者，用之搓擦则光净，故有木贼之名，取以制肝木有灵也。故能治目昏多泪，眼目血疾，因其入肝伐木，故不可多服。若目疾由于怒气，及暑热伤血，暴赤肿者，非其所任。

灯心百八

甘辛，淡寒。阳也。入手少阴、太阳经。

清心必用夜不合眼，可用代茶，阴涩偏宜。治五淋，疗黄疸，烧灰吹喉痹，涂乳治夜啼。

按：灯心，属金与火，能助水清热，其味淡，五脏无归，专入小肠利水。诀曰"小肠受盛与心应"，故又入心经。烧灰性凉，入轻粉，可治阴疳。衄血不止者，一两为末，丹砂一钱，米饮服，效。治乳蛾，以咸卤浸透，入鸡子壳中封固，煅存性，研细，加梁上倒挂尘，及青鱼胆、明矾、铜青，点咽喉神妙。虚脱人，及中寒小便不禁者，勿服。

以粳米粉浆过，晒干研末，入水淘之，浮者是灯心也。日干用。

生地黄_{百九}

甘苦，寒。气薄味厚，沉而降，阴也。入手足少阴、厥阴，及手太阳、足太阴经。

凉心火之烦热，补肾水之真阴，止肺金之衄血，理脾气之痿躄。外行润皮肤干燥，内行祛热竭昏沉。骨蒸劳热可奏神功，五心热闷并堪主治。又治妇人月经闭绝而不行，产后血上攻心而作晕，应施于脉洪多热，不宜于脾胃有寒。《日华》云助心胆气，强筋骨，安魂魄，定惊悸者，胆为五脏六腑之首，行春升之气，故十一脏皆取决于胆，为中正之官，地黄入手、足少阴，亦入足厥阴，心与肝为子母之脏，胆为肝之府，肝主筋，肾主骨，肾藏精与志，肝藏魂，肺藏魄，心、胆二经虚则病惊悸，此能凉心助胆补肝，心凉则热不薄肺，肝肺清宁，则魂魄自定，胆气壮则惊自除，肝肾足则筋骨自强，心肾交则志自长矣。

按：生地黄，治心热、手足心热之要药也。形质沉重，当入脾胃，为脾之肾药，虽能益肾水，生精血，必脉洪实而血热者为宜。钱仲阳泻丙火，与木通同用以导赤也。东垣言其能泻脾土之湿热，然太寒能倒脾气，亦不可多用，当使实脾药中用二三分，俾脾家不受邪可耳。惟阴微阳盛，相火炽强，来乘阴位，日渐煎熬，为虚火之证者，宜斟酌用以滋阴退阳。凡产后恶食作泻，虽见发热，恶露作痛，不可用，误用则泄不止，胃气者，后天元气之本也，胃困则饮食不运，精血不生，虚热何自而退？故当归忌之后天火甚，先天阴虚，症见关格躁扰大有功也，但不利于久虚气泄，凡见此，宜多加炮姜、桂心、人参。若阴虚咳嗽，内热骨蒸，或吐血等候，一见脾胃薄弱，大便不实，或天明肾泄，产后泄泻不食，俱禁用归、地。又凡痰凝气郁，升降窒塞者，宜通而不宜

322

滞，禁用地黄。惟劳倦伤脾而热，及老人津液枯竭，大肠结燥，便不润者，皆当用之。

浙江种者，受南方丙丁阳火之气质，虽光润而力微，怀庆生者属河南，秉北方壬癸，濡润纯阴，皮有疙瘩而力大，选沉水者。用酒浸则上行、外行，姜汁浸则不腻膈，忌铜、铁器，令人肾消发白，男损营，女损卫。得清酒、门冬良。恶贝母，畏芜荑。葱、蒜、萝卜俱忌。

熟地黄百十

甘苦，微温。味厚气薄，阴中之阳，沉也。入手足少阴、厥阴之经。

大补血衰，倍滋肾水，增气力，利耳目，填骨髓，益真阴。生地能生精血，用天门冬引入所生之处，熟地能补精血，用麦门冬引入所补之处。治伤寒后，胫股之痠痛，疗新生后，脐痛之难禁。退虚热而润燥，补精血而调经。《本经》治痹病者，痹为血分之病，因虚而风寒湿邪客之，故筋拘挛而痛，养血和肝，痹必瘳矣。其曰填骨髓，长肌肉，主男子五劳七伤者，地黄为至阴之药，正补肾水真阴而益血，血旺则髓满阴足，则肌肉自长，五劳七伤皆阴虚内热，真阴不足之候，甘寒能除内热而益精髓，故劳伤自除也。又治溺血，溺血者，肾与小肠热也，益阴凉血，则溺血自止，二便自利。

按：熟地黄，肾之脾药也，虽补五脏内伤，要惟补肾之功居多，血衰者须用之血热者宜用生地，脉洪实亦宜生。时珍云：男子多阴虚，宜用熟地，女子多血热，宜用生地。脐下痛，发热者，肾经病也，非此不能除，脉虚软者，亦宜用之，最补肾中元气。仲景六味丸，以之为诸药之首，天一所生之源也；《汤液》四物汤，治藏血之脏，以之为君者，癸乙同归一治也。然此剂腻膈，或醇酒浸，或姜汁炒，或同附子用，不惟行滞，乃能引导入肾，更须佐以砂仁、沉香，二味皆纳气归肾，故下元衰者，须用之。若尺脉微

323

者，桂附相宜，尺脉旺者，以黄柏、知母兼用愚按：丹溪云气病补血，虽不中病，亦无害也，而不知害已伏其中矣。夫血药属阴，其性凝滞，凝滞之物，每于气病不宜，常见胃虚气弱之人而施之当归、地黄等剂，反致胸膈痞闷，饮食减少，以至变症百出，至死不悟，此皆因阴滞之性，损其中和之气也。大抵血虚，固不可专补其气，而气虚亦不可遂补其血，认证用药，随机应变，当无偏损之害矣。同沙苑蒺藜、肉苁蓉、鹿茸、山萸、五味，能益男子精；同人参、远志、麦冬、酸枣仁、柏子仁、茯神、甘草，治心虚惊悸，怔忡健忘；同女贞、甘菊、枸杞、白蒺藜，能明目益精；同黄连、连翘、薄荷、甘草、甘菊、木通，治暴眼赤痛。

九蒸九晒方熟，市中每一煮透，便以为熟，误矣，禀北方纯阴之性而生，非太阳与烈火交炼，则不熟也。所以固本膏，虽终日煎熬，必生、熟各半用之，即此可知地黄非一煮便熟者矣。酒炒上行，不妨胃；姜汁炒，不腻膈。忌萝卜、葱、蒜。得丹皮、当归良。

牛膝百十一

味苦酸，平。气薄味厚，阴也，降也。入足少阴、厥阴经。

补肾强阴，理腰脊膝胫之伤，强筋续绝，通血结癥瘕之证。疗淋家茎痛欲死，止久疟寒热不休，治寒湿痿痹，疗四肢拘挛。填骨髓，逐五淋，同麝香堕胎甚捷，偕葵子立下胞衣。

按：牛膝，为阴，能降而不能升，故主用多在肾肝下部，上焦药中勿入。然五淋诸证，极难见效，惟牛膝一两，入乳香少许，煎服，连进数剂即安。下行能滑窍，梦失遗精者，在所当禁，气虚下陷，血崩不止者，戒用，若膝之不能立，与能屈而不可伸者，亦在所忌。

产怀庆，用长大柔润者，酒浸拌蒸入药。生用行下，去恶血，滋补，酒焙，补肝肾。恶龟甲。畏白前。忌牛肉。

紫菀百十二

苦辛，微温。阳中之阴，可升可降。入手太阴，兼入足阳明。

主痰喘上气，疗咳吐脓血，调中益肺，解渴润肌。

按：紫菀，辛而不燥，润而不寒，补而不滞，诚哉金玉君子也。其能治咳逆肺痿者，乃辛散气而苦泄火，清肺之用也。而调中止渴，润肌添髓，乃温补润肺之功也。苦能下达，辛可益金，故吐血保肺，收为上品。虽入至高，善于下达，使气化及于州都，小便自利，人所不知。然其性辛温，亦暂用之品也，如肺病咳逆喘嗽，皆阴虚肺热之证，不宜专用多用，即用，亦须与天门冬、百部、地黄、桑皮苦寒之药参用。

去头须洗净，每一两，蜂蜜二分，焙用。治嗽消痰，必须酒洗。款冬为之使。恶瞿麦、藁本、远志。畏茵陈。

麦门冬百十三

味甘，微苦，微寒。阳中微阴，降也。入手太阴、少阴经。

退肺中隐伏之火，生肺中不足之金。止燥渴，阴得其养，补虚劳，热不能侵。除心经客热，安神益气，滋肾水化源，强阴益精。经枯乳汁不行，堪资作引，肺燥咳声连发，须仗为君。《别录》治虚劳客热，口干燥渴者，因虚劳而热客中焦，故口干而燥渴，阳明之热上冲，则兼呕吐也。治痿蹶者，阳明湿热病也，阳明湿热盛，则熏蒸于肺，而为痿蹶，治痿独取阳明，治本之道也。

按：麦门冬，禀秋令之微寒，得西方之正色，故清肺中伏火多功。心火焦烦，正如盛暑，秋风一至，炎蒸若失矣，心主血，心既清宁，妄行者息。脾受湿热，则肌肉肿而肠胃满，热去则湿除，肿满者自愈。金不燥则不渴，金水生则益精，故成聊摄①云："肺燥气热，以酸收之，以甘缓之，门冬之甘，润肺除热，但专泄而不兼收，中寒有湿人不可服也。"东垣曰："六七月间，湿热方旺，人病骨乏无力，身重气短，脉气欲绝者，孙真人以五味子之酸温泻丙火而补庚金，人参之甘温泻热火而益元气，门冬之苦寒滋燥金而清水源，三味能兼益五脏之气，故同为生脉之剂。"其功用与天冬少异，麦冬清心降火，止上咳，天冬滋阴助元，消肾痰天、麦冬，并入手太阴而祛烦解渴。第麦冬兼行手少阴，每每清心降火，使肺不犯于贼邪，故止咳立效；天冬复走足少阴，屡屡滋阴助元，令肺得全其母气，故消痰殊功。先哲有云"痰之标在脾，痰之本在肾"，痰系津液凝成，肾司津液者也，燥则凝，润则化，天冬润剂走肾，故能化解也。又云："半夏能治痰之标，不能治痰之本"，以是观之，则天冬能治痰之本，不能治痰之标，非但与门冬殊，亦与半夏异也。

取肥大者，微火焙软，去心用心令人烦，畏其寒者，以酒浸用。地黄、车前为之使。恶款冬、苦瓠。畏苦参、木耳。伏钟乳。

萱草根百十四

味甘，气寒。入手、足太阴经。

治沙淋，下水气，疗酒疸，止热衄，通小便，散痈肿。

按：萱草之甘，宜归脾部，而肺其所生者，故亦入之，属水性，下走阴分，故每有功于下焉。

苗、花：亦利胸膈，消湿热。

淡竹叶百十五

味甘淡，寒。入手太阳经。

---

① 成聊摄：即成无己，其为聊摄人，故称之。

决明子百十九

味咸，气平《别录》：苦甘，微寒。入足厥阴经。

治肝家风热，去目中翳膜，理赤眼泪出，疗眶烂青盲。

按：决明子，得水土阴精之气，而兼禀乎清阳者也。原是苦甘寒之药，甘得土气，苦可泄热，平合胃气，寒能益阴泄热，东方正药，亦入胆肾治青盲肤膜泪出之因热伤血分者，倘系气分及风寒而致目中诸症，非其宜矣，作枕治头风明目。得沙苑蒺藜、甘菊、枸杞、生地、女贞、槐实、谷精草，补肝明目；得生地、甘菊、荆芥、黄连、甘草、玄参、连翘、木通，治暴眼赤痛；又以决明炒研茶调，敷两太阳穴，干则易之，一夜即愈。治目疾之外，无他用矣。别有一种石决明，草决明与之同功而各为一种。

炒熟研细。恶大麻子。

地肤子百二十

味苦，气寒。入足太阴经。

解膀胱之热，治客热丹肿，散恶疮，利小便，皮肤风热，可作浴汤，雷头风肿，热酒冲服。

按：地肤子，气味苦寒，得太阳寒水气化，太阳之气，上及九天，下彻九泉，外弥肤腠，故地肤之功，上治头而聪耳明目，下治膀胱而利水去疝，外去皮肤热气而令润泽，服之病去，必小水通长为外征也，即其利水，兼能祛湿者欤。

瞿麦百二十一

苦寒。阴也，阳中微阴。入足太阳经。

逐膀胱邪热，治关格癃结，通淋利水，破血逐胎，决痈肿，通月经。

按：瞿麦，禀阴寒之气，惟"破血利窍"四字，足以馨其功能。八正散，用为利小便之主药，若心经虽热而小肠虚者，不

329

可服，服则心热未退，而小肠别作病矣小肠与心为传送，故用此入小肠，当求其属以衰之，可耳。九窍出血，服药不止者，用瞿麦一把、山栀仁三十个、生姜一块、甘草炙半两、灯草一小把、大枣五枚，水煎服。其性猛利善下，凡水肿蛊胀，脾虚及肾气虚，小肠无大热，小水不利，胎前产后，一切虚人并禁。

只用壳、蕊，不用茎、叶，若一时同使，即空心令人气噎，小便不禁也。以堇竹沥浸一伏时①，漉晒，今皆炒用。牡丹为使。恶螵蛸。伏丹砂。

葶苈子百二十二

苦辛，大寒，小毒。气味俱厚，沉也，阴中之阳。入手太阴、少阴经，亦入手阳明、足太阴、太阳经。

泄水气之横流，疗遍身之肿胀淮南子云：大戟去水，葶苈愈胀，用之不节，乃反成病。亦在用之有节耳。降肺壅之奔迫，下痰气之汹涌，通利水道，逐坚破癥。

按：葶苈，大能降气，专于行水走泄，十剂云："泻可去闭，葶苈、大黄之属"，此二味，皆大苦大寒，一泄血闭，一泄气闭。夫葶苈之峻利，不减大黄，性急逐水，殊动真气，稍涉虚者，宜痛戒之。有甜、苦二种：甜者下泄之性缓，虽泄肺而不伤胃，故形瘦证轻者宜之；苦者，下泄之性急，既泄肺而易伤胃，当以大枣辅之，故壮人证重者宜之大抵苦则下泄，甜则少缓，量病人虚实用之。然肺家水气急满，非此莫能疗，但不可过用耳葶苈能泄阳分肺中之闭，亦能泄大便，为其体轻象阳故也。凡肿满由于脾虚，及真阴不足之人，咸不可服。

出曹州者属山东独胜，酒润炒，或糯米拌，微火略焙，米熟去米用。若敷头疮，药气入脑杀人。榆皮为使，得酒良。恶白僵

----

① 一伏时：亦作一复时，即十二个时辰。

蚕。宜大枣。

王不留行 <small>百二十三</small>

味甘苦，平。阳中之阴。入手阳明经。

通血脉，下乳汁，利小便，消疔肿。

按：王不留行，喻其走而不守，虽有王命，不能留其行也，乃阳明冲任走血分之药也。古云："穿山甲、王不留，妇人服了乳常流"，见其性行而不住也。失血后、崩漏家、孕妇并禁。

浆水浸，焙干用。

车前子 <small>百二十四</small>

甘咸，气寒。阳中之阴，降也。入手太阴、太阳、足太阳、少阴、厥阴经。

导肝热之上冲，治眼目之赤痛，除湿气之内郁，利小便之淋癃，去心胸烦热，理胎产难生。《本经》治气癃者，正谓其通肾气也。治女子淋沥不欲食者，是脾肾交病也，湿去则脾健而思食，气通则淋沥自止，水利则无胃家湿热之气上熏，而肺得所养矣。

按：车前子，有滋阴除湿之功，通中有补，所谓利小便而不走气也。若配菟丝、枸杞之类，则滋肾补阴壮阳，又非止利水而已，以是观之，《本草》所谓益精者，盖有以也。男女阴中，各有二窍：一窍通精，乃命门真阳之火，即先天之元气，道家谓之君火，后天之精气亦与之合而系焉；一窍通水，乃膀胱湿热之水，渗出下窍，道家谓之民火是也。二窍不并开，水窍常开，则湿热外泄，不致鼓动真阳之火，斯精窍常闭而无泄漏，久久则真火宁谧而精用益固矣。《别录》谓其尤能明目者，何也？大凡逐水之剂，俱损于目，惟此最能解肝与小肠之热，热退而目愈，非谓泄水目愈也。肾气虚脱者，忌与渗淡药同用，若内伤劳倦，阳气下陷之病，皆不可用。陶弘景言"用叶捣汁服之，疗泄精甚验"，宗奭力辨其误，盖此药甘滑，利便泄精气，有人做菜服之，小便不禁，几为所误。

淘净晒干，入汤液炒过用，入丸散，酒浸一夜，蒸熟研烂作饼，晒干焙研。常山为之使。

连翘（即连轺）百二十五

苦寒。气味俱薄，轻清而浮，升也，阳也。入手足少阳、手阳明经，又入手少阴经。

疗疮疡之结热，除诸经之客热，去心经之郁热，除中部之湿热第可施于上、中二部，而下部实非其性。既有清热之功，又有散结之妙。《本经》主治寒热鼠瘘，瘰疬瘿瘤结热者，以诸证皆从足少阳胆经气郁有热而成，此药正清胆经之热，其轻扬芬芳之气，又足以解足少阳之郁气，清其热，散其郁，靡不瘳矣。又治痈肿恶疮，无非营气壅遏，卫气郁滞而成，清凉以除瘀热，芬芳轻扬以散郁结，则营卫通和而疮肿消矣。

按：连翘，清而无补之剂，乃少阴心经、厥阴包络气分主药，诸痛疮疡，皆属心火，故为十二经疮家圣药，乃"结者散之"之义。而兼治手足少阳、手阳明三经气分之热，与柴胡同功，但此治血热，柴胡治气热，为少异耳连翘之用有三，泻心经客热，去上焦诸热及疮家圣药。痈疽已溃，及火热由于虚者，脾胃薄弱易于作泄者，多用即减食，有寒中之患。

手搓用。

青黛 百二十六

咸甘，气寒。阳中之阴，可升可降。入手太阴、足厥阴经。

散五脏之郁热，泻肝经之积热，疗天行之疫热，去小儿之疳热。

按：青黛，外国蓝靛之英华也，善治中、下焦蓄风热毒之气，而尤宜于小儿。故《宫气方》①歌："孩儿杂病变成疳，不问强羸女与男，烦热毛焦鼻口燥，皮肤枯槁四肢瘫，腹中时时更下痢，青黄赤白一般般，眼涩面黄鼻孔赤，谷道开张不可看，此方便是青黛散，孩儿百病服之安。"

波斯国者不可得也，今惟以干靛充用，然内多石灰，不可轻用。须淘之数次，取浮标用，或用青布浸汁代之。

蒺藜百二十七

苦辛甘，温。入手太阴、足厥阴、少阴经。

治皮肤风痒头痛，疗风秘月经不通，明眼目，去燥热，催生堕胎，发乳疗毒。

按：蒺藜有二种。一种同州沙苑白蒺藜，感马精所生，一种秦州刺蒺藜，感地中阳气所生，实成于秋而外刺坚强，得金之坚固气，为肝之用药也。然肝虽有藏血之体，而血非可留之物，留则不虚灵而血恶，斯致疾矣。蒺藜，其性宣行快便，故积聚乳难之症皆治之。后世补肾，治腰痛泄精，虚损劳乏，多用沙苑蒺藜，二者功亦不甚相远。然同州者，性能固精，命门火炽，阳道易举，交媾精不得出者，勿服。同莲须、山萸、五味、莲肉、覆盆子、鱼胶、龙骨，能固精益肾；得甘菊、枸杞、决明、女贞，能明目。白癜风者，用白蒺藜六两，生捣为末，每服二钱，日二服，一月绝根，服至半月，白处见红，神效。

拣净蒸之，日干，木臼舂去刺，用酒拌，再蒸，或炒去刺亦可。乌头为之使，同州绿色，嚼之有绿豆气者良。此诚续嗣神丹而本草不言，惜哉。

谷精草百二十八

甘辛，温。入足厥阴、阳明经。

---

① 宫气方：即《小儿宫气方》，儿科著作，著者不详。

头风翳膜遮睛，雀盲痘后目翳，脑痛眉痛鼻熏，偏正头风面贴。《开宝》主治喉痹者，手少阴心火与足少阳相火相煽，上壅而成也，此药性辛，辛能散结，温能通气，散二经之火，则气通而无所结滞矣。又治齿风痛者，阳明胃家风火，热盛上冲之所致也。热则生风，风火相搏，故发齿风痛也。诸疮疥之生，皆由于血热，诸痛疮疡，皆属心火，药宜辛散，故悉主之。

按：谷精草，藉谷之余气结成，得阳明燥金气化，体性轻浮，入肝补益肝气，能上行阳明分野，凡治头目诸病，加而用之，明目退翳之功，似在菊花之上，多生于田中收谷之后，其得天地之和气者欤。若小儿雀盲者，用羖羊肝一具，不用水洗，竹刀刮开，入谷精一撮，炙熟，捣作丸，日三服，茶下。除目疾之外，无他用矣。

海金沙 百二十九

甘寒。入手太阳、足太阳经。

主湿热肿满，疗伤寒热狂，治茎痛涩痛，利膏淋血淋，通小肠，解热毒。

按：海金沙，淡渗而无补益，太阳经血分之剂，惟热结在二经血分者宜之。小便不利，及诸淋由于肾水真阴不足者，勿服。

产黔中及川陕间，其叶极细极薄，背面皆清，上多皱文，皱处有沙子，晒干以仗击之，用其沙，及草皆可入药，勿令见火。

本草汇卷十一终

本草汇卷十二

吴门郊西郭佩兰章宜纂辑

男　树晦芬墀

侄　维均梅在　参阅

紫藤陈陆坤白笔校订

草　部

大黄百三十

味苦，大寒。气味俱厚，沉而降，阴也。入足太阴，兼入手足阳明、厥阴经血分。

通肠胃诸物之壅塞，泄脏腑结热之熏蒸。荡涤峻快，推陈致新。

按：大黄，性禀直遂，长于下通，气味极厚，味厚则发泄，故为泄伤寒温病热病，实热燥结，热结中下二焦，二便不通，及湿热胶痰，滞于中下二焦之要品。祛邪止暴，有拨乱反正之殊功，故有将军之号，本血分之药，若用在气分，未免诛伐太过矣。张仲景治心气不足，吐血衄血，不用补心汤，而用泻心汤者，正因少阴经不足，而手厥阴心包络、足厥阴肝、足太阴脾、足阳明胃之阳亢甚无辅，以致阴血妄行飞越，此邪火有余也，故用大黄泄去亢甚之火，则血归经而自安，虽曰泻心，实所以泻四经血中之伏火也。又仲景治心下痞满，按之软者，用大黄黄连泻心汤，此亦泻脾胃之湿热，非泻心也。病发于阴而反下之，则为痞满，乃寒伤营血，邪气乘虚结于上焦，故曰泻心，实泻脾也。

病发于阳而反下之，则为胸结，乃热邪陷入血分，亦在上焦，大陷胸汤、丸，皆用大黄，亦泻脾胃血分之邪也。若结胸在气分，只用小陷胸汤，痞满在气分，只用半夏泻心汤，成无己不知分别此义。然虽有拨乱反正之功，但峻利猛烈，长驱直捣，苟非血分热结，六脉沉实者，切勿轻用。凡停留便闭，由于血少肠燥，而不由于热结，中气不运，不由于饮食停滞，女子少腹痛，不由于经阻，诸如此类，俱不可误投，戒之。

产蜀川，选文如水旋斑，紧重者，剉片蒸晒，再以蜡水蒸之七次，却酒淡蜜水再蒸。凡用，有生、有热、有蒸，不得一概用：欲下行者生用，邪气在上者，必须酒浸，引上至高，驱热而下。生用能通肠胃壅塞结热，熟用能治诸毒疮疽，久不收口，且能泻心火，宣气消痈。酒浸入太阳经，酒洗入阳明经，余经不用酒。欲取通利者，须与谷气相远，下后亦不得骤进谷气，便不能通利耳。黄芩为之使。忌冷水。恶干漆。

商陆 百三十一

酸辛，苦寒，大毒。阳中之阴，降也，入足太阴经。

通大小肠，疏泄水肿，攻消疝癖如石，熬熨胁腹癥块，治三尸，杀鬼精。

按：商陆，其性下行，专于行水，有排山倒岳之劳，疗水之外，不甚用也。胃气虚弱者，痛禁。治肿满小便不利者，以赤根捣烂，入麝香少许，贴脐上即能利便消肿。或以大蒜同煮汁服，或同香附子炒干，出火毒，米饮服三钱，亦可。但肿证因脾虚者多，若误用之，一时虽效，未几再作，决不可救。

取根，铜刀刮去皮，薄切，以东流水浸两宿，同黑豆拌蒸晒用。白者苦冷，赤者但可贴肿，服之伤人。得大蒜良。忌犬肉。

大戟 百三十二

甘辛，苦寒，有毒。阴中微阳，微厚，阴也，降也。通入十

336

二经。

泻积水之肿满，破瘀血之坚癥，消十二水，皮肤疼痛，下恶血癥块，及腹内雷鸣。

按：大戟，禀阴毒之气，下走肝肾，大能泻肺损真，李时珍云："痰涎之为物，随气升降，无处不到，入心则迷窍而癫狂，入肺则塞窍而咳喘背冷，入肝则胁痛干呕，入经络则麻痹疼痛，入筋骨则颈项胸背腰痛"，陈无择并用控涎丹主之大戟、白甘遂、白芥子，微炒各一两为末，姜汁打面糊丸，殊有奇效。此治痰之本，本者，水湿也，得气与火，变为痰液，大戟泄脏腑之水湿，甘遂行经遂之水湿，白芥子散皮里膜外之痰气，惟善用者收奇功。又钱仲阳谓肾为真水，有补无泻，复云痘疮变黑归肾一证，用百祥丸红芽大戟阴干，浆水煮软，去骨日干，复纳原汁尽，焙为末，水丸，研赤脂麻油汤，下二十九。又洁古法：大便闭结者，用大戟一两，枣三枚，水一碗，同煮曝干，去大戟，以枣肉焙丸，服从少至多，以利为度以泻肾，非泻肾也，泻其腑，则脏自不实，百祥惟大戟一味，大戟能行水，泻膀胱之腑，则肾脏自不实，然百祥非独泻腑，乃实则泻其子也，肾邪实而泻其肝也，大戟浸水，色青绿，肝胆之色也。仲景治痞满胁痛，干呕短气，十枣汤主之，亦有大戟，夫干呕胁痛，非肝胆症乎？则百祥之泻肝胆明矣，何独泻腑乎。洁古治变黑归肾症，用宣风散代百祥丸，亦是泻子之意，盖毒胜火炽，则水益涸，风挟火势，则土受亏，故津血内竭，不能化脓，而成青黯陷之症，泻其风火之毒，所以救肾扶脾也。或云脾虚肾旺，故泻肾扶脾，不知肾之真水不可泻，泻其陷伏之邪毒耳。若非元气壮，实水湿伏留，不可浪施。

得枣同煮软，去骨晒干，不损脾。反甘草。畏菖蒲、芦苇、鼠屎。赤小豆为之使。恶薯蓣。

甘遂 百三十三

苦寒，有毒。味厚，阴也，降也。

337

破诸滞疏泄而不停，透三焦直往而无碍，濬决十二经水湿痰痞，通泻膀胱肾留热肿满。

按：甘遂，专于行水攻决，故能通水，直透所结之处。水结胸中，非此不能除，故仲景治心下留饮，与甘草同行，取其相反而立功也。凡水肿，以甘遂末涂腹绕脐，内服甘草汤，其肿便消。张元素云："味苦气寒，苦性泄，寒胜热，肾主水，凝则为痰饮，溢则为肿胀，甘遂能泄肾经湿气，治痰之本也。"然能耗真气，除伤寒水结胸，不得不用外，其余水肿臌胀类，多脾阴不足，土虚不能制水，以致水气泛滥，法应补脾实土，兼利小便，不此之图，而反用甘遂，是重虚其虚矣，水既暂去，复肿必死，必审属有饮有水，而元气壮实之人，乃可一施，不然，祸不旋踵，戒之戒之。

赤皮者佳，白者性劣，用水淘去黑汁，水清为度，面裹煨熟，以去其毒。瓜蒂为之使。恶远志。反甘草。

续随子（即千金子）百三十四

味辛，气温，有毒。入足少阴经。

治血结月闭，破积聚癥癖，宣痰饮宿滞之疾，疗脚气水肿之家。

按：续随子，攻击剋伐之药也。长于解毒，下水最速，妇人月闭等证症，各有成病之由，当细求其本，不可概施。元气虚弱，脾虚便滑者，服之必死。

去壳，取色白者，研烂，纸包压去油，取霜用，服后泻多，以醋同粥吃或酸浆水，即止。

蓖麻子 百三十五

味甘，辛热，有毒。

贴口目㖞斜捣膏，左㖞贴右，右㖞贴左，塞鼻塞不通麻仁三百粒，大枣去皮一二枚，捣匀，绵裹塞之，一日一易，一月闻香臭。涂足心下胎孕

子胞如神以七粒去壳，捣涂足心，若胎衣下，速洗去之，少迟则子肠出，即以此膏涂顶，则肠自入也，**敷巅顶收生肠脱肛甚捷，追脓拔毒，消肿除瘤。**

按：蓖麻，属阴，其性长于收吸，为外科之要药，能出有形之滞物，开通诸窍经络。鹅鹅油能引药气入内，蓖麻油能拔病气出外，故膏中不可无此。手足不举肿痛，用此油，同羊脂、麝香、山甲煎膏，贴之即效；偏头痛，用此同乳香捣涂太阳穴，即止。外用累奏奇功，内服不可轻率。

凡使，以盐汤煮半日，去皮，取子研用。取蓖油法：研烂入水煮之，有沫撇起，沫尽方止，取沫煎至滴水不散为度。凡服过蓖麻油者，一生不得食炒豆，犯之胀死。

常山（即蜀漆）百三十六

苦寒，有毒。入足厥阴经。

消痰结至捷，截诸疟如神。虽有劫病之功，当为虚者之忌。

按：常山，属金，有火与水，性极暴悍，虽有劫痰绝疟之功，须在发散表邪之后提出阳分之后用之。用之得宜，立建神效，若用之失宜，必伤真气。夫疟，有六经疟、五脏疟、食积、痰湿、鬼邪诸疟，须分阴阳虚实治之。时珍云："无痰不作疟，所以疟家多蓄痰涎澼水，常山能破其澼而下水，然必须行血药品佐之。"世疑常山为发吐峻剂，禁不敢服，殊不知生用与多用为然，或同甘草亦必吐，若制之得宜，用不过钱许，未见其或吐也。虽然其性阴毒，尤宜于岭南、西粤、鬼方①，彼其山岚瘴疠之气充于营卫皮肤之间，及老痰积饮结于心胁之下，必用此，方能祛逐，若稍挟虚者，须用清暑养胃，健脾消痰正剂稍久，当分气血施补，自然收十全之功，复安所事于常山也。

---

① 鬼方：一说指西北部地区，一说指西南一带，今据文意，当以后说为是。

川、蜀、湖、浙多有，酒浸一宿，切薄片，慢火炒透，形如鸡骨者良。生则上行，必吐，得甘草亦吐，酒蒸、炒熟则气稍缓。得大黄则利，得乌梅、山甲入肝，得小麦、竹叶入心，得秫米、麻黄入肺，得龙骨、附子入肾，得草果、槟榔入脾。醋制亦作吐。忌鸡肉、茶茗、葱莱服此药，勿滚热下咽，必露冷过宿才服，年老、久病人，及形瘦挟虚者，全忌。

藜芦 百三十七

味辛，苦寒，有毒。入足太阴、阳明经。

吐上膈风涎，治暗风痫病，消头中虮虱白屑为末掺，紧包二日，避风效，杀疥癣白秃虫疮。

按：藜芦，有宣壅导滞之力，其味至苦，入口即吐，故不常入汤药。然吐药不一，常山吐痰疟，瓜蒂吐热痰，乌、附尖吐湿痰，莱菔子吐气痰，藜芦则吐风痰者也。故服一字二分半也，便吐逆不止，凡有痰饮蛊毒，止可借其上涌宣吐之力，获效一时耳，非此切勿沾口。

去头，大米泔汁煮之，晒用。黄连为使。反细辛、芍药、人参、沙参、丹参、苦参。恶大黄。畏葱白，服之吐不止，服葱汤即止。

黑附子 百三十八

大辛大热，大毒。气厚味薄，可升可降，阳中之阴。浮中沉无所不至，为诸经引用之药好古：入手少阴、三焦、命门。

救脏腑之沉寒，温暖脾胃王氏《究原方》云："附子性重滞，温脾逐寒，川乌头性轻疏，温脾去风。若是寒疾，即用附子，若是风疾，宜用川乌头"，又云："凡人中风，不可先用风药及乌、附，若先用气药，后用乌、附，乃宜也"，疗反胃之蚘动，疏理脱阳。三阴寒毒，非此不回，三阳厥逆，舍此莫挽。补阳虚，益气力，堕胎孕，驱寒湿，破癥瘕，祛寒疝。散麻痹肿满，治泄痢挛膝，理虚人膈噎肿胀，主督脉脊强而厥。

按：附子，引导之药也，禀雄壮之性，有斩关之能，善除六腑沉寒，回手足厥逆，燥烈之气，沉行而不守，非若干姜之止而不行也，故为阴证必要之剂，凡伤寒传变三阴，及中寒夹阴，虽身大热而脉沉者，亦必用之。或厥冷腹痛，脉沉细甚，唇青囊缩者，亦急须用之，有退阴回阳之功，起死回生之力。近每遇阴证，疑不敢用，直待阴极阳竭而用之，已迟矣。且夹阴伤寒，内外皆阴，阳气顿衰，必须急用人参以益其原，佐以附子温经散寒，舍此不用，将何以救？引补气药行十二经，以追散失之元阳，引补血药入血分，以滋不足之真阴，引发散药得生姜则发散开腠理，以逐在表之风寒，引温暖药附子无干姜不热达下焦，以祛在里之冷湿。然不可多用，经曰"壮火食气"故也。苟非阴寒寒湿，阳虚气弱之病，而误用阴虚内热，靡不立毙。如气虚热甚者，当少用以行参、芪之功。肥人多湿者，亦宜少用。仲景八味丸，用为少阴向导，不过借以行地黄之滞耳，非以附子为补也王履曰："仲景八味丸，兼阴火不足者设，钱仲阳六味丸，为阴虚者设"，乃补阳之药，丹溪谓加为"少阴向导"，后世便因以为补药，日夕相用，施之治风，杀人多矣。性最重滞，浮中沉无所不到，非身表凉，四肢厥者，必不可用。赵嗣真曰："熟附配麻黄，发中有补，仲景麻黄附子细辛汤、麻黄附子甘草汤是也；生附配干姜，补中有发，仲景干姜附子汤、通脉四逆汤是也。"李时珍云："阴寒在下，虚阳上浮，治之以寒，则阴气甚而病增，治之以热，则拒格而不纳，热药冷服，下咽之后，冷体既消，热性便发，而病气随愈，此热因寒用，反治之道也。"然补火居多，必妨涸水，临证施治，决宜审谨，投之阳虚之候，肺肾本无热证者，参、术无功，必加附子服之，即能起死，用之阴虚阳旺之人，形瘦脉数者，下咽遂不可救矣。

产川蜀绵州、龙州者佳。象如芋子，附乌头而生，取形矮圆平，有九角，如铁色一个。沸汤炮，少顷去皮、脐，切作四椗，用甘草二钱，煎浓汁，盐水、姜汁、童便各半盏，慢火煮之，汁干为度，隔纸烘干，必内外俱黄，劣性方去，安地一宿出火毒，焙干用。以蹲坐正，节角少，重一两者为上，有节，多鼠乳者次之，形不正，而伤缺风皱者为下。冬采为附子，主寒疾，春采为乌头，主风疾。畏防风、黑豆、甘草、人参、黄芪、绿豆、童便、犀角。得桂、蜀椒、食盐，下补命门衰败之火。

川乌头百三十九

辛热，有毒。浮也，阳中之阳也。入足太阴、少阴经。

散风痹血痹，治半身不遂，祛积冷寒痛，逐风痰风痫，助阳退阴，破坚除湿。

按：乌头，即附子之母也，与附子同根，春末生子，故曰"春采为乌头"，冬则生子已成，故曰"冬采为附子"。助阳退阴，功同附子，只稍缓耳。但附子性重滞，温脾逐寒，此则性轻疏，温脾去风，大抵寒症用附子，风症用乌头，然皆是补下焦之药，盖其尖俱向下生，故气就下也。用乌、附尖为末，茶服半钱，吐风痰癫痫，此亦取其锐气直达病所，无他义也。

产川蜀，形如魁芋，顶末圆正为别。制、忌同附子。

天雄百四十

辛热，大毒。入足少阴经。

主寒湿冷痹，化历节拘挛，治大风恶癞，破痃癖风痰。疗头面风，下胸膈水，助阳暖脏，开关利窍。

按：乌、附、天雄，皆补下焦命门阳虚之药，补下即所以益上也。若是上焦阳虚，即属心脾之分，当用参、芪，不当用天雄矣。且乌、附、天雄之尖，皆向下生，其气下行，其脐乃向上生苗之处，寇氏谓其不肯就下，洁古谓其补上焦阳虚，俱为误笔，惟丹溪以为下部之佐，庶几得之。

产川蜀，形大而长，少角刺而实。制、忌亦如附子。

草乌头 百四十一

辛热，大毒。

治瘫痪顽风，膝风脚肿，疗久年麻痹，湿滞作痛，驱冷痰包心，除痃癖气块。

按：草乌头，乃至毒之药，非若川乌头、附子，人所栽种，加以酿制，杀其毒性之比也，自非风顽急疾，不可轻投。甄权言："其益阳事，治男子肾气衰弱"者，未可据信其然也。此类止能搜风胜湿，开顽痰，治顽疮，以毒攻毒而已，不可轻用饮剂也。凡风寒湿痹，年久发痛，或一切阴疽毒肿，并宜草乌头、南星等分，少加肉桂为末，姜汁、热酒调涂，未破者内消，久溃者去黑烂，遇冷即消，遇热即溃。状如雀头，置干地反湿，湿地反干，飞鸟触之堕，走兽遇之僵，汁煎为药，名射罔，敷箭射人即死。若疔毒恶肿，用乌头，醋熬膏摊贴，次日即消；内痔不出，用此为末拌调，点肛门内即出，乃以枯痔药点之；远行脚痛，用以同细辛、防风等分为末，掺鞋底内甚妙。

形如乌头，即野生者，无酿造之法，外黑内白，皱而枯燥。去其毒，以黑豆同煮熟用。

白附子 百四十二

辛温，有毒。阳也，升也。入足阳明经。

驱风湿而除血痹，行药势而消风痰。

按：白附子，乃阳明经药也。能上升药势，故主面上百病，消颒瘢疵。又主中风失音，一切冷气，赤白汗癜，同硫黄等分为末，姜汁调稀，茄蒂蘸擦，日数次。其性燥，似中风症，虽有痰，亦禁用；小儿慢惊勿服。

产蜀郡，弘景曰此药久绝，无复真者，入药炮去皮、脐用 今出凉州，蜀郡不复生。

天南星百四十三

辛温，苦烈，有毒。阴中之阳，可升可降。入手太阴，又入足厥阴、太阴经。

主风痰麻痹眩运，治风痫筋脉拘挛，破胸膈之气结，通牙关之噤闭，疗口眼歪邪，解痰迷心窍，攻坚积，消痈肿，利水去湿，散血堕胎。

按：南星，气温而燥，故能胜湿除涎，味辛而散，故能治风散血，性紧而毒，故能攻坚拔毒，凡诸风口噤需为要药。功与半夏有别，半夏专主湿痰，南星专主风痰，然半夏辛而能守，南星则辛而不能守者也，故其性较烈于半夏。入肝能去风痰，得牛胆则不燥，得火炮则不毒，得防风则不麻。非西北人真中风者勿服，阴虚燥痰，在所紧忌。解颐脱臼，不能收上，用为末，姜汁调涂两颊，一夜即上。丹溪云："欲其下行，以黄柏引之。"

重一两以上者佳。治风痰有生用者，须以温汤洗净，仍以白矾汤，或入皂角汁，浸三日夜，日日换水，晒干用。治风热痰热用者，以酒浸一宿，入甑蒸之，常常洒酒，一伏取出，竹刀切开，以不麻舌为度。脾虚多痰，则以生姜渣和黄泥，包南星于煻火中煨熟，去泥焙用。畏附子、干姜、生姜。

附造南星曲法：以姜汁、矾汤和南星末作小饼子，安蓝内，楮叶包盖，待生黄衣，取晒收之。

附造胆星法：以南星生研末，腊月，取黄牯牛胆汁和剂，纳入胆中，悬风处干之，过年成块，弥佳，消风痰尤妙，剉碎炒用方书谓之牛胆南星，即此是也。若仓卒不能得此，以生姜多泡六七次，杀去毒堪用，但其性犹烈耳。

半夏百四十四

辛苦，性温，有毒。气味俱薄，沉而降，阳中阴也。入手少阴、太阴、阳明经，亦入足太阴、阳明、少阳经。

治吐食反胃，消肠腹冷痰，劫痰厥头痛，止痰饮胁疼。散逆气，除呕恶，开结气，燥脾湿，堕胎孕不得已用，加姜汁炒过无害，疗头眩。火痰黑，老痰胶，加芩、连、栝楼、海粉，寒痰清，湿痰白，入姜、附、苍术、陈皮。风痰卒中昏迷，皂角、天南星和用，痰核延生肿突，竹沥、白芥子同掺。

按：半夏，性温而能燥湿，乃化痰湿，健脾胃之要药也。湿伤脾土，涎化为痰，惟此可平，其所以能化痰而益脾者，能分水故也。时珍云："脾无留湿不生痰，故脾为生痰之源，肺为贮痰之器"，半夏治之，为其体滑而辛温也，涎滑能润，辛温能散亦能润，故行湿而通大便，利窍而泄小便，所谓辛走气，能化液，辛以润之是矣。丹溪云："半夏能使大便滑而小便长"，成聊摄谓其行水气而润肾燥，《局方》半硫丸，治老人虚闭，皆取其滑润。俗皆误认为燥，不知湿去则土燥而痰涎不生，非半夏之性燥也。世以二陈汤为治痰之剂，一概用之，若是风、寒、湿、食四者之痰，乃为相宜，如阴虚劳损失血之候，用之反能燥血而加病矣。又有以半夏燥毒，多用贝母代之，夫贝母乃太阴脾经之药，半夏乃太阴脾经、阳明胃经之药，何可代也？惟治燥痰，宜于贝母、栝楼，非半夏所司，又咳嗽吐痰，虚劳吐血，诸郁咽痛等症，亦用贝母为向导，半夏乃禁用之药。若涎为脾之液，膏粱炙煿，皆能生湿热痰涎，自非半夏，曷可治乎？混以贝母代之，翘首待弊矣。经云："肾主五液，化为五湿，自入为唾，入肝为泣，入心为汗，入脾为痰，入肺为涕"，有痰曰嗽，无痰曰咳，痰因嗽动，脾之湿也，半夏能泄痰之标，不能泄痰之本，泄本者，泄肾也，咳无形而痰有形，无形则润，有形则燥，所以为流湿润燥耳，以半夏为肺药，非也。止吐为足阳明，除痰为足太阴，助柴胡主恶寒，是又为足少阳也，助黄芩主去热，是又为足阳明也风痰佐以南星，寒痰佐以干姜，痰癖佐以陈皮、白术。寒热往来，在半表半里，故用此有各半之意。同苍术、茯苓治湿痰；同栝

345

楼、黄芩，治热痰；同南星、前胡治风痰；同芥子、姜汁则治寒痰。主治颇多，苟非湿症，不可用也。所以古人谓半夏有三禁，汗家、渴家、血家也，皆为其利窍燥津耳。然三禁之外，又多应忌，凡阴虚内热，津液煎结，病本于肺，不本于脾，胃弱呕哕，肾水不足，气虚而喘，伤寒吐痰，诸血证及口渴者，误服，津愈损而肺愈燥，阴愈虚而痰愈结，必致声哑而死，若同参、术，祸不旋踵。又有似中风痰壅失音，偏枯拘挛，及二便闭涩，血虚腹痛，法并禁之。

拣肥大而白者，洗去皮垢，以汤泡浸七日，逐日换汤令滑尽，以姜汁、明矾、皂角同煮透晒干。射干为使。恶皂荚。畏雄黄、生姜、干姜、秦皮。反乌头。忌羊血、海藻、饴糖、孕妇忌之。

附造曲法：以半夏洗净，汤泡去衣垢，研细，以姜汁、矾汤搂和作饼，楮叶包裹待生黄衣，去叶晒干用。治湿痰，以姜汁、白矾汤和之；治风痰，以姜汁、皂角汁和之；治火痰，以姜汁、竹沥或荆沥和之；治寒痰以姜汁、矾汤入白芥子末和之。

①射干百四十六

苦平，微寒《别录》：微温，有毒。阳中阴也。入手少阳、少阴、太阴、厥阴经。

清咳逆热气，捐喉痹咽疼，逐老血在心脾之间，泄胸中有热结之气，苦酒摩涂肿毒，蜜调捣贴痈疮。降实火，利大肠，消结核，治疟母，通月闭，逐瘀血。

按：射干，属金，有木与火。丹溪主治行太阴、厥阴之积痰，使结核自消，甚捷。又治便毒，此足厥阴湿气，因疲劳而发，取此与生姜同煎，食前服，利三两行甚效。悉取其泄热散结之力也。然虽能降火泄热消毒，不能益阴，故《别录》云"久

---

① 射干前缺百四十五，无药。

346

服令人虚"，虚者大戒，凡脾胃薄弱，脏寒气血虚人，无热症者，切禁。

采根以米泔水浸一宿，漉出，以菫竹叶煮之，日干用。

羊踯躅（即闹羊花）百四十七

味辛，气温，大毒，治贼风在皮肤中，淫淫而痛，疗风痰成作温疟，鬼疰湿痹。

按：羊踯躅，毒药也。性能祛风寒湿，故可以治恶痹，恶痹者，风寒湿所成也。然非元气未虚，脾胃尚实之人不可用，凡用此等毒药，亦须杂以安胃、和气血药同治。气血虚人忌之，不可着眼。

恶诸石及面。畏栀子。

芫花百四十八

味辛，苦温，有毒。入手足太阴、足少阴经。

消痰饮水肿湿痹，治咳逆上气喉鸣，利五水在五脏，理唾涕如胶粘，驱疝瘕痈疽，除蛊毒鬼疟。

按：芫花，破癖行水之物也，外达皮毛，内搜肠胃。张仲景治太阳证，表不解，心下有水气，干呕发热，喘咳或利者，用小青龙汤，若表已解，有时头痛出汗，恶寒，心下有水气，干呕胁痛，或喘或咳者，用十枣汤。盖小青龙，治未发散表邪，使水气自毛窍而出，即开鬼门法也，十枣汤，驱逐里邪，使水气自二便出，即洁净府，去陈莝法也。饮症有五，皆因内啜水浆，外感湿气，郁而为饮。流于肺则为支饮，令人喘咳寒热，吐沫背寒；流于脾则为悬饮，令人咳唾，痛引缺盆两胁；流于心下则为伏饮，令人胸满呕吐，寒热眩运；流于肠胃则为痰饮，令人腹鸣吐水，胸胁支满，或泄泻，忽肥忽瘦；流于经络，则为溢饮，令人沉重注痛，或作水肿。芫花、大戟、甘遂之性，逐水去湿，直达水饮窠囊隐僻之处，但可徐徐用之，取效甚捷，多即损人真元，稍涉虚者，切不可服。中菌毒者，以芫花生研，新汲水服一钱，以利为度；瘰疬初起，以芫根擂水一盏服，大吐利即平。气壮者可用。

数年陈久者，良，醋煮数沸，去醋，更以水浸一宿，晒干用，则毒减也。不可近眼。决明为之使。反甘草。

菟丝子百四十九

味辛甘，平。阳也，可升可降。入足少阴、厥阴经。

坚筋骨，补肝虚，养肌强阴，添精益髓。虚寒膝冷腰疼，正宜多服，鬼交梦遗精泄，勿厌频吞。《别录》主茎中寒，精自出，溺有余沥者，以其暖而能补肾中阳气也。又治口苦燥热者，因脾肾虚而内热，津液由之不足，辛以润之则愈矣。又治寒血为积者，皆因劳伤所致，遂使血瘀不行，阳气乏绝，则内寒为积矣，然血随气行，气弱即不能统血以行，故凡劳伤，皆脾肝肾之脏所主，肝脾气旺则瘀血自行矣。

按：菟丝子，禀中和之性，凝正阳之气，不燥不寒，多归功于北方，为固精补肾虚寒首剂，不独治腰膝去风，兼能明目。《本经》虽言其味辛，却与辛香燥烈之辛，迥不同也。单服偏补人卫气，助人筋脉，究之久则令气壅便闭，当以润药和解。凡肾家多火，强阳不痿者，忌之，大便燥结者，亦不宜用。

凡使，勿用天碧草子，甚相似，只是味酸涩，并粘也。以温水淘去沙泥，酒浸一二宿，蒸晒焙干研末。薯蓣为之使。

五味子百五十

酸甘辛苦咸，温。味厚气轻，阴中微阳。入手太阴血分，又入足少阴气分。

滋肾经不足之水，收肺气耗散之金，除烦热生津止渴，补虚劳益气强阴，收瞳子散大，敛喘汗涩精。《本经》主咳逆上气者，气虚则上壅而不归原，以酸收之，则气摄归元而逆气自定。又主五劳羸瘦，补阴益精，《别录》除热生阴者，五味专补肾

348

阴，兼补五脏所藏精，精盛则阴强，收摄真气归元而丹田暖，腐熟水谷，蒸糟粕而化精微，则精自生，精生则阴长，而诸疾自去。又消酒毒者，盖酒热最能伤肺，得此收之，则肺气敛而热邪退矣。

按：五味子，皮肉酸甘，核中辛苦，都有咸味，酸咸者入肝而补肾，辛苦者入心而补肺，甘者入中宫而益脾，五者全具，故名五味五味全者，乃为真也，以味酸苦甘而微带辛，故能引酸苦入肺肾，以收敛肺气而滋肾。功用虽多，总之"收肺保肾"四字尽之。肺寒气逆，宜此与干姜同治，乃火热嗽必用之药，故治嗽以之为君。但有外邪者不可骤用，恐闭其邪气，须先发散后方可用之。今世人多不敢用者，皆疑于寇氏虚热之说□□□，寇氏谓食之多致虚热者，特收补之骤也。若黄昏嗽，乃火浮入肺，不宜凉药，正宜此敛而降之。然应少应多，须随症治，多则不惟收敛太骤，抑且酸能钓痰，引其嗽也。有痰者，半夏为佐，喘者，乌胶①为佐，在上滋源，在下补肾。孙真人云："季夏之间，困乏无力，无气以动，与参、芪、麦冬，少加黄柏煎服，使人精神顿加，两足筋力涌出"，盖五味子之酸辅人参，能泻丙火而补庚金，收敛耗散之气也。肾虚遗精，用北五味一斤，熬膏，入蜜二斤，出火性，空心服一二匙，百滚烫下。五更溏泻为肾泄，此阴盛而然，脾恶湿，湿则濡而困，困则不能治水，水性下流，则肾水不足，用五味子，以吴茱萸汤泡七次，同炒香为末，米饮服之，一以强肾水，一以除脾湿，泄自止矣。若风弦烂眼，同蔓荆子煎汤频洗。肺家实热，有火郁者，禁用。

有南北之分：南者色红，味辛甘而能散痰火风寒咳嗽；北者色黑，治虚损劳嗽，生津润肺，五脏皆补，不独金水二脏也。各有所长，不可混用。补药蜜蒸熟，再以泔水浸，焙干用，嗽药生

① 乌胶：即阿胶之古籍别名。

用。苁蓉为之使。恶葳蕤。

覆盆子百五十一

甘辛，微热。入足厥阴、少阴经。

起阳治痿，固精摄溺。

按：覆盆子，强肾而无燥热之偏，固精而无凝涩之害，金玉之品也。能益闭蛰封藏之本，以缩小便，服之常覆其溺器，故以此名。女子服之，便令有子。

叶：味微酸咸，取汁滴目中，能收湿去虫，如无新叶，干者浓煎亦可。小便不利者禁之。

以水淘净，去皮、蒂，酒浸一宿，蒸焙用。

使君子百五十二

味甘，气温。入足太阴、阳明经。

杀诸虫而治五疳，退虚热而止泻痢，消痞块蚘痛，治白浊如泔。

按：使君子，俗传郭使君用疗小儿，故以为号也。为补脾健胃之要药，凡杀虫毒皆辛苦，惟此与榧子，甘而杀虫，亦可异也。但有虫病者，每月上旬，空腹食数枚，或以壳煎汤咽下，次日虫皆死而出矣，或云七生七煨食，亦良。大抵小儿五疳便渴，利泻腹虫，莫不皆由脾虚胃弱，因而乳食停滞，湿热瘀裹而成，此能益脾健胃，收敛虚热，故为小儿要品。俗谓杀虫至尽，无以消食，鄙俚之言也。惟热茶所宜，禁忌犯之即泻。虫牙疼痛，煎汤频嗽效。

慢火微煨，去壳嚼食，小儿每岁止用二个，油黑不堪用。

马兜铃（即土青木香）百五十三

味苦，微辛，气寒。气薄味厚，阴中微阳。入手太阴经。

清金有平咳之能，涤痰有定喘之效，□逆连连不止，肺中湿

350

热驱除。《开宝》治痰结喘促者，肺热气升之病也，铃性寒，且苦泄而辛散，服之则气降，而热除矣。又主血痔瘘疮者，无非血热之症也，况痔病属大肠，大肠与肺为表里，清脏热，则腑热亦清而自好。

按：马兜铃，体性轻扬，与肺同象，故专司喘嗽，以清热降肺气，有功于至高之脏之药。邪去则肺安，非补益之品也钱乙补肺阿胶散用之，非取其补肺，乃取其清热降气也。肺虚挟寒作嗽，或寒痰作喘者，痛戒。

同桑白皮、百部、天冬、桔梗、苏子、枇杷叶、贝母、紫菀，治一切喘嗽。

根为青木香，涂诸毒热肿效。

去叶蔓劈开，去革膜，取净子焙用。

牵牛子（即黑丑）百五十四

甘苦，辛热，有毒。阳也，降也。入手太阴、阳明、太阳、足阳明经。

除气分湿热，疏三焦壅结，导水湿肿满，泄肺气窒塞。行水气，有通利之雄，泄肺气，有耗散之失。治气秘风秘，下冷脓湿热，杀虫达命门，气筑苏汤饮。

按：牵牛，非《神农》药也。感南方火热之化，得辛辣之味，猛烈雄壮，所主多是脾胃与肺家湿热之病，走气分，通三焦，达命门，若非肺受湿热，水气在脾，壅塞坠路，致二便不通，腰背胀重者，岂可妄投哉若风秘气秘，津液不能下滋肠腑，用之卓有殊功，盖润剂留滞，不能通气故也，惟火能平金而泻肺，湿主则气得周流耳。今人不问有湿无湿，但伤食或有热证，一概用之，杀人多矣。况牵牛止能泄气中之湿热，不能除血中之湿热，且湿从下受，下焦主血，是血中之湿，宜用苦寒之药，今反以大辛热气味俱阳之药泻之，是血病泻气，使气血俱虚，伤人必矣牵牛以气药为引则入气，以大黄引则入血。黑者属水，力速，白者属金，效迟。若非病形与证俱实，不

351

胀满，不大便秘者，不可轻用，驱逐致虚，先哲深戒也。如肺先受湿气，不得施，致大小便不通者，则正宜用之耳。张仲景治七种湿热，小便不利，无一药犯牵牛者，非不知牵牛能泻湿利小便也，为湿病之根在下焦，是血分中气病，不可用辛辣之药，以泻上焦太阴故也，经云："辛泻气"、"辛走气"、"辛泄肺"、"气病者，毋多食辛"是也。况饮食劳倦，所伤在胃，胃气不行，心火乘之，胃受火邪，名曰热中，脾胃主血，当于血中泻火润燥。胃热上炎，肺受火邪，当用黄芩之苦寒以泻火，当归之辛温以泻血结，桃仁之辛甘油腻以破恶血，兼除燥润大便。然犹不可专用，须于黄芪、人参、甘草诸甘温、甘寒，补元气泻阴火，正药内，兼而用之。何则上焦元气，已自虚弱，若反用牵牛气味俱阳，大辛热药，重泻其已虚之元气，岂可哉？然诸症应用药物，驯良者不少，何至舍其万全，而就不可必之毒物也。故东垣谆复其词，以戒后人之勿轻用，世俗不知，见有脾虚痞满，病在血分者，或酒食病者，多服此以取快一时，药过仍痞，脱人元气，悔奚及哉？

水淘去浮者，晒干酒蒸，临用，搓去黑皮，皮能滞气也，取头末用。黑者，名黑丑，白者，名白丑。味莶[①]。得青木香、干姜良。

紫葳 （即凌霄花）百五十五

酸辛，苦咸，微寒。入手、足厥阴经。

主二便干燥，理血膈游风，疗女经不行，治血奔带下。

按：凌霄花，亦名女葳花，根甘酸而寒，茎叶带苦，行血分，能去血中伏火，及血热生风之证，能走而不守，不能益人，虚者避之。

阴干用，花不可近鼻闻，伤脑，花上露入目，令人昏矇。畏卤咸。

---

① 莶：音仙，辛味意。

栝楼实百五十六

味甘，微寒。味厚气薄，阴也。入手太阴。

润肺止嗽，降火涤痰，消渴利膈，定喘顺肠。

茎叶：清暑解热。

瓢：入茶煎，降痰。

按：栝楼实，甘润之物也。甘能补肺，润能降气，胸有痰者，乃肺受火迫，失其下降之令也，得甘缓润下之助，则痰降嗽止，且又能洗涤胸膈中垢腻郁热，为治消渴之神药。仲景治胸痹，痛引心背，嗽唾喘息，皆用此者，亦取其甘寒，不犯胃气，能降上焦之火，使痰气下降也，成无己乃云"苦寒以泻热"，盖不尝其味，原不苦，而随文傅会尔。干嗽者，用熟瓜蒌捣烂，绞汁入蜜，加白矾一钱，熬膏含咽。热咳不止，用浓茶汤一盏，蜜一盏，熟瓜蒌一个，去皮，入茶蜜汤中，洗去子，以碗盛于饭上，蒸至饭熟，取出，时时挑三四匙，咽之。小儿眼黄脾热，用青瓜蒌焙研，每服一钱，煎七分，卧时服，五更泻出黄水，立可。久痢五色，大熟瓜蒌一个，煅存性，出火毒，为末作一服，温酒服之。

栝形圆黄，皮厚蒂小，楼则形长，皮赤蒂粗_{阴人服楼，阳人服栝}。去壳、皮、革膜及油，捣烂，以水澄粉用。

天花粉 （即栝楼根）百五十七

甘苦，微寒。降也，阴也。入手少阴、太阴经。

治痰凝之嗽咳，降烦热之燔腾，疗疮疡，有清肿毒之验，行滞血，有通月水之征，退疽消渴，补虚清心。

按：天花粉，苦而不燥，寒而不停，甘不伤胃_{昔人止言其苦寒，似未深查}，润枯燥而通行津液。故心中枯涸，烦渴者，非此不能除也。然通经者，非若桃仁、姜黄之直行血分也，热清则血不瘀耳。所称补虚者，非真补也，盖退热为补也。然毕竟是行秋冬之令，非所以长养万物，脾胃虚寒作泄者勿服。

去皮切片，水浸三日，逐日换水，捣如泥，绢滤澄粉，薄荷衬蒸，晒干。枸杞为之使。恶干姜。畏牛膝、干漆。反乌头。

干葛百五十八

味甘辛，平。气味俱薄，轻而上行，浮而微降，阳中阴也。入足阳明胃经的药，兼入足太阴脾经。

发阳明之风寒，解肌表之壮热，疗头颅之苦痛，解酒中之苛热，宣发斑痘，消渴散郁火郁发之义也。

按：干葛，禀清阳发生之气，迹其治验，皆在阳明一经必正阳明病，其脉浮数而长，外证烦渴，微躁壮热，佐以升麻辛凉药解之。止痢者，升举之功也。仲景治太阳阳明合病，桂枝加麻黄葛根，又有葛根芩连解肌汤，是用此以断太阳入阳明之路，非太阳药也。头痛如破，乃阳明中风，宜葛根葱白汤，若太阳初病，未入阳明，而头痛者，不可便服以发之，是引贼破家也。十剂云："轻可去实，麻黄、葛根之属"，盖麻黄乃太阳经药，兼入肺经，肺主皮毛，葛根乃阳明经药。兼入脾经，肺主皮毛，葛根乃阳明经药，兼入脾经，脾主肌肉，二药均轻扬发散，而所入迥异也。东垣曰："干葛鼓舞胃气上行，益阳生津，脾虚作渴泄者，非此不除。"风药多燥，葛根独止渴者，以其升胃家下陷，上输肺金，以生水耳，但勿多服，恐伤胃气。如斑痘已见红点，不可用也，恐表虚，反见斑斓耳。伤寒头痛，兼项强腰脊痛，及遍身骨疼者，足太阳也，邪犹未入阳明，故无渴证，不宜服此，上盛下虚之人，虽有脾胃病，亦不宜服。

生根汁大寒，其花最能解酒。

天门冬百五十九

味甘，微苦，辛寒。气薄味厚，阳中之阴，沉也，降也。入手太阴、足少阴经气分。

354

主肺热咳逆喘促，润嗌干痰结燥渴，保肺气不被热扰，通肾气能除热淋。止血溢妄行，润粪燥秘结，治痿躄嗜卧，疗足下热疼。《本经》主暴风湿偏痹，强骨髓杀三虫，去伏尸，保肺气去寒热者，热则生风，热清而风去，湿乃湿热，苦以泄湿，寒以除热，热化而湿亦除。肾者，作强之官而主骨，湿热下流客肾，使人骨痿，肾欲坚，急食苦以坚之，且肾为水脏，平则温而坚，虚则热而软，苦寒入肾而去湿热，故骨强也。虚而内热，三虫生焉，补虚去热，三虫杀矣。养肌肤者，伏热在中，饮食不为肌肤，邪热清而肤得其养矣。

按：天门冬，润燥滋阴，清金降火，上益水源，下通肾气，苦能泻滞，甘能助元，冷而能补之剂也。肺家虚热者，宜加人参、黄芪为主用之，然专泄而不专收，故亦不宜久服。嘉谟曰："天、麦冬并入手太阴，去烦解渴，止咳消痰。而麦冬兼行手少阴，清心降火，使肺不犯邪，故止咳立效；天冬行足少阴，滋肾助元，全其母气，故清痰殊功。"盖肾主精液，若阴虚水涸，火起下焦，上炎于肺，发为痰喘者，得此润剂，则肺不苦燥而痰自化阴虚火动，有痰，不堪用燥剂者，天冬去心，同五味子，去核晒干，不见火，为丸服。故湿火之痰，半夏主之，燥火之痰，天冬主之，皆治痰之本也。若脾虚泄泻，恶食者，大非所宜，何者？后天元气，生于胃气，五脏之气，皆因之以为盛衰，强则食味而甘，弱则恶食而不甘，阴虚精绝之病，正赖脾胃之气，以滋精液，若脾胃先困，则是后天生气之源绝矣，乌能奏平定之功哉。

去心，酒拌蒸用，忌食鲤鱼，误食中毒者，以浮萍汁解之。地黄、贝母为之使。

百部 百六十

苦甘，微温苏恭曰：微寒。入手太阴经。

治肺热喘咳，疗传尸骨蒸，杀虫扫疥，熏衣去虱百部、秦艽为末，烧烟熏之，自落。

按：百部，即天、麦门冬之类，故皆主肺疾，而功用相仿，但百部气温而不寒，寒嗽宜之，门冬性冷而不热，热嗽宜之，此为异耳。脾胃虚人，须与补药同用，恐滑肠伤胃也。《千金》用一味熬膏入蜜，不时取服，可疗三十年嗽。杨氏经验，治遍身黄肿，取鲜百部，洗捣罨脐上，以糯米饭半升，拌酒半合调和，盖在药上，以帛包住，待一二日后，口内有酒气，则水从小便出，肿自消矣。

去心酒浸，焙用。

何首乌 百六十一

味甘，苦涩，微温。升也，阳也。入足厥阴、少阴。

补真阴而理虚劳，益精髓而能续嗣，强筋壮骨，黑发悦颜，敛虚汗，泻肝风，消痈肿，疗结核，治崩中带下，调产后胎前。驱头面风疮，止皮里作痛不问何处，用何首乌末，姜汁调成膏涂之，以绵裹住，火灸鞋底熨之。《开宝》主治瘰疬者，肝胆气郁结则内热，荣气壅逆，发为是病，十一脏皆取决于胆，与肝为表里，为少阳经，不可出入，气血俱少，乃风木所主，行胆气，益肝血，则瘰疬自消。痔者，湿热下流，伤血分，而无所施泄，则逼近肛门肉分，进出成行，为种种矣，风能胜湿，湿热解则痔将自平。

按：何首乌，为益血祛风之上药也。雌雄二种，遇夜则交，逢昼各植，有阴阳交合之象原名交藤，又名夜合，因何公服之，白发变黑，故改名为何首乌，故能令人有子。肝主疏泄，肾主闭藏，此物苦以坚养肾阴，涩以收摄肝气，不滞不寒，不燥不热，功在地黄、天门冬诸药之上，为滋补阴分气血之胜药。能治恶疟，诸药不效，用此一两，水煎发日加酒二盏，空心温服，立愈，本草原无此法，今屡验，故补入以济人之苦疟者，或多加入药亦可。

忌铁器，用竹刀刮去黑皮，米泔浸二日，切片，每赤、白各一斤，用黑豆三斗，每次用三升三合，以水浸过，甑内铺豆一层，药一层，重重铺尽，砂锅上蒸之、豆熟为度，去豆用、九蒸九晒为佳。白者入气，赤者入血。茯苓为使。忌萝卜、葱、蒜、诸血、无鳞鱼、铁器。

萆薢 百六十二

味苦，甘平。阳中之阴，降也。入足太阳、阳明、少阴、厥阴经。

搜风去湿，补肾强筋，健骨气，涩精血，运经脉，起阴痿史国信云：若欲清便，先分肝火，若欲兴阳，先滋筋力，虚脉之所宜也。治腰脊痛，并风寒湿痹脚软，驱老血结，及白浊膏数①肠风。既可去膀胱宿水，又能止茎痛便频。

按：萆薢，性能祛风除湿，补益下元虚冷之要药也。入肝搜风，故能理风与筋之病，入胃祛湿，故能去浊与疮之病厥阴主筋，属风，阳明主肉，属湿，萆薢之功，长于去风湿。古人或称其摄溺之功，或称其逐水之效，何两说相悬耶？不知肾为闭蛰封藏之本，肾气强旺，则自然收摄，而妄水亦无容身之地，且善清胃家湿热，故能去浊分清也。雷敩《炮炙论》云："囊皱溲多，夜煎竹木。"竹木，萆薢也，溲多白浊，皆是湿气下流，萆薢长于去水，用之以渗脾湿，则土安其位，而浊去分清矣，然久用之，令人小便多，小便既多，则肾气安得复实，今多泥其人肾为补剂，亦未深原其理耳，杨氏草薢分清饮，正得此意。又杨子建云："凡人小便频数无度，茎中痛者，必大腑热闭，水液只就小肠，大腑愈加干竭，甚则身热心躁，即重证也，此因酒色辛热余毒，而腐物瘀血之类，随虚入于小肠故也，此乃小便频数而痛，与淋证涩痛者不同，用萆薢一两，盐水炒，为末煎服，使水道转入大肠，仍以葱汤频洗谷道，令气得通，则小便数及痛自减也。"若下部无湿，阴虚火炽，以致溺有余沥，茎中痛，此真阴不足之候也，无湿而肾虚腰痛，并皆禁之。

产河、陕、荆、蜀，状类山芋，一种茎有刺者，根白实，一

---

① 膏数：恐为"膏淋"之误。

种茎无刺者，根虚软，软者为胜。又菝葜根，与萆薢相乱，作块赤黄，萆薢细长浅白，以此辨之。切片盐水拌炒，酒润烘。薏苡为之使。忌牛肉。畏牡蛎、大黄、柴胡、前胡。

土茯苓（即土萆薢，一名冷饭团）百六十三

味甘淡，平。入足阳明、厥阴经。

清湿热，利关节，治拘挛，除骨痛。主杨梅恶疮，解汞粉朱毒。

按：土茯苓，长于去湿，不能去热之物也。湿热郁于肌腠，发为痈肿，甚则拘挛，《内经》所谓湿气害人，皮肉筋骨是也，然皆淫邪之人病之，类有数种，治之则一。其证多属厥阴、阳明二经，如兼少阴、太阴，则发于咽喉，兼太阳、少阴，则发于头耳，盖相火寄于厥阴，肌肉属于阳明故也。医用轻粉、银朱劫剂，七日即愈，水银，性走而不守，加以盐、矾，升为轻粉，银朱，其性燥热，善逐痰涎，涎乃脾液，此物入胃，气归阳明，故涎被劫，随火上升，从喉颊齿缝而出，故疮即干痿而愈。若服之过剂，及用不得法，则毒气窜入筋骨经络，莫之能出，痰涎去而血液耗，筋失所养，营卫不从，变为筋挛骨痛，发为痈毒，遂成废痼。土茯苓能健脾胃，去风湿，脾健而风湿去，故毒得以愈。近有方用土茯苓一两，薏苡仁、金银花、防风、木瓜、木通、白鲜皮各五分，皂荚子四分，气虚加人参，血虚加当归，日饮三服，盖秘方也。

色白者良。忌茶茗，及牛、羊、鸡、鹅、鱼、肉、烧酒、面、房劳。

白蔹百六十四

味甘，苦平，微寒。

治痈肿，杀火毒，散结气，涂疔背，搽冻耳同黄柏末，生油调搽，生肌肉。

按：白蔹，得金之气，《本草》苦平，平应作辛，盖其苦则泄，辛则散，甘则缓，寒则除热，故能主痈结火毒诸证。若《别录》云其治小儿惊痫，温疟及妇人赤白带，虽亦属风湿热，然病各有因，恐非其任矣。总之，为疗肿痈疽家要药，乃确论也。痈疽已溃，不宜服。代赭为之使。反乌头。

山豆根 百六十五

味苦《本草》言甘，误，气寒。入手少阴、太阴经。

正咽喉肿痛要药醋磨噙之，追涎即愈，势重者，以鸡翎扫入喉中，除人马急黄捷方。止卒热厥心腹痛，解中蛇狗虫蜘伤。

按：山豆根，大苦大寒，泻心火，解热毒，吐痰涎，取汁服之，治喉风急证之圣药也。脾虚食少而泻者，切勿沾唇。

产广西者佳。

威灵仙 百六十六

味苦，气温，微辛咸。可升可降，阴中阳也元素曰：味甘，纯阳。入太阳经薛己：通行十二经。

搜逐诸风，宣通五脏，外而身表，去久客之风邪，内而胸腹，治冷滞之痰气。外而身表，走腰足而为之先去腰膝冷痛；内而胸腹，入大肠而为之最。治肾脏风壅，及腰膝沉重，驱筋骨毒痛，并手足麻痹去大肠风。因其宣快之能，故有虚中之畏。《开宝》治腹内冷滞，心膈痰水者，多由于寒湿饮停上中二焦也，风能胜湿，湿病喜燥也。

按：威灵仙，属木，专去风湿，通十二经脉，治痛风之要药也，在上、下者皆宜，其性好走，亦可横行，朝服暮效。辛能散邪，故主诸风，咸能泄水，故主诸湿。然疏利之物，久服损真，壮实者服之，诚有殊功，气弱者，反成痼疾。凡病非风湿，及阳盛火升，血虚有热，表虚有汗，痃疟，口渴身热者，并忌用之。

不闻水声者良，冬月，丙、丁、戊、己日采根阴干用，余月不堪，取根须一样，色如或黄或白者，皆不可用。洗焙，以好酒微和湿，紧塞竹筒内九蒸九晒用。忌茶茗，及麸面汤。

䕡茹 百六十七

酸咸辛，寒，有毒。

蚀恶肉败疮死肌，杀疥虫排脓恶血，去热痹，破癥瘕，除息肉，消热疮。

按：䕡茹，大寒，有毒，《素问》用以治妇人血枯痛，将乌贼骨芦茹二物丸服者，不知何取，王冰言："取其散恶血也"，然须服者斟酌之耳。孟诜《必效方》治甲疽生于脚趾边肿烂，用䕡茹三两、黄芪二两，苦酒浸一宿，以猪脂五合煎取膏，涂之即消。

似萝卜根，断则流汁，黑凝如漆。甘草为之使。恶门冬。

茜根 百六十八

苦寒，权曰：甘。元素：微酸咸温。阴中之阴。入手足厥阴、少阴经。

行血滞，通经脉，理痛风，止鼻洪。治产后血晕，疗劳伤吐血。

按：茜根，得少阳之气，性善通利行血，活血之要药也。俗人治痛风，每用热燥之剂，虽湿痰得燥而开，瘀血得热而行，病之浅者，用之暂效，若病深而血少者，愈劫愈虚矣。此能入营气，温行滞，甘足以和血，温足以通少阳之气，盖血补中，而病自瘳。今人治女子经水不通，以一两煎酒服之，一日即效。若妇人五十后，经水不止者，作败血论，用茜根一两，阿胶、侧柏叶、炙黄芩五分，生地黄一两，小儿胎发一枚烧灰，分六帖，水煎，入发灰，服之。如病人虽见血症，而泄泻，饮食不进者，勿服。

入药炒用，忌铁器并铅，煎汁可染绛红。赤柳草根，与之相似，味酸涩，误服令人内障，速服甘草水可解。

防己 百六十九

味苦辛，寒。阴也，泄也。太阴本经药也，通行十二经。

疗水肿风肿，去膀胱蓄热，通利二便，消痈肿结，散留痰，利挛急以上汉防之功。肺气喘嗽亦使，膈间支饮不缺，除风寒湿疟热邪，理中风淋涩肢急以上木防己功。

按：防己，得秋之燥气而生，疗风水要药也治风，用木防己，治水，用汉防己。专治下焦湿热肿痛，并泄膀胱火邪，然须以二术、茯苓、甘草、黄柏等补剂为主，乃无瞑眩之患。夫防己大苦寒，补阴泻阳，助秋冬，泻春夏之药也，虽能泻血中湿热，通其滞塞，必善用之，方可敌凶突险，若夫湿热壅塞，及下注脚气，无他药可代也。《十剂》云："通可去滞，通草、防己之属是也"。至于饮食劳倦，阴虚内热，谷食已亏，以防己泄大便则重亡其血，此一不可用也。渴在上焦气分，宜渗泄，而防己乃下焦血分药，此二不可用也。外感邪传肺经气分湿热，而小便黄赤不通，此上焦气病，禁用血药，此三不可用也。大抵上焦湿热者，皆不可用，下焦湿热，流入十二经，致二便不通者，然后审而用之。盖其性悍，其气猛，能走窜决防，伤胃气，故凡胃虚阴虚，自汗盗汗，口苦舌干，肾虚小水不利，及胎前产后血虚，□□下焦湿热，慎毋用之也。

生汉中府属陕西，有□□□防己是根，外白内黄，破之有黑纹，如车轮解者良。木防己是苗，色黄，腥，皮皱，上有丁足子。青白虚软，不堪用。以车前草根相对蒸之，晒干用。恶细辛。畏草薢、卤咸。伏硝石。杀雄黄毒。

木通 百七十

味甘辛淡，微寒。味薄，降也，阳也，阳中阴也。入足少阴、太阳，亦入手少阴、厥阴、太阳经。

泻小肠火积而不散，利小便热结而不通。疗脾疸常欲眠睡，理心烦退热止渴。治五淋，开关格，清风热，下乳结，治鼻塞，安心神。散痈肿，诸结不消，理小腹，虚满有效，行经通闭，催生堕胎。《别录》主脾疸常欲眠，心烦哕者，脾经湿壅盛，则成疸病，心脾之热不清则昏，昏则欲眠而心烦哕，音声出于肺，肺家之湿热去，则肺经之气清，而声音出矣。耳聋者，皆肾家湿火所致，泄其湿火，耳自听矣。

按：木通，功用虽多，不出宣通气血四字，东垣云："甘淡能助西方秋气下降，以利小便，专泄气滞也"，肺受热邪，津液气化之源绝，则寒水绝流，癃闭约缩，宜此治之，《十剂》所云：通可去滞，通草、防己之属是矣防己苦寒，泻血分湿热，木通甘淡，泻气分湿热。又能通心清肺，理头痛，达九窍，下能泄湿祛热，利小便，通大肠，盖其能泄丙丁之火，则肺不受邪，能通水道，水源既清，则津液自化，而诸经之湿热皆从小便泄去，故古方导赤散用之，亦泻南补北，扶西抑东之意。《直指方》云："人遍身隐热，疼痛拘急，足冷，皆伏热伤血，血属于心，宜木通以泻心窍，则经络流行也。"凡精滑气弱，内无湿热者，禁之，妊娠切忌。凡气味相同，如茯苓，灯草，猪苓，车前之类，皆能渗利滞气，但君火为邪，宜用木通，相火为邪，宜用泽泻，渗水虽同，用各有别。

细而白者佳。

络石百七十一

味苦甘，微酸气寒。入足阳明、手足少阴、足厥阴、少阳经。

治喉痹肿闭欲绝，疗风热死肌痈痛，除口干舌焦，□筋骨腰足。蛇毒心闷能散，刀斧疮口可封。

按：络石，以其包络木石生而名之也，禀少阳之令，得地之阴气，开关节，散风热，治发背痈疽之要药也。《神农》列之上品，李当之称为药中之君，医家鲜知用者，岂以其近贱而忽之耶？仁有堂治小便白浊，缘心肾不济，或由酒色过度，谓之上淫，盖有虚热，而肾不足，故土邪干水，史载之言夏则土燥水浊，冬则土坚水清，即此理也，医者往往峻补，其疾反甚，惟服博金散，则水火既济，源洁而流清矣。用络石、人参、茯苓各二两，龙骨煅一两为末，每服二钱，空心米饮下，日二服。阴脏人，畏寒易泄者，勿服。

阴山峻壁，随处有之，多包络石间，或蔓延水上。茎节着处即生根须，叶细厚而圆短，凌冬常青，花白实黑，折之有白汁。与薜荔、地锦等同一类焉，入药择附石者良。用粗布揩去毛、子，以热甘草水浸透，切晒用。杜仲、丹皮为之使。恶铁落。畏贝母、菖蒲。

钩藤 百七十二

甘苦，微寒。入手、足厥阴经。

主小儿惊啼瘛疭，胎风热壅，治大人头旋目眩，下气宽中，除心热，发斑疹。

按：钩藤，祛肝风而不燥，中和之品也。足厥阴主风，手厥阴主火，惊痫眩运，皆肝风相火之病，此能通心包于肝木，风静火息，则诸症自愈，但久煎便无力，俟他药煎就，一二沸即起，有效。其性寒，多宜于小儿科，大人有寒者，不宜多服。

选紫色，去梗。纯用嫩钩，其功十倍。

忍冬（即金银花）百七十三

味甘，微寒，入手、足太阴经。

散热消痈为最，宽膨止痢有功。解菌毒，消疔肿，治五种尸痒是身中尸鬼，引接外邪也。有游走皮肤，洞穿脏腑，每发刺痛，变动不常者，为飞尸；附骨入肉，攻击血脉，每发不可见尸，闻哀哭便作者，为遁尸；淫跃四末，不知痛之所在，每发恍惚，得风雪便作者，为风尸；缠结脏腑中，引心

363

胁，每发绞切，遇寒冷便作者，为沉尸；举身沉重，精神错杂，尝觉昏废，每节气至则大作者，为尸疰，兼补虚疗风。或捣汁酒饮，或研烂厚敷，血痢水痢兼治，风气湿气咸除。

按：忍冬，凌冬不凋，故名忍冬，其藤左绕附木，故又名左缠藤，为痈疽疮肿，止消渴之药也。煮汁酿酒，补虚疗风，性极中和，近世但知其消毒之功，昧其腹胀风虚痢澼之用，何金银花之塞于遇乎。恶疮不愈者，以左缠藤一把捣烂，入雄黄五分，瓦罐煎之，以纸封七层，穿一孔，待出气，以疮对孔熏之三时久，大出黄水，后用生肌散效。又一切无名肿毒，不问老幼虚实，服之，未成者内消，已成者即溃。忍冬叶、黄芪各五两，当归一两，甘草八钱，为细末，每服二钱，酒下，日再服。

勿犯铁器。

附忍冬膏方：金银藤四两，吸铁石三钱，香油一斤，熬枯去滓，入黄丹八两，待熬至滴水不散，如常摊用，一切疗肿金刃伤疮皆治。

天仙藤百七十四

味苦，气温。

解风劳，同麻黄治发汗，疗腹痛，同大黄堕胎气。善流气活血，理痰注臂痛。

按：天仙藤，生江淮，及浙东山中，似葛叶，圆小有毛，南人多用之。若娠妇水肿，始自两足，渐至喘闷似水，足趾出水，谓之子气，乃妇人素有风气，或冲任有血风，不可作水，妄投汤药也。宜天仙藤，洗，微炒，香附子炒，陈皮、甘草、乌药等分，姜三片，木瓜三片，紫苏三叶，空心煎服，自愈，然亦不须多服。

石南藤百七十五

味辛，气温。

主风血，补衰老，逐冷气，排风邪。

按：石南藤，生依南木，故以得名，泉州、荣州皆有之。四时不凋，茎叶皆臭而极辣，白花蛇喜食其叶，故取以治诸风，及腰痛甚捷，冬月浸酒服。

泽泻百七十六

甘咸，微寒。沉而降，阴也。入足太阳、少阴经。

去胞垢即腹中陈久积物也，以其味咸能泻伏水，故能去之而生新水，渗湿热而止阴汗。利小便赤涩仙药，宣水湿肿胀灵丹。《别录》称其止消渴者，单指湿热侵脾为言，脾为邪所干，则不能致精液矣。治泄精者，湿热下流，客肾与膀胱，是民火煽君火也。故精淫而泄，病在脾胃，湿热尽则泄精自止。

按：泽泻，分利小水，除湿之捷药也。《本经》言"多服明目"，而扁鹊言"多服病眼"，何相反如此？盖水道利则邪火不干空窍，故云明目，水道过于利，则肾气虚，故云病眼脾胃有湿热，亦令头重目昏，用此渗其湿，则热亦随去，而土气得令，清气上行矣，若久服，则降令太过，清气不升，真阴暗耗，安得不目昏耶？盖眼中有水，属膀胱，太利则膀胱水涸而火生，故下虚之人，不宜服也。又《别录》称其止泻，而寇氏谓泄精者不敢用，抑何相刺谬也？盖相火妄动而遗泄者，得泽泻清之，而精自藏，气虚下陷而精滑者，得泽泻降之，而精愈滑矣。况滑窍之剂，肾虚失闭藏之职者，亦宜禁也。夫一药也，一症也，而或禁或取，变化殊途，自非博洽而神明者，未免对卷而疑，临症而眩，若格于理者，变变化化，而不离乎宗，故曰"医不执方，合宜而用"，斯言至矣。故仲景地黄丸用之者，乃取其泻膀胱湿热之邪，并接引也，古人用补药，必兼泻邪，邪去则补药得力，此开合之妙也，若专一于补，必至偏胜之害矣。凡病人下焦无湿热而阴虚，及肾气乏绝，阳衰精自流者，目虚不明者，切勿轻与。若水肿，昼剧夜平者，阳水也，泽泻同猪苓、茯苓、参、术、芍药、赤小豆、桑皮、橘皮，多服必愈。

夜剧昼平者，阴水也，同车前、赤茯苓、生地、白芍、赤小豆、桑皮、木瓜、石斛、薏苡，多服必愈。

产汉中者佳。酒洗一宿，曝干用。畏海蛤、文蛤。暴服能明目，多服则昏目，不可不知。

羊蹄根（即秃菜根）百七十七

味辛苦，寒，小毒。

治阴蚀浸淫，疗头风白屑同羊胆汁涂，杀疥癣，贴肿毒。

按：羊蹄根，亦名牛舌菜，叶似羊蹄，子名金荞麦，夏中即枯，盖除热杀虫之物也，属水而走血分，服之能滑大腑。新采者，涂醋，擦癣效，如久不瘥者，用独生羊蹄根，捣三钱，入用百药煎二钱，白梅肉擂匀，以井花水一盏，滤汁澄清，天明空心服之，不宜食热物，其滓抓破擦之，三、四次即愈。中河豚毒，叶汁解之。悬痈舌肿，咽生息肉，羊蹄草煮汁热含，冷即吐之。

能制三黄、砒石、水银、丹砂。

菖蒲 百七十八

味苦辛，温。阳中之阴，可升可降。入手少阴、足厥阴、太阳经。

利四肢，能除湿痹，运枢纽，能出声音，通脉坠，能明耳目，开心孔，能通烦闷。疗鬼气而导滞，泄逆气而宽中。除身表之疮毒，杀腹中之诸虫，消心积之伏梁，止心痛之痰嗽。宣九窍，辟鬼邪，鬼击懵死难苏，急灌生汁。温疟积热不解，宜浴浓汤，单味入酒煎。疗血海败，并产后下血不止，细末铺席卧。治遍身毒，及不痒发痛疮疡。《本经》言温肠胃，止小便者，以其气味辛温故也，脾胃温则膀胱虚寒者亦温，故小便自止。

按：菖蒲，禀孟夏六阳之气，合从革之辛，芳香利窍，达气开发，《仙经》称为水草之精英，乃通利心脾之要药也，古方有单服菖蒲，以治心腹冷气搊①痛菖蒲为心部药，古人进食豁痰方剂多用之者，谓火能生土，当以心药入乎脾胃之中，通病脏之子母，而得向导其气也。杨士瀛曰："下痢噤口，虽是脾虚，亦热气闭隔心胸所致，俗用木香失之温，山药失之闭，惟参苓白术散，加石菖蒲，粳米饮调下，或用参、苓、石莲肉，少入菖蒲服，胸次一开，自然思食，局方补心药中多用。"然辛芳太甚，年壮心孔昏塞者，用之得宜，若阴血不足，心劳神耗者，禁用，惟佐地黄、门冬之属，资其宣导，臻于太和。三十六风不治者，菖蒲切薄片，日干三斤，盛以绢袋，玄水即清酒一斛，悬浸之，密封一百日，视之如菜绿色，以一斗熟黍米纳中，封十四日，取出日饮。尸厥魇死者，尸厥病，卒死脉犹动，听其耳目中，如微语声，股间暖者是也，魇死之病，卧忽不寤，勿以火照，但痛啮其踵，及足拇趾甲际，唾其面，即苏，仍以菖蒲末吹鼻中，桂末纳舌下，并以汁灌之。耳卒聋闭，蒲根一寸，巴豆一粒去心，同捣作七丸，绵里一丸塞耳，日一换。一方不用巴豆，用蓖麻仁。

石碛②水生，瘦根，一寸九节，叶有剑脊，不沾土者，方为上种。铜刀刮去毛皮，米泔浸之，饭上蒸之，藉谷气而臻于中和，真有殊尝之效。或以嫩桑枝条拌蒸，微炒亦可。叶洗疥大风疮妙。泥菖、夏菖，与之相似，但气味腥秽，形如竹根，并可杀虫，不堪服食。秦皮、秦艽为之使。恶麻黄。忌饴糖、羊肉。犯铁器，令人吐逆。

蒲黄百七十九

味甘淡，平。阳中之阴，降也。入手厥阴、少阴、太阳、太阴、足阳明、厥阴经。

利小便，通经脉，消瘀血，治痢血，调崩带，理血闷。止心

---

① 搊：音抽，束紧意。
② 碛：音气，指沙石积成的浅滩。

腹诸痛，疗儿枕血瘕。

按：蒲黄，即蒲釐花上黄粉也，血病在所必用，《仙经》亦用之。入东方血海，是其本职，利小便者，兼入州都之地耳。同五灵脂，能治一切心腹诸痛，生则行瘀血之结滞，炒则止诸血之妄行，蜜调作饼，解心脏虚热，甚益于小儿，然不可多服，令人自利，极能虚人。舌肿满口，以蒲黄末频掺即愈，或同干姜抹搽亦效，盖舌乃心之外候，而手厥阴相火乃心之臣使，得干姜是阴阳相济也。凡劳伤发热，阴虚内热，无瘀血者，勿用。跌扑损伤停滞，生蒲黄煮浓汁，和童便饮之；产妇催生，蒲黄、地龙洗焙，陈橘皮等分为末，临时各炒一钱，新汲水调服，立产；耳中出血，研末掺之。

产泰州属江南省，丛生水际，似莞而扁，有脊而柔，《诗》云"其蔌伊何，维笋及蒲"是矣，亦可作扇作席。取真者，须隔纸三重，焙令黄色蒸焙，市者多以黄柏末假之，极害人。松黄、黄蒿与之相似，味趄损人。破血消肿，生用；补血止血，炒用。

水萍百八十

味辛酸，气寒。入手太阴经。

发汗开鬼门，下水洁净府。仍治时行热病，堪浴遍身痒疮。驱风疹，除湿痹，夏夜蚊蟆，烧烟辟之。《本经》主暴热身痒，下水气者，热气郁于皮肤则作痒，味辛而气清寒，故能散皮肤之湿热也，寒能除热，燥能除湿，故下水气。又胜酒者，酒性湿热，而萍之质，不沉于水，其气味辛寒，轻清而散，故能胜酒。

按：水萍，专得水气之清阴，其体轻浮，其性清燥，发扬邪汗，祛湿热之药也，丹溪曰："浮萍发汗，胜于麻黄"。诗曰：天生灵草无根干，不在山间不在岸。始因飞絮逐东风，汎梗青青飘水面。神仙一味去沉疴，采时须在七月半。选甚瘫风与大风，些小微风都不算。豆淋酒化服三丸，铁镤头上也出汗。苟非大实大热，安敢轻试耶？

拣紫背浮萍，以竹节摊晒，下置水一盆映之，即易干也。

海藻百八十一

味苦咸，寒，小毒。气味俱厚，沉也，阴中之阴也。入足少阴经。

破积聚，通闭结之便，治痰壅，消遍身之肿，去腹中幽幽作声，疗皮间十二水肿。《本草》主瘰疬瘿瘤，颈下结核者，苦能泄结，寒能除热，咸能软坚也，故无坚不溃，无肿不消耳。

按：海藻，禀海中之阴气，其性润下引水，故能除诸疮肿之坚而不溃者，及留饮痰气之湿热，使邪气自小便出，经云"咸能软坚"，营气不从，外为浮肿，当随各引经药治之。若脾家有湿者勿服。与甘草相反，而东垣散肿溃坚汤同甘草用者，盖以坚积之病，非平和之药所能取捷，必令反夺，以成其功也。蛇盘瘰疬，海藻同荞麦炒过，白僵蚕炒，等分为末，以白梅汤和丸，每服六十丸，米饮下，毒气俱出。

洗净咸味，焙干，不宜于北人。反甘草。

昆布百八十二

酸咸，寒滑。沉也，阴中之阴也。入足少阴经。

治顽痰结气，散积聚瘿瘤。

按：昆布之性，雄于海藻，噎症恒用之，盖取其祛老痰也，故瘿坚如石者，非此不除。善下气，久服令人腹痛，发气吐沫，以热醋少许解之。凡海菜寒中，有小螺者，尤损人，胃虚者勿服。

洗净咸味，焙干，不宜于北人。

石斛百八十三

甘淡，微咸。阴中之阳，降也。入手少阴、足太阴、少阴、阳明经。

养脾胃，清虚热，暖水脏，补虚羸。治骨中久冷，脚膝软弱，逐皮肤邪热，壮力健阳。《本草》言其下气长肌肉，厚肠胃，定志除惊者，盖其气则薄而味则厚，味厚者能益阴气，且其入胃、入肾、入心脾，补益四经，则四经所生病，皆得治疗，皆益脾、益胃、益心、益肾之功力也。又除痹痿热生小疮痛，逐肌肤邪热者，皆其消脾胃二经湿热之验也。

按：石斛，甘可悦脾，咸能益肾，有功于胃中虚热，故多功于水、土二脏。但气性宽缓，无捷奏之能，古人以此代茶，甚清上膈，深师云："囊湿精少，小便余沥，宜加用之"。同门冬、五味、参、草、芍药、杞、膝、杜仲，则强阴益精，同枇杷叶、门冬、橘皮则下气。夏月，一味酒蒸代茶，顿健足力。

产蜀中者佳。宜入汤酒，不宜入丸，使者勿用木斛，石斛短而中实，木斛长而中虚，其味大苦，服之损人。去根头，酒浸晒干，以酥拌蒸，徐焙，入补药。恶巴豆。畏僵蚕、雷丸。

骨碎补（即猴姜）百八十四

苦温。入足少阴经。

治骨中毒气，骨碎折伤，疗耳响牙疼，肾虚泄泻。

按：骨碎补，好生阴处，得阴气为多，筋骨伤碎者，能疗之，故有此名。走入少阴，凡损伤筋骨处。用黄米粥，和裹伤处，有效。患久泄者，用此药末，入猪肾中，煨熟食之，即住，盖肾主大、小便，久泄属肾虚，不可专从脾胃也，雷公炮用此方治耳鸣，耳亦肾之窍也，戴原礼用以治骨痿，皆从肾虚起见也。《经疏》云："勿与风燥药同用。"气虚攻牙，或痛或痒，以二两细刮，慢火炒黑为末，时常揩齿，良久，吐咽皆可，此法出《灵苑方》，经用有神。若风虫牙痛，用此同乳香等分为末，丸塞孔中，名金针丸。病后发落，同野蔷薇嫩枝，煎汁刷用。

生阴湿山谷，寄生树石。铜刀刮去黄黑毛，蒸焙用。

石胡荽（即野园荽）百八十五

辛温。升也，阳也。入手太阴经。

通鼻气，利九窍，去目翳赤瞳，治头痛脑酸，驱寒痰，落息肉。

按：石胡荽，即鹅不食草也。气温而升，味辛而散凝，上达头脑，而治顶痛目病，内达肺经，而治齁船痰疟。塞之鼻中，能落目中翳膜，是升透之药也，生捼用之，更神。诗云：赤眼之余翳忽生，草中鹅不食为名。塞于鼻内频频换，三日之间复旧明。

生石缝及阴湿处，其气辛熏，夏开细花黄色，俗云鸡肠草，即此是也。汁制砒石、雄黄。

罂粟壳 子并阿芙蓉附，百八十六

酸涩，微寒。入足少阴经。

止泻痢，固脱肛，遗精久嗽，敛肺涩肠。

按：粟壳，收敛固气之物也。古人多用以治咳嗽泻痢，脱肛遗精，今人每效尤之，杀人如剑，殊未得旨，盖此乃收后药也。咳嗽惟肺虚无火，或邪尽嗽不止，肺胀痛剧者，用此敛其虚耗之气，若肺火热盛，与夫风寒外邪未散者，岂可妄投。治痢亦同，须先散邪行滞，若初病便投涩药，以致闭塞肠胃，变症作矣，泻痢既久，腹中无积，气散不收者，用此涩之，方称对症，然须辅佐得宜。今人畏其性紧涩，多不敢服，一则制之不得其法，一则施之非其候耳，若用醋制，加以乌梅，便得法矣，或同四君子用，尤好。

子性甘寒，入手阳明、太阳，润燥滑滞，多食利二便，动膀胱气。其精液，即阿片，一名阿芙蓉是也。午后以大针刺其青茎外皮，勿损里面硬皮，或三五处，次早精出，以竹刀刮盛瓷器，阴干用之。尤止痢涩精，故小儿痘疮行浆时，泄泻不止，用五厘至一分止，未有不愈，他药莫逮也。京师有一粒金丹，通治百

371

病，皆方技家之术耳。

取壳，水洗润，去蒂及筋膜，取外薄皮，米醋炒，或蜜炙用。得醋、乌梅、橘皮良。

附一粒金丹：真阿芙蓉一分，粳米饭捣作三丸，每服一丸，未效，再进一丸，不可多服。忌醋，令人肠断。风瘫热酒下，口眼喝斜羌活汤下，百节痛独活汤下，正头风羌活汤下，偏头风川芎汤下，眩运防风汤下，阴毒豆淋酒下，疟疾桃柳枝汤下，痰喘葶苈汤下，久嗽干姜、阿胶汤下，劳嗽款冬花汤下，吐泻藿香汤下，赤痢黄连汤下，白痢姜汤下，噤口痢白术汤下，诸气痛木香酒下，热痛栀子汤下，脐下痛灯心汤下，血气痛乳香汤下，胁痛热酒下，噎食生姜、丁香汤下，女人血崩五灵脂汤下，小儿慢脾风砂仁汤下。

蒲公英百八十七

味苦甘，寒。气平，阳也，可升可降。足少阴经君药，又入阳明、太阴经。

散滞气而消结肿，化热毒而疗恶疮。掺牙乌须，乃为妙剂，乳痈水肿，更为奇药。

按：蒲公英，攻坚散滞之物也，为足少阴肾经药，本经必用，化毒消肿核，有奇功，同忍冬藤煎汤，少佐以酒，服毕欲睡，是其功也，睡觉微汗，病即安矣。萨谦斋《瑞竹堂方》有擦牙乌须还少丹，用蒲公英一斤，连根带叶，洗净阴干，入斗子解盐一两，香附子五钱，二味为细末，与蒲公草同淹一宿，分为二十团，用皮纸三四层裹扎，用六一泥，即蚯蚓粪，如法固济，入灶内焙干，乃以武火煅通红为度，冷定去泥为末，早晚擦牙漱之，吐咽任便，久服方效。

本草汇卷十二终

本草汇卷十三

吴门郊西郭佩兰章宜撰辑

男　树晦芬墀

侄　维均梅在　参阅

紫藤陈陆坤白笔校订

谷　部

胡麻（即巨胜）百八十八

味甘，气平。入足太阴、厥阴、少阴经。

养血润肠，燥结焦烦诚易退，补中益气，风淫瘫痪岂难除。坚筋骨，明耳目，轻身不老，长肌肉，填髓脑，辟谷延年。

按：胡麻，即今之脂麻也，产于胡地，故名。得稼穑之甘，不寒不热，益脾胃，补肝肾之佳谷也。弘景云："八谷之中，惟此为良"。《仙经》载其功能，《神农》收为上品。李廷飞云："风病人久服，步履端正，语言不謇"，补阴是其本职，其去风者，所谓"治风先治血，血行风自灭"也。仙家以白蜜合服，名静神丸，治一切痼疾，患人虚虚而吸吸者，加而用之，但多服令人滑肠。得白术并行为胜。孙真人用胡麻三升，蒸三十遍，炒香，同蜜为末，每服五十丸，明目洞视最妙。初生小儿，嚼生脂麻，绵包与咂之，胎毒自下矣。

有黑、白、赤三种，取黑者九蒸九晒，水淘去浮者，以酒拌蒸，晒干炒用。栗色者，名鳖虱胡麻，比黑者更佳。

麻油百八十九

味甘，微寒。

熟者利大肠，下胞衣，生者摩疮肿，生秃发。藏器主肠内热结，孟诜下三焦热毒。《日华》煎膏，生长肌肉，消痈止痛，补皮裂，皆取其甘寒滑利，除湿润燥，凉血解毒之功也。

按：胡麻油，以白者为胜，服食以黑者为良，取其黑色入通于肾，而能润燥也。生者过食，能发冷痢，脾虚作泻者勿服。治饮食物，须逐日熬用，经宿则火性反复，即助热动气矣香油乃炒熟脂麻所出，食之不致疾，若煎炼过与火无异矣。然油生于麻，麻温而油寒，同质而异性也。《南史》云：宋明帝宫人，腰痛牵心，发则气绝，徐文伯诊曰：发瘕也，以油灌之，吐物如发，引之已长三尺，头已成蛇，能动摇，悬之滴尽，惟一发耳。若中河豚、砒毒，仓卒无药，急以油灌取吐。若胎漏难产，因血干涩也，用清油半两，好蜜一两，同煎数十沸，温服即下，他药无益，以此助血为效。

生者性寒而治疾，炒者性热而发病，蒸者性温而补人。

麻仁百九十

甘平，微寒。入手阳明、足太阴经。

润五脏，通大肠，风热结燥及热淋，催生倒产，吞二七即止。

按：麻仁，木谷而治风，同气相求也。丸药、酿酒俱善，但性滑利，陈良士云："多食损血脉，滑精气，痿阳事，妇人多食，发带疾"。阳明病，汗出多、胃热、便难，三者皆燥也，用之以通利。月事不通，或半年一年者，麻子仁二升，桃仁二两研匀，熟酒浸一夜，日服一升。截肠怪病，大肠头出寸许，痛苦，干则自落，又出，若肠尽即不治，但觉初截时，用器盛脂麻油，坐浸之，饮大麻子汁即愈也。经云"燥者润之"，谓闭塞不通，当开发腠理，致津液，而濡润宣通也。今麻仁丸能润肠胃之燥

374

结，利溲便之涩难，不犯峻寒，宜攻老弱，故为润燥之平剂也。然究竟走而不守之物，脾虚泄泻者勿服。

极难去壳，用绢包置沸汤中，至冷取出，悬井中一夜，勿着水，晒干，新瓦上挼去壳，簸扬取仁。畏牡蛎、白茯苓。

浮麦（附麸皮）百九十一

味甘，咸寒。

养心除热，止汗骨蒸。

按：浮麦，即水淘净，浮起无肉之麦壳也。善止虚汗盗汗，及虚热劳热，须加酸枣为妙，或煎汤代茶，或以猪嘴唇煮熟蘸食，无不宜也。

麸皮：与浮麦同性，而止汗之功则次于浮麦，以醋拌蒸熟，袋盛包熨风寒湿痹痛，至汗出极妙。若身体疼痛，及疮疡肿烂，不能着席者，用以夹褥卧之，性凉而软，诚妙法也。

麦粉百九十二

味甘，气凉。

消痈肿，疗火伤。

按：麦粉，即麸面洗筋，澄出浆粉也，今人浆衣多用之，古方鲜用。

按：《万表积善堂方》有乌龙膏，治一切痈肿发背，初发焮热，用陈年小粉，以锅炒之，初炒如饧，久炒则干，成黄黑色，冷定研末，陈米醋调成糊，熬如黑漆，瓷罐收之，用时摊纸上，剪孔贴之，即如冰冷，疼痛即止，久则肿消，药力亦尽而脱，甚妙。

糯米百九十三

甘温。

暖脾胃，止虚寒，治泄痢，缩小便，收自汗，益中气。行荣卫中血积，解芫青斑蝥毒。

按：糯米，性温，脾之谷也，酿酒则热，熬饧尤甚，故脾肺虚寒者宜之。若素有痰热及风病、脾病、久病，不能转输者，忌食。

米泔之性甘凉，食鸭肉不消者，顿饮一盏即消。

薏苡仁 百九十四

甘淡，微寒。阳中微阴，可升可降。入手足太阴、阳明、足厥阴经。

外而身表，有去湿之妙；内而肠胃，有进食之能。筋急拘挛，屈伸不便者最效湿痹症，咳嗽涕吐，脓血并出者极佳肺痈症。治痿痹于肺脏，消水气而益精，盖其势力缓弱，倍于他药方能。

按：薏仁，属土而入阳明，故能健脾益胃，清心养肺。《本经》主筋急拘挛，然拘挛有两等，《素问》注中大筋受热则缩而短，此因热而拘挛也，可以用此，若因寒拘急，不可用也。再考丹溪之言"寒则筋急，热则筋缩，急因于坚强，缩因于短促，若受湿则弛，弛则宽长"，然寒与湿未尝不夹热，而三者又未始不因于湿，薏仁去湿要药也，以《衍义》观之，则筋病因热可用，以丹溪观之，则筋病因寒、因湿、因热皆可用也。然寒而久留，亦能变热，况外寒与热，皆由内湿启之，方能成病。古方小续命汤，注云中风筋急拘挛，语迟脉弦者，加薏仁，亦扶脾抑肝之义也。而张师正《倦游录》有患疝疾重坠，大如杯者，薏仁同东壁土炒过，煮膏数服即瘥。总之，此药性燥能除湿，味甘入脾补胃，兼淡能渗泄，故筋挛骨邪，皆能治之。湿邪去则脾胃安，脾胃安则中焦治，中焦治则能荣养乎四肢，而通利乎血脉矣。性主下行，虚而下陷者，非其宜也。妊娠禁服。

淘晒，炒。

黑豆 百九十五

味甘，平。入足少阴经。

明目镇心，活血解毒，能消水肿，可稀痘疮，去烦热，涂痈肿，治风痹瘫缓，疗筋挛膝疼。

按：黑豆，禀土气以生，属水，为肾家谷也。生温熟寒，炒食极热，作豉极冷，造酱则平。牛食之温，马食之冷，一体之中，用之数变。入盐煮常时食之，能补肾益阳，下气消胀，初服时，似身重，一年后，便觉身轻矣。婴儿十岁以下者，炒豆与猪肉同食，壅气致死，十有八九。凡服蓖麻子忌之，服厚朴者亦忌之，最能动气故也。古方称此解百药毒，大不然，又加甘草，其验乃奇也。

紧小者佳。

附豆淋酒法：用大豆三升，熬熟至微烟出，入瓶中以酒五升沃之，经一日以上服。

赤小豆 百九十六

甘酸，性平。阴中阳也。入手少阴、太阳经。

利水去虫，一味磨吞决效，散血排脓，研来醋传神良。止渴行津液，清气涤烦蒸，通乳汁，下胞衣，产科要矣，除痢疾，止呕吐，脾胃宜之。《本经》主下水肿，《别录》止泄泻，利小便者，皆湿气伤脾所致，小豆健脾燥湿，故能治之。吐逆者，气逆上升也，卒澼者，大肠湿热也，甘酸敛气逆，辛平燥湿热，故皆治之。

按：赤小豆，禀秋燥之气，其性下行，通乎小肠，入阴分，凡有形之病，皆能治之水气、脚气最为急用，袋盛，朝夕践踏，久久脚气可愈；和桑根白皮煮食，去湿气痹肿；和通草煮食，则下气无限，名脱气丸；和鲤鱼、鲫鱼、黄雌鸡煮食，能利水消肿。然久服则降令太过，津血渗泄，所以令人肌瘦身重。世俗惟知治水，不知扶土，所以制水，小豆健脾胃而消水湿，直穷其本也。消瘕散肿，虽溃烂几绝者，为末敷之，无不立效。但性粘滞，干即难揭，入苎根末即不粘。脾虚胀肿，当杂补脾胃药中用之，中病即止可也。

此即五谷中常食之品，以紧小而赤黯色者佳，其稍大而鲜红、淡红者，并不可用。不可同鱼鲊食，成消渴，作酱食，成口疮，驴食足轻，人食身重。

绿豆 百九十七

甘寒。入手足厥阴、阳明经。

去浮风，止消渴，解诸毒，治热中。痘疮湿烂，不结痂疕音彼，酸痹又头疮者，干扑之愈。药石草畜，中死心温者，水服之良。退目翳，皮之功也，利三焦，芽有力焉。

按：绿豆之性，肉平凉而皮则寒，物之属木者也，解毒之功过于赤小豆，但功在绿皮，去壳即壅气矣。外科有内托护心散，一日至三日，进十数服，可免毒气内攻脏腑，然有年老病深体虚之不同，亦非必用之药，必当助气壮胃，使根本坚固，而行经活血为佐，使毒气外发，此则内托之本意也，施治必早，可以内消。若胃寒者，不宜食也。

附护心散：三日内须连进数服，方免变症，稍迟毒气攻内矣。真绿粉一两，乳香温窜半两，灯心同研和匀，以生甘草浓煎汤调下一钱，时时呷之。

扁鹊三豆饮：预服疏解天行痘毒。绿豆、赤小豆、大黑豆各一升，甘草节二两，以水煮熟，食豆饮汁，七日乃止。

圆小者佳，连皮用。反榧子壳，害人。和鲤鱼鲊食，久则令人肝黄，成渴病。

白扁豆 百九十八

甘平。阳也，可升可降。入足太阴经。

消暑气，有解毒之能，和中气，有厚肠之益。霍乱吐泻能除，河豚酒毒并解。加十味香薷饮内，治暑殊功，佐参苓白术散中，止泻立效。痢疾不止者，服之可愈，病久脾虚者，倍用堪宜。

按：扁豆，气味中和，土家契合，仓廪受培，自能通利三焦，升降清浊，土强去湿，正气日隆。伤寒邪炽者禁用。花焙研服，治赤白崩带并泄痢。

硬壳者温平，连皮炒熟入药，其软壳及粟色者微凉，但可供食，不堪入药。

淡豆豉 百九十九

苦涩，甘寒。阴中之阴也。入手太阴、足太阴经。

解肌发汗，头疼与寒热同除，下气清烦，满闷与温斑并妙。疫气瘴气皆可用也，痢疾疟疾无不宜之。《别录》治伤寒头痛寒热，及瘴气恶毒者，开腠发汗之功也。豆性本下，得蒸晒则温，故开发腠理，非苦温不能也，苦以涌吐，故又治烦躁满闷，以热郁胸中，非宣剂无以除之。

按：豆豉，有咸、淡二种，惟江右淡者治病。性本平凉，一经蒸晒，能升能散，得葱发汗，得盐止吐，得酒治风，得薤治痢，得蒜止血，炒熟止汗，下气调中，亦要药也。伤寒直中三阴，与传入阴经者，勿用，热结胸烦闷，宜下不宜汗，亦忌之。

附造豉法：黑豆一斗，六月间水浸一宿，沥干蒸熟，摊芦席上，候微温，蒿覆五六日，候黄衣遍满为度，不可太过，取晒，簸净，水拌得中，筑实瓮中，桑叶盖厚三寸，泥固，晒七日，又以水拌入瓮，如是七次，瓮收筑封，即成矣。

神曲 二百

味甘辛，温。可升可降，阳中之阳也。入足阳明经。

健脾消谷，食停腹痛无虞，下气行痰，泄痢胃翻有藉。

按：神曲，功用与酒曲相同，但酒曲健脾驱冷，此则壮胃消食。脾胃虚人，与谷、麦二芽常宜服之，以助戊己熟腐五谷，须与参、术、香、砂同用为佳。

造曲法：伏天用白面百斤，青蒿汁三碗，赤小豆末、杏仁泥各三升，苍耳汁、野蓼汁各三碗，以配白虎、青龙、朱雀、玄武、勾陈、腾蛇六神，搜和作饼，楮叶包裹，如造酱黄法，待生黄衣，晒收，临用炒之。陈久者良。

谷芽二百一

味甘苦，温。

消食与麦芽同等，温中乃谷蘖偏长。

按：谷芽，即大米谷水浸生芽者，具生化之性，故为消食健脾，开胃和中之要药。

水浸胀满，候生芽，晒干去须，取其中米，炒研面用。

麦芽二百二

味咸甘，温。阴中之阳，可升可降。入足阳明经。

熟腐五谷，消导而无停，运行三焦，宣通而不滞，疗寒胀与痰饮，亦催生而堕胎。

按：麦芽，即大麦水浸生芽者，以谷消谷，有类从之义，无推荡之峻，但有积者能消，无积者久服则损肾消元，然须同白术诸药兼用，方为无害。初熟时，人多炒食，有火能生热病，不可不知。造法同谷芽。

饴糖二百三

味甘，大温。阳中之阴，可升可降。入足太阴经气分。

止嗽化痰，《千金方》每嘉神效，脾虚腹痛，建中汤累奏奇功。瘀血熬焦和酒服，肠鸣须用水煎尝。《本草》言补虚乏者，甘入脾，而米、麦皆养脾胃之物也。又止渴去血者，肺胃有火则发渴，火炎迫上则血妄行，甘能缓火之标，则火降而渴血自止。

按：饴糖，属土而成于湿热，少用虽能补脾润肺，然多用之，则生痰动火最甚，大发湿中之热，生胃中之火，此损齿之因，非土制木，乃湿土生火也。甘伤肾，故肾病毋多食甘也。中满吐逆，切宜忌之，而仲景谓呕家不可用建中汤者，以甘故也。

大米作者入药，粟米次之。

苦酒（即米醋）二百四

甘酸苦，温。阴中之阳，可升可降。入足厥阴经。

主心腹之疼，除坚积之块。浇红炭而闻气，产妇房中常起死，涂痈疽而外治，疮科方内屡回生。浸黄柏，口疮可愈，煮香附，郁痛开除，煎大黄，劫痃癖如神，摩南星，敷瘤肿立效。

按：醋种甚多，惟米造者入药，得谷气之全也，其性收涩，故能散水气。经曰"东方之木，其味酸"，醋之所以专入肝也。多食伤筋损齿食醋齿软者，因水生木，水气弱，木气盛，故如是尔，亦损胃，不益男子，脾病不可多食。

服茯苓、丹参者，不可食醋。

酒二百五

味苦甘，辛，大热。入十二经。

通血脉而破结，厚肠胃而润肌，宣心气以忘忧，助胆经以发怒，善行药势，可御风寒。

按：酒品甚多，惟米造者，堪入药用。其为用也，无微不达，无经不至，味之辛者能散，苦者能下，甘者能居中而缓，淡者则利小便而速下也。《本草》止言热而有毒，不言其湿中发热，过饮则相火昌炽，肺金受烁，辄致痰嗽。脾因火而困倦，胃因火而呕吐，心因火而昏狂，肝因火而善怒，胆因火而忘惧，膀胱因火而精枯，甚至劳嗽吐血，哮喘蛊胀，流祸不小也大寒凝海，惟酒不冰，可知其性之热也。故冷饮有三益焉，过于肺，入于胃，然后微温，肺得温中之意，可以补气，次得寒中之温，可以养胃。冷酒行迟，传化以渐，若徒取适口，甚无益也。又人知戒早饮，而不知夜饮更甚，既醉既饱，睡而就枕，热壅伤心损目，夜气收敛，酒以发之，乱其清明，劳其脾胃，停湿助火，因而致病者多矣。

烧酒：大热大毒，散寒破结，能燥金耗血，败胃伤胆，盐冷水、绿豆粉能解其毒。赤目洗之，泪出肿消赤散，此乃从治之方也。

凡酒，忌诸甜物；酒浆照人无影，不可饮；祭酒自耗，不可饮；酒合乳饮，令人气结；酒后食芥及辣物，缓人筋骨；酒后饮茶，伤肾脏；醉卧当风，则成癜风，醉浴冷水，成痛痹。一切药毒，因酒得者难治。又饮酒得咸而解者，水制火也。又畏葛花、赤豆花、绿豆粉者，寒胜热也。

菜 部

韭二百六

味辛，微酸，气温时珍曰热。入足厥阴经。

固精气，暖腰膝，强肾之功也，止泻痢，散逆冷，温脾之力软。消一切瘀血，疗胸膈噎气，产妇血运熏止以韭切安瓶中，沃以热醋，令气入鼻，脱肛肠痔洗佳。捣汁服，治胸痹刺痛如锥，和童尿，散胃脘瘀血甚效。

按：韭，属金而有水与木，生则辛而行血，熟则甘而补中，凡血之凝滞者，皆能行之，是血中行气药也血留胃口作痛者，宜用韭汁、桔梗加入药中，开提气血，有肾气上攻以致心痛者，宜用韭汁和五苓散为丸，空心茴香汤下。《素问》言心病宜食，《本草》言其归肾，文虽异而理则贯，盖心乃肝之子，肾乃肝之母，母能令子实，虚则补其母也。反胃者，宜用韭汁与姜汁、牛乳温服韭汁消血，姜汁下气消痰和胃，牛乳解热润燥补虚。然多食能昏神暗目，最为养性所忌，若胃虚而有热者勿用。郁土未出者，食之滞气，戒之。

生辛涩，熟甘酸，春食则香，夏食则臭，多食昏神暗目，酒后尤忌，五月多食乏气力，冬月多食动宿饮吐水。不可与蜜及牛肉同食。

韭子二百七

味辛甘，温。阳也。入厥阴经。

补肝肾，暖腰膝，主男子梦滑溺频，治女人白淫白带。

按：韭子一物，治鬼交甚效。《梅师方》治遗精，用韭子五合，白龙骨一两为末，空心酒服。《三因方》治下元虚冷，小便不禁，或成白浊，有家韭子丸，盖韭乃肝之菜，入足厥阴经，肾主闭藏，肝主疏泄，《素问》① 曰："足厥阴病则遗尿，思想无穷，入房太甚，发为筋痿，及为白淫，男随溲而下，女绵绵而下"，韭子之治遗精便带者，能入厥阴，补下焦肝及命门之不足，命门者，藏精之府，故同治云。

爆干，簸去黑皮，炒黄用。

葱茎白二百八

味辛，平。气厚味薄，升也，阳也。入手太阴、足阳明经。

通中发汗，头疼风湿总蠲除，利便开关，脚气奔豚通解散。达表和里逐邪，脱阳阴毒皆良。

按：葱有寒热，白寒青热《伤寒》汤中不得用青也。其功长于解散，以通上下阳气，故伤寒头痛如破，用连须葱白汤主之。张仲景治少阴下利清谷，里寒外热，厥逆脉微者，白通汤主之。面赤者，四逆汤加葱白，腹中痛者去葱白。成注云：肾恶燥，急食辛以润之，葱白辛温以通阳气也。生则辛散，熟则甘温，外实中空，肺之药也，肺病宜食之。肺主气，外应皮毛，其合阳明，故所治之症，多属太阴、阳明，皆取其发散通气之功也，然多食令

_____

① 《素问》：后文引自《纲目》，未见于内经中。

383

人昏神。阴症厥逆唇青，用葱一束去根及青，留白二寸，烘热安脐上，以熨斗熨之，葱坏则易，热气透入，服四逆汤即瘥。病人表虚易汗者，勿食。

正月食生葱，令人面上起游风，冬月宜食，不可过多，损须发，虚气上冲。同蜜食杀人，服地黄忌食。

大蒜 二百九

辛温，有毒。入足阳明、太阴、厥阴经。

消谷化肉，辟鬼驱邪。破痃癖多功，灸恶疮必效。捣贴胸前，痞膈资外功之益，研涂足底，火热有下引之奇。

按：大蒜，熏烈走窜，能通五脏，达诸窍，去寒湿，其功至捷。外涂皮肉，发疱作疼，则其入肠胃而搜刮，概可见矣。多食伤肺损目，肝开窍于目，目得血而视，辛温太过，则血耗矣大蒜属火性热，喜散快膈，伤气之祸，积久自见，养生者忌之。中暑毒人，捣烂，同道上热土，温水服之，下咽即知，禁饮冷水。鼻衄不止者，研如泥，作饼贴足心，左贴右，右贴左，两鼻俱出，齐贴，立瘥即去。大抵毒疮肿毒，不能别者，取独头蒜两颗，捣烂麻油和，厚敷疮上，干即易之，神效。或背疮初起，一日之内，将湿纸贴寻疮头，用大蒜十颗，淡豆豉半合，乳香一钱细研，随疮大小，用竹片作圈围定，填药于内，二分厚，灼艾灸之，痛至痒，痒至痛为率，但头及项以上，切不可用此，恐引气上也。肺胃有热，肺肾有火，气虚血弱之人，切勿沾唇伤气故也。虽有暖脾胃，祛湿寒之功，亦宜暂用，切勿过施。

不可同蜜食，杀人。

白芥子 二百十

辛热。入手太阴与足阳明经。

散寒发汗，利气疏痰，温中而冷滞冰消，辟邪而祟魔远循，酒服而反胃宜瘥，醋涂而痈毒可散。

384

按：白芥子，大辛烈之物也，辛能入肺，温能发散，故豁痰利气有功。震亨云："痰在肋下，及皮里膜外，非此莫能达"，古方控涎丹用白芥子，正此义也。而三子养亲方中用萝卜子开痞降气，紫苏子止喘定嗽，白芥子消痰宽中，皆切中老人，然每剂不过三四钱，各微炒，研破，看所主为君老人痰气喘嗽，胸满懒食，不可妄投燥利之药，耗其真气也。若肺经有热，与夫阴火虚炎，咳嗽生痰者，法在所忌。其茎叶动风动气，有疮疡痔疾便血者，咸忌之。

微焙击碎，用生绢袋盛入煮，勿煎太过，则味苦辣。若大便素实者，入蜜与姜汁各一匙，尤妙。

莱菔根 二百十一

辛甘，气温。入手足太阴、阳明、少阳气分。

下气消谷，和中去癖，生食止渴宽中，煮服化痰消导。解醒散血，大治吞酸，消面毒，治腐积。

按：莱菔根、叶同功，属土而有金与水，生则升气，熟则降气散气用生姜，下气用莱菔，所主皆肺、脾、肠、胃、三焦之病。服地黄、何首乌者忌之，为其涩营卫，令人发白也。

多食动气，惟生姜能制其毒。

莱菔子 二百十二

辛温，甘平。

下气定喘，消食除膨，生研堪吐风痰，醋调能消肿毒。

按：莱菔子，其性甚烈，治痰有推墙倒壁之功，生能升，熟能降，手、足太阴之药也，升则吐风痰，散风寒，发疮疹，降则定痰喘咳嗽，调下利后重，止内痛，皆是利气之效。凡虚弱人忌之。

干姜 二百十三

苦辛，大热。气薄味厚，半沉半浮，可升可降，阳中之阳也。入手太阴、阳明、足太阴、少阴四经。

破瘀散湿，腹痛翻胃均可服，温中下气，风痹积胀悉皆除。生者逐寒邪而护表，炮者除胃冷而守中。炮熟与补阴同用，治血虚发热之妙，炒黑与凉血同剂，疗血热溢泄之功。血虚引血药入气分而生血，血热引凉药与火性而相从。除腰肾间冷疼，并宣诸络关节，迟脉必用于理中，血虚可施于产热。命门火衰，佐以附子，真阳脱绝，济此功多干姜之用有四：通心助阳，一也；去脏腑沉寒，二也；发诸经之寒气，三也；治感寒腹痛，四也。孕妇不可食。《本经》言其止血者，盖血虚则热，热则血妄行，炒黑则能引诸补血药入阴分，血得补则阴生而热退，且黑为水色，故血不妄行矣。又主胸满咳逆，湿痹下痢者，辛以散结，温可除寒之效也。

按：干姜，禀天地之阳气，生辛炮苦，尽有生姜之功而力量较雄，专却脏腑之痼冷，发诸经之寒痛。肾中沉寒无阳，脉气欲绝者，黑附子为引用，多则耗散元气，盖"辛以散之"，"壮火食气"故也，须以生甘草缓之。肺寒咳嗽，仗五味为相助同五味则温肺，同人参则温胃。然炮则止而不移，非若附子行而不止也。好古言其补脾，东垣理中又言泻不言补，何也？盖泄非泄脾之正气，是泄脾中寒湿之邪也。亦治中焦寒邪，寒淫所胜，以辛散之，又补下焦，故四逆亦用之。能引血药入血分，气药入气分，去瘀养新，有阳生阴长之意，故凡血虚，有阴无阳者，多宜黑姜，乃热因热用，从治之法也。生用同橘皮、乌药、肉蔻，除胸满咳逆，炒黑同生地、白芍、当归、牛膝，治产后恶露不尽，血虚发热。多服损阴伤目，阴虚内热，表虚有汗，因热下血，火热腹痛，法并忌之。

此乃江西所造，水浸三日，去皮浸六日，更刮去皮，晒干置瓷缸中，酿三日始成。姜皮作散，堪消浮肿，故五皮散用之。

生姜 二百十四

辛温。气味俱厚，浮而升，阳也。入手足太阴、足阳明经。

生能发表，熟可温中，调胃有奇功，止呕为圣药。除风寒，去恶气，通神明，疗鼻塞。气胀腹疼俱妙，痰凝血滞皆良，和半夏主心下急痛，同杏仁下气实壅膈。

按：生姜，行阳而散气之药也，所禀与干姜性气无殊，第消痰止呕，出汗散风，祛寒止泄，疏肝导滞，则功优于干姜耳生姜之用有四：制半夏、厚朴之毒，一也；发散风寒，二也；与枣同用，辛温益脾胃元气，温中去湿，三也；与芍药同用，温经散寒，四也。不独专于发散也，兼能和荣卫而行脾之津液焉，入肺而开胃口，孙真人云"姜为呕家圣药"，润而不燥，呕乃气逆不散，姜则辛以散之也。东垣云"夜勿食姜"者，夜主阖而姜主辟也，"秋勿食姜"者，秋主收而姜主散也。古人云秋不食姜，令人泻气，夏月火旺，宜汗散之，故食姜不禁。早行含姜，不犯雾露之气，及山岚不正之邪。凡中风、中气、干霍乱，一切卒暴之病，姜汁与童便同服，立效，盖姜能开痰下气，童尿降火也。同枣用，益脾胃而去湿；与芍药，温经而散寒。古方以姜茶治痢，热痢留皮，冷痢去皮，姜助阳而茶助阴，且解湿热暑气之毒，甚妙。

去皮则热，留皮则冷。秦椒为之使。杀半夏毒。恶黄芩、黄连。病痔人忌之，痈疮人多食则生恶肉。《相感志》云："糟姜瓶内入蝉蜕，虽老姜无筋，亦物性有所伏耶。"

胡荽 （即芫荽） 二百十五

辛温，微毒。入手足太阴、阳明经。

走窜入脾通心腹，香辛疏气辟邪尸，热气结滞，服之必效，肛门脱出，熏之即良。《嘉祐》治沙疹痘疮出不快者，外为风寒所侵，或秽气所触也，辛温祛风寒，香窜辟秽气，则腠理通畅而疹痘自发矣。

按：胡荽，禀金气多，火气少，其辛香内通心脾，外达四肢，除一切不正之气。故痘疹不出，及出不快者，同酒煎沸，盖候冷，微微含喷令遍，勿喷头面，即皆出矣，盖诸疮皆属心火，心脾之气得芳香则运行，得臭恶则壅滞故也。《直指方》云："痘疹出不快，宜用此挂床帐左右，以御淫佚秽恶不正之气"，若儿虚弱，及天时阴寒，用此最妙，若非风寒外侵，及触恶之气者，不宜用也。如壮实者，与夫春夏晴暖，亦不可用。凡服一切补药，有白术、丹皮者，咸忌之。

茴香二百十六

辛温。阳也，浮也。入手足太阴、阳明、太阳、少阴经。

逐膀胱胃间冷气，暖丹田命门不足，疗诸疝腹痛吐泻，治干湿脚气阴疼。

按：茴香，本治膀胱药，以其先丙，故曰小肠也，能润丙燥，以其先戊，故从丙至壬，开上下经之通道，所以壬与丙交也。肾消饮水，小便如膏油，用茴香炒、苦楝子炒等分为末，食前酒服二钱。肾虚腰痛，茴香炒研，以猪腰子批开，掺末入内，湿纸裹，煨熟，空心食之，盐酒送下。小肠气坠不可忍，用大茴香、荔枝核，炒黑各等分研末，每服一钱，温酒服。偏坠，用大茴香一两、小茴末一两、牙猪尿胞一个，连尿入二药，系定以酒煮烂，连胞捣丸，白汤送下五十丸，仙方也。恶毒痈肿，或连阴卵，牵入小腹，不可忍，一宿即杀人者，用茴香叶捣汁一升服之，日、三四服，其滓以贴肿上，冬月用根，神验。

形如麦粒为小茴香，性温宜入料食。形如柏实，裂成八瓣者，为大茴香，性热损目，不宜入食料，微炒得盐则入肾经，酒炒良。

薯蓣（即山药）二百十七

甘平。阳中微阴，可升可降。入手、足太阴经。

上气不足之头眩，中气不足之虚羸，下气不足之泄精。安神退热，益气生精，止涩于滞下，和胃于虚经。膈泥之所忌，涩实之所轻。

388

按：山药，禀春初之和气，能补阴力，利丈夫虚羸，补其不足，清其虚热，皮肤干燥者，用以润之。仲景八味丸用此者，以其凉而能补也。其言益肾者，金为水母，金旺则水生也。土为水仇，土安则水不受侮也。但性缓，非多用不效。

铜刀刮去赤皮，糁白矾末少许，洗去涎，蒸曝用，野生者尤胜。恶甘遂。

百合 二百十八

甘平。阳中微阴，降也。入手太阴、阳明，亦入手少阴经。

治伤寒百合之奇邪，疗神昏狂乱之鬼击，除心腹不利之胀满，下肺脏热壅之气逆。安和心胆，温肺止嗽。

按：百合，得土金清和，盖清阳明、三焦、心部之热。故君主镇定，邪不能侵，相傅清肃，咳嗽可疗，肝热肾热，皆能治之，仲景用以治百合病者，是亦清以安神之效也。能通二便，中寒下陷者忌之。

有三种：叶短而阔，微似竹叶，白花四垂者，百合也；叶长而狭，尖如柳叶，红花不四垂者，山丹也；茎叶似山丹而高，红花带黄而四垂，上有黑斑点，其子先结在枝叶间者，卷丹也。入药宜用白花者良，和肉煮更佳，作粉最益人。

本草汇卷十三终

本草汇卷十四

吴门郊西郭佩兰章宜撰辑

男　树畹芳谷

侄　维均梅在　参阅

紫藤陈陆坤白笔校订

果　部

杏仁二百十九

味甘苦，温。气薄味厚，浊而沉坠，降也，阴也。入手太阴经。

散肺经之风寒，下喘嗽之气逆，消心下之急满，润大肠之气秘杏仁专入肺经，乃利下之剂。解锡毒，消狗肉，烂索粉积，揩癜斑疥。《本经》治咳逆上气者，太阴为清肃之脏，邪客之而然也，杏仁润下，咳自除矣其用有三：润肺也，消食积也，散滞气也。

按：杏仁，散结润燥，治肺中风热咳嗽，下滞气有功，因寒者用之为宜。第杏仁下喘治气，桃仁疗狂治血，俱治大便秘，当以气血分之，昼便难，行阳气也，夜便难，行阴血也，故虚人便秘不可过泄。脉浮者属气，用杏仁、陈皮，脉沉者属血，用桃仁、陈皮，陈皮入肺，与大肠为表里，故并用为使。又考栝楼仁与杏仁，均能治痰，然杏仁主散痰，从腠理中发散而去，表虚者忌服，蒌仁敛痰，从肠胃中滑润而流，里虚者忌服，若痰盛表里俱实者，二味并用。同桑皮、前胡、薄荷、桔梗、苏子、贝母、甘草、五味、橘红、紫菀，治风寒入肺，咳嗽生痰。阴虚咳嗽，肺家有虚热，热痰者忌之，风寒外邪，非壅逆肺分，喘息急促者，不得用。

汤浸去皮尖，炒黄研细，风寒肺病药中连皮尖用，取其发散也，作汤如白沫不解者，食之气壅，双仁者有毒。恶黄芩、黄芪、葛根。得火良。

乌梅二百二十

酸涩，温平。阴也，降也。入手足太阴、足少阴经。

定嗽定渴，皆由敛肺之热，止吐止痢，尽是固肠之力。化痰生津，安蚘清热，蚀恶肉而至速，消酒毒以清神。《本经》主下气除烦热，安心者，经曰"热伤气"，邪客于胸中则气逆而烦满，心亦为之不安，此能敛浮热而吸气归元，故能安诸症也。大肠虚脱则下痢，虚火上炎则津液不足，而口干好唾，酸能敛虚火，化津液，固肠脱，所以主之也。

按：乌梅，得木气之全，故其味最酸，脾肺二经血分药也，敛肺扶脾，调虚止痢，取其和胃之功。仲景云：生姜呕家圣药，热燥者乌梅代之。多见其有和胃止呕，治躁渴之功。脉缓虚者，必神气散脱，取其收敛，以酸收之法也。若病未久，有当发者，又未可便以此收也，误食必为害。同川连、白芍、滑石、甘草、莲肉、扁豆、葛根、升麻、橘红作丸，治下痢如神血痢不愈，用乌梅、胡黄连、灶下土等分为末，茶调服甚验。盖血得酸则敛，得寒则止，得苦则涩故也。诸疮胬肉，用梅肉烧存性，研敷恶肉上，一夜立尽。久嗽不已，乌梅肉微炒，罂粟去筋膜炒，等分为末，每服二钱，睡时蜜汤下。

去核微炒，若过食而齿齼音楚，齿病者，嚼胡桃肉解之。忌猪肉。

白梅二百二十一

味酸咸，平。入手太阴、足太阴经。

中风牙闭，擦龈涎出，便能开；乳肿痈毒，杵烂敷之，恶即止。

按：白梅，即霜梅也，功与乌梅相似，所主诸病皆取其收敛之义。惟仲景治蛔厥乌梅丸，及虫䘌方中用者，取虫得酸即止之义，稍有不同耳。宗奭云："食梅则津液泄者，水生木也，津液泄则伤肾，肾外为齿故也。肝为乙木，胆为甲木，人之舌下有四窍，两窍通胆液，故食梅则生津者，类相感也。"《素问》曰："味过于酸，肝气以津"，又云："酸走筋，筋病无多食酸"，不然，物之味酸者多矣，何独梅能生津耶？

取大青梅以盐汁渍之，日晒夜渍，十日成矣，久乃上霜。以叶捣浓汁饮之，治休息痢。夏衣生霉点，梅叶汤洗即无。葛衣洗之，经夏不脆。月水不止，梅叶焙、棕榈皮灰等分为末，服二钱酒下。初生小儿，取根同桃李根煮汤浴之，无疮热之患。

桃仁二百二十二

苦辛甘，温。气薄味厚，阴中之阳，可升可降。入手、足厥阴血分，亦入手阳明经。

破诸经之血瘀，润大肠之血燥，肌有血凝而燥痒堪去，心腹结痛而坚物可平。杀三虫，治阴痒。《本经》治癥瘕瘀积者，血有形而属阴，周流乎一身者也，一有凝滞，即为瘀闭等病，或妇人月水不通，及心腹宿血坚痛，皆从足厥阴受病，肝为藏血之脏也，苦可以泄滞，辛可以散结，甘温通行而缓肝，故诸症自无。

按：桃仁，禀地二之气，兼得天五之气以生，苦重于甘，故破凝血用之。其功有四：一治热入血室，一泄腹中滞血，一除皮肤血热燥痒，一行皮肤凝滞之血。成无已曰："肝者血之原，血聚则肝气燥，肝苦急，急食甘以缓之"。桃仁虽专治结，亦须分虚实，实者宜之，虚者亦不可也，但用滋补血之剂，则自濡润，而无闭结之患矣。若经闭由于血枯，腹痛由于血虚，便塞由于津液不足者，并不可服。如用之不当，能使下血不止，损伤阴真，为害非浅。同归、芍、泽兰、延胡、苏子、五灵脂、红花、牛膝、生地、益母，治产后瘀血作痛，亦治经闭；同归、地、麦冬、芍、芩、甘草、肉苁、麻仁，治大肠血燥不通。妇人难产者，桃仁一个劈开，一片书"可"字，一片书"出"字，吞之即生。

行血连皮、尖，生用，活血润燥汤浸去皮尖，炒用。双仁有毒，不用。桃树生虫，煮猪头汁浇之即止。香附为之使。

附桃枭：苦温，小毒，治伏梁结气，中恶腹痛，盗汗不止者，用干桃子一个，霜梅二个，葱根七个，灯心二茎，陈皮一钱，稻根、大麦芽各一撮，水二钟，煎服验。食桃成病，用以烧灰取吐，以类相攻也。此是桃实着树，经冬不落，如枭首磔木之状，故名。酒拌蒸之，焙干，取肉用。

桃花二百二十三

苦平。

利宿水痰饮积滞，通二便艰涩石淋。秃疮三月三日收未开桃花，阴干，与桑椹赤者等分为末，以猪脂和，先取灰汁，洗去痂，然后涂之，妙肥疮可治，脚气肿痛能消。

按：桃花，性走泄下降，利大肠甚快，用以治实气闭塞者有功。若久服即耗人阴血，损元气。干粪塞肠，胀痛不通，用毛桃花湿者一两，和面三两作馄饨，煮熟，空心食之，午腹鸣如雷，当下恶物也。

三月三日采花捡尽，阴干用，千叶者不用。

桃叶二百二十四

苦平。

治伤寒无汗，疗风袭项强不得顾视，穿地作坑，煅赤以水洒之令冷，铺生桃叶于内，卧席上，以项着坑，蒸至汗出，良久即瘥。

按：桃叶蒸汗，古有是法，凡受寒冷，连发汗，汗不出者，烧地令热，去火，以少水洒之，布桃叶于上，厚二三寸，安席上卧之，温覆得大汗，被中敷粉，及燥便瘥也，然须顾表里时日，凡柏叶、麦麸皆可如此。

附桃根皮：除邪鬼中恶腹痛，解蛊毒疫疬疮虫，天行疫疬以东行桃枝煎汤浴之，黄疸如金晴明时清晨，勿令鸡犬妇人见，取东引桃根极细者一握，切细以水煎，空腹服，后三五日，其黄离离如薄云散开，百日方平复也，黄散后可时时饮清酒一杯，则眼中易散，忌热面、猪、鱼。刮去粗皮，取白皮入药。

大枣 二百二十五

甘温。气味俱厚，阳也，可升可降。入足太阴、阳明经。

补脾胃而益气，具生津止泻之功，润心肺而强脉，益五脏虚损之羸。经曰"里不足者，以甘补之"，又曰"形不足者，温之以气"，甘能补中，温能益气，甘温能补脾胃而生津液，故《本经》治通九窍，利四肢也。

按：大枣，属土而有火，味甘性缓，为脾之果，血分药也，脾病宜食之，又曰"脾病人毋多食甘"，毋乃相戾耶？不知言宜食者，指不足之脾也，如脾虚泄泻之类，毋多食者，指有余之脾也，如中满肿胀之类。若无故频食，则生虫损齿，贻害多矣。成无己曰："邪在荣卫者，甘辛以解之"，故用姜、枣以和荣卫，生发脾胃升腾之气。仲景治奔豚，用大枣滋脾土，以平肾气也；治水饮胁痛，有十枣汤，益脾土而胜妄水也。好古曰："中满者，勿食甘，甘令人满"，故今人食甘多者，脾必受病。是以凡用药者，能随其虚实而变用之，虽寻常品味，必获奇功，苟执而泥之，即有良剂，莫展其长，学者当以格致为亟也。小儿患秋痢，蛀枣与食，能止。府病及齿痛，痰热之人俱不宜食。生者尤不利人，红者功用相仿，差不及耳。

坚实肥大者佳。忌与葱、鱼同食。杀乌头、附毒。入药劈去核。

之气，使火热下行，窍自清利矣。又肺与大肠表里，湿热伤血分，则为肠澼不足，甘能益血，寒能除热，脏气清而腑病亦除也。

按：柿，禀地中之阴气，属金有土，属阴有收，为脾肺血分之果，故有健脾涩肠，治嗽止血之功，酒后食之，令人易醉，或心痛欲死，《别录》言解酒毒者，非也。凡血淋涩痛，脏毒下血，以干柿烧灰，或散或丸服之。不可与蟹同食，二物俱寒，令人腹痛作泻，惟木香可解，磨汁灌之，即渐苏醒。干者，寒气稍减，肺经无火，因客风寒作嗽，及感寒呕吐者，有痰者，皆忌服。中桐油毒，可解。

又柿霜，即柿上白霜也。真者甘平冷涩，入上焦药，能清心肺之火，生津止渴，化痰宁嗽。又治咽喉口舌疮痛，同桑白皮、百部、天麦冬、沙参、贝母、苏子、枇杷叶、橘红、栝楼根作丸，治肺火咳嗽生痰，妙。

柿蒂 二百三十

味涩苦，温。

疗咳逆，治哕气。

按：柿蒂，苦温，能降逆气之物也。震亨曰："人之阴气，依胃为养，土伤则木挟相火直冲清道，而上作咳逆，古人以为胃寒，用丁香柿蒂，不知其孰为补虚，孰为降火，不能清气利痰，惟有助火而已。"时珍云："咳逆者，气自脐下冲脉直上至咽膈，作呃忒塞逆之声也，《南阳书》以哕为咳逆，《溯洄集》以咳嗽为咳逆，皆非也。哕者，干呕有声也，咳逆者，有伤寒吐下后，及久病产后，阴气大亏，阳气暴逆，自下焦至上焦，而不能出者，有伤寒失下，及平人痰气抑遏而然者，当视其虚实阴阳，或温，或补，或泄热，或降气，或吐，或下可也。"古方单用柿蒂煮汁饮之，取其苦温，能降逆气也。济生柿蒂散，加以丁香、生姜之辛热，以开痰散郁，此从治之法也。

石榴皮二百三十一

味酸涩，气温。入足厥阴、太阴、少阴经。

治泻痢肠虚，止崩带欲脱，煎服而下蛔虫，点汁止目泪。

按：榴，受少阳之气，而荣于四月，盛于五月，实于盛夏，熟于深秋，丹花赤实，具木火之象，故多食损肺齿，而生痰涎。其皮味酸涩，故入断下崩中之剂，善于收摄，新病者，勿早服也。

不拘干湿，勿犯铁器，浆水浸一夜，取出用，其水如墨汁。

陈皮二百三十二

味苦辛，温。气薄味厚，阳中之阴，可升可降。入足阳明、太阴经去白者名橘红，性热，能除寒发表，入手太阴经。

止呕定冲，颇有中和之妙，清痰泄气，却无峻烈之嫌。留白者和胃偏宜，去白者疏通专掌。

按：陈皮，体气轻浮，能导胸中寒邪滞气，功在诸药之上。味辛宜肺，香利于脾，肺为摄气之籥，脾为元气之母，故为二经要药。同补药即补，同泻药即泻，同升药则升，同降药则降，君白术则益脾胃，佐甘草则补肺，独用则泻肺损脾，加青皮去滞气，推陈致新，与苍术、厚朴同用，能去中脘以上至胸膈之邪而平胃气，再加葱白、麻黄之类，则能发肉分至皮表有余之邪。理气燥湿，虽曰中和，然单服久服，亦能损真也。中气虚，与气不归元者，忌与耗气药同用，阴虚咳嗽生痰，不宜与半夏、南星等药同剂。

纹细色红而薄，内多筋脉者，橘皮也，其味苦辛。纹粗色黄而厚，内多白膜者，柑皮也，其味辛甘。皮厚而虚，纹粗色黄，内多膜无筋者，柚皮也，其味甘多辛少。以此别之，即不差矣橘皮性温，柑、柚皮性冷，不可不知。盐洗润透，刮去筋膜，晒干用，最能降气。如药中多用人参，以此同入，不作胀，中燥人少服。

其肉生痰聚饮，甘者润肺，酸者生痰，一物而表里之异如此。

青皮 二百三十三

苦烈，辛温。气味俱厚，沉而降，阴也。足厥阴引经之药，兼入足少阳、太阴经。

破滞气即左肋下郁怒痛甚者，愈低而愈效，削坚积即小腹中温疟热盛，经久不愈，必结癖块者是也，愈下而愈良。引诸药至厥阴之分，下饮食入太阴之仓。

按：青皮，乃橘之未黄而青色者是也，功用与陈皮悉同，但陈皮治高，青皮治低，性较猛耳陈皮浮而升，入脾肺气分，青皮沉而降，入肝胆气分，与枳壳治胸膈，枳实治心下同意。疏利肝邪，有滞气则破滞，无滞气则损真，乃肝胆二经气分药也炒黑则入血分矣。然入肝者，以其色也，究竟主脾肺之症居多。疟脉自弦，肝风之祟，青皮入肝散邪，入脾涤痰，故疟家为必需之品。破肝气使之下行，故柴胡疏上焦之肝气，青皮理下焦之肝气，今人有多怒郁滞，或小腹疼疝，用以疏通肝胆，行其气也。若二经虚者，必当先补而后用。嘉谟曰："久疟热甚，必结癖块，宜多服清脾汤"，亦疏利肝邪之意耳。最能发汗，凡有汗者不可用也说出杨仁斋。同人参、鳖甲，能消疟母，同枳壳、肉桂、川芎，治左肋痛。凡欲施用，必与补剂同施，误服立损真气，为害不浅，脾肝气虚者切忌，老人禁之。

以汤浸去瓤，切片醋拌，瓦炒过用。所以用醋者，肝欲散，急食辛以散之，以酸泄之，以苦降之也。其色青，薄而光，芳烈气猛，市多以小柑、小橙伪之，不可不慎辨也。

核：入足厥阴，疏膀胱疝气，一味炒去壳，酒服五钱，苦温下气，所以能入肾与膀胱，除因寒所生之病也。

叶：主乳痈肺痈，绞汁饮之，二症皆属阳明、厥阴，此能散二经滞气，故用之而效。

枇杷叶 二百三十四

苦甘辛，平。气薄味厚，阳中之阴，降也。入手太阴、足阳明经。

下气清热，定咳消痰。清肺则降火而除痰嗽，和胃则宽中而止呕哕。《别录》治卒哕不止者，哕者，哕也，其声浊恶而长，经曰"树枯者叶落，病深者声哕"，病者见此，是为危证，枇杷叶善下气，气下则火不上升而胃自安，故卒哕止也。

按：枇杷叶，偏理肺脏，故主肺风热嗽有功，长于降气，气降则火清痰顺。但去毛不净，则射人肺中，作嗽虽疗。胃寒呕吐，及肺感风寒咳嗽者，并忌之。

肉：味酸甘，滋润五脏，少食止吐逆止渴，多食发痰发热伤脾。同炙肉及热面食之，令人患热黄疾。

湿叶重一两，干者三叶重一两者，为气足堪用，粗布拭去毛，或以粟杆作刷，以甘草洗过，涂酥炙用。治胃病以姜汁涂，治肺病以蜜汁涂炙，乃良。

胡桃 二百三十五

味甘，气热。入手太阴、足少阴经。

养血润肠，敛肺治喘，利三焦气，益命门火。佐补骨而治痿强阴，兼胡粉而拔白变黑。铜物可镕，齿龀能解。

按：胡桃，达命门之品也，禀火土之气，《本经》虽云甘平，然其气多热，而孙真人言其冷滑者，误也。时珍云："三焦者，元气之别使，命门者，三焦之本原，盖一原一委也。命门指所居之府而名，为藏精系胞之物，三焦指分治之部而名，为出纳熟腐之司，一以体名，一以用名。在七节之傍，两肾之间，上通心肺，下通二肾，贯属于脑，为生命之原，相火之主，精气之府。《灵枢》言之已详，而扁鹊《难经》不知原委体用之分，以右肾为命门，以三焦为有名无状，承讹至今，莫之能正。至朱肱、陈言、戴起宗，始著说辟之，而知者尚少。胡桃仁，颇类其状，而外之皮汁皆青黑，故能入北方，通命门，利三焦，为补肾命之药。夫命门气与肾通，藏精血而恶燥，若肾命不燥，精气内充，则饮食自健，肌肤光泽，肠腑润而血脉通，命门既通，三焦自利，故上通于肺，而止虚寒喘嗽，下通于肾，而止腰脚虚疼。佐以破故纸，有水木相生之妙。"破故纸属火，能使心包与命门之火相通，胡桃属水，主润血养血，血属阴，阴恶燥故也。昔有儿病痰喘，五昼夜不乳食，夜梦观音授方，令服人参胡桃汤，灌之即定，明日去胡桃皮，喘复作，仍连皮用而愈，盖人参定喘，胡桃能敛肺故也。胡桃同生姜嚼服亦妙。一味连皮，空腹食之，最能固精，虚寒人服之相宜。若肺有热痰，命门火炽者，勿用。捣和胡粉，拔白须发，内孔中则生黑毛。壳外青皮，压油涂发，色如漆也。

油者，辛热有毒，伤人咽肺，而疮科取之，正用其毒也。

香橼二百三十六

苦酸，辛温。入手、足太阴经。

理上焦之气，止呕宜求，进中州之食，健脾宜简。

按：香橼，性虽中和，单用多用，亦损正气，脾虚者须与参、术并行，乃有相成之益耳。

陈久者良，去白炒。

橡斗子二百三十七

苦温，入足太阴、阳明经。

固精颇效，止痢称奇，消石痈如石不作脓，以斗子醋磨涂之，不过数次，敷脱肛。

按：斗子，非果非谷，而最益人，无气而受气，无味而受味，消食止痢，令人强健不饥。若新痢湿热甚者，病齿蜃，及火病人忌之。

去壳，水浸去涩味，蒸极熟，焙用。

荔枝核二百三十八

味甘温，涩。入厥阴经。

治疝气癫肿，疗肾阴如斗。

按：荔枝，属阳，性热，主散无形质之滞气。其核温，通行肝肾，散滞辟邪。其实双结，而核肖睾丸，故治癫疝卵肿，类象形之意也。卒心痛，以一枚煅存性，研末酒服；痘疮出不爽快，煎汤饮之；焚壳亦解秽气；同青皮、茴香等分，炒研酒服，治肾肿；荔枝壳、橡斗壳炒、石榴皮炒、甘草各等分，以五钱水煎服，治赤白痢。

其性畏热，鲜者食多，即龈肿口痛，或衄血也。食荔枝多则醉，以壳浸水饮之，即解，此即食物不消，还以本物消之之意。

龙眼二百三十九

味甘温，平。入手少阴、足太阴经。

补心虚而长智，悦胃气以培脾，除健忘与怔忡，能安神而熟寐。

按：龙眼，性禀和平，不热不寒，能助心益智，故有益智之名，归脾汤用为向导，甘先入脾也。道家有服龙眼法，五更将不见水干龙眼，齿肉去核，即用舌搅华池之法，细细嚼至渣成膏，连口中津汩汩然咽下，又如前法食第二枚，共服九枚，未申二时，又服九枚，临卧又服，一日四次，则气和心静，且嗽津纳咽，是取坎填离之法，劳症者勤行一月，无不愈者，若中满者忌之。核治胡臭，以六枚同胡椒二七粒研，遇汗出即擦之。

食品以荔枝为贵，而资益则龙眼为良，盖荔枝性热而龙眼和平也。

橄榄二百四十

味涩，甘平。入足阳明。

402

清咽喉而止渴，解胎毒而敷疳_{小儿落地，用橄榄一个烧，研朱砂末}一二分，和匀，嚼生芝藤和药，绢包与咂，取下秽毒□□□□，消酒称奇，杀毒更异。

按：橄榄，味涩性热，肺胃家果也，醉饱宜之，多食能致上壅。其主用与诃黎勒相同，中鲦鲌即同豚鱼毒，煮汁服解，亦解诸鱼骨鲠。如无橄榄，以核研末，急水调服。唇吻燥痛，取仁研敷，妙。

凡用截去两头，以其性热也。

榧子_{二百四十一}

味涩，甘平_{一云热}。味厚气薄，降也。入手太阴、阳明经。

杀百种之虫，手到而痊，疗五般之痔，频尝则愈。消谷食而治咳，助筋骨而壮阳。

按：榧子，肺家果也，善杀腹间大小虫，小儿有虫积者宜食之。东坡诗云"驱除三彭虫，已我心腹疾"，盖指其杀虫也。空腹食二十一枚，七日虫皆下。多食则引火入肺，大肠受伤。同鹅肉食，生断节风；猪脂拌炒，黑皮自脱；同甘蔗食，其渣自软；好食茶叶者，每日食七枚，以愈为度；发易落者，榧子三个、胡桃二个、侧柏叶一两，捣浸雪水，梳头发，取不落且润也。

榧子皮反绿豆，能杀人。

松子_{二百四十二}

甘温。

逐风痹，温肠胃，治燥结，润皮肤。

按：松子，甘美大温，中和之品也。善理肺燥咳嗽，故凤髓汤中，用松子仁一两、胡桃仁二两研膏，和熟蜜半两，食后沸汤点服。又大便虚秘者，用松子仁、柏子仁、麻子仁等分研泥，溶白蜡和丸，黄芪汤下，阴虚多燥者，珍为神丹。

槟榔二百四十三

味苦辛涩，微温。味厚气轻，沉而降，阴中阳也。入手、足阳明经。

入胸腹，破滞积而不停，入肠胃，逐痰癖而直下。降至高之气，疏后重之急。疟疾与瘴疬偕收，脚气与杀虫并选。

按：槟榔，性沉如铁石，能泄至高之气，坠诸药于下极，故治痢家后重如神。夫足阳明为水谷之海，手阳明为传道之官，二经相为贯输，以运化精微者也，二经病则水谷不化，或湿热停久，变生痰癖虫积。此药辛能散结，苦能杀虫，故可以除诸症。闽广地暖淫蒸，多瘴疬之气，皆珍为上品，苟无瘴气，宁无损正之忧乎？同黄连、扁豆、莲肉、橘红、白芍、红曲、乌梅、葛根、枳壳，治滞下后重。一味槟榔，半两为末，以葱蜜汤服一钱，治诸虫在脏。凡病属阴阳两虚，中气不足，无宿食者，悉在所忌。

去空心者，刮去脐皮，见火无功。

川椒二百四十四

辛热，有毒。气味俱厚，阳也。入手、足太阴，右肾命门气分，兼入手厥阴经。

温脾土而击三焦之冷滞，补元阳而荡六腑之沉寒。饮癖气癥和水肿，累建奇功，杀虫止呕及肠虚，恒收速效。通血脉则痿痹消除，行肢节则机关健运。解郁结，除阴汗，绝传尸劳疰，治食茶而黄。

按：川椒，禀火金之气，性下达命门，益下不冲上，盖导火归元，除湿消食，温脾补肾之剂也。禀南方之阳，故入肾而奏扶阳益火之效，受西方之阴，故入肺而奏止嗽下气之功。乃玉衡星之精，善辟疫伏邪，此岁且有椒柏酒也。上清诀云："凡吃饭伤饱，觉气上冲痞闷，以水吞生椒一二十颗即散"，取其能通三焦下恶气也。若空心朝起，以沸汤送二十颗，有治寒祛冷之妙，有消食散寒之奇，久服则永不受风寒湿，大能温补下焦，亦神异之品也。戴元礼云："凡人呕吐，服药不纳，加川椒十粒便止，盖呕吐必有蚘在膈间，蚘见椒则伏也。"然其功虽芳草所不及，若服之既久，未免火自水中生，所以服椒者，往往有被其毒也。宜于命门虚寒，中气虚寒，有湿郁者。若阴虚火旺之人，在所大忌。

椒目：苦辛，能行渗道，不行谷道，善消水肿，定喘燥湿有功。又能治肾虚耳聋，如风水鸣钟磬声者，用巴豆、菖蒲同碾细，以松脂、黄蜡溶和为挺，纳耳中抽之，一日一易，神验。

去核及闭口者，微炒出汗，乘热入竹筒中，捣去里面黄壳，取红用。杏仁为使。畏款冬、防风、附子、雄黄。中其毒者，凉水麻仁浆解之。五月勿食椒。

胡椒二百四十五

辛辣，大热。气味俱厚，阳也。入手、足阳明经。

去胃口冷气，除大肠寒滑，消冷积阴毒，治反胃虚胀。

按：胡椒，属火而性燥，积寒久冷，食已不饥，吐利腥秽，澄澈清冷，此皆大寒之兆，用为得宜。然走气助火，久服大伤肺气及大肠经，必致肠风脏毒，昏目吐血。牙齿痛，用胡椒、荜茇者，散其中浮热也。

荜澄茄：辛散快气，乃胡椒之嫩者，向阴者为澄茄，向阳者为胡椒。茄柄粗而蒂圆，去柄及皱皮，酒蒸杵细，晒干用。忌同川椒。

茶叶二百四十六

苦甘，微寒。气薄轻浮，阴中之阳，可升可降。入手、足厥阴经。

消食下气，止渴醒眠，解炙煿之味，清头目酒毒头目不清，热

405

熏土也，以苦泄之。

按：茶叶之为物也，以其得天地清阳之气，兼得春初生发之意，故其所主，皆以清肃上膈为功。然以味甘不涩，气芬如兰，峒山者为清贵上品，堪入药中。古人多言其苦寒，不利脾胃，及多食发黄消瘦之说，此皆语其粗恶者耳。古有姜茶治痢方，姜助阳，茶助阴，一寒一热，调平阴阳，不问赤白冷热，用之皆良。东坡云："除烦去垢，不可无茶。"然空心饮茶，直入肾经，且寒脾胃，乃引贼入门也，戒之。

服威灵仙、土茯苓者忌。

甜瓜蒂（即苦丁香）二百四十七

苦寒。气薄味厚，浮而升，阴多于阳。入手太阴、足阳明、足太阴经。

理上脘之疴，或水停，或食积，总堪平治，去胸中之邪，或实烦，或壅塞，咸致安宁。水泛皮中，得吐而痊，湿家头痛，搐鼻而愈。酸浆以为引，涌泄诚有功，吹鼻中可出黄水，入口内堪去痰涎。《本经》主大水，身面四肢浮肿，黄疸咳逆上气者，皆脾胃虚，水气湿热乘虚而客之也，苦以涌泄，使水湿之气外散，经曰："在高者，因而越之"，病在胸腹，则气不得归元，而为咳逆上气，吐出胸中之邪，则气顺而咳逆止矣。

按：甜瓜，感时令之火热，禀地中之伏阴，为阳明除湿热之药，极苦，性急而上涌，堪为隔间吐发之剂。《素问》所谓"高者因而越之"、"上者涌之"，越以瓜蒂、香豉之苦，涌以赤小豆之酸是也。《难经》曰："上部有脉，下部无脉，其人当吐，不吐者死"，此饮食伤太阴脾土，生发之气伏于下，宜瓜蒂散吐之其方用瓜蒂二钱半熬黄，赤小豆二钱半为末，每用一钱，以香豉一合，热汤七合，煮糜去渣和服，取吐止，《素问》所谓"木郁则达之"是也，吐去有形之物，则木得舒畅，天地交而万物通矣。若尺脉虚绝者，又不宜用也，最能损胃耗气，凡上部有实邪可用，胸中无寒，皮中无水，头面无湿，及一切亡血诸虚家，病后产后，并脉微者，皆不可轻用。误用吐不止者，麝香解之。用蒂约半寸许，晒极干，临时研用。

凡食瓜多作胀，食盐花即化，或饮酒及水，服麝香尤胜。

西瓜二百四十八

味甘淡，寒。

解暑热，消烦渴，利小水，解酒毒。

按：西瓜，生冷之物也，世以为醍醐灌顶，甘露洒心，取其一时之快，不知其伤脾助湿之害也。所以古人有天生白虎汤之号，稔知其寒也。而《真西山卫生歌》①云："瓜桃生冷宜少飧，免致秋来成疟痢"，愚者妄云不伤脾胃，误也。

得酒气，近糯米即易烂，猫踏之即易沙。

甘蔗二百四十九

味甘，平冷。气薄味厚，阳中之阴，降也。入手足太阴、足阳明经。

和中而下逆气，助脾而利大肠，干呕不息，蔗浆姜汁同温服，小儿疳口，用皮烧末掺之良。

按：甘蔗，脾之果也，其浆甘寒，能泻火热，《素问》所谓"甘温除大热"之意，若煎炼成糖，则甘温而助湿热，所谓积温成热也。其消渴解酒，自古称之，而孟诜乃谓其共酒食发痰者，岂不知其有解酒除热之功耶？今人皆以蔗浆为性热，独不观王摩诘诗云："饱食不须愁内热，大官还有蔗浆寒"，盖详于本草者耶。惟胃寒呕吐，中满滑泻者忌之。

多食发虚热，动衄血。同榧子食，则渣软。

---

① 《真西山卫生歌》：为南宋著名理学家真德秀所撰养生歌诀。

石蜜（即白沙糖）二百五十

甘温。入足太阴经。

生津解渴，除咳消痰，润心肺燥热，助脾气缓肝。

按：白沙糖，即蔗汁煎而曝之，凝结作饼块者是也。甘喜入脾，多食则害必生于脾，西北地高多燥，得之有益，东南地下多湿，得之未有不病者。比之紫沙糖，性稍平，功用实相同也，入药略胜，若久食，助热损齿之害一也。中满者禁用。

红沙糖二百五十一

甘温。

功用与白者相仿，和血乃红者独长。

按：沙糖，蔗汁之清而炼至紫黑色者，虽云与白者同功，然而不逮白者多矣。既经煎炼，则未免有湿热之气，故多食能损齿生虫糖生胃火故也，发疳胀满。与鲫鱼同食成疳虫，与笋同食不消成癥，身重不能行。今人每用为调和，徒取适口，而不知阴受其害矣。但其性能和脾缓肝，故治脾胃及泻肝药中，用为先导，《本草》言其性寒，苏恭谓其冷痢，皆昧此理。作汤下小儿丸散者，非也。

莲子二百五十二

味甘平，涩。入手少阴、足太阴、阳明、厥阴、少阴经。

心肾交而君相之火邪俱靖，厚肠胃而泻痢之滑脱均收。频用能涩精，作粥令强健。

按：莲子，产于污泥而不为泥染，居于水中而不为水没，中含白肉，内隐清心，禀芳香之气，得稼穑之味，乃脾之果也。脾者黄宫，所以交媾水火，会合木金者也，土为元气之母，母气既和，津液相成，神乃自生。凡果动宿火，惟莲可清心，但生食微动气，蒸食则养神。大便燥涩者，勿服。

不去心，令人作吐，凡使须去心，蒸焙用。得茯苓、白术、枸杞良。

青心名莲薏，苦寒，能清心去热，亦治血渴，产后渴。又张上舍治劳心吐血，用心七个，糯米二十一粒，为末酒服；又医林治小便遗精，用心一撮为末，入辰砂一分，每服一钱，白汤下，效。

石莲子：乃经霜后，坚黑如石，沉水者，置盐卤中能浮者，入手少阴、足阳明、太阳经。开胃进食，清心解烦，专治噤口痢，及湿热渗入膀胱，白淋白浊等疾。今肆中石莲子，其味大苦，产广中树上，不堪入药。

去壳用。

藕 二百五十三

甘平。入手少阴、足太阴经。

生用则涤热除烦，散瘀而还为新血，熟用补中和胃，消食而变化精微。解酒毒及病后干渴，治热淋并产后闷乱。

按：莲藕，禀土气而生，生寒熟温，所主皆心脾血分之疾，乃水果中之嘉品也。凡物皆生冷，惟藕不同生冷，故产后独藕不忌，为能去瘀故也。

节：味带涩，止血解热，有功。

莲须 二百五十四

味甘涩，温。入手、足少阴经。

清心而诸窍之出血可止，固肾而丹田之精气无遗，须发变黑，泄痢能除。

按：莲须一物，《本草》不收，而《三因方》中固真丸、巨胜子丸各补益方中往往用之，其功大抵与莲子相同，血家、泄家尊为上品，盖温而不热之剂也。

忌地黄、葱、蒜。

荷叶二百五十五

苦平。

助胃消食，涩精散瘀。产后胞衣不下，与莲壳而同功炒香为末，煎汁饮之，或童便服，阳水浮肿血胀，单研米饮调下。

按：荷叶，中空，有阴中生阳之清气，张洁古枳术丸方，用荷叶烧饭为丸。夫震者，动也，人感之生足少阳甲胆，为生化万物之根蒂。饮食入胃，营气上行，即甲胆之气，与三焦之气同为发生之气，《素问》云："履端于始，序则不愆"。荷叶生于水之下，挺然独立，其色青，其形仰，其中空，象震卦之体，食药感此气之化，胃气何由不升。更以烧饭和药，与白术协力补脾，不致内伤，其利广美。

芡实二百五十六

甘平。入足太阴、少阴经。

益肾固精，而遗浊有赖。补中养气，而泄泻无虞。

按：芡实，止泻固精，独于脾肾得力，则先、后天之根本咸赖焉。吴子野云："人之食芡，必枚啮而细嚼之，使华液流通，转相灌溉，其功过于乳石也。"同莲蕊须、莲子肉、茯苓、茯神等为末，用金樱子捣汁熬膏入药丸，名金镇玉关丸，治精气虚滑。同秋石、茯苓、莲肉等为末，蒸枣和丸，盐汤下，名四精丸，治思虑伤心，色欲过度。小儿不宜多食，以其难化也。

本草汇卷十四终

本草汇卷十五

吴门郊西郭佩兰章宜纂辑

男　树畦馨仟

侄　维均梅在　参阅

紫藤陈陆坤白笔校订

木 部 一

柏子仁二百五十六①

味甘辛，平。阳也，可升可降。入足厥阴、少阴，亦入手少阴经。

安神定悸，壮水强阳，润血而容颜美少，补虚而耳目聪明。《本经》治惊悸者，心藏神，肾藏精与志，心肾两虚则惊悸，柏子仁入心入肾，故神志得养而宁定矣。又主风湿痹有功，恐非润药所能，当是柏叶之独擅耳。

按：柏子仁，肝经气分药也，性滋润，能降妄动邪火于脉涩之乡。甘而补，辛而润，清香能透心肾，益脾胃，凉血补气，仙家上品药也。多油而滑，作泻者，多痰者俱忌。

蒸曝，粗纸印去油，已油者勿用。畏菊花、羊蹄草。

侧柏叶二百五十七

苦涩，性寒。阴中之阳，可升可降。入足厥阴经。

---

① 柏子仁二百五十六：前文芡实亦为二百五十六，当是数序错讹。

止吐衄之来红，定崩淋之下血，历节风疼可愈，周身湿痹能痊。

按：柏叶，属阴与金，临冬不凋，禀坚凝贞干之质。性善守，能清肃妄行逆血于脉滑数之病，补阴之要药也。其性多燥，久服大益脾土，以滋其肺，极有止血之功，而无壅滞之害。然多服恐太燥，适中为当血家不宜多服。采之须得节气，春采东，夏采南，秋采西，冬采北。生肌去湿，是其独步。

有数种，叶上有微赤毛者堪入药，或生或炒。牡蛎、桂为之使。畏菊花、羊蹄草及面曲。伏砒硝。

松香二百五十八

味苦甘温，入手太阴、足阳明经。

治恶痹死肌，排脓抽风，疗阴囊湿痒，止痛生肌。风牙虫痛，刮脂化汤一嗽止，龋齿有孔，松脂纤塞即无虫虫即从脂出也。

按：松香，属阳，金而兼火、土，其性燥则可去湿，其味甘则能除热，苦燥相兼则能杀虫，故外科取用极多也。古方有翠玉膏，用贴软疖，选通明沥青八两，铜绿二两，麻油三钱，雄猪胆汁三个，先溶沥青，乃下油胆，倾入水中扯拔，器盛摊贴用。又小金丝膏，治一切肿毒，沥青、白胶香各二两，乳香二钱，没药一两，黄蜡三钱，又以香油三钱，同煎至滴下不散，倾入水中，扯千遍，收贮帖用。疥疮、湿疮，用松胶香研细，少入轻粉，先以油涂疮，掺末在上，一日即干，顽者二三度。

大釜加水，白茅衬甑，又加黄沙寸许，布松脂于上，炊以桑薪，汤减频填热水，候松脂尽入釜中，取出投于冷水，既凝又蒸，如此三过，乃佳。服之通神明，去百病。

松节二百五十九

苦温。

搜风舒筋，燥血中之湿，酿酒频吞，治脚弱骨风。

按：松节，松之骨也，质坚气劲，有功于肢节，故能舒筋止

412

骨节之痛，去湿搜骨内之风，盖各从其类也。

吴茱萸二百六十

辛苦，大热，小毒。气味俱厚，半沉半浮，阳中阴也。入足太阴血分，又入少阴、厥阴经气分。

燥肠胃而止久滑之泻，散阴寒而攻心腹之疼，祛冷胀而独得，开郁滞有偏长。寒中三阴，脚气乘虚而上冲，冷结下焦，疝气控睾而内迫。《本经》除湿血痹逐风邪者，盖风寒湿之邪，多从脾胃而入，脾胃主肌肉，为邪侵则腠理闭密，而寒邪诸痹，所从来矣，辛温走散开发，故能使风寒湿之邪从腠理而出也。

按：茱萸，燥急之物也，能散能温，能坚能燥，故所治之症，皆取其散寒温中，燥湿解郁而已。独入厥阴有功，脾胃其旁及者也。东垣云："浊阴不降，厥气上逆，甚而胀满，气不得上下，非茱萸不可治也。"段成式言："椒气好下，茱萸气善上，故多食茱萸，有冲膈冲眼，脱发咽痛，动火发疮之害。"梅杨卿方：用茱萸酒浸三宿，以茯苓末拌之，日干，每吞百粒，温酒下，能治痰饮呕吐酸水。又咽喉口舌生疮者，以茱萸末醋调贴两足心，移夜便愈。其性虽热而能引热下行，乃谓其性上行不下者，似不然也。若厥阴风邪头痛，用为导引极得。如冲脉为病，逆气里急者，亦宜以此主之。如症火极似水者，即守真所谓"禁慄如丧神守，皆属于火"之谓也，此与桂、附、干姜之类同忌，多用损元。寇氏言其下气最速，肠虚之人不宜多服。凡病非寒滞者，勿用。即因寒，亦当斟量虚实，适事为效也。如一切阴虚及五脏有热无寒之人，法所大忌。寒伤胃脘，肾气哕逆，宜醋炒茱萸，同陈皮、熟附为丸，姜汤下。

盐汤洗去苦烈汁，焙干用，开口者佳。蓼实为之使。恶丹参。畏紫石英。

大腹皮二百六十一

味辛，微温。阳也，可升可降。入足太阴、阳明经。

疏脏气之壅，逐皮肤之水。痰滞结膈，姜盐煎饮，湿郁醋心，辛温可通。

按：大腹皮，即槟榔外皮也，其气味所主，与槟榔大约相同。第槟榔性烈，破气最捷，腹皮性缓，下气稍迟，乃疏泄之药也。凡病涉虚者，勿用。

其树多集鸩鸟，宜先以酒洗，令黑汁去尽，火焙用。

肉桂二百六十二

甘辛，大热，小毒与黄芩、黄连为使，小毒何施。阳中之阳，浮也。入足少阴、太阴、厥阴血分。

益火消阴，救元阳之痼冷，温经暖脏，扶脾胃之虚寒。坚筋骨，壮阳道，乃助火之勋，定惊痫，通血脉，属平肝之绩。下焦虚冷，非此不除，奔豚疝瘕，用之即效。宣通百药，善堕胞胎炒过便不损胎。《别录》治腰痛者，腰为肾之府，动摇不能，肾将惫矣，补命门之真阳，而腰痛自除。冷疾、霍乱转筋者，脾与肝同受寒邪也，行二脏之气则前症止矣。

按：肉桂，乃近根之最厚者，辛烈肉厚，木之纯阳者也，经云"气厚则发热"是也，入三焦散寒邪而利气，下行而补肾。能导火归原以通其气，达子宫而破血堕胎气之薄者，桂枝也，气之厚者，肉桂也。气薄则发泄，桂枝上行而发表，气厚则发热，肉桂下行而补肾。其性剽悍，能走能守之剂也，若客寒犯肾经，亦能冲达而和血气，脉迟在所必用。其逐瘀治痛消痈有功者，盖血虽阴类，用之必藉此阳和耳。然其气浊，能泛浮溜之火，不能益真阳之火，故五火伏匿者，不可用之也，盖壮火散气故耳。曾世荣言："小儿惊风及泄泻，并宜用五苓散，以泻丙火，渗土湿。内有桂，能抑肝风而扶脾土也。"又《医余录》云："有人患赤眼肿痛，脾不能饮食，肝脉盛，脾脉弱，用凉药治肝则脾愈虚，用暖药治脾则肝愈盛，但于温平药中倍加肉桂，杀肝而益脾，一治两得矣，传云木得桂而枯是也。"肾虚命门火衰，不能生土，完谷不化，产后下元不足，荣卫衰微者可用。若阴虚之人，及一切血症非挟寒，目疾非脾虚者，不可误投。

紫色而厚者佳。忌见火及生葱、石脂。春夏禁服，秋冬宜煎。得人参、甘草、麦冬、大黄、黄芩、柴胡、地黄良。

桂心二百六十三

甘苦辛，热。入手少阴、厥阴、足太阴血分。

理心腹之疾，骨挛九痛九种心痛皆除，补气脉之虚，五劳七伤多验。宣血气而无壅，利关节而有灵，托痈疽痘毒，能引血成脓。甄权止心痛者，寒邪触之而然也。腹内冷痛不可忍者，阳虚气不归元，因而为寒所中也。补五劳七伤者，盖指阳气虚羸下陷，无实热之谓也。

按：桂心，即用紫色厚者，去上粗皮并内薄皮，而取其心中近里之味辛而最精者。性略守，治多在中，故能止心痛，入心引血，化汗化脓，盖手少阴君火，厥阴相火与命门同气者也，《别录》云"桂通血脉"是矣。入二三分于补阴药中，则能行地黄之滞而补肾。由其味辛属肺，而能生肾水，性温行血而能通凝滞也，行血破血乃其能事。而甄权谓杀三虫，治鼻中息肉，太明谓益精明目，此皆非其性之所宜也，何者？味既带甘，焉能杀虫？息肉由于肺有积热，瞳子神光属肾，桂辛而大热，其不利于肺热肾阴不足亦明矣，益精明目，徒虚语耳，况独阳偏热之质，安可行之是症也。又官桂即在中之次厚者，味稍淡于肉桂，皮薄少脂，因桂多品，而取其品之最高乃上等供官之桂也。入足厥阴、太阴经，主中焦有寒，结聚作痛。

有桂草，似桂心，以丹阳木皮煮充者，须辨之。忌、使同肉桂。

桂枝二百六十四

甘辛，微热。气味俱薄，轻清而上行，浮而升，阳也。入手太阴、足太阳经。

主伤风头痛，调营散邪，无汗能发，有汗能止，散皮肤之风，理心胁之痛。横行为手臂之引经，直行为奔豚之向导。

按：桂有四等，在下最厚者曰肉桂，主治下焦；去内外皮者，即为桂心；在中次厚者，曰官桂，主治中焦；此桂枝，即顶上细枝条去粗皮，用其最薄者。味淡体轻，主上行头目，透达营卫，散风邪而解肌又有一种柳桂，乃桂之嫩小枝条，尤宜入上焦药用，经云"气薄则发泄"是矣。惟伤风有汗者，用以微解表耳，未有辛甘之剂而能固表者也丹溪曰："仲景救表用桂枝，非表有虚而用以辅也，卫有风寒故病自汗，以此发其邪，则卫和而表密，汗自止耳，《衍义》乃谓仲景治表虚，误也"。王好古云："《本草》言桂能止烦出汗，而仲景治伤寒当汗者皆用桂枝，又云无汗不得用桂枝，汗多者用桂枝甘草汤，此又用桂枝闭汗也。一药二用，其义何居？"《日本草》言"桂辛甘，能通脉出汗，是调其血而汗自出也。"仲景云："太阳中风，阴弱者汗自出，卫实营虚，故发热汗出。"又云："太阳病，发热汗出者，此为营弱卫强"，阴虚阳必凑之，故皆用桂枝发汗，乃调其营则卫自和，风邪无所客，遂自汗而解，非桂枝能开腠发汗也。汗多用桂枝者，卫有风邪则病自汗，以之调和营卫，则邪从汗出而汗自止，非桂枝能闭汗孔也。昧者不知出汗、闭汗之意，遇伤寒无汗者亦用桂枝，误之甚矣。桂枝汤下发汗"发"字，当作"出"字，汗自然发出，非若麻黄能开腠发汗也。亦有表虚里虚之辨，医者须宜详辨麻黄遍彻皮毛，故专于发汗而寒邪散，桂枝透达营卫，故能解肌而风邪去。夫热病自汗，风伤卫气，腠理疏泄，其脉浮缓而病尚浅，必用为君，佐以芍药、甘草，助阳敛表，不致风邪凌犯营血之分，不汗而解，表虚法也。阳脉涩，阴脉弦，法当腹中急痛，必以芍药为君，佐以桂枝、甘草，补中救里，不致寒毒扰乱中气，里虚法也。故桂枝汤、小建中汤，二药各主其用。成无己曰："桂枝本为解肌，若太阳中风，腠理致密，营卫邪实，脉浮紧，发热汗不出者，不可与也，必皮肤疏泄，自汗，脉浮缓，风邪干卫，乃可投耳。"然发散药中，又以姜、枣为使者，辛甘能发散，而又用其行脾胃之津液而和营卫，不专于发散也，故麻黄汤不用姜、枣，专于发散，不待行其津液耳。

辛夷二百六十五

辛温。气味俱薄，浮而散，阳也。入手太阴、足阳明经。

通关利窍，鼻塞与脑痛咸宜，清阳解肌，体嗫与憎寒并选。

按：辛夷，即今之木笔也，清气芳香，能上窜头目，逐阳分之风邪，故鼻塞涕出，此能通之。鼻气通于天，天者头也，肺也，肺开窍于鼻，而阳明胃脉环鼻而上行，脑为元神之府，而鼻为命门之窍，人之中气不足，清阳不升则头为之倾，九窍为之不利。辛夷之辛温，走气而入肺，其体轻浮，能助胃中清阳上通于天，所以能温中，治头面、目鼻、九窍之病。寒风入脑，同甘菊、苍耳、薄荷、细辛、甘草、羌活、藁本、防风、川芎治之。其性走窜，气虚人禁服，虽感风寒鼻塞，亦不得用，头脑痛属血虚火炽者，亦不可用，齿病属胃火者，禁之。

产汉中，刷去毛，微焙。芎䓖为之使。恶赤石脂。畏菖蒲、蒲黄、黄连、石膏。

沉香二百六十六

味辛苦，温。阳也，可升可降。入足太阴、少阴，兼入手少阴、足厥阴经。

调和中气，破结滞而胃开，温补下焦，壮元阳而肾暖。疗脾家痰涎之血，去冷风湿痹之邪。转筋吐泻能止，噤口痢痛可驱。补相火，养诸气，治胃呃精冷，益右肾命门。《本经》治风水毒肿者，即风毒水肿也，风为阳邪，郁于经络，遇火相煽，则发出诸毒，沉香得雨露之精气，故能解风火之毒。水肿者，脾湿也，脾恶湿而喜燥，辛香入脾而燥湿，则水肿自除。

按：沉香，色黑下坠，温而不燥，故达肾而导火归元，有降气之功，无降气之害，抑阴助阳，通天彻地，保和卫气，为上品药也。诸木皆浮，此独沉水，故入肝木而治逆上之气。行气而不伤气，温中而不助火，诚良剂也，合于冷气、气逆、气郁、气结。如中气虚，而气不归元，及气虚下陷者，心经有实邪者，均不可投，设施火症，反罹祸矣。若非命门真火衰者，亦不宜入下焦药也。同人参、菖蒲、远志、茯神、枣仁、生地、门冬，治思虑伤心，心气郁结。胃冷久呃，用沉香、紫苏、白蔻各一钱为末，柿蒂汤服五六分。转胞不通，非小肠、膀胱受病也，乃强忍房事，或过忍小便所致，当治其气则愈，非利药可通也，沉香、木香各二钱为末，空服。

出南海及交、广、崖州。品类甚多，惟黄蜡沉为第一，若角沉及黄沉结鸥鹆斑者次之，其余不堪入药。取沉水不空心者，磨细沉粉用，忌日曝火烘。咀嚼香甜者性平，辛辣者性热。又一种虽沉水而中空有朽路者，谓鸡骨香，俱不堪用。

丁香 二百六十七

辛热。气厚味薄，升也，阳也。入手太阴、足少阴、阳明经。

温胃寒之呕逆，散肾气之奔豚，消疙癖壅胀，救痘疮灰白。治虚哕冷气冷劳，疗胸痹阴痛腹痛，治呃忒，暖阴户。

按：丁香，辛热而燥，为祛寒开胃之剂。香气走窜，能行滞气而除秽浊，温中健脾，大有神功。须于丸剂中同润药用乃佳，独用多用，易于僭上，损肺伤目，非属虚寒，岂可概施《日华》云：丁香治口气，此正是御史所含之香也。口居上，地气出焉，脾有郁火溢入肺中，失其清和之意，而浊气上行，发为口气，治脾胃冷气不和，甚良也。宋医陈文中治小儿痘疮不起，用异功散，倍加丁香、官桂服之，亦有愈者，此丹溪所谓立方之时，必运气在寒水司天之际，又值严冬，郁遏阳气，故用大辛热之剂发之。若不分气血、虚实、寒

418

热、经络，一概用之，杀人必矣。以生姜汁和，拔去白发涂孔中，即异常黑。一切火热证切忌。

产交趾、广州。取紫色，去丁盖乳子，发人背痈也，勿见火。畏郁金。有雌雄二种，雄者颗小为丁香，雌者大如山萸，为鸡舌香，即母丁香也，入药最胜。

①白旃檀（即檀香）二百七十

辛温。阳中微阴。入手太阴、足少阴，通行阳明经。

开胃进食，疗膈噎之吐，温中散冷，引胃气上升。

按：檀，有紫白二种。白者辛温，气分之药也，故能理卫气而调脾肺，利胸膈，馨香芳馥，引清气近处咽膈之上，远行胸腹之中，最宜橙、橘之属，佐以姜、枣、葛根、缩砂、豆蔻、益智，通行阳明之经。紫者咸寒，血分之药也，能和营气而消肿毒，治金疮。然究竟诸香动火耗气，非冷气不舒者，不可轻服，古人夏月囊香以避汗气，尤谓能散发真气而开毛孔，况服之不当者乎。非上乘沉水者不入药，痈疽溃后及诸疮脓多者忌之。

降真香二百七十一

辛温。

行瘀滞之血如神，止金疮之血最验。理肝伤吐血，胜似郁金，涂刀伤出血，过于花蕊。焚之祛邪，佩之辟鬼。

按：沉香色黑，故走北方而理肾，檀香色黄，故走中央而理脾，降香色赤，故走南方而理血，其气清烈，鲜红者，行血下气有功。用以同五倍子、铜花等分，敷金疮出血甚验。若紫黑色者，不堪用也。

乌药二百七十二

味辛，气温。气厚于味，阳也，可升可降。入足阳明、少阴经。

---

① 中缺二百六十八、二百六十九，无药。

主膀胱冷气攻冲，疗胸腹积停为痛，七情郁结，气血停凝。用于风药则疏风，用于胀满则降气。调妇人血气，除小儿腹疼。

按：乌药，辛温芳窜，性善走泻，故为下气温中之要药，能散结滞气滞，调经温血，佐香附于结涩，乃气方标药平剂。且能疏风寒，治腹疼，正以其热而辛散耳。然味薄，无滋益人，不过疏散宣通，畅于香附而已，不必多用也。第专泻之品，与藜、藿者相宜，锦衣玉食之人，鲜有不蒙其害者，惟与参、术同行，庶无弊耳，故严用和《济生方》治七情郁结，以人参、乌药、沉香、槟榔为四磨汤者，降中兼升，泻中带补也。气血俱虚及内热者，勿用。

酒浸一宿，炒用。

乳香（即熏陆香）二百七十三

味辛，苦温，微毒。纯阳，可升可降。入足太阴、手少阴，兼入足厥阴经。

行结肿，消疮毒之用，活血气，止诸痛之需，舒筋散气，托里护心。

按：乳香，辛热，善窜入心经，定十二经之痛，随血气上下部引经，故为外科要药。《素问》云"诸痛痒疮，皆属心火"，乳香内消肿毒，外宣毒气，活血甚有奇功乳香活血，没药散血，故外科方中，每相兼用。但疮疽已溃者勿服，脓多者勿敷。性能伸筋，故凡人筋不伸者，敷药必用也。入一切膏药，能消毒止痛。同续断、牛膝、当归、红曲、丹皮、没药、地黄、川芎，治内伤胸胁作痛；同紫花地丁、白及、白蔹、金银花、夏枯草、白芷、连翘、贝母、甘菊、甘草、穿山甲、没药，治一切痈疽疔肿。

产波斯，乃赤松木脂所成，色白。箸上烘去油，同灯心研则易细，或以酒研如泥，水飞晒干。

没药 （即末药）二百七十四

苦平。味厚气薄，阴也，降也。入足厥阴经。

散血止痛，消肿生肌，内可治于脏腑，外可治于诸经，气痛得之舒，血泣见之泮。

按：没药，禀金水之气，血肉受病，经络壅滞者，分散有功，血行气畅，瘀肿自消，堪与乳香功用联璧也止痛消肿生肌，二药相兼。凡骨节痛，与夫胸腹胁肋，非瘀血停滞者，不宜用。若血虚虚痛，孕妇产后恶露去多，及痈疽已溃者，咸忌。

产波斯，亦水液凝结而成，色黄黑。修治与乳香同。

血竭 （即麒麟竭）二百七十五

味甘咸，平。气薄味厚，阴也，降也。入手足厥阴、手少阴经。

止痛行血，能收疮口，折伤疼痛，敷之即合。

按：血竭，禀荧惑之气而结，色赤象火，味咸得阴气而走血，散瘀生新之圣药也。乳香、没药气血兼理，而此则专于血分。凡血病无瘀积者，不必用。其性急，不可多使，却能引脓。

产自南番，乃麒麟树脂结成，状若胶饴，凝块红赤，与血同色，敲断而有镜脸，光彩似能射人。取磨指甲弦间，红透甲者方真。以火烧之，有赤汁涌出，久而灰不变本色者，有夺命之功。研入药，勿与众药同研，恐化作尘飞也。有海母血，极相似，只味咸腥气，此则咸甘，似栀子气也。得密陀僧良。

安息香二百七十六

味辛苦，平。气厚味薄，阳也。入手少阴经。

治心腹恶气结聚，疗中恶劳瘵传尸。服之行血下气，烧之去鬼来神。

按：安息香，辟邪去恶之圣药也，南海波斯国树中之脂，禀火金之气而有水，芬香辟恶，安息诸邪，故名安息。心藏神，神昏则鬼邪侵犯，此通神明而祛诸邪，故为去恶之上药。病非关邪气者，勿服。今人取以和香者，亦辟恶之意也。

状如松脂桃胶，黄黑色，酒煮研。

苏合香 二百七十七

甘温。

走窍逐邪，郁结凝留咸雾释，通神杀鬼，妖邪梦魇尽冰消。

按：苏合香，产天竺国，乃是诸香汁煎成，故名合香，芬烈气窜，能通诸窍脏腑，开郁和气。凡香皆可通窍辟邪，况合众香而成者乎？药中只用苏合油，如黐音痴，粘鸟者胶，以箸挑起，悬丝不断者真也。亦番国树生之膏，必浓而无滓者为上。

附苏合香丸：用苏合香一两，安息香末二两，以无灰酒熬成膏，入苏合油内，白术、香附、青木香、白檀香、沉香、丁香、麝香、荜茇、诃黎勒煨去核、朱砂、乌犀角镑音滂，削屑各二两、龙脑、熏陆各一两为末，以香膏加炼蜜，丸如梧子大，蜡纸包收。早取井花水，温冷任化服。治传尸、骨蒸、鬼气、时气、卒心痛、吐痢、月闭、小儿惊痫、客忤、大人中风中气、狐狸等病。

龙脑香 （即冰片）二百七十八

大辛，苦温。阳中之阳，升也，散也。入手太阴、足太阴经。

开通关窍，散热喉痹，除目翳赤疼，宣郁火诸窍，敷疳毒生于管中，掺舌胀出之口外。

按：龙脑，是西海波律国波律树中干脂也，属火善走，大能散热通利结气。世知其寒而通利，而未达其热而轻浮飞越，特其辛散之性，似乎凉耳，况诸香皆属阳，岂有香之至者而性反寒也。风病入骨髓者，用为引经，若在血脉肌肉，辄用麝、脑，便引风入骨，如油入面矣。时珍曰："古方皆言龙脑辛凉，能入心经，故目疾、惊风及痘疮、心热、血瘀、倒黡①者，用引猪血直入心窍，使毒气外散，则活血痘发。此似是而未当也，目与惊与痘皆火病也，火郁则发之，龙脑能引火热之气自外出，从治之法也，盖辛主发散故耳，其气先入肺，传于心，能走能散，使壅塞通利，则经络条达而惊热自平，疮毒能出，用猪心血引龙脑入心，非龙脑能入心也。"沈存中云："痘疮周密，盛则变黑者，用生猪血一橡斗，龙脑半分，温酒和服。故凡大人小儿，风涎塞闭，及暴得惊热，甚为济用，然非常服之物也。独行则势弱，佐使则有功。"故廖莹中热酒服龙脑，九窍流血而死，非龙脑有毒，乃热酒引其辛香散溢经络，气血沸乱而然也。凡病气血俱虚，及小儿慢惊属虚寒者，切不可用。眼目昏暗，属肝肾虚者，不可入点药，切戒！

市家多以番硝混捹，然其质重色苍，如砂细碎，龙脑轻浮洁白，片片相伴，须细辨之。入磁罐，同灯草藏贮，不致耗蚀《相感志》言"以杉木炭养之，更良"。今人多以樟脑升打乱之，不可不辨也。

樟脑（即韶脑）二百七十九

辛，热。纯阳。

通关利滞，除湿杀虫，着鞋中去脚气，合朱砂治虫齿。

按：樟脑，出韶州、樟州，故又名韶脑。状似龙脑，白色如雪，樟树脂胶也。禀龙火之气，去湿杀虫，乃其所长，故烧烟熏衣筐席簟，能辟壁虱蛀虫。《医林集要》治脚气肿痛者，用樟脑二两，乌头三两为末，醋糊丸，弹子大，每置一丸于足心踏之，下以微火烘之，衣被围覆，汗出如涎为效。

炼脑法：用铜盆，以陈壁土为粉糁之，却糁樟脑一重，又糁

---

① 倒黡：音道演，指痘疮已出，复为风寒外袭，则窍闭血凝，其点不长，或变黑色，此为倒黡。

壁土，如此四五重，以薄荷安土上，再用一盆覆之，黄泥封固，于火上款款灸之，勿令走气，候冷取出，则脑皆升于上盆。如此升两三次，可充乱片脑矣，故用片脑须要细辨。

阿魏 二百八十

辛，温。气味俱厚，阳也。入足太阴、阳明经。

消肉积，破结聚，利膈气，敌臭秽，杀小虫，御瘟瘴。

按：阿魏，臭烈殊常，极臭而又能止臭，辛则走而不守，温则通而能行，善杀诸虫，化积块下细虫极效。人之血气，闻香则顺，闻臭则逆，故凡脾胃虚弱之人，虽有坚积痞块，不可轻用，当先补养胃气而坚积自消。经曰："大积大聚，其可犯也，消其半而止"，盖兢兢乎根本者欤。同麝香、硫黄、苏合油煎膏，贴一切痞块。

产波斯国黑色者不堪，黄散者为上。最难真者，试法：以半铢安熟铜器中一宿，沾阿魏处白如雪者。又法：以一铢安柚树上，树立干，便是真者。研细，用热酒器上裹同挹过，置地冷，入药。

芦荟 （即象胆）二百八十一

味苦，大寒。入足厥阴、太阴经，又入手少阴经。

主热风烦闷，理惊痫惊风，杀五疳鼻痒，治匿齿痔疮。疗湿癣，出黄汗。

按：芦荟，禀阴寒之气，主消不主补，其功专于杀虫清热。疳以湿热为咎，湿热去则愈矣。故湿疮顽癣，以芦荟一两、炙甘草半两研末，先以温浆水洗净，拭干敷之，极妙。凡脾胃虚寒作泻，及不思食者禁之。又以味苦象胆得名。

产波斯，状似黑锡，木滴脂泪结成也。先捣成粉，然后入药。解巴豆毒。

胡桐泪二百八十二

咸苦，大寒。气味俱厚，阴中之阴也。入足阳明经。

咽喉热痛，磨扫取涎，瘰疬火毒，非此不愈。牙疳宣露脓臭者，桐泪、杞根煎水漱，牛马急黄黑汗者，水研三两灌之瘥牛马性热而又犯热病，所以急黄黑汗，咸寒能除大热也。

按：胡桐泪，是车师国①中胡桐树脂也，禀地中至阴之气而兼水化。古方稀用，今治口齿家，多用为最要。性寒涤热，味咸入骨，故大热毒症能主治之，《内经》所谓"热淫于内，治以咸寒"是也。

有木、石二种，木泪乃树脂流出者，其状如膏油；石泪乃脂入土石间者，其状成块，形如小石片子，黄土色，重实而坚者为上。又若硝石，得水便消，以其得卤斥之气，故入药此为胜。

黄柏二百八十三

苦寒。气味俱厚，沉而降，阴也，阴中之阳。入足少阴经，为足太阳引经药。

肃清龙雷之火，滋濡肾水之枯，疏小便癃闭，疗痿厥无力黄柏、苍术乃治痿要药。肠风连下血者立消，热痢先见红者殊功。加黄芪汤中，使腰膝气力涌出，和苍术散内即二妙散，俾下焦湿热散行。佐泽泻利小便赤涩，配细辛治口舌生疮酥炙含之。肠胃热结，阴不足也，黄疸之病，虽由湿热，然必发于真阴不足之人，以至肠澼、痔漏湿热伤血，泻痢湿热干犯肠胃，漏下赤白、肤热、目痛、口疮等症，皆阴虚血热所致，以至阴之气补至阴之不足，补阴其火自降，火降其阴自宁，自然阴回热解湿燥，而诸症痊矣。《本经》之所主治者，盖以此也。

---

① 车师国：古代中亚东部西域城郭诸国之一，国都交河（今中国新疆吐鲁番西北）。

按：黄柏，性寒，走至阴，有泻火补阴之功，非阴中有余之火，不可用也。昔人称其补阴，非其性补，盖热去则阴不受伤，即谓之补，亦宜也。若两尺微弱，或左尺独旺，皆不宜用，《内经》①所谓"强肾之阴，热之犹可"是矣。夫火有二，君火者，人火也，心火也，可以湿伏，可以水灭，可以直折。相火者，天火也，龙雷之火也，阴火也，不可以水湿折之，当从其性而伏之。黄柏虽云能去下焦湿热之火邪，然须辨其气血虚实，故东垣云："小便不通而渴者，热在上焦气分，肺热则不能生水，法当渗淡之药，猪苓、泽泻之类，泻肺火而清肺金，滋水之化源。若邪热在下焦血分，不渴而小便不通，乃《素问》所谓'无阴则阳无以生，无阳则阴无以化'，膀胱为津液之脏，气化则出，法当用阴中之阴药，黄柏、知母是矣"相火燔灼，飞走狂越，从性而伏，不该直折。酒炒褐色，转苦为辛，水中火起，辨论天人。补阴其火自降，火降其阴自宁。火热脉理，洪数堪凭，□用酒制，辨证斯文。然黄柏、知母，均有金水相生之义，究之黄柏专制膀胱命门阴中之火，知母能清肺金，滋肾水之化源黄芩、栀子入肺，黄连入心，黄柏入肾，燥湿所归，各从其类也。夫气为阳，血为阴，邪火煎熬，则真阴消涸，真阴消涸，则邪火益烈，而阴虚火动之病随之矣。取知、柏之苦寒，以抑南扶北，诚如久旱甘霖。然惟火旺胃强者为能当之，倘中气已残，则邪火虽亢，命曰虚炎，从事弗衰，将有寒中之变，且味苦久服，有反从火化之害矣。今天下极其崇尚，以为去热治劳之妙药，而不知真元之火与健运之职已消亡而阻丧矣，独不闻"虚火可补，实火可泻"之说乎？苟非甘温则大热焉除也。必尺中洪大，按之有力，可炒黑暂用，不然便当痛绝。

产蜀中，选肉厚色黄者，炒褐色。生用则将实火，熟用则不伤胃，酒制则治上，盐制则治下，蜜制则治中。恶干漆。伏硫黄。

---

① 《内经》：后句出自《素问》王冰注语。

426

厚朴二百八十四

苦温。气味俱厚，体重浊而微降，阴中阳也。入足太阴、手足阳明经。

治积冷，散腹鸣。下气消痰，去实满而宽胀，温中和胃，调胸腹而止疼。《本经》主中风伤寒，头痛热气，血痹死肌者，盖以风寒外邪，伤于阳分，则为寒热头痛，风寒湿入腠理，则气血凝涩而成痹，甚则肌肉不仁。此药辛能发结，苦能燥湿，温热能祛风寒，故悉主之也。

按：厚朴，属上有火，气药之温者也。能散胃中之实，除胸中之气，善除寒胀痰食，乃"结者散之"之神药也散卫泄气，除痞消膨，虽取苦泄之功而佐枳实，然中气虚弱不能运化精微，及饮食痰积不能施化而得之者，必须佐以人参、甘草之甘，茯苓、泽泻之淡，生姜、半夏之辛同用。其余止呕消痰，逼障除疟，皆不发之发，为里之表药也，故平胃散中用以佐苍术，正为泻胃中之湿，平胃土不使太过，以至于中和而已，若谓温补而泛用之，误矣。因其味辛，故腹胀者用以提其滞气耳。若气实者，误服参、芪，胀闷，宜此泻之。与橘皮、苍术同用，则能除湿满，所谓温中益气是也；与枳实、大黄同用，则能泄实满，所谓消痰下气是也。盖用苦则泄，用温则补耳。然行气峻猛，但可施于元气未虚，邪气方盛，或客寒犯胃，湿气侵脾，若脾虚之人，虽有如上证，亦不可投也。同槟榔、木香、黄连、滑石、橘皮、甘草、白芍，治滞下初起；同白术、人参、白芍、茯苓，消腹胀；佐生姜、橘皮、藿香、砂仁、半夏，止胃寒吐呕。《本经》主惊悸，及《别录》除惊去留热者，皆非其所宜也，惊悸属心虚，于脾胃绝无相干，气味大温之药，又岂能去留热哉？孕妇切不可用。

产陕、蜀、梓州者独胜。质厚色紫者，去粗皮，姜汁浸透，酥炙用。干姜为之使。恶泽泻、硝石、寒水石。忌豆，食之动气。

杜仲二百八十五

苦辛甘，温。气味俱薄，沉而降，阴也。入足少阴肾之经，兼入肝经气分。

治肾劳之腰痛，除足弱之酸疼。脊中挛痛者必需，屈伸不利者加用。《本经》所主腰脊痛，益精气，坚筋骨，脚中酸痛不能践地者，盖腰为肾之府，经曰"动摇不能，肾将惫矣"，又肾藏精而主骨，肝藏血而主筋，二经虚则腰脊痛而精气乏，筋骨软而脚不能践地也，经曰"肾苦燥，急食辛以润之"、"肝苦急，急食甘以缓之"，杜仲辛甘俱足，正能解肝肾之所苦，而补其不足者也。

按：杜仲，禀阳气之微，得金气之厚，温而不助火，补下焦有功。古方只知滋肾，惟王好古云："是肝经气分之药，润肝燥，补肝虚"，发昔人所未发也。盖肝主筋，肝充则筋健，而屈伸利用，肾主骨，肾充则精足，而骨髓坚强，杜仲甘温能补，微辛能润，故能入肝补肾，子能令母实也杜仲从土从中，其色褐，为土克水象，当为肾之用药，腰本肾之府，湿土之为害，必侵肾水，而腰先受之，据名据色，可以治之，若象形能使筋骨相着，又一义也。而本草主阴下湿痒，小便余沥者，皆补肾之驯致者，与肾虚火炽者勿用，即用，当与黄柏、知母同入。偕牛膝、枸杞、续断、地黄、五味、菟丝子、白胶、黄柏、山药，治肾虚腰痛，及脚软无力。若风冷伤肾，腰脊虚痛，一味杜仲，炒黄酒渍，日服。频惯堕胎者，于两月前以杜仲八两，糯米煎汤浸透，炒去丝，续断二两，酒浸焙干为末，以山药五六两为丸，空心米饮下，或枣肉为丸，糯米汤下。

汉中产者良属四川，脂厚润者，去粗皮，盐酒炒，或酥蜜同拌炙。恶玄参、蛇蜕。腰痛必以酒行，为效容易。

樗音枢白皮（即臭椿）二百八十六

味苦涩，凉，小毒。味厚，阴也，降也。入手、足阳明经。涩血止泻利，燥湿治滑遗。肠风脏毒皆主，杀虫带浊俱良。

按：樗根白皮，禀地中阴气以生，专以固摄为用。苦燥凉涩，多建功于湿热，有实肠之力，亦有益于外治，但痢疾滞气未尽者，不可遽用。一种香椿，其性颇同，凡疮疥癣，煎洗甚得。时珍云："椿皮入血分而性涩，樗皮入气分而性利，故血分受病不足者，宜用椿皮，气分受病有郁者，宜用樗皮，此心得之微也。"然必病久而滑，乃为相宜，若脾胃虚寒，及崩带属肾家真虚者，切不可用徒燥之物也。宜入丸散，不入煎汤。

凡使椿根，须取东引者，洗净，刮去粗皮，拌生葱蒸过，挂干。生用通利，醋炙固涩。香者名椿皮，色赤无毒；臭者名樗皮，色白。椿芽多食，动风神昏。

干漆二百八十七

辛咸苦，温，有毒。气味俱厚，降也，阳中阴也。入手足阳明、手太阳、足厥阴经。

削年深坚固之积滞，破日久秘结之瘀血。去肠胃蛔虫癥瘕，功烈于苏木，除九种心疼聚结，藉使于半夏。

按：干漆，属金，有水与火，火金相搏，则未免有毒，毒而杀虫，降而行血，二者已罄其功能矣。然性急烈，不可过用。血见干漆即化为水，其损新血可知。凡血虚者不可轻饵。同豨莶、生地、半枝莲、胡麻、荆芥、何首、天冬、苦参，可治紫云风。

入药宜黑漆捣碎，炒令烟尽，不尔，损人肠胃，若是湿漆，煎干更好。中其毒者，多食蟹及甘豆甘草、黑豆汤解之。生漆疮者，杉木汤、紫苏汤、蟹汤浴之。若入漆室，先以蜀椒涂口鼻，可免疮矣。《淮南子》曰"蟹见漆而不干"，《相感志》云"漆得蟹而成水"，盖物性相别也。半夏为之使。畏鸡子。忌油脂。

429

海桐皮 二百八十八

味苦，温平。气薄味厚，阴中阳也。入足太阴、阳明经。

除腰脚不遂，血脉顽痹，疗疳蜃疥癣，牙虫风疰。

按：海桐皮，禀木中之阴气以生，能行经络，达病所，入血分，散风热，及杀虫，除湿热浸淫为患。《续传信方》治腰膝因风湿痛不可忍者，用海桐皮二两，牛膝、芎藭、羌活、地骨皮、五加皮各一两，甘草半两，薏仁二两，生地十两，并洗净焙干，剉，以绵包，入无灰酒二斗浸之，冬二七，夏一七日，空心饮一盏，午晚再服，不得添减。此只治因风湿、湿热流注为病，若阴虚血少，火炽而得者，勿服。同真川槿皮、轻粉、蛇床子、山大黄为末，敷疮妙。

产雷州属广东，似桐皮而坚韧音切，白黄，入水久而不烂者也。

金铃子（即楝实）二百八十九

味苦酸，寒，小毒。气薄味厚，阴中阳也。入足阳明、手足太阴经，亦入手、足太阳经。

主中湿伤寒大热烦狂，理膀胱小肠疝气吊痛，利小便水道，杀三虫疥疮。《本经》主温疾伤寒大热烦狂者，总因寒邪郁久，至春变为温病，邪在阳明也，苦寒之物则能散阳明之邪热矣，膀胱为州都之官，小肠为受盛之官，二经热结则小便不利，此药味苦气寒，走二经而导热结，故水道自利。

按：金铃子，大寒极苦，能导小肠膀胱之热，因引心包络相火下行，故疗热厥暴痛、心腹痛及疝气痛为要药。甄权乃言不入汤使，则《本经》何以有治热狂、利小便之文耶？若脾胃虚寒者，大忌。

川产者良。酒拌透蒸，待皮软，刮去皮取肉用，核、肉不可同使。若用核，搥碎，以浆水煮一伏时，晒干用。其根及皮微寒，苦酒和涂疥癣甚良。雄根赤，无子，大毒杀人，雌根白，子多，取向东者，略刮外皮，每两可入糯米五十粒同煎，杀毒追虫宜月前虫头向上，忌月后虫头向下也。先啖鸡饼少可，顿饮浓药汤，若多泻以冷粥止之，不泻以热葱汤粥发之。又石荾萸，即花落子，入外科用。茴香为之使。

槐实二百九十

苦寒，酸咸。纯阴。入手、足阳明经，兼入足厥阴气分。

主疏导风热，治阴下湿痒，五痔疮瘘为要粪前有血名外痔，粪后有血名内痔，谷道四面胬肉名举痔，头上有孔名痔瘘，疮内有虫名虫痔。槐角为君，地榆、当归、防风、枳壳为佐，酒糊丸，梧子大，米饮下，清目热泪有功，凉大肠，润肝燥。

按：槐实，感天地阴寒之气，叶尖而黑，昼合夜开，即荚中子，大如豆，坚而色紫，俗名为槐角是也。肝经气分之药，为苦寒纯阴之剂，能除一切热，散一切结，清一切火，凉血之要品也。枝、叶苦平，煎汤治疥癣及阴疮湿痒，烧沥涂癣亦效。或取北面不见日枝，煎汤洗之。其根白皮，主痔疮有虫，及妇人产门痒痛，浓煎汁，先熏后洗，大便当有虫出，不过三五度即愈。

去单子、五子，只取两子、三子者。以铜物击破，用乌牛乳浸一宿，蒸用。

槐花二百九十一

苦平。味厚气薄，纯阴也。入手足阳明、厥阴血分。

治脏毒，凉大肠，杀腹虫，疗肤热。酒毒下血，半生半炒同栀服，痈疽发背，炒热酒饮汗之痊。

按：槐花，味以苦胜，故能除阳明、厥阴二经积热证有功，然不可过用。若虚寒人脾胃作泻，及阴虚血热者，即不宜服。

陈久者良，入药炒用。

431

秦皮二百九十二

苦寒，性涩。沉也，阴也。入足厥阴、少阳经。

治风寒湿邪成痹，除青白幻翳遮睛，却肝热，止崩带，主热痢下重，疗惊痫毒疮。

按：秦皮，产于秦地，为肝胆二经之要药。治目赤风泪惊痫者，取其平木也；治下痢崩带者，取其收涩也；又能治男子少精，益精有子，皆取其涩而补也。故《老子》曰"天道贵涩"，此药乃崩痢惊痫所宜，而世止知其治目一节，几于废弃，良可惋也。

取皮渍水便碧色，书纸青色者真。大戟为之使。恶吴茱萸、苦瓠。

皂荚二百九十三

味咸辛，温，小毒。入手太阴、阳明，兼入厥阴气分。

开窍通关，宣壅导滞，搜风逐痰，杀虫治噤。

按：皂荚，禀木气而兼火、金之性，故能治风木之病。味辛性燥，气浮而散，吹喉鼻则通上窍，导二阴则通下窍，入肠胃则理风湿痰喘，肿满杀虫，涂肌肤则清风去痒，散肿消毒。疏散之力居多，故能开闭结，豁风痰，中风伤寒门赖为急济之神丹《活人书》治阴毒正气散内，用皂荚引入厥阴也。中风涎潮昏闷，宜稀涎散，大皂荚一两，明矾五钱，水调灌五分，不大吐，只微微涎出。若类中风由于阴虚，及孕妇，并皆禁之。

子：取坚满者，煮熟去皮，取白肉去黄，烧存性。治大肠虚秘、瘰疬、恶疮。

角、刺：功用与皂荚同，第其锐利，能直达病所，引诸药性上行，为痈疽妒乳疔肿未溃之神药，若已溃者勿服。

有三种：一种猪牙皂荚，全无滋润，洗垢不去；一种粗大长虚而无润；一种圆厚短促，皮薄肉多味薄，大好。选赤肥不蛀者，以新汲水浸一宿，铜刀削去粗皮，或酥或蜜，反复炙透，去

432

子、弦用。柏实为之使。恶麦冬。畏人参、苦参。伏丹砂、硫黄。

没石子（即无食子）二百九十四

苦，温。入足少阴经。

益血生精，染须发而还少，固肠治瘘，收阴汗以生肌。

按：没石子，禀春生之气，兼金水之性，春为发生之令，故有功于种玉，金主收敛之用，故有功于止涩。固精涩气之要药也，若积滞多者不宜用也。张仲景治阴汗，取烧灰，先以温水浴过，绵裹灰扑之，甚良。

凡用，不宜独用、多用，虫食成孔者入药，勿犯铜铁器，并被火惊。颗小纹细者佳，砂盆研，隔纸焙用。

诃黎勒（即诃子）二百九十五

酸苦涩，温。味厚，阴也，降也。入手太阴、阳明，兼入足厥阴、阳明、少阴经。

酸涩能敛肺降火，苦温可下气宽中。宁嗽化痰波斯国大鱼放涎水中凝滑，船不能通，投诃子汤，寻化为水，则其化痰可知，止肠风血。生用则清金行气，煨熟则温胃固肠。

按：诃黎勒，苦重酸轻，苦而能降，酸而能涩，上足宁肺，下固大肠，故有收敛降火之功。秋金受湿，以此酸涩，但不利于上焦湿积生痰，宜乎大肠不固之治也。同人参则补肺，同白术则益脾，同五味子、乌梅则敛肺，同橘皮、厚朴则下气。东垣云"嗽药不用者，以其苦重泻气，酸轻不能补肺也"，但咳嗽未久者，不可骤用耳，若久嗽火伤肺郁，用之亦何妨哉？性急下行，到底是治标之剂，气实者最效。若气虚暴嗽初泻，或肺有实热，泻因湿热，气喘因火冲者，用之立致杀人，不可不深戒也。

产岭南、广州，六棱黑色肉厚者佳。酒浸后蒸一伏时，去皮取肉焙用，用核则去肉，或面裹煨透去核。

水杨叶二百九十六

苦平。

止久痢而多功，浴痘疮而起发。

按：水杨，生于崖涘之旁，得水土之气偏多，能散湿热，故久痢需之。痘疮顶陷，浆滞不行，或风寒所阻，用水杨枝叶五斤，流水一大釜，煎汤温浴之，冷则添汤，良久累起有晕丝者，浆行也，未满再浴，虚者只洗头面手足，初出及痒塌者勿浴，若内服助气血药更效，此方有燮理之妙，黄钟一动而蛰启户，东风一吹而坚冰解，腹之义也。

芜荑二百九十七

辛温，苦平。入手太阴经。

除肌肤骨节中淫淫如虫行，逐寸白及肠中嗢嗢之喘息。腹中鳖瘕，兼药而效平时嗜酒，血入于酒，则为酒鳖，平时多气，血凝于气，则为气鳖，虚劳冷痼，败血杂痰，则为血鳖，摇头掉尾如虫之行，上侵人咽，下蚀人肛，或附胁背，或隐胸腹，大则如鳖，小则如钱。治法：惟用芜荑炒煎服之，兼用暖胃益血理中之剂，乃可杀之，若徒事雷丸、锡灰，无益也，疳热有毒，钱氏诀灵榆仁、黄连各一两，猪胆汁七枚，和入碗内，饭上蒸之九次，后入麝香半钱，汤浸蒸，丸绿豆大，米饮下。和猪脂敷涂热疮，与蜂蜜亦疗湿癣。

按：芜，秽也，荑，伤也，其气臭如伤败之物也。虽能治风淫邪气之为害，而其功则长于走胃肠，杀虫消食积也，故小儿疳泻冷痢，为必资之要药。然多服、久服，不惟能发热心痛，亦能伤胃。同肉豆蔻、胡黄连、芦荟、使君子、青黛、五谷虫、雷丸、槟榔、橘皮，治小儿疳热泻痢，及好吃泥土病。

陈久者良，必择气腥者佳。小者即山榆荚仁，止堪为酱，及治鸡病，入药当用大者。面炒黄，除疳症、杀虫外，他用甚稀。

本草汇卷十五终

本草汇卷十六

吴门郊西郭佩兰章宜纂辑

男　树晦芬墀

姪　维均梅在　参阅

紫藤陈陆坤白笔校订

木 部 二

苏木二百九十八

甘辛，酸咸。可升可降，阳中阴也。入手少阴、足太阴、厥阴经。

入药惟取中心，煎酒专行积血，女科资通月水，产后败血立除，外科仗散肿痈，跌扑死血即逐。同防风散表里风气，调乳香治口噤风邪。

按：苏木，乃三阴经血分药也，辛咸消散，兼有软坚润下之功，故能祛一切凝滞留结之血。与防风同用，能散表里风气。少用和血，多用破血，产后血虚腹痛者不宜用。

产海岛，取中心文横如紫角者，细剉，拌梅枝蒸之，阴干用。

棕榈皮二百九十九

苦涩。气平。

吐血鼻洪肠毒病，十全奇效，崩中带下赤白痢，一匕神功。

按：棕榈皮，性涩，烧黑止血有功，然宜于去血过多，内无

435

瘀滞，滑而不止者，用之切当，所谓涩可去脱也，与乱发灰同用更良。若初发方炽者，不宜遽用。

年久败者良，炒极黑存性。

巴豆三百

性热，味辛，大毒。可升可降，阳中阳也。入手太阴、阳明、太阳、足太阴、阳明经。

荡五脏，涤六腑，几于煎肠刮胃，功坚积，破滞癖，直可斩关夺门。气血与食，一攻而殆尽，痰虫及水，倾倒而无遗。胎儿立烂，疔肿旋抽。

按：巴豆，合六阳火气而生，禀刚雄猛烈之性，乃斩将夺门之将，气血未衰，寒积坚固有形者，诚有神功。与大黄同为攻下之剂，但大黄性冷，腑病多热者用之，巴豆性热，脏病多寒者用之巴豆入腹如火，断须暴下，斩关夺门，无往不利。世徒知其能下之急，不知热毒之性，但可对待阴寒，若木土金水不及，纵有再下之说，用之则木愈抑而胀，土愈陷而废，金愈燥而炎，水愈涸而结矣。故凡万物合太阳火气而生者，皆有毒，当斟酌之耳，故仲景治伤寒传里多热者，多用大黄，东垣治五积属脏者，多用巴豆，世俗不明此义，往往以大黄为王道之药，以巴豆为劫霸之剂，不亦谬乎。若急治为水谷道路之剂，去皮、心、膜、油，生用，若缓治为消坚磨积之剂，炒令紫黑用，如炒至烟将尽，可以止泻，可以通肠，用之合宜，效如桴鼓，此王海藏能发千古之秘奥也。然必审定脾胃，果然久伤积冷凝滞，脉沉而滑，即王太仆所谓大寒凝内，久利溏泻，愈而复发，绵历岁年者，法当以热下之，则寒去利止，宜用蜡匮巴豆丸，不泻而愈，苟用之不当，则犯损阴之戒矣。今人每每轻用，试以少许沾之肌肤，须臾发泡灼烂，况肠胃柔脆之质，无论下后耗损真阴，即腑脏被其熏灼，能无溃烂之患耶？即不得已急证，欲借其开通道路之力，亦须炒熟，压令油极净，入分许即止，若投之老赢衰弱之人，祸不旋踵。

入丸散中，去皮、心、膜，换水煮五度，各一沸，捣如膏，用纸包压去油，名为巴霜。紧小色黄者为巴，三棱色黑者为豆，小而两头尖者为刚子，其力更猛。烧壳存性，能止泻痢，生猛熟缓，生温熟寒。不去膜则伤胃，不去心则作呕。以沉香水浸则能升能降，与大黄同用泻人反缓，为其性相畏也。芫花为之使。反牵牛。畏大黄、黄连、芦笋、冷水，中其毒者以此解之。

大风子 三百一

辛热，有毒。气薄味厚，阳中之阴也。入足厥阴经。

疯癣疥癞，赖以平复，杨梅恶毒，得此可扫。

按：大风子，属金有火，有杀虫劫毒之功，然性热能燥痰伤血，用之外涂，其功不可没也。疥癣不愈，同樟脑、水银、油胡桃合捣如泥，揩擦有验。

取油法：用子三斤，去壳及黄油者，研极烂，瓷器盛之，封口，入滚汤中，盖锅密封，勿令透气，文武火煎至黑色如膏，名大风油，可以和药，若入丸药去油。

白色者佳，黄油者不入药。

相思子 三百二

苦平，有毒。

吐风痰瘴疟，杀腹脏蛊毒。

按：相思子，大如小豆，半红半黑，今误为赤小豆。善吐人，宜辨。

产岭南，彼人以嵌首饰，用妆龙脑香，不耗。

桑白皮 三百三

甘辛，苦寒。甘厚而辛薄，可升可降，阳中阴也。入手太阴经。

泻肺金之有余，逐水定喘气余为火，是辛以泻之也，然肺中有水，

437

则伤湿而生痰，痰生热而伤肺，是以咳嗽吐血，热渴劳伤之候作矣，今言逐水气，正所以泻火邪也。湿热生痰，嗽而伤肺，此为要药，若劳极之嗽，又当润肺补肺之剂，疏小肠之闭滞，降气宽膨。止渴消燥痰，定咳嗽吐血。甘助元气，辛泻火邪桑皮泻肺，是泻肺中火邪，非泻肺气也，火去则气得安矣。遇刀刃伤，作线缝，用热鸡血涂即合。《本经》言一伤中者，中气伤也，五劳者，五脏劳伤也，六极者，六腑之中气极也，羸瘦者，肌肉脱也，崩中者，血脱也，脉绝者，气血两虚之至，故脉不来也一之数者，皆由阴不足则阳有余，阳有余则火盛而内热，火与元气不两立，惟甘可以补元，惟寒可以除热，热去而元气自生，诸证悉退。

按：桑白皮，西方之药也，甘能固元气之不足，辛以泻肺气之有余性不驯良，不宜多用。时珍言其长于利水者，乃实则泻其子也，故肺中有水气及肺火有余者，皆宜之《十剂》云：燥可去湿，桑白皮、赤小豆之属是矣。钱乙治肺热咳喘，面肿身热，泻白散，用桑皮炒一两，地骨皮焙一两，甘草炒半两，每服一二钱，入粳米百粒，食后煎服。盖桑皮、地骨皆能泻火从小便去，甘草泻火而缓中，粳米清肺而养血，此乃泻肺诸方之准绳也。古称补气者，非若参、芪之正补，乃泻邪所以补正也，愚者信为补剂而肺虚亦用之，大失桑皮之面目矣。若肺虚无火而小便利者，及因风寒而嗽者，不宜用也。

子名桑椹：桑之精华所结也。味甘微凉，为凉血补阴之剂。止渴生精，泻小肠热，脾胃虚滑者勿服。

桑叶：手、足阳明之药。家者甘暖，经霜者，去风明目，止渴长发桑叶、麻叶煮泔水，沐之七次可长径尺。垂露采叶，焙研，空心饮服，止遍身盗汗；煮汤淋渫手足，去风痹殊胜；眼目青盲，古方用青桑叶焙干，逐月按目，就地烧存性，每用一合，于瓷器内煎，减二分，澄清温洗，至百度有验正月初八、二月初四、三月初六、四月初四、五月初六、六月初二、七月初七、八月二十、九月十二、十月十三、十一月初二、十二月三十；风眼下泪，用腊月不落桑叶，煎汤日日洗，自效；赤眼涩痛，桑叶为末纸卷，烧烟熏鼻取效，海上方也。

桑枝：不冷不热，治四肢拘挛，祛风痒干燥。凡煎药用此者，亦取其能利关节，除风寒湿痹诸痛也。紫白癜风，用枝十斤，益母草三斤，煎膏，卧时酒服，久久自效。

枝沥：治大风疮疥，生眉发。

皮中白汁：主小儿口疮及鹅口，舌上生疮，敷之神效。又涂刀伤燥疼，须臾血止，仍以白皮裹之。

桑霜：即灰汁，以桑皮绵纸衬淘箩底，用滚水淋下，瓷器盛之，重汤煮干。别名木硇，能钻筋透骨，为敷痈疽、拔疔，引诸药散毒之要品。

取家园东行嫩根，铜刀刮去青黄薄皮，勿去涎，蜜炙用。出土上者有毒。续断、桂心、麻子为之使。

楮实（即谷实）三百四

甘寒。味厚气薄，阴也，降也。入足太阴经。

益肾助阳，疗肿去水，健腰膝，壮筋骨。

按：楮实，《本草》载其功用大补益人，而《修真秘旨》言久服令人成骨软之痿，观《济生秘览》治骨哽，用楮实煎汤饮之，岂非软骨之征乎？虽能消水健脾，然脾胃虚者勿服。

水浸三日，投水浮者去之，晒干，酒浸一伏时，蒸之，焙用。

枳实 三百五

苦酸，寒。气厚味薄，沉也，阴也。入足阳明、太阴经。

破积有雷厉风行之势，泻痰有冲墙倒壁之威。解伤寒结胸，治痞痛热结。《别录》主除胸胁痰癖，逐停水，破结实，消胀满，心下急痞痛，逆气胁痛，安胃气，止溏泻者，皆足阳明、太阴受病，二经气滞则不能运化精微，而痰癖停水、结实胀满所自来矣。胃之上口名曰贲门，贲门与心相连，胃气壅则心下自急痞痛，邪塞中焦，升降不舒而气上逆，肝木郁于地下，则不能条达而胁痛，得其破散冲走之力，则诸证自除矣。

按：枳实，即枳壳之小者，气全性烈，能泻有形之物下达，一往无回，滑窍破结之剂也。若云益气，必主以参、术、姜、枣之类，破气必佐以厚朴、硝、黄之类此《本经》所以言益气，而复言消痞也，非脉沉弦涩实，非病大实坚满，不可轻投大、小承气汤，伤寒必用，轻重之间，悉从芒硝出入。若大承气汤证而用小承气，则邪气不伏，小承气汤证而用大承气，则过伤正气，必致中满不能食。若枳术丸以之监制，是先用白术补其虚，后用枳化其伤，为虚中之积设耳。去湿必须白术，除痞必是枳实，故胸中痞，肺气结也，有桔梗枳壳汤，心下痞，脾血积也，有白术枳实汤，盖白术补脾，枳实去脾经积血，脾无积血则心下不痞矣。凡中气虚弱，劳倦伤脾，发为痞满者，当用补中益气，补其不足，此药所当忌也。时医不识病之虚实，药之补泻，往往概施，损人真气，为害不浅，设误投之，虽服参、芪，亦难挽其刻削之祸矣，戒之戒之！

产商丘属河南，切片，麸炒黑，去麸用，陈久者良。与枳壳一物，秋采为实，冬采为壳，今医者惟以皮厚小者为实，完大者为壳也。

枳壳三百六

苦酸，微寒。气厚味薄，浮而微升，阴中阳也杲曰：沉也，阴也。入手太阴、阳明经。

去关膈壅塞之痰，泄胸中滞塞之气。推宿食，散留结，削中州里急后重，平两胁虚胀癥结。疏风痒疮疹盈肌，破诸气走痛如刺。误犯诛罚无辜之条，必伤胸中至高之气。《本经》主风痒痹麻，通利关节，止风痛者，盖肺主皮毛，胃主肌肉，风寒湿入于二经，则皮肤瘙痒，或作痛，或麻木，此药有苦泄辛散之功，兼能引诸风药入于二脏，故为治风所需，风邪既散，则关节自然通利矣。其疗劳气咳嗽，背膊闷倦者，盖亦指风寒郁于上焦，则肺气滞而为闷倦，肺苦气逆，急食苦以泄之，枳壳味苦，能泄至高之气也。又肺与大肠为表里，风邪入肺则并入大肠，风热相搏而为肠风下血，资苦寒下泄之气，则血热清而风自除矣。

按：枳壳，气味所主与枳实大略相同，但形大于实，气散性缓，故其行稍迟，是以能入胸膈肺胃之乡，及入大肠也。然壳与实，上世未尝分别，自东垣分枳壳治高胸膈皮毛，枳实治下心腹肠胃，海藏分枳壳主气，枳实主血。然仲景治上焦胸痹痞满，多用枳实，古方治下焦痢痔肠结，多用枳壳，由是则枳实不独治下，而枳壳亦不独治高也。盖人之一身，自飞门以至魄门，皆肺主之，三焦相通，一气而已，则二物大抵皆主利气，又何必分耶。凡气弱脾虚，以致伤食痞满，法当补中益气，则食自化，痞自散，若用枳壳、枳实，是抱薪救火矣。胀满因于实邪者可用，若土虚不能制水，肺虚不能行气，咳嗽不因于风寒入肺气壅者，服之祸不旋踵。一概胎前产后并不宜服，今世治胎气不安，动辄资用，殊不知妇人怀孕，全赖血气以养胎，气血充足则胎产自易，岂可用此耗散之药。且古方有瘦胎饮者，为湖阳公主设也，以彼奉养太过，其气必实，故用此以耗其有余之气耳，若气虚不运者，自当补其母之气，以紫苏饮加补气药用之为正，若昧此义而用之，反致气耗难产矣瘦胎饮，宜于胎前气盛壅滞者，故用枳壳、苏梗以顺其气而使易产，若气禀弱者，岂可妄投。寇宗奭言"胎壮则子有力易生，今服枳壳药，反致无力，兼子亦气弱难养也"，此说甚是。洁古枳术丸用枳实，为积滞者设也，积滞去则脾胃自健，故谓之补脾胃之药，非消导之外别有补益也。参苏败毒散用之，亦以其能疏皮毛胸膈之病耳。配桔梗消膈上之痰，佐白术能安胎，同甘草则瘦胎，和黄连能灭痔，同肉桂治右胁痛。久泻不实者禁用。

取翻肚如盆口状者，去瓤，麸炒黑，陈久者良。

山栀子三百七

味苦，大寒。气薄味厚，轻清上行，气浮味降，阳中阴也。入手太阴血分。

治心烦懊憹而眠卧不宁，疏脐下血滞而小便不利，疗湿热内郁而发黄，治邪气上冲而目赤。泻三焦火郁，除心痛热厥。主诸血症，解五种黄，消玉支毒羊踯躅也，敷汤火灼。

按：栀子，轻飘象肺，色赤象火，故能泻肺中有余之火，及心经客热，金宫不被火扰，则治节之令自能通调水道，下输膀胱，得此气化而出，故丹溪云能屈曲下行，降火从小便中泄去也，仲景栀子茵陈，取其利小便而蠲湿热耳。《本草》言治大小肠热者，乃辛与庚合，又与丙合故也。古方治心痛，恒用栀子，此为火气上逆，气不得下者设，今人泥丹溪之说，不分寒热，通用栀子，虚寒者何以堪之。寇氏言仲景治汗吐下后，虚烦不得眠，用栀子豉汤治之，因大黄寒而有毒，以其虚而不用，栀子寒而无毒，又能治胃中热气，既亡血亡精，脏腑失润，内生虚热，非此不可去也。至烦躁症亦用此法，烦者气也，躁者血也，故用栀子以治肺烦味苦入心治烦，香豉以治肾躁入肾味咸，胃热大呕者，用此以止之。然损胃伐气，凡血虚发热，脾胃虚弱，便塞不由热结小肠者，均不可用。疮疡因虚不敛，则为久冷败疮，当用温暖补益之剂，所谓"既溃之后，毫厘寒药不可用"是也。世人每以治诸血证，不知血得寒则凝，反为败症。治实火之吐血，顺气为先，气行则血自归经，治虚火之吐血，养正为先，气壮则自能摄血，此治疗之大法，不可少违者也，误用栀子，其害必矣。

七棱、九棱者佳，炒透。治上焦、中焦连壳，治下焦去壳，洗去黄浆，治血病炒。心胸中热用仁，肌表热用皮。家园者不入药。

酸枣仁三百八

酸甘，气平。可升可降，阳中阴也。入手少阴、足少阳、厥阴经，兼入足太阴经。

助中正之府，益君主之官。敛气而心守其液，乃固表虚之汗，肝旺而血归其经，用疗彻夜无眠。胆热多睡，生之功，胆虚不寐，熟之效。

按：酸枣仁，肝胆二经药也，肝虚则阴伤而心烦不卧，肝藏魂，卧则魂归于肝，肝不能藏魂，故目不得瞑，枣仁酸味归肝，肝受养故熟寐也。炒熟则芳香亦复醒脾，故归脾汤用之以治脾家血虚，自汗不眠，惊悸不嗜食也。《圣惠方》云：胆虚不眠，寒也，炒熟为末，竹叶汤调。盖以肝胆相为表里，血虚则肝虚而胆亦虚，得熟枣仁以旺肝，则木来制土，脾主四肢，又主困倦，故令人睡。又《众济方》云：胆实多睡，热也，生研为末，姜茶汤下。盖枣仁，秋成者也，生则金气全而制肝，肝木有制，则脾不受侮，而运行不睡矣。世俗不知其用，误以为心家之药，非其性矣，独不知心君易动，悉由胆怯所致。若肝胆二经有实热者，勿用，以其能收敛耳。君茯神、远志、麦冬、石斛、五味、龙眼、人参，能止惊悸。若服固表药而汗不止者，用枣仁一两炒研，同大黄、白芍、麦冬、五味、龙眼肉、竹叶，煎服取效，汗乃心液故尔。

炒香研用。恶防己。

蕤仁三百九

甘温，微寒。气薄味厚，阳中之阴也。入足厥阴经。

破心下结痰，除腹邪热结，退翳膜赤筋，理眦伤泪出。生治足睡，熟治不眠。《本经》治目痛赤肿眦烂者，厥阴为风木之脏，开窍于目，风热乘肝，则肝血虚，而目为之病。此药温能散

443

风，寒能除热，甘能补血，肝气和而目疾瘳①矣。

按：蕤仁，外能散风，内能清热，疗眼有功。《传信方》治一切目疾，用黄连末、蕤仁去皮研膏，等分和匀，取枣二枚，截下头，去核，以药填满，仍合扎定，于银器中煎取，以绵滤罐收，点眼甚效。若目病不缘风热，而因于肝肾两虚者，勿用。

产巴西，以汤浸去皮尖，同芒硝、木通水煮过，取仁研膏入药。

山茱萸三百十

味酸，微温。阳中之阴，可升可降。入足厥阴、少阴经气分。

补肾助阳事，腰膝之疴不必虑也，闭精缩小便，遗泄之证宁有患乎。月事多而可以止，耳鸣响而还其聪。

按：山茱萸，气厚而暖，故于水木多功，肾气受益，则封藏有度，肝阴得养，则疏泄无虞。味酸本属东方，而功力多在北方者，乙癸同源也。大抵温暖之剂，偏益于元阳，故四时之令，春生而秋杀，万物之性，喜暖而恶寒，肾肝居至阴之地，非阳和之气，则阴何以生乎。山萸正入二经，气温主补，味酸主收，故精气益而腰膝强也《扶寿方》有草还丹，益元阳元气，固元精元神，服之延年续嗣。山萸酒浸，取肉一斤，破故纸酒浸，焙干半斤，当归四两，麝香一钱，为末蜜丸，临卧服，便利气脱者，收滑有功，八味丸用之为君，亦取其收涩以固精耳。同人乳、沙苑蒺藜、熟地黄、人参、麦冬、牛膝、甘菊，治脑骨痛，脑为髓之海，髓足则脑痛自除。命门火炽，强阳不痿者忌之，膀胱热结，法当清利，不宜用此，阴虚血热，当与黄柏同用。

产汉中，酒润去核，核能滑精也。恶桔梗、防风、防己。

---

① 瘳：音抽，病愈意。

444

金樱子 三百十一

酸涩，温平。气薄味厚，阴中阳也。入足太阴、太阳、少阴，手太阴、阳明经。

扃钥元精，合闭蛰封藏之本，牢拴仓廪，赞传道变化之权。

按：金樱子，属土而有金与水，脾肺肾之入，固其宜也。酸涩收敛，最能止泻固精，《十剂》云涩可去脱，脾虚滑泄不禁，非涩剂何以固之。膀胱虚寒，则小便不禁，肾与膀胱为表里，肾虚则小便不禁，此药味温酸涩，能收敛虚脱之气，自精气固而阳气充足。然涩者大概于气不利，丹溪所谓经络隧道以通畅为平和，而昧者取其涩精而服之，致生别症，自作不靖，咎将谁执。虽然惟无故而服以纵欲则不可，若精滑者服之亦何咎哉。若阴虚火炽滑脱者，不宜用。古方有水陆丹，同鸡豆粉丸服，益气补真最佳。

去核并白毛净，采收当在九十月，取半黄者，干捣末用，熬膏亦可。若至红熟则味已纯甘，全无涩味，安在其收敛之功也。

郁李仁 三百十二

辛苦酸，平。阴中之阳。入足太阴气分，兼入手阳明、太阳经。

润达幽门，而关格有转输之妙，宣通水府，而肿胀无壅遏之嗟。《本经》治大腹水肿，面目四肢浮肿者，经曰"诸湿肿满，皆属脾土"，又曰"诸腹胀大，皆属于热"，脾虚而湿热客之，则小肠不利，水气泛溢于面目四肢。兹辛苦能润结热，降下善导癃闭，小便利则水气悉从之而出矣。

按：郁李仁，甘苦而润，性主降下，故能下气利水，治大肠气滞，燥涩不通。又能愈目张不瞑，煮郁李酒食醉有验，所以然者，目系内连肝胆，恐则气结，胆横不下，郁李能去结，随酒入胆，结去胆下，目自然瞑矣，此盖得肯綮之妙者也。虽能利水润燥，然下后令人津液亏损，燥结愈甚，乃治标急之药，津液不足者，慎勿轻服。

汤浸去皮尖，及双仁者，生蜜润一宿，漉净晒干，研如膏用。

女贞实三百十三

苦平。气薄味厚，阴中之阴，降也。入足少阴、厥阴经。

补中黑须发，明目养精神。强阴健膝，益肾养神。时珍主强阴健腰膝者，足少阴为藏精之脏，人身之根本系焉，根本虚则五脏虽无病，而亦不安，百疾丛生矣，经曰"精不足者，补之以味"，盖肾本寒，因虚则热而软，此药气味俱阴，正入肾除热补精之要药，肾得补则五脏安而精神足，百疾皆去矣。

按：女贞实，得少阴之精，乃上品无毒妙药，而古方罕用者，遇冬月寒水之令而青翠不凋，则其补肾之功尤可推矣。然虽曰补益，偏于阴寒者也，脾胃虚家，不宜久服，恐致腹痛作泄之患耳。

酒浸一宿，擦去皮，蒸透晒干为末，十月上巳日收。

五加皮三百十四

辛苦，气温，微寒。气味俱厚，沉而阴也。入手足少阴、厥阴经。

明目舒筋，归功于藏血之海，益精缩便，得力于闭蛰之宫。坚筋骨之缓弱，利周身之血气，去固结之风湿，疗日久之痛痹。叶采作蔬食，散一身之风疹，茎根煎酒饮，治四末之风痹。

按：五加皮，为五车星之精，故服食家夸之不已，《仙经》赞其返老还童，虽誉词多溢，然造酒久服，卓有奇功。乃搜风化湿，强筋壮骨，益血化痰之剂也。今之阴痿脊疼，腰痛脚软，及拘挛疝气，痛痹诸症，皆属肾肝二经之病，肾得其养则妄水去而

446

骨壮，肝得其养则邪风去而筋强。经云"伤于湿者，下先受之"，又云"地之湿气，感则害人皮肉筋脉"，肝肾居下，而主筋骨，故风寒湿之邪多自二经先受。若下部无风寒湿邪而有火，及肾肝虚而有火者，均不宜用。得牛膝、木瓜、黄柏、麦冬、生地、薏苡仁、石斛、虎胫骨、山药，治湿热痿痹，腰以下不能动；同续断、杜仲、牛膝、山萸、巴戟天、破故纸，治肾虚寒湿客之作腰痛。

五叶者良，四叶者亦好。其气与酒相宜。远志为之使。恶玄参、蛇皮附秘授万应神膏方：五加皮、川芎、白芷、生地、熟地、当归、白术、陈皮、香附、枳壳、乌药、半夏、青皮、白及、白蔹、细辛、贝母、知母、杏仁、桑皮、黄连、黄芩、黄柏、山栀、大黄、柴胡、薄荷、赤芍、木通、桃仁、玄参、猪苓、泽泻、桔梗、前胡、升麻、麻黄、牛膝、杜仲、山药、远志、续断、良姜、何首乌、甘草、连翘、藁本、茵陈、地榆、防风、荆芥、独活、羌活、金银花、苦参、白蒺藜、僵蚕、天麻、南星、川乌、草乌、威灵仙、白鲜皮、巴豆、青枫叶、益母草、两头尖、五倍子、大枫子、芫花、山甲、苍耳子、豨莶草、红花、槟榔、牛蒡子、花椒、官桂、天花粉、玄胡索、冬青叶、大茴、甘菊、龙胆草、藿香、苏木、黄芪、蒲公英、芙蓉叶、象皮、虎骨、鹿茸、猪牙皂角，以上各七钱，地鳖虫四个，蜈蚣二十条，血余一握，桃、柳、榆、槐、桑、楝枝各取嫩头两许，打前药为末片，麻油十六斤，浸春夏六日，秋冬十日，油干再加油，将桑柴慢慢熬煎各药枯黑，去渣再煎浓，徐徐投下丹粉，如药油一斤，加丹五两，手执槐柳枝不住搅，俟滴水成珠，去火，药温方下后药，拌匀，收贮瓷器内用。乳香、血竭、阿魏各一两，没药、轻粉、樟脑、雄黄、木香、沉香、龙骨煅、海螵蛸、赤石脂各六钱，冰片、麝香各三钱。

枸杞子三百十五

味甘，气平，微寒。阳中之阴，可升可降。入足少阴、厥阴经。

明目疾，生目之血，除肾燥，益肾之精。润肺固髓，健骨强筋，滋阴不致阴衰，兴阳常使阳举，更止消渴，尤补劳伤。

按：枸杞，平而不热，性滋而补，兼能退热，而专于补肾，润肺生津，有补水制火之妙，为肾肝真阴不足，劳乏内热平补之要药也，所谓"精不足者，补之以味"是矣。世人但知用黄芩、黄连以治上焦之火，黄柏、知母以治下焦阴火，谓之补阴降火，而不知枸杞、地骨甘寒平补，使精气充而邪火自退之妙。弘景云"离家千里，勿食枸杞"，甚言其补精强阴之功耳。与地黄同功，而除蒸者未尝用之，惜哉。与地黄、五味、麦冬、地骨皮、青蒿、鳖甲、牛膝，为除虚劳内热或发寒热之要药，加天冬、百部、枇杷叶，兼可治肺热咳嗽之因阴虚者《外台》枸杞酒，治肝虚下泪，用枸杞二斤浸酒，三七日饮之。又四神丸，治肾虚目昏者，用甘杞一斤酒浸透，分四分，以蜀椒、小茴、芝麻、川楝肉各一两，拌炒拣取，加熟地黄、白术、茯苓各一两，为末炼蜜丸服。又疰夏虚病，以枸杞、五味研细，滚水泡，代茶饮之。若脾胃薄弱者，须与山药、莲肉、车前、茯苓相兼用为妥。

产甘肃者佳。取红润圆熟，味甘粒小，少核者洗净，酒润透，捣烂入药。色黯颗大，止堪果食。今市家多以蜜拌欺人，不可不辨。至于土产者，味苦，但能利大小肠，清心除热而已。

附秘传延龄养阳圣丹此英国公征南得于安南国王，如法制服，老年生子十人，寿至百年。予向以试事寓都，传自异人，今不敢秘，愿以公世。第元精元阳，人身至宝，禀质既厚，又能如法虔修，候时而用，自能取益。若藉此纵情，不惟天真剥削，抑有违立方之旨矣：

赤宝五钱即枸杞，酒润，晒末，地髓六钱即生地，乳浸一宿，晒干为末，阳精六钱即熟地，酒浸，焙为末，金华四钱即天冬，酒浸去心，天和四钱即归身，酒洗，晒末，仙杖四钱即地骨皮，蜜水拌，晒为末，玉丝二钱半即杜仲，童便浸一夜，焙末，金笋七钱即苁蓉，酒洗去甲，烘为末，通天杖四钱即牛膝，酒洗，晒干为末，补骨脂一钱即破故纸，酒浸一宿，焙末，寿春三钱即锁阳，火酒洗七次，晒末，先登三钱即青盐透明者，酥拌，炒末，金英钱半即甘菊，去蒂，便拌，晒末，九顶公二钱半即附子，蜜水川椒煮一香，焙末，如字香二钱半即丁香，晒末，登龙二钱半即砂仁，去衣，姜汁炒末，吐蕃丝一钱即北细辛，醋拌晒末，神行八钱即穿山甲，火酒浸一夜，酥炙末，国老六钱即粉甘草，去皮，蜜水炙末，阴飞圆者一对即石燕，煅，醋淬七次，姜汁浸晒为末，朝云二钱即海马，醋炙黄，末，仙灵脾二钱即淫羊藿，乳浸，焙末，飞仙四钱半即紫梢花，河水浸一夜，纸上焙干，首阳五钱半即雀脑，每个用硫黄一分拌匀，纸上晒末，凤仙子二钱即急性子，八月采，井水浸一宿，瓦焙末，冲天宝五钱即鹿茸，酥炙为末，离精三钱即朱砂，荞麦面包蒸为末，坎髓五钱半即黑芝麻，乳拌炒为末，神珠六钱半即槐角子，酒煮，晒干为末，玄英五钱半即旱莲子，酒洗晒末，水芝六钱即建莲子，去衣心，焙末，金翁五钱即云苓，去皮膜，乳浸，文武火为末。

上三十二味，共为末，择吉合养，忌妇人、孝服，及跛眇残疾、鸡犬等。将药装瓷瓶封固，重汤煮三香，取药出，露一宿，做成一块，入银盒内，用纸筋盐泥封固，将铁线十字扎好，入铁罐内，镕铅七斤，倾罐中，满为度，冷定，放灰缸内，三方火养四十九日，破罐开用，紫色黑色者去，共十二两。研极细，每服五厘，渐加至一分，好酒送药。银罐收，镕蜡固口防泄气。

地骨皮（即枸杞根）三百十六

甘淡苦寒。升也，阴也。入足少阴、手太阴、少阳经。

治在表无定之风邪，主传尸有汗之骨蒸。泻肾火，降肺中伏火，除肝热，退胞中火邪。骨蒸肌烙可解，吐血脉数无疑。

按：地骨皮，甘淡性沉，乃除热凉骨之剂，为三焦气分之药，所主皆在肾肝。夫肾水不足则火旺，肝木不宁则风淫，惟地骨皮滋水养木，故二经悉赖以治，所谓"热淫于内，泻以甘寒"是也。能去风邪者，肾肝同治也，肝有热则风自内生，热退风息，此与外感之风不同耳。时珍尝以青蒿佐地骨退热，屡有殊效。世人但知用黄芩、黄连、黄柏、知母，而不知枸杞、地骨，甘能使精气充，而又能退火之妙也。中寒者勿服。

洗净以熟甘草汤浸，焙干用。

石南叶三百十七

味辛苦，平，有毒。可升可降，阴中阳也。入足厥阴、少阴经。

养肾衰，疗脚弱，治风淫湿痹，疗头风杀虫。

按：石南，得火金之气，为疗风痹肾弱丸散之要药也。今人绝不知用，盖由甄氏论，有令阴痿之说也，殊不知服此能令肾强，人藉此恣欲以致痿弱，归咎于药，良可慨也。女子久服，切切思男，亦以其补肾气，助阳火耳。同巴戟天、肉苁蓉、锁阳、鹿茸、枸杞子、山茱萸，治肾经虚寒精滑；同白蒺藜、桑叶、何首乌、淫羊藿、巴戟天、五加皮、菟丝子、威灵仙、虎骨，治肝肾为风寒湿所乘，以致痹弱不能行动。

湖浙甚多，生于石上，如枇杷叶，但背无毛。恶大、小蓟。使五加皮。

蔓荆子三百十八

苦辛，微寒。阴中之阳，升也。入足太阳、厥阴经。

头风连于眼目，搜散无余，湿痹甚而拘挛六淫之邪，风则伤筋，寒则伤骨，展舒有效。《本经》主坚齿者，齿属肾而床属阳明，阳明客风热则上攻牙齿，而动摇肿痛，散阳明之风热则安矣。

按：蔓荆子，气味清辛，体轻而浮，上行能散风热，故所主者皆在风木之脏，目之与筋，皆肝所主也。若头目痛不因风邪而因于血虚有火者，忌之。元素云：胃虚人，不可服，恐生痰疾。

凡使，去蒂并白膜，酒浸一伏时，蒸之，焙干，打碎用。恶乌头、石膏。

紫荆皮三百十九

苦寒，降也。入手、足厥阴血分。

活血行气，消肿解毒，治血气疼痛，疗经水凝涩。

450

按：紫荆，苦寒，善降之物也。寒胜热，苦走骨，色紫入营，故能治血，消肿利小便而解毒也。

皮、梗及花，功用皆同。以川中厚而紫色，苦味如胆者为胜。

芙蓉花三百二十

辛平。

凉血散热，消痈疽毒肿，排脓止痛，敷汤火灼疮。

按：芙蓉花，不寒不热，性滑涎粘，治痈肿殊有神效。近时疡医秘其名为清凉膏、铁箍散，皆此物也。不论已溃未溃，凡肿初起涂之，即清凉痛消，已成者，即脓聚毒出，妙不可言。或加生赤小豆末，尤妙。重阳前，取芙蓉叶研末，端午前，取苍耳烧存性研末，等分蜜水调涂四围，其肿自不走散，名铁井栏。

根、叶皆用。

山茶花三百二十一

气味缺仲醇：味甘微辛，气平微寒。

吐血衄血能止，肠风下血并用。

按：山茶花，有数种，而宝珠花簇者为最，用红者为末，童便、姜汁调服，可代郁金。

密蒙花三百二十二

甘平，微寒。入足厥阴气分、血分。

养营和血，退翳开光，大人眦泪羞明，小儿痘疮攻眼。

按：密蒙花，为厥阴肝家正药也，观《本经》所主，无非肝虚有热所致，肝血虚则为青盲肤翳，肝热甚则为赤肿眵泪，此药甘以补血，寒以除热，肝血足而诸症悉愈，好古谓其润肝燥，守真以之治畏日羞明，诚谓此也。同空青、木贼、生地、蛇蜕、白蒺藜、谷精草、决明子、羚羊角，治青盲翳障；同甘菊、枸杞、生地、蒺藜、谷精，治肝肾虚，目不能远视。疗眼疾外，无他用矣。

酒浸一宿，拌蜜蒸之，日干。

黄杨叶 三百二十三

苦平。

主妇人有功难产，治暑月生疖捣涂。

按：黄杨，坚腻青厚，四时不凋，为世所重者，以其无火也。难产者，入达生散中最妙。

白茯苓 三百二十四

味甘淡，平。气味俱薄，浮而升，阳中之阴也。入手太阴、足太阳经气分。

调脾胃而利小便，水湿多消，清肺热而定泄泻，气机咸利。渗中焦之水，水饮悉除而中宫受益，渗下焦之水，真水得养而津道自行。益燥长阴，导气平火。《本经》主胸胁逆气，心下结痛，寒热烦满咳逆，口焦舌干者，皆手少阴受邪也，忧恚怒恨惊悸，皆心志气不足也，甘补则心脾实，淡利则邪热解，诸症自平矣，中焦受湿热则口发渴，湿在脾，脾气弱则好睡，大腹者，脾土虚而不利水也，淋沥者，脾受湿邪，水道不利也。

按：茯苓，生于古松之下，假土之精气，松之余气而成，属金，无中生有，得坤厚之精，为脾家除湿行水之要药也。《本草》言其利小便，伐肾邪，东垣言其小便多者能止，涩者能通，丹溪又言阴虚者不可用，义似相反，何哉？盖茯苓渗淡，淡为天之阳，阳当上行，然气薄为阳中之阴，所以能生津液，滋化源，而利水降下也。洁古谓其属阳，浮而升，言其性也；东垣谓其阳中之阴，降而下，言其功也。经云"饮食入胃，游溢精气，上输于肺，通调水道，下输膀胱"，则知淡渗之药俱先上升而后下降也。小便多，其源亦异，经云"肺气盛则小便数，而虚则小便遗"，"心虚则少气遗溺"，"下焦虚则遗溺"，"胞移热于膀胱则遗溺"，所谓肺盛者，实热也，必气壮脉强，宜茯苓以渗其热，故曰小便多者能止也，若肺虚、心虚、胞热、厥阴病者，皆虚热也，必上热下寒，脉虚而弱，法当用升阳之药，升水降火。膀胱不约，下焦虚者，乃火投于水，水泉不藏，脱阳之症，必肢冷脉迟，法当用温热之药，峻补其下。二症皆非茯苓辈淡渗之药所能治，故曰阴虚者不宜用。愚谓气重者主气，味重者助血，茯苓虽渗淡，其味尚甘，况佐以人参等补剂，下行亦能补虚而固肾矣，即施之阴虚，亦何妨哉？古方瑶台雪，治脾虚不思食，及胃弱泻泄者，亦需此为接引茯苓二两，砂仁一两，川椒一两五钱炒去汗目，陈皮二两，薏仁八两炒，山药八两炒，芡实十两，白术十两麸炒，莲肉二十两，白糖二斤，同和，空心白汤调服五钱，加炒大米亦可，惟猪苓一味，诚不宜耳。久病不足，精滑便利者切禁，汗多者亦禁。

　　凡用去皮，煮二三沸，切曝，须去赤筋，误服损目。研细入水中搅之，浮者是其筋也，乳润蒸用。产云南，色白而坚实者佳。恶白蔹。畏地榆、雄黄、秦艽、龟甲。忌米醋及酸物。

赤茯苓 三百二十五

　　甘淡，气平。降也，阳中阴也。入足太阴、手少阴、太阳气分、血分。

　　破血气而泻心与小肠之火，除湿热而有利窍行水之功。

　　按：赤茯苓，功力稍逊于白，但白者能补，赤者能泻。通利小肠，泻热行水，赤之功当胜于白，补心益脾，白之功自优于赤，仲景云：白者入壬癸，赤者入丙丁，则此于导赤行水之外，无他长矣。其皮善开腠治水，故水肿肤胀者，用此而水道开通。

　　制、忌同白茯苓。

茯神 三百二十六

　　甘平。阳中之阴，可升可降。入手少阴经。

疗眩运，定上气之乱，安神志，益心气之虚。止心下急痛坚满，疗虚劳惊悸善忘朱雀丸，治心神恍惚，水火不济。用茯神二两，沉香半两为末，食后人参汤下。

按：茯神，即茯苓一种也，假松之气津盛，发泄于外者，结为茯苓，津气不甚盛者，抱根而生，名为茯神，有依附之义，故魂魄不安，不能附体者，有收敛神气之功焉，然主治皆不异于茯苓也。后人治心病必用茯神，然茯苓亦未尝不治心病也。陶弘景始言茯苓赤泻白补，李杲复言赤入丙丁，白入壬癸，此能发前人之秘者。时珍则谓茯苓、茯神，只当云赤入血分，白入气分，各从其类，不当以丙丁、壬癸分也，若以丙丁、壬癸分，则白茯苓不能治心病，赤茯苓不能入膀胱矣。又毒风挛痛，有松节散，用茯神心中木一名黄松节一两，同乳香二钱，石器砂研为末，每服二钱，木瓜酒下。善治风寒冷湿搏于筋骨，足挛难走之病。

制、忌同白茯苓。

琥珀三百二十七

甘平。阳中微阴，降也。入手少阴、太阳，亦入足太阴、厥阴经血分。

安神而定魂魄，清肺而利小肠。磨翳障而光明，破结瘕而消瘀。疗金疮蛊毒，止心痛颠邪。

按：琥珀，乃松脂之精液，入地千年而凝结成者，属阳与金。治荣而入血分，味甘色赤，有艮止之义，故能安神定魄，乃心与小肠表里部药也，有下注之象。丹溪言古方用为利小便而燥脾土有功，脾能运化则肺气下降而小便可通《别说》云茯苓生成于阴者也，琥珀生于阳而成于阴者也，故皆主安心利水而治荣，若因血少而小便不利者，反致燥急之苦。金疮者，惟患其血逆于腠耳，能止之和之，则未有不瘳者也。然渗利之性，大不利于虚人，凡阴虚内热，火炎水涸者，勿服。

用水调侧柏子末，安瓷锅中，同珀煮之，捣粉筛用。今市家多煮鸡蛋及青鱼枕造成，不可不细察也。

秘传乌龙消□膏：琥珀、麝香、冰片、牛黄各八钱，硼砂、犀黄、沉香、药珠各一两，阿魏、芦荟各四两，龙骨煅、乳香、没药、木香、丁香各二两，先将生地、熟地、白茯苓、赤芍、肉苁蓉、地骨皮、黑白二丑、牡丹皮、肉蔻、破故纸、牛蒡子、吴茱萸、生卷柏、骨碎补、威灵仙、马鞭草、凌霄花、枸杞子、玄胡索、金银花、大茴香、天花粉、侧柏叶、荜澄茄、莱菔子、黄连、柴胡、何首乌、五加皮、过山龙、草果仁、牛膝、木鳖子、草蔻、白术、干山药、车前子、蒲公英、五灵脂、山栀仁、水红花子、槟榔、蓬术、桃仁、红花、泽泻、枳壳、枳实、青皮、百部、玄参、朴硝、前胡、贯仲、地榆、贝母、半夏、黄芩、续断、川乌、川椒、苍术、良姜、虎骨、当归、厚朴、肉桂、陈皮、甘草、防风、藿香、川芎、姜黄、仙茅、秦艽、杜仲、麻仁、黄芪、天麻、石斛、沙参、南星、三棱、远志、木通、砂仁、苏子、大黄、蟾酥、皮硝、乌药、甘遂、桔梗、香附、干姜、白芷、连翘、苏木、皂角各一两，俱切片，合一处，用麻油二十六斤浸，春夏六日，秋冬十日，桑柴慢煎，俟药枯黑，滤渣再煎，手执桃、柳、榆、槐枝，不住手搅，徐徐投下东丹，如油十斤，丹五斤，煎至滴水成珠，去火俟温，徐投前药，收贮用。摊红纺上，卧贴，少加鳖甲灰，先服后方，然后贴膏。人参三分，当归、黄连、沙参、黄芪、白术各一钱，陈皮八分，甘草五分，柴胡四分，水二盅，生姜一片，大黑枣三个同煎。患在中，加贝母、半夏各五分，竹沥一小盅；在右，加山楂、莱菔子、神曲、麦芽各五分；在左，加赤芍、红花、桃仁各五分；有痰，加半夏；大便燥，加黄芩、桃仁、熟大黄；心下夯闷，加白芍；腹胀，加砂仁、五味、白芍；天寒，加干姜、桂心；中寒，加附子；呕吐，加陈皮、生姜；冬月，加丁香、藿香；能食而心下痞，加枳实、青皮各五分。神验。

猪苓三百二十八

甘苦淡，平。气味俱薄，降也，阳中阴也。入足太阳、少阴经。

泻膀胱分消水肿，开腠理除湿治淋。利白浊带下，解结秘暑温。《本经》主痎疟者，疟必由暑，暑必兼湿，淡以利窍，引暑湿之气从小便出，所以分消之也。

按：猪苓，禀戊土之阳，得风木之阴，利窍引水，无如此骏

455

音快，升而能降，大能走泄精气诸药性皆曰甘能助阳，岂真味甘而有助哉。或谓其止遗精者，正谓脾家流湿入肾，因而渗泄，用之于渗湿药中，遂能中病止遗耳，非真能补肾也。然亦不可主剂，但可佐泽泻而已，下虚者皆不可用，盖有损而无益者也。今之吐泻药俱用五苓散，皆谓脾之湿赖猪苓、泽泻以去之，似为脾胃药也，不知二味消水固能燥脾，水尽则反损肾昏目，故不入补剂也。有湿者宜暂用，无湿症者勿服。佐白芍药、白茯苓、人参、橘皮、白术、泽泻，治水肿之属阳分者；佐白芍、生地、桑寄生、桑白皮、茯苓、泽泻、琥珀、石斛、苡仁、肉桂，治水肿之属阴分者。

产衡山，作块类猪粪，皮黑肉白而实者佳。水浸去皮，蒸晒。行湿生用为妙。

雷丸 三百二十九

味苦咸寒，有毒。气薄味厚，阴也，降也。入手、足阳明经。

杀脏腑诸虫，除婴儿积病，治热结蛊毒，疗癫痫狂走。

按：雷丸，乃竹之余气得霹雳而生，故名雷丸。《本经》称利丈夫，《别录》云久服阴痿，似乎相反，不知利者疏利也，疏利太过则闭藏失职，故阴痿也。除杀虫之外无他长。

产建平江宁，大小如栗，皮黑肉白，甚坚实。以竹刀刮去黑皮，破开，甘草水浸一宿，酒拌蒸晒或炮用。厚朴、芫花为之使。恶葛根。

桑寄生 三百三十

甘平。入足厥阴经。

治怀妊漏血，理膈气生桑寄生捣汁服之崩中，助筋骨，除风湿。

按：桑寄生，感桑之精气而成，不寒不热，比桑尤胜，除风湿，益血脉之剂也。故《本草》称其主腰痛，去风痹，健筋骨，固胎气，小儿背强痈肿之证。或言鸟衔他子遗树而生者，非也。

456

真者极难，必连桑枝采者，乃为可用，别树生者杀人。然吴中诸邑不可得，必海外深山，地暖不蚕，桑无捋采之苦，故多可取。其叶圆而微尖，厚而柔，面青而光泽，背淡紫而有茸，断其茎，色深黄者为真。

竹叶三百三十一

味淡甘寒，阴中微阳，可升可降。入足阳明、手太阴、少阴经。

涤心经之烦热，止气逆之呕吐，降肺气，解热狂。

按：竹叶，禀阴气以生，种类甚多，惟味甘者为胜，必生长甫及一年者，嫩而有力。然损气之物也，所以古人以笋为刮肠篦，脾虚泻泄者勿用其用有二：除新久风邪之烦热，止喘促气胜之上冲。因竹叶生中半以上，故主治多在上焦，味苦者专泻南方。上气发热，因奔走趁马后，饮冷水所致者，竹叶为君，同橘皮煎服。

入药惟用堇竹为上，坚而促节，体圆而质劲，皮白如霜，次用苦竹、淡竹，肉薄节间有粉，今人呼为水竹者是也，又有薄壳者，名甘竹，余不入药。又一种草类，亦名淡竹叶，利小水，治喉痹亦效，见草部。

竹茹三百三十二

味甘，微寒。阴也，可升可降。入足阳明经。

降气逆而呕啘音诀与噎膈皆平，下热壅而劳复与血衄皆治。《本经》主温气寒热者，邪气客阳明所致，甘寒解阳明之热，则邪气退而呕啘止矣。

按：竹茹，虽与竹叶同本，然其得土气俱多，故能除土郁，味带甘，能降火清肌，主胃热饱逆。经曰"诸呕吐酸水，皆属于热"，阳明有热则为呕啘，同木瓜、橘皮、麦冬、枇杷叶、人参、芦根汁、石斛，则呕啘可止。胃寒呕吐，及感寒挟食作吐忌用。

刮去青皮，用第二层。

竹沥 三百三十三

味甘，气寒。阳中之阴，可升可降。入手太阴、足少阴、太阴经。

痰在皮里膜外者，直达以宣通，痰在经络四肢者，屈曲而搜剔。涤脏腑之烦热，除阴虚之大热。失音不语偏宜，癫狂风痉决用。

按：竹沥，即竹之津液也，性滑流利，走窍逐痰，故为中风家要药。凡中风之证，莫不由于阴虚火旺，煎熬精液而为痰，壅塞气道，热极生风，以致猝然僵仆，此药能搜剔经络痰结，气道通利，则经脉流转矣。观古人以此治中风，则知中风未有不因阴虚痰热所致，不然，如果外来风邪，安得复用此甘寒滑利之品。世人泥《本草》"大寒"二字，弃而不用，经云"阴虚则发热"，竹沥甘缓，故能除阴虚之有大热 雷曰：久渴心烦，宜投竹沥，然非助以姜汁不能行，既经火煅，又助姜汁，何寒之有哉？震亨曰：人自幼食笋以至衰年，未见有因其寒而病者，岂沥非笋之液乎？《淮南子》云：槁竹有火，不钻不然，则竹性虽寒，亦未必大寒也。但实痰而能食者用荆沥，虚痰而不食者用竹沥。更玩丹溪"产后不碍虚"、"胎前不损子"二语，益知阴虚之病，古方中无不用也。大抵风火燥热而有痰者宜之 竹沥即竹液，犹人身之血也，极能补阴，长于清火。况阴之不足，犹于火烁，血得其养，而火有不宁静哉？朱氏谓大寒，言其功，不言其气，殊谬。谓大寒为气，何害于功？昔姜公服竹汁饵桂得长生，盖竹汁性寒，以桂济之，亦与用姜汁佐竹沥之意相同，胃虚肠滑之人，及寒痰、湿痰及食积生痰者，不宜饵也。

将竹截尺许，劈开架空，下以火炙，其沥自出，盛器用。

天竺黄 三百三十四

味甘，气寒。入足少阳、手少阴经。

祛痰解风热，镇心除惊痫。中风失音不语，天吊客忤皆驱。

按：天竺黄，乃竹之津气结成，今诸竹内往往有之，即竹内所生如黄土，着竹成片者。善能凉心经，去风热，豁痰利窍。气味功用与竹沥相仿，除小儿惊痫痰热外，无别用。久用亦能寒中。

生南海镛竹中，此竹极大，又名天竹，《本草》作天竺，生天竺国者，非。今人多烧诸骨及葛粉杂之，须辨。

附秘授止痢膏：天竺黄一两五钱，木香、乳香、没药、砂仁、胆星各二两，芦荟五钱，麝香三钱，沉香五钱，先将茯苓、杏仁、赤石脂、罂粟壳蜜炙、诃子面包煨、干姜炒、肉果面煨、黄连姜汁炒、黄芩酒炒、枳壳麸炒、白芍酒炒、干山药蒸、米仁炒、草果、苍术米泔浸炒、厚朴姜汁炒、陈皮、山楂肉、凤仙子、车前子、猪苓、木通、泽泻酒炒、白术炒、砂仁炒、神曲炒、麦芽炒去壳、肉桂、当归酒炒、益智、苏木、蒲黄炒、黑白丑炒、甘松、山奈、柴胡、罂粟子炒，各二两晒干，用麻油三十五斤浸，春夏六，秋冬十日，药干加油，煎药至枯黑，去渣再煎浓。徐徐下东丹十七斤，桃、榆、柳、槐枝不住手搅，至滴水成珠，去火俟温，方下前细药，同收。

荆沥 三百三十五

味甘，气寒。阴也，降也。

去心胃之烦热，化经络之风痰。治心头漾漾欲吐，理头风旋运目眩。

按：荆沥，化痰去风之妙药也，陶弘景言其治心风为第一。《延年秘录》云：热多用竹沥，寒多用荆沥，并以姜汁助送，则不凝滞，但气虚不能食者用竹沥，气实能食者用荆沥，若胃弱者不宜进也。

叶：味苦寒，治下部湿𧏾薄脚。

脚气肿满，用荆茎子坛中烧熏涌泉穴及痛处，汗出则愈 出李仲南《永类方》。

根：味甘苦辛，温。有解肌发汗之功，而世无知者。考王氏奇方，一人病风数年，以七叶黄荆根皮，同五加皮、接骨草等分，煎汤日服，遂愈。

荆茎：治灼疮发热。又青盲内障者，春初取黄荆嫩头，九蒸九晒半斤，用乌骨鸡一只以米饲五日，置净板上，再饲以大麻子二三日，收粪入瓶内，熬黄和荆头为末，炼蜜丸，米饮下。

此即今刑杖之荆也，取新采荆茎，截尺许，架两砖上，中间火炙，盛两头流滴，加姜汁传送，每沥一杯，加姜汁二匙。

古椽板三百三十六

主鬼气中恶腹痛，疗梦悸邪祟所扰。

按：古椽板，即古塚棺木也。小儿夜啼，以朽者烧明照之即止。若患前症，以水酒和东引桃枝煎服，当得吐止。

弥古者佳，杉树最妙。

震烧木三百三十七

挂门户火灾能厌，煮汁服治火惊心。

按：震烧木，即雷所击之木也。方士取刻符印，以召鬼神，甚奇。《博物志》云：用击鸟影，其鸟自堕。

本草汇卷十六终

460

本草汇卷十七

吴门郊西郭佩兰章宜纂辑

男　树畹芳谷

姪　维均梅在　参阅

紫藤陈陆坤白笔校订

虫　部

蜂蜜三百三十八

味甘，温平。入手太阴、足太阴经。

和荣卫，润脏腑，通三焦，调脾胃，润口疮，和百药，除烦躁，导便结。

按：蜂蜜，采百花之英，合雨露之气而酿成，其气清和，其味甘美，得中和之气，故气血虚实寒热温凉之症，十二脏之病，无不宜之。生则清热，熟则补中，甘则解毒，柔则润燥，张仲景治阳明燥结，大便不通，蜜煎导法，诚千古神方也。性喜入脾，宜于西北高燥，而不宜于东南卑湿，然多食亦生诸风湿热虫䘌。大肠虚滑者，虽熟蜜亦在禁例。同葱食害人，同莴苣食令人下利，食蜜饱后不可食鲊，令人暴亡。与姜汁熬炼，治癫极效。

凡炼蜜，一斤入水四两，银石器内，慢火炼，掠去浮沫，至滴水不散为度。生者有毒，酸者勿食，色白如膏者良。试蜜，以烧红火箸插入提起，出气是真，起烟是伪。川蜜温，西蜜凉，闽广蜜热。

黄白蜡 三百三十九

味淡涩，温。

黄者治下痢脓血，白者疗泄泻后重。

按：蜡，即蜜之凝结于底者也。万物之味莫甘于蜜，莫淡于蜡，蜜之气味俱厚而属于阴，故养脾，蜡之其味俱薄而属乎秋，故养胃，厚者味甘而性缓质柔，故润脏腑，薄者味淡而性涩质坚，故止泻痢。张仲景治痢有调气饮黄蜡三钱，阿胶三钱同化，黄连末五钱，分三次热服，《千金方》治痢有胶蜡汤用蜡二碁子大，阿胶二钱，当归二钱半，黄连三钱，黄柏一钱，陈米半升，煮米熟，去米入药，煎一钟温服，效甚捷，盖有见于此。火热暴痢不宜用，贴疮生肌止痛，合大枣咀嚼即易烂。恶芫花。

露蜂房 三百四十

味咸，甘温，有毒。入阳明经。

拔疔肿附骨之根合乱发、蛇皮烧灰为末，以酒日服，止风虫牙齿之痛用盐实蜂房孔内，烧末擦之，盐汤漱去，或用房蒂绵包咬之，或同醋煎热漱之。起阴痿蜂房烧灰，新汲水服，可御十女，阴寒痿弱，房灰敷阴上即热起而治风气蜂房、蝉蜕等分为末，酒服一钱，日三，洗乳痈而涂瘰疬。

按：蜂房，即黄蜂之窠也，性有毒，以其得火气之甚也。外科方多用之者，皆取其以毒攻毒，兼杀虫之义耳。若病属气血虚，与夫痈疽溃后，元气乏竭者，皆不宜服。

露天树上者为最，炙末用。恶干姜、丹参、黄芩、芍药、牡蛎。

五倍子 （一名文蛤）三百四十一

味苦，酸涩。气薄味厚，敛也，降也。入手太阴、足阳明经。

敛肺化痰，故止嗽有效，生津降火，斯消渴相宜。上下之血皆止，阴阳之汗咸瘳自盗汗者用倍末，津调填脐中，缚住，一夜即止。泻痢久而能断，肿毒发而能消初起无头者，五倍、大黄、黄柏等分为末，水调涂四围，或一味蜜调涂。糁口疮，须臾可食五倍一两，滑石半两，黄柏蜜炙半两，为末，漱净糁之，便可饮食，洗脱肛，顷刻能收五倍为末，先以艾纸捲五倍末成筒，放便桶内，瓦盛，令病者坐上，以火点着，使药烟透入肛门，其肛自上，随后将白矾为末，搽于肛门，即不脱。染须发之白《圣济总录》用针砂八两，米醋浸五日，炒略红色，研末，五倍子、百药煎、没石子各二两，诃黎勒皮三两，研末各包。先以皂荚水洗髭须，用米醋打荞麦面糊，和针砂末敷上，荷叶包过一夜，次日取去，以荞麦糊四味，敷之一日，脱去即黑。《杏林摘要》用五倍一斤研末，铜锅炒之，勿令成块，如有烟起，即提下搅之，从容上火慢炒，直待色黑为度，以湿青布包扎，足踏成饼，收贮听用，每用时，以皂角水洗净须发，用五倍子一两，红铜末酒炒一钱六分，生白矾六分，诃子肉四分，没石子四分，硇砂一分为末，乌梅、酸榴皮煎汤，调匀碗盛，重汤煮四五十沸，待如饴状，掠刷于须发一时，洗去再上，包住，次日洗去，再以核桃油润之，半月一洗，甚效，治目烂之疴焙存性为末，入飞过黄丹少许敷之，日三上，或用五倍子研末敷之。阴囊湿疮出水，同蜡茶、腻粉，葱汤洗，继以油调；头癞热疮风癣，偕白芷为末收脓水，干上清油。

按：五倍子，乃虫食木之津液结成者，得木气而兼金水。性最急躁，善收顽痰，解热毒，佐他药尤良；其味酸咸，故能敛肺止嗽，化痰止渴，收汗；其气寒，故能散热毒疮肿；其性收，故能除泄痢湿烂。若咳嗽由于风寒外触，肺火实盛者，误服则火气无从泄越矣黄昏咳嗽乃火气浮入肺中，不宜用凉药，宜五倍、五味敛而降之。泻痢非虚脱者忌之。风毒攻眼，痒涩痛烂不可忍者，用五倍一两，蔓荆一两，为末服二钱，余以水二钟，铜石器内煎汁去滓，乘热洗，渣再煎，大能明目去涩。《山海经》作五棓，其形似海中文蛤，故亦同名，又名百虫疮，会意也。蜀中者为胜，生于盐肤木上，圆长不等，缀于叶间。其壳坚脆中空，有细虫如蠛蠓[①]，采蒸去虫用。

---

① 蠛蠓：音灭猛，虫名。

百药煎：功与五倍子不异，但经酿造，其体轻虚，其性浮收，且味带余甘，治上焦心肺，咳嗽痰饮热消诸病尤为相宜。皮工造以染皂色，大为时用。附造法：用五倍子为粗末，每一斤用真茶一两，煎浓汁，入酵糟四两，擂烂拌和，器盛，置糠缸中入酵糟四两，擂烂拌和，器盛，置糠缸中盖之，待发起如发面状即成矣，捏作饼丸，晒干用。又方：以五倍一斤研末，酒曲半斤，细茶一把研末，用小蓼汁调匀，入瓷器中盖紧，以稻草封固，过一七后，长出霜，作饼，晒干用。

桑螵蛸三百四十二

味咸，气平。气薄味厚，阴也。入足少阴、太阳、厥阴经。

止梦寐遗精，疗血闭腰痛，治产后遗尿，理妇人转胞。

按：桑螵蛸，桑树上螳螂子也。禀秋金之阴气，兼得桑木之津液，为肝肾命门之药。男子以肾为本，肾虚则五脏气微，阴痿失精，故古方于男女虚损，肾衰遗溺，白浊阴痿，不可缺也。凡失精遗溺，火气太盛者，少少用之。

凡使，勿用杂树上生者。取桑上者，以热浆水浸一日，火炙用，不则令人吐。此物一生九十九子，用一枚即伤百命，仁人君子闻之且当惨然，况忍食乎？得龙骨疗泄精。畏旋覆花。

白僵蚕三百四十三

味咸，辛温，有毒。气味俱薄，浮而升，阳中之阳也。入足厥阴、太阴、手太阴、少阳经。

治中风失音，逐皮肤虫痒。散痰气结滞如果实，疗身肤蛇体如甲鳞此由气血痞塞，亦名胎垢，僵蚕去嘴为末，煎汤浴之，一加蛇蜕。理咽喉肿痛及喉痹，下咽立效，祛腹内龟背如砖硬，过时即软僵蚕同白马尿，立软如绵。

按：白僵蚕，蚕之病风死者也，死而不朽，故名曰僵。属火而兼土与金水，喜燥恶湿，能入皮肤经络，发散诸邪热气，祛风化痰之要药也元素曰：能去皮肤诸风如虫行，盖厥阴、阳明之药，故又治诸血病、疝病、痔病也，有余之邪，及外邪为病者宜之。今治小儿惊风，不问虚实，一概混施，误之甚矣。

米泔浸一日，待涎浮水上，焙去丝及黑口。恶桑螵蛸、桔梗、茯苓、萆薢。姜汁为之佐。头蚕白直者佳。

蚕茧（已出蛾者）三百四十四

甘温。

痈疽无头者，烧灰酒服即破，痘疮脓烂者，填矾煅末掺良。

按：蚕茧，属火，有阴之用。能泻膀胱中相火，引清气上朝于口，故能止消渴也。方书多用，而诸家本草并不及，诚缺文也。近世用治痈疽代针，用一枚即出一头，二枚即出二头，神效无比。

原蚕蛾 三百四十五

味咸，气温，小毒。入足少阴经。

止精强阴，交接不倦，助阳起痿，收泄固淋。

按：原蚕蛾，即第二番蚕也，其性最淫，出茧即媾，至于枯槁乃已，故强阴益精用之。取未交雄蛾二升，去头足翅，炒为末，蜜丸梧子大，每夜服一丸，可御十室，以菖蒲酒止之。

雄者入药，炒去头足翅用。

原蚕沙 三百四十六

味甘辛，温。

熨风痹及一切关节皮肤不遂，性温燥，除一切宿冷风湿瘫缓。

按：原蚕沙，即第二番蚕所出之屎，蛾与沙俱晚者为良。属火性燥，燥能胜风去湿，故蚕沙主疗风湿之病，病风瘫缓者，用醇酒三升，拌蚕沙五斗，甑蒸择暖室中，铺油单纸上，令患人卧

465

于沙上，厚盖取汗，虚人须露头面，未愈再作。风弦烂眼，以真麻油浸蚕沙二三宿，研细涂烂处，隔宿即愈。若无外邪风湿侵犯者忌之。

淘净晒干用，以饲牛，可以代谷。

斑蝥 三百四十七

味辛咸寒，大毒。入手太阴、阳明、太阳、足太阴经。

破血结而堕胎孕，散癥癖而破石瘕。拔疔肿之毒根，下风狗之恶物九死一生，急用斑蝥七个，以大米炒黄，去米为末，酒一杯煎，空心温服，取下小狗为度，如少，数日再服。《本经》主鼠瘘疽疮疥癣，以其性能伤肌肉、蚀死肌也。

按：斑蝥，禀火金相合之气，近人肌肉，即为溃烂，毒可知矣。能追逐肠胃垢腻，复能破结走下窍，直至精溺之处，蚀下败物。惟瘰疬、颠狗被咬，或可制度，如法暂施，能使其根从小便中出，或如粉片，或如烂肉，皆其验也，但痛不可当，以木通、滑石、灯心辈道之。虽煅性，犹能啮人肠胃，发泡溃烂致死，用者斟酌，切戒切戒！

七八月间，生大豆叶上，黄黑斑纹，尾后恶气射出，臭不可闻。凡使，用糯米拌炒，至米黄黑色，去头翅足用。一法用麸炒过，醋煮用，然不若用米取气，勿用质为稳。

另有芫青 即青娘子，其毒尤猛，色纯青，绿背，生于芫花上，产宁州。又葛上亭长，黑身赤头，腹中有卵，白如米粒，葛叶上采之，出雍州。又地胆，如大蚂蚁，黑头赤尾，在地中或墙石内。性治功用皆与斑蝥无别，故不存文案，皆是杀命之药，用者慎之。

畏巴豆、丹参、甘草、豆花。惟靛汁、黄连、黑豆、葱、茶能解其毒。

466

蝎蛸音伊祁（即全蝎）三百四十八

甘辛，有毒。入足厥阴经。

善逐肝风，深透筋骨。大人中风不遂，手足抽掣要矣，小儿惊痫脐风，慢脾天钓需焉。

按：全蝎，风药也，色青属木，专理肝胆家症，故风客是经，非此辛温走散之物则不能祛风逐邪，入达病所也蝎乃活风要药，惊风尤不可缺。若似中风及小儿慢脾风病，属于虚者，法咸忌之。出青州者独胜。

去足炒用，全用者为全蝎，单用尾谓蝎梢，其力尤紧。雄者螫人痛在一处，井泥敷之，雌者痛牵诸处，瓦沟下泥敷之，或在手足，以冷水渍之，歇暖即易，在身以水浸布搨之，皆验《古今录验》云：被蝎螫者，但以木碗合之，神验。又用蜗牛涂，毒即解散，蜗常食蝎也。

水蛭三百四十九

味咸苦，寒，有毒。阴也，降也。入足厥阴经血分。

治蓄血瘀血，破血癥血劳。入坚结利若锋针，逐恶血快如砭石。

按：水蛭，生于溪涧阴湿之处，乃食血之虫，能通肝经聚血，为攻血要药也。成无己云："咸走血，苦胜血"，故蓄血欲除必用此，加麝香少许，同酒而下，则蓄者立行。世医多知百病之生于气，而不知亦有生于血者，盖血犹水也，水行则无壅滞之患矣。一或凝滞于经络肠胃之间，血症由此而作，所以抵当汤中用水蛭、虻虫，施于脉之沉滑数实，以咸苦泄蓄血也。但此物难断制，煅苟存性，入腹便活，啮人肠脏，非细故也，莫若四物汤加酒浸大黄各半下之，尤妙，奚必用此难制之恶药也。《谈野翁方》有纫染白发，用水蛭为极细末，以龟水调撚须梢，自行入根也以龟放荷叶上，用镜照之，俟龟头出，尿即得矣。一用白乌骨鸡杀血

467

入瓶中，纳活水蛭数十于内，待化成水，以猪胆皮包指，蘸撚须梢，自黑人根也。

凡用，烈日晒干，剉细炒极熟，腹中有子者去之，若误食，生子为害。惟用田泥和水数碗饮之，盖得土气而下耳，或以牛羊热血同猪脂饮之，亦下也。牛食蛭，以梅酱水喂之即解。畏石灰、食盐。

粪中蛆三百五十

气寒。

治疳痰疳疮，疗痹积热痢。

按：蛆，即蝇之子也，凡物败则生蛆，专治小儿疳积之病。张子和治痈疽疮疡生蛆，以木香槟榔散末敷之，若生于痘疮，用猪肉片引出，以藜芦、贯众、白蔹末，用香油调敷。

蝉蜕三百五十一

味咸甘，寒。入手太阴、足厥阴、太阴经。

快痘疹之毒，宣皮肤之风。小儿惊痫夜啼用四十九个，去前截，用后截，为末，分四服，钩藤汤或薄荷汤下。若用前截，即复啼矣，目疾昏花翳障。

按：蝉蜕，乃土木之余气所化，饮风吸露，其气清虚，故主疗皆一切皮肤风热之症蝉性蜕而退翳，蛇性窜而祛风，又主哑病、夜啼者，取其昼鸣而夜息也。痘疹虚寒证，不得服。

凡使，沸汤洗去泥土、翅足，浆水煮过，晒干用。

蝼蛄（一名土狗）三百五十二

咸寒，有毒。

通便而二阴皆利，逐水而十种俱平端午日，取蝼蛄阴干，分头尾焙收，治上身用头末七个，治中用腹末七个，治下用尾末七个，食前酒服，小便闭用下截焙干为末，水服半钱，立通，俱要忌咸一百日。面浮者用土狗一个，轻粉二分半为末，每滴少许，入鼻内，黄水出尽为妙。贴瘰疬，治

468

石淋。

按：蝼蛄，自腰以前甚涩，能止大小便，自腰以后甚利，能通二便，治水甚效。但其性急，虚人戒之。

穴地、粪壤中生，去翅足炒用。入药用雄，雄者善鸣而飞，雌者腹大羽小，不善飞翔，吸风食土，喜就灯光，或用火烧地，置蛄于上，任其跳死，覆者雄，仰者雌也。

䗪音柘**虫**（即地鳖）三百五十三

味咸苦，寒，有毒。入手少阴、足太阴、厥阴经。

去血积，搜剔极周，主折伤，补接至妙。煎含而木舌旋消用五枚同食盐半两为末，水煎数沸，时时热含取涎，水服而乳浆立至。

按：䗪虫，专主血症之剂也。以刀断之，中有白汁如浆，凑即连行，故今人以之治损伤续骨有效，乃足厥阴肝药也，殊不知有瘀血作疼者，诚为要药。倘无瘀血，而其伤在筋骨脏腑之间，法当和补者，岂可妄投。仲景有大黄䗪虫丸，以其有攻坚下血之功耳，若患疟母者，乃必须之品也。然虚人亦须斟酌用。

似鳖无甲，生于壁墙土壤中，去足，焙存性用。畏皂荚、菖蒲。一名过街，逢申日则过街也。

蜚虫（即虻虫）三百五十四

苦寒，有毒。入足厥阴血分。

攻血遍行经络，堕胎只在须臾，除贼血在胸腹五脏，疗喉痹与结塞不通。

按：蜚虫，青绿入肝，专唼牛马之血。仲景用以逐血，因其性而取用者也，故血结不行者，以此攻之。若气虚之人，实有蓄血者，不可轻用也。

取腹有血者，去足翅炒。恶麻黄。

蟾蜍音除三百五十五

辛凉，微毒。入阳明经。

主小儿劳瘦疳疾，治一切五疳八痢用大蟾蜍一枚存性，皂角去皮弦一钱存性，蛤粉水飞三钱，麝香一钱为丸，空心饮下，名五疳保童丸。又治疳积骨立，用立秋后大虾蟆，去首、足、肠，以清油涂之，瓦土炙熟食之，积秽自下，连服五六枚，一月之后自愈。**消时疮发背之毒**未成者，用活蟾蜍一个，系放疮上半日，蟾必昏愦，置水中救其命，再易如前法，三者之后，其蟾如旧，则毒散矣。若势重者，以活蟾破开，连肚乘热合疮上，不久必臭不可闻，如此二三易，其肿自愈，勿以微物见轻也，**理冷癖食土之病**。

按：蟾蜍，属土与水，应月魄而性灵异，湿化之物也，过用能发湿助火。为疳病疽疮之要药，以其能攻拔疗毒也。

《别录》谓虾蟆，一名蟾蜍，误矣。蟾蜍多在人家下湿处，形大背多痱磊，行迟不能跳跃，亦不解鸣，锐头皤腹，腹下有丹书八字，促眉浊声。虾蟆多陂泽间，形小，作呷呷声，皮上多黑点，能跳跃极急。今世用者皆蟾蜍，而非虾蟆也。其味大辛，善能发汗，其毒在眉棱皮汁中，去皮、肠、爪，酒浸一宿，酥炙干用。目赤、腹下无丹书八字者，不可用。

胆：治小儿失音不语，取汁点舌，立愈。

蟾酥三百五十六

味甘辛，温，有毒。入足阳明、少阴经。

治一切发背疗肿，疗脉络风邪恶血。

按：蟾酥，即蟾蜍眉间之白汁也，有大毒，不宜多食，诸家咸云治小儿疳瘦，恐非正治也。若齿痛误入牙根，头目即胀大而毙。观陶氏云：其皮汁大毒，犬啮之唇口皆肿，此其验矣。惟疗毒服之，勿过二三厘，亦不过取其以毒攻毒之义耳，然必与牛黄、明矾、乳香、没药之类同用，乃可。虽外科方有夺命之功，如轻用亦能烂人肌肉。若疮已溃，欲其生肌长肉之际，得之作痛异常，不可不知也。

取酥法：以蒜及胡椒等辣物，纳其口中，则蟾身白出，以竹篦刮下干用。真者轻浮，入口味甜，不可入目中，令人赤盲，或

470

以紫草汁洗点即消。

蜈蚣三百五十七

辛温，有毒，阳也。入足厥阴经。

治腹内蛇瘕误食菜中蛇精，成蛇瘕，或食蛇肉，腹内常饥，食物即吐，以赤足蜈蚣一条，炙研酒服，惊吊疮甲趾甲内恶肉突出不愈，蜈蚣一条，焙研敷之，外以南星末醋和调敷四围，疗脐风撮口但看舌上有疮如粟大是也，用东走蜈蚣，以猪乳调半钱，分三四服，温灌之，或以指甲刮破，研敷两头肉，即愈，腹大如箕蜈蚣五条，酒炙研末，每服一钱，以鸡子二个打开，入末搅匀，纸糊，沸汤煮熟，食一服，不过三次瘥。散天蛇蜈蚣烧烟熏，一二次即愈，或为末，猪胆汁涂之瘰疬瘤肿，堕胎孕虫毒瘴毒。

按：蜈蚣，禀火金之气，性善走窜，风气暴烈，能截能擒，疽毒恶熠，能散能起。贵乎药病相当，重在酌量作剂，或过剂，以蚯蚓、桑皮汁服而解之，为疮科、小儿科紧关药也。若烟瘴之乡，多毒蛇气，人有不服水土，感触风气而发蛇瘴者，惟此为上药耳。善能制蛇，欲啖其脑，《淮南子》云"腾蛇游雾，而殆于蝍蛆"，正指此也。惊风非由烟瘴，积聚非由结瘕，咸在所忌。

出京口茅山，取赤足黑头者，以火炙去头足尾甲，将薄苛叶火煨用，或酒炙亦可。人中其毒，以桑汁、白盐、大蒜涂之，或即以黄土水涂，以黄筒纸熏之，立效。畏蛞蝓音恬于，蜗牛类，即托胎虫、蜘蛛、鸡屎、桑皮、白盐。

蚯蚓三百五十八

味咸，大寒，有毒。

伤寒伏热狂谬能祛，肾脏风注脚胫可理。疬风痛痒，枣肉捣丸美酒下，劳复卵肿，绞汁下饮索汗良。

按：蚯蚓，属土，得阴水之气，寒而下行，大能行湿病，解邪热，治足疾，而通经络也，故脚风药中必须，又治肾脏风下注病。若人下体成片湿毒疮，流水痛痒，取其粪出韭地者研末一

471

两，入轻粉二钱，生桐油调涂之。如脾胃素虚，伤寒非阳明实热，在所忌也。蚰蜒入耳，为末入葱内，化水点入，则蚰亦化矣。

凡用，以蜀椒、糯米各二钱半，同熬至米熟，拣出用。若要水，以盐日暴，须臾成水。若被咬中毒，惟以石灰水浸之，或盐汤浸，并饮一杯。

蜗音哇**牛**三百五十九

咸寒，有毒。

治小儿脐风，撮口喉痹，消诸肿疾腮，蜈蚣蝎毒。

按：蜗牛，即圆壳蜒蚰也，身有涎能制蜈蝎。夏热则自悬叶下，升高涎枯，则自死也。入婴儿药最胜，其所主病，大抵皆解热消毒之功耳。

生池泽草树间，形似小螺白色，头有四黑角，以形圆而大者为胜，其一种扁小者不堪用。

鳞 部

龙骨三百六十

甘平，性涩，小毒。阳中之阴。入手足少阴、厥阴经。

涩精而遗泄能收，固肠而崩淋可止，缩小便而止自汗，生肌肉而收脱肛。《本经》治嗽逆者，阳虚而气不归元也，得此敛摄则逆自止耳。小儿惊痫，皆由心、肝二脏虚热所致，惊气入腹则心腹烦满，敛摄二经之神气而平之，以清其热，则热气散而诸病去矣。又《别录》缩小便，止泄精者，小肠为心之腑，膀胱为肾之腑，二经之气虚脱，则小便多而不禁，脏气敛则腑亦随之，故缩便而止泄也。

按：龙，禀阳气以生，而伏于阴，为东方之神。性涩气收，益肾脏兼入心与肠胃，能燥湿，固肠脱，善敛浮越之正气，有止

472

泄涩精之用。带脉为病，此能主之。诸疮久不收口者，略用最妙，病属虚脱者宜之。若当通利疏泄者，不可用也。

产晋地者为上，其骨细纹广者是雌，骨粗纹狭者是雄。五色全具上品，白中黄者次，黑色者勿用。舐之着舌者，佳。煅赤研细，酒浸焙干，水飞蒸晒用，稍不细则沾着肠胃，晚年作热。畏石膏。得人参、牛黄良。牛黄恶龙骨，而龙骨得牛黄更良。忌鱼及铁器。

附：紫梢花

甘温。

益阳秘精，疗真元虚惫，故《集简方》治阳事痿弱遗精者，同生龙骨各二钱，麝香少许为丸，烧酒下，欲解，须生姜甘草汤。又治囊下湿痒，同胡椒煎汤洗数次即愈。

陈自明云："此花生湖泽中，乃鱼虾生卵于竹木之上，状如糖徽①，去木用之。"而孙光宪云："海人言此是龙在水边遗沥，值流槎，着木如蒲槌音垂状，其色微青黄，复似灰色，坐汤多用之"，当以此说为正。

附：秘传接气沐龙汤

专治阳衰久痿滑精，不用内服，惟主外治，大约患此者，或由禀弱，或由纵欲，或忧郁所致，或心肾不交，种种不一，如概服辛温燥热之剂，不惟销铄真元，祸不旋踵，此方用外接之法，所以为妙。先兄鸣吉，患此二载，百药无济，获此顿起。

紫梢花、甘草、甘遂、良姜、文蛤、母丁香、巴戟天、川乌、附子、吴茱萸、川椒、细辛、淫羊藿、蛇床子、楝树子、甘松各一两，锁阳、苁蓉、官桂、羊皮、红蔗皮、满山红、罂粟壳水泡去筋各二两，红豆七十粒，酒药内用辣者，白颈蚯蚓七条炙，倭铅八两，切薄片，匀七剂，每日一剂，瓦锅内煎汤，先熏后洗，以冷为度，晚重温药汤再洗，如此七日内禁房事。

---

① 徽：音伞，一种油炸面食，古时环钏形，现细如面条，呈栅状。

龙齿 三百六十一

味涩，气凉。入手少阴、足厥阴经。

攻结气与癫疾，治烦闷之热狂。镇心神，安魂魄。小儿五惊十二痫，大人诸痉之寒热。

按：龙骨入心、肾、肠、胃，龙齿则单入肝、心，故骨兼有止泻涩精之用，齿唯镇惊安魂魄而已。许叔微云："肝藏魂，能变化，故魂游不定者，治之以龙齿"，即此药也。脉紧病实，气盛火郁者忌之。

制同龙骨。

鲮鲤甲（即穿山甲）三百六十二

味咸，微寒，有毒。入足厥阴经，兼入手足阳明经。

除痰疟，通经窍，消痈肿，排脓血，疗蚁瘘即漏也，以其食蚁故治蚁漏，敷疮癞。治痘疮变黑，散疔毒乳岩。

按：穿山甲，穴山而居，寓水而食，能走窜经络，无处不到，直达病所，为通经下乳之要药谚云："穿山甲、王不留，妇人食了乳长流"，亦言其迅速也，患病在某处，即用某处之甲。然性猛不可过服，痘疮元气不足，不能起发者，不宜服。同乳香、没药、番降香、红曲、山楂、通草、童便，治上部内伤疼痛。

生湖广岭南，肖鲤而有四足，黑色，能陆能水。凡用之，或酥炙、便炙、醋炙，或土炒、蛤粉炒，或烧，或油煎，打碎用，未有生用者，仍以尾甲，乃力胜。

蛤蚧 三百六十三

味咸，气平，有小毒。入手太阴、足少阴经。

补肺虚之劳嗽，治上气之喘促，壮元阳而解传尸，止咯血而下石淋。《开宝》治肺劳传尸，咳嗽淋沥者，皆肺肾为病也，劳极则肺肾虚而生热，故外邪易侵，内证兼发也，蛤蚧属阴，补水之上源，则肺肾皆得所养，而劳热咳嗽自除，肺气清则水道通，而淋沥亦止。

按：蛤蚧，得金水之气，治久嗽有功，肺积虚热成痈咳血，晓夕不止，喉中气塞，胸膈噎滞者，服之颇效，何大英云："定喘止嗽，莫佳于此"。昔人云："补可去弱，人参、羊肉之属"，蛤蚧，补肺气定喘止渴，功同人参，益阴血助精扶羸，功同羊肉。近世治劳损瘵弱，许叔微治消渴，俱取其滋补也。刘纯云："气液衰，阴血竭者，宜用之"。若风寒外邪咳嗽者，不当用。

其毒在眼，用酒洗，去头、足、鳞、鬣，以酥炙研用。口含少许，奔走百步不喘息者，乃为真也。生广南水中，夜居榕树上，形如守宫，尾与身等，雌雄相随，药力在尾，而此物最惜其尾，每见人取之，多自啮断尾而去，采之须以两股铁叉刺之为得。入药须用雌雄，雄为蛤，皮粗口大，身小尾粗，雌为蚧，皮细口尖，身大尾小。宜丸、散中用。

蛇蜕 三百六十四

味咸甘平，有毒。入足厥阴经。

治癫痫瘈疭，弄舌摇头，疗喉痹吹奶，翳膜遮睛。

按：蛇蜕，蛇之余性犹存，不以气味为用者。蛇之性上窜而主风，蜕之用入肝而辟恶。瘈疭弄舌等症皆肝经之患也，蜕能走窜，善引诸药入肝而除邪耳。痘后目翳，以蜕一条洗焙，天花粉五分为末，以羊肝破开，夹药缚定，米泔水煮食，亦奇方也。若癫痫非外邪，由于肝心虚者，不效。

蛇蜕无时，但着不净，或大饱即蜕，须用青黄苍色。色白如银者，以皂荚水洗净干，或掘坑一尺二寸，埋地一宿，或酒或醋浸，盐泥固，煅存性用。畏磁石及酒。孕妇忌服。

白花蛇 （即蕲蛇）三百六十五

味咸甘温，大毒。

治一切风症。力倍诸蛇。癞麻风，白癜风，髭眉脱落，鼻柱塌坏者，急须求之；鹤膝风，鸡距风，筋爪拘挛，肌肉消蚀者，速为觅用。

按：白花蛇，生于土穴阴霾之处，禀幽暗毒疠之气，性窜最烈，彻骨搜风，外走经络，内透脏髓，能引诸药至有风疾处，自脏腑而达皮毛也。凡疬风癞癣，偏痹不仁，因风所生之症，无不藉其力以获瘳，然非风气交固不能通达者，用之则引风入骨矣。若中风口㖞半身不遂，定缘阴虚血少，内热而发，与得之风湿者殊科，非所宜也。

虽有黔土，惟取蕲州，其蛇龙头虎口，黑质白花，胁有二十四方胜纹，腹有念珠斑，口有四长牙，尾有爪甲长一二分，肠如连珠，多在石南藤上。诸蛇鼻向下，独此鼻向上，诸蛇死目闭，惟此目开如生，虽枯而眼光不陷，他处者则否矣，蕲两界者，一开一闭。去头、尾各三寸，取其中段，不过净肉四两而已，亦有单用头、尾者，取其倍毒也。若黔者，倍大，头、尾可去一尺，酒浸一二宿，火炙去尽皮骨，盛砂瓶埋地中出火毒，密封藏之，十年不坏。其骨须远弃之，伤人，毒与生者同也。

乌梢蛇 三百六十六

甘平，小毒。

功同白花，但性善而不啮物，色黑如漆，背有三棱如剑脊，眼有赤光，枯死不陷，尾细长，能穿小铜钱一百文者良，头上有逆毛，腹下有白带子一条，长一寸者，雄也，入药最妙。此蛇不食生命，多在芦丛中，吸南风及其花气。重七钱至一两者为第一，粗大者力弥减也。市中用他蛇熏黑乱真，但眼不光耳。《朝野金载①》治大风者，以乌蛇蒸熟取肉焙研，蒸饼丸米粒大，以

---

① 朝野金载：唐代张鷟著，主要记载唐代前期朝野遗事轶闻。

喂乌鸡待尽，杀鸡烹熟焙研，丸服，不过三五鸡即愈矣。又法以蛇打死，盛之待烂，以水二碗浸七日，去皮骨，入糙米一升，浸一日晒干，用白鸡饿一日，以米饲之，待毛羽脱去，杀鸡煮熟食，以酒下之，吃尽，以热汤浸洗大半日，其病自愈。

青鱼胆三百六十七

味苦，气寒。

点赤目肿痛以去风热，疗乳蛾喉痹而涂热疮。

按：青鱼胆，色青象木，入通肝胆，二物开窍于目，目赤障者，宜频点。其涂恶疮者，苦寒能凉血热也。若目病非风热盛，而由于血虚昏暗者，不可用也。乳蛾喉痹，万氏用胆矾盛青鱼胆中，阴干点喉少许，取吐。

腊月收取，挂壁阴干。

鳗鲡鱼三百六十八

甘平，气寒。

治风瘙如虫行，疗湿痹如水洗。男子骨蒸痨瘵，妇人产户虫疮。

按：鳗鲡鱼，禀土中之阴气，常与水蛇同穴，虽有小毒，以五味煮羹，能补虚损痨瘵。然其功则专于杀虫去风耳，风虫痔瘘，烧炙为末，空腹食，三五度即瘥。张鼎云："夏月用骨烧烟，蚊化为水；熏毡及屋舍竹木，断蛀虫；置骨于衣箱，断诸蠹。"脾胃薄弱易泄者勿服。

小者可食。重三四斤，及水行昂头者，腹下有黑斑，背有白点，无鳃者，杀人。娠妇忌之。与银杏同食，患软风。

鳝鱼三百六十九

味甘，大温。

善补气，逐湿痹，除腹中冷气，痢疾可医，贴痔漏臁疮，引虫甚妙用黄鳝打死，香油抹腹，蟠疮上，痛后取看腹有针眼，皆虫也。未尽再作，后以人胫骨灰油调涂之。

按：鳝鱼，得土中之阳气，甘温具足，所以能补中益血，性善穿窜，故走经脉，疗十二风邪。口眼㖞斜，用其血同麝香少许，左㖞涂右，右㖞涂左。患耳痛者滴数点入耳。凡病虚热者，不宜食，时行病后食之，多致复病，过食亦能动风气，发诸疮。

黄者佳，黑者、大者杀人。置缸水中，项下有白点，通身浮水上，此蛇所化也，弃之，或以蒜瓣投于缸中，则群鳝跳掷不已，亦物性相制也。不可合犬肉、血同食，中其毒者，以蟹解之。

乌贼鱼骨 （即海螵蛸） 三百七十

味咸，微温。入足厥阴、少阴血分。

治女子赤白漏下，经室血闭，疗丈夫阴中肿痛，囊湿乌贼、蒲黄扑之疳疮。耳中脓水吹愈，目内热泪能消。惊气入腹，环脐腹痛惊入肝胆，则荣气不和，故腹痛环脐也。外科燥脓收水，眼科去翳清烦亦治牛马障翳。妇人水户嫁痛，同鸡子黄涂，小儿重舌鹅口，同蒲黄末敷。

按：乌贼鱼骨，禀水中之阳气，味咸入血，性涩能收，故有软坚止滑之功，而所主皆肝伤血闭不足之病。凡血枯血瘕，经闭崩带，下痢疳疾，皆厥阴本病也。寒热疟疾、聋、瘿、小腹痛、阴痛，厥阴经病也，目翳流泪，厥阴窍病也。厥阴属肝，为藏血之脏，女人以血为主，虚则漏下赤白，或经室血闭，寒热癥瘕矣。少阴为藏精之脏，主隐曲之地，虚而有湿，则阴蚀肿痛，虚而寒客之，则阴中寒肿矣。男子肾虚则精竭无子，女人肝伤则血枯无孕。今用此药通血脉而祛寒湿，自然诸病去而精血足，尚焉得而无子哉。又考陈氏治闺房三病，一犯月水行房，精血相射，入于任脉，留于胞中，而致小腹结痛，病如伏梁，水溺频涩，是名精积也；一胸胁支满，妨于食，如闻臊臭，出清液，先唾血，

478

四肢清而目眩，时时前后，皆年少时大脱血，或醉入房，气竭肝伤而成血枯也；一子死腹中，秽物不消，恶血淹留，而致胞冷绝娠。经旨用此以佐䗌茹，通调血气，施布恶积，允法三代以前汤液之美矣。若血病多热者，勿用。

以卤水煮一伏时，炙令黄，过昼夜，研细水飞，轻脆而白，择上纹直顺者才真，上纹横者沙鱼骨也，不用。恶白及、白蔹、附子。

腹中有墨，能吸水吃墨，令水溷黑以自卫，名为腹中墨，酽醋磨浓，虫心痛，顿服即愈。写契略淡，过岁全无，为商客者不可不知。其性嗜乌，口生腹下，每浮水上，飞乌啄之，卷取而食，故名乌贼。

鲫鱼 三百七十一

甘温。入足阳明经。

主胃冷不食，调中益脏，疗肠风血痢活鲫鱼，去肠留鳞，满入五倍子末，泥固，煅性为末，酒服一钱，膈气吐食用大者，去肠留鳞，切大蒜片填满，纸包炭煨，取肉和平胃散末一两，杵丸，米饮下。卒病水肿，用三尾去肠，同商陆、赤小豆煮糜啖饮。消渴饮水，取一枚留鳞，以茶叶填实满，煨熟调服。

按：鲫鱼，得土气以生，故诸鱼属火，惟鲫属土，有调胃实肠之功焉。若多食之，未尝不助火也，宜于夏月热痢。

鲫喜偎泥，不食杂物，故能补胃。不可与沙塘、芥菜、猪肝、雉鹿肉及麦冬同食。

河豚 三百七十二

甘温，大毒。

去湿气，杀虫疮。

按：河豚，虽为水族之奇味，必竟大毒杀人，即其无鳞无腮无胆有声目鮐①音定者，自异于诸鱼矣，厚生者可不远之？其肝及子，尤宜痛绝。

中其毒者，以橄榄、甘蔗、芦根、槐花、粪汁解之。反荆芥、菊花、桔梗、甘草、附子、乌头。

海马三百七十三

甘温。

暖水脏，壮阳道，疗难产或手握带身，即易产，治疔肿。

按：海马，雌雄成对，其性温暖，有交感之义，故阳虚房中术多用之。海人捕得，不以唉食，暴干焙之，以备产患。又治远年癥块，用雌雄各一，木香一两，大黄炒、白牵牛炒各二两，巴豆四十九粒，青皮二两，童子小便浸软，包巴豆扎定，入小便内再浸七日，取出，麸炒黄色，去豆不用，取皮，同众药为末，每二钱煎服。

大小如守宫，首如马，身如虾，其背伛偻，有竹节纹，长二三寸。

介 部

龟甲三百七十四

味咸甘，平。气味俱阴，阴中之阴也。入足少阴经。

专补阴衰，借性气引达诸药，善滋肾损，仗功力复足真元。续筋治劳，四肢无力者有验，腰背酸痛，手足重弱者殊功。退骨蒸，截痎疟，小儿囟门不合，臁疮朽音乌臭难闻醋炙存性，出火气，入轻粉、麝香，葱汤洗净搽敷。

按：龟，禀北方之气而生，为阴中至阴之物，其形象离，其

神在坎，大补阴分而主阴血不足时珍曰："先贤用败龟版，惟灵山诸谷，因风坠自败者佳，若人打坏者，次也"，陶弘景用生龟炙，日华用灼多者，皆以其有生性神灵也。所谓败者，乃钻灼陈久如败也。愚意败者，恐还指自败者，是其血肉渗尽，气味全足，方为有用，若钻灼者，已经烧炙焦燥，津液耗去，何益之有哉，是以下焦滋补丸药多用为君。方家亦入补心药中用，以心藏神而龟性有神，借其气以相通，且得水火既济之义，实非补心之正药也。第降火滋阴之物，大都寒凉损胃，惟龟甲益大肠，止泄泻，使人进食，真称神良之品。其性与鳖甲相类，今人喜用鳖甲而恶用龟甲者，皆一偏之见耳，不知鳖甲走肝益肾以除热，龟甲通心入胃以滋阴，阴性虽同，所用略异。灵而长寿，与鹿相等，龟首藏腹，能运任脉，故取其甲以养阴，鹿鼻向尾，能通督脉，故取其角以养阳。病人肾虚而无热，与妊妇俱不宜用。丹溪补阴丸，用龟下甲酒炙、熟地黄各六两，黄柏、知母盐水浸炒各四两，石器为末，以猪脊髓和丸，空心温酒下，一方去地黄加五味子炒一两。又抑结不散，用龟甲酒炙五两，侧柏叶炒两半，香附童便酒炒一两为末，米糊丸，空心温酒下。若难产不下，及交骨不开，用龟甲一个，妇人头发一握，烧灰，川芎、当归各一两，用七钱水煎服，约人行五里许，再服取效。痘后目肿不开，取龟胆汁点之最良。小儿龟胸龟背，以龟尿摩其胸背，久久即瘥矣。又滴耳治聋，点舌下治中风不语，盖走窍透骨故也取尿法，以龟置荷叶上，将镜照之，尿即出；或以猪鬃松叶，刺其鼻亦出。《岣嵝神书》言龟尿磨瓷器，能令软。磨墨书后，能入数分。

取四方透黄者，去胁用底，刮去黑皮，或酒、醋、猪脂，旋涂旋炙，或以酥，铫中熬黄，须研极细，否则沾人肠胃，能变癥痕。勿令中湿有毒。畏狗胆。恶沙参。要肉烂，老桑煮之头方壳圆，脚短者，为阳龟，形长头尖脚长者，为阴龟。阴人用阳，阳人用阴，今人不复分别。

鳖甲三百七十五

咸平。入足厥阴血分。

481

解骨间蒸热，消心腹癥瘕，妇人漏下五色，小儿胁下坚疼。截久疟，消疟母，行瘀血，补阴气。劳瘦痃疾，非此不除，产后阴脱，资之尤要。《别录》疗温疟者，以疟必暑邪为病，类多阴虚水衰之人，暑邪中人阴分，故出并于阳而热甚，入于阴而寒甚，元气虚羸，则邪陷而中焦不治，甚则结为疟母，甲能益阴除热消散，故为治疟之要药。

按：鳖甲，全禀天地至阴之气，有养阴涤热之用。与龟同类而功各有主，鳖色青，故入东方而理肝家诸症，龟色黑，故走北方而理肾部诸疾。阴虚往来寒热，劳复，女劳复，皆为必须之剂。凡阴虚胃弱泄泻，并妊娠，及肝无热者，忌之。目瞤唇动，口㖞，皆风入血脉，急以小续命汤服之，外用鳖血或鸡冠血，调伏龙肝散涂之，干则再上甚效，盖鳖血之性急缩走血也。又五月午日，收爪藏衣领中，令人不忘。

七肋、九肋，不经汤煮者佳。治癥块，用醋炙，治劳热用童便煎，炙黄研细。鳖肉主聚，鳖甲主散，食鳖，剉少许甲食之。性畏葱及桑灰。恶矾石。其胆味辣，破入汤中，可代椒而辟腥气。不可合鸡子、苋菜、薄荷食。

蟹 三百七十六

咸寒。阴包阳也。入足阳明、厥阴经。

和经脉而散恶血，清热结而续筋骨，合小儿之囟以蟹同白及捣涂，解漆毒之疮。爪能堕胎，壳辟壁虱。

按：蟹，禀水气而生，性寒发风，能薄药力。寄于蛇鳝之穴，故食鳝中毒者，食之即解，性相畏也。其黄能化漆为水，故涂漆疮用以解之。烧其螯烟，可集鼠于庭，物性之相感相制，莫能究其义也。虽能散跌扑损伤之血，惟血热者相宜，若因寒凝结，与夫脾胃寒滑之人，咸不宜服。千金神造汤，治子死腹中，用蟹爪一升，甘草二尺，煮滤，入真阿胶三两，顿服，或分二服，若人困灌服。

独鳌独目，两目相向，六足四足，腹下有毛，腹中有骨，头背有星点，足斑目赤者，并不可食。误中其毒，以冬瓜汁、紫苏、蒜、豉、芦根汁解之。不可与柿及荆芥食，发霍乱动风，木香汁可解。醃酱藏者，久留易沙，见灯亦沙，得皂荚或蒜可免，得白芷则黄不散，得葱及五味子，同煮则色不变。孕妇食之，令子横生。

牡蛎三百七十七

味咸，微寒。气薄味厚，阴也，降也。入足少阴、厥阴、少阳经。

固女子赤白带下少阴热也，涩男子梦遗精滑，实玄府不实汗泄，软积血不软坚癥咸能软坚也，消胸中之烦满，化痰凝之瘰疬。

按：牡蛎，海气结成者也。蛤蚌之属，皆有胎生、卵生，独此化生，纯雄无雌，故得牡名。为软坚之剂，以柴胡引之，去胁下硬，以茶引之，消项上核，以大黄引之，消股间肿，以贝母为使，能消积结，以地黄为使，能益精收涩，止小便，肾经血分之药也。张元素曰："壮水之主，以制阳光，则渴饮不思，故蛤蛎之类，能止渴也。"其性收敛，故能涩大小肠，止大小便利。捣粉粉身，亦治盗汗。凡病虚而热者宜之，肾虚无火，精寒自出者忌用。同生地、黄芪、龙眼、五味子、枣仁、天门冬、白芍、茯神、黄柏、当归，治心肾虚盗汗。同麻黄根、蛇床子为粉，去阴汗。

先将童尿浸透，以黄泥固济煅之。贝母为之使。得甘草、牛膝、远志、蛇床子良。恶麻黄、辛夷、吴茱萸。伏硇砂。

真珠三百七十八

味咸甘，寒。入手少阴、足厥阴经。

镇心定悸，磨翳坠痰，收口生肌，除惊拔毒。

按：珠，禀太阴之精气而结，故中秋无月，则蚌无胎，其体光明，其性坚硬，要以新完未经锁缀者为上。《本草》所云逆胪者，胪，胀也，胸腹胀满气逆，以及于手足皮肤皆肿也，经云"诸湿肿满，皆属脾土"，又云"诸腹胀大，皆属于热"，此因脾虚有热，兼有积滞所致，真珠味甘能益脾气，寒能除热，体坚能磨积，故手足皮肤逆胪皆治，古人未及斯义，所以方书叙论不详，亦缺略也。病不由火热者勿用。

人乳浸三日，绢包入豆腐中，煮一炷香，捣碎，研二万余如飞面，方堪用，不细伤人脏腑。

石决明 三百七十九

咸寒。入足厥阴、少阴经。

内服而翳障消除，外点而赤膜尽散，清肝肺之风热，解白酒之味酸 火煅研末，以酒烫热，搅入酒，盖住一时取饮。

按：石决明，得水中之阴气以生，形长如小蚌而扁，外粗内光，细孔杂杂，背侧一行有孔如穿成者。生于石崖之上，能入肝肾补阴，主诸目疾，又名千里光，以功名之也。可以浸水洗眼，目病之外，无他用也。久服令人寒中。

盐水煮，或以面裹煨熟，磨去粗皮，研一万下，水飞用。七空、九孔者良。

文蛤 三百八十

味咸，气平。

利水为咸走肾，坠痰因咸软坚。疗咳逆，止烦渴。

按：文蛤，即今花蛤，大小不等，背上有斑纹者，得阴水之气，故走肾以胜水气。张仲景云"病在阳当以汗解，反以冷水噀之，或灌之，更益烦热，欲饮水不渴者，文蛤散主之"，文蛤五两为末，每服方寸匕，沸汤下，甚效。凡病属邪热痰结者宜之，气虚有寒者，不得用也。

火煅研粉用，不入汤药。蜀漆为之使。畏狗胆、甘遂、

484

芫花。

蛤蜊粉三百八十一

味咸，气寒。入足少阴经。

治气虚水肿大蒜十个捣如泥，入蛤粉，丸梧子大，食前白汤下十二丸，疗白浊遗精洁古云："阳盛阴虚，故泄精也"，蛤粉一斤，黄柏新瓦炒过一斤为末，白水丸，每服百丸，空心温酒下，日二次，蛤粉味咸而且能补阴，黄柏苦而能降心火也，清热利湿，化结消瘿，散浮肿，利小便。

按：蛤粉，能降能消，能软能燥。寒制火而咸润下，故能降焉；寒散热而咸走血，故能消焉；坚者软之以咸，取其属火而性润也；湿者燥之以渗，取其经火化而利小便也。乃肾经血分之药，故主湿嗽肾滑之疾。其肉咸冷，止消渴，解酒毒，但湿中有火，不可不知。

取紫口蛤蜊壳，炭火煅成，以熟栝楼连子、肉捣和成团，风干用。

禽 部

鸭三百八十二

味甘咸，平。入手太阴、足少阴血分。

流行水府，滋阴气以除蒸，闯达金宫，化虚痰而止嗽。

按：鸭有数种，惟白毛而乌嘴凤头者为虚劳圣药，取金肃水寒之象也，故葛可久治劳嗽发热有白凤膏用黑嘴白鸭一只，干捋去毛，胁下开窍，去肠拭净，入大枣肉二斤，参苓白术散末一斤，缚定，用沙甕一个，置鸭于内，以炭火慢煨，将陈酒一甕，作三次入之，酒干为度，野者更益病人。

老者佳，嫩者毒。

鸬鹚三百八十三

味酸咸冷，微毒。

治蛊胀，利水道。

按：鸬鹚，不载功用，惟雷氏序云"体寒腹大，全赖鸬鹚，烧存性，为末，米饮服之，立愈。"时珍曰："诸腹胀大，皆属于热，卫气并存于血脉则体寒，此鸟气寒利水，寒能胜热，利水能去湿故也。"

此鸟不卵生，口吐其雏，亦一异也。

鹈鹕油三百八十四

味咸，温滑。

涂痈肿，治风痹，透经络，通耳聋。

按：鹈鹕油，性走，能引诸药入透病所拔毒，故能治聋痹肿毒诸病。

乌骨鸡三百八十五

味甘咸，平。入足厥阴、少阴经。

补虚劳羸弱，治滑泄脾虚，安心志，益胃气。

按：鸡属土而有金木火，虽有丹、黄、白、黑异色，而总不若白毛乌骨，翠耳金胸为最上乘也。盖鸡为阳禽，属木应风，兹骨反乌者，巽变坎也。受水木之精，具五行之体，故肝肾血分之病与虚热者，皆宜用之鸡禀土金木火之精，又得毛色之乌，是五行全具，不致偏胜，古人取义，实在于此。若他色者，最能动风助火。

鸡冠血：发痘疮和酒服，涂口喎口喎，风中血脉之故，冠血咸而走血，透肌肉也，须用三年老者，取其阳气充溢，若缢死心尤温者，勿断绳，刺冠血滴口中，男用雌，女用雄，以安心神。

肝：可起阴痿，又治小儿疳积昏目，取其导引入肝气也。

膍胵音脾鸱：乃肫内黄皮，即鸡内金也，为消化水谷之所，

486

通达大肠、膀胱二经，能止泄痢，愈淋沥，消酒积，固便遗用鸡内金一具并膀胱，烧存性，酒服，男用雌，女用雄。

屎白惟雄鸡有白，腊月收之：即《素问》所谓鸡矢醴也，下气消积，通利大小便，治蛊胀有殊功。食米成瘕，以鸡矢同白米各半合炒末，水调取吐。大虚者勿用。

鸡子黄雌者为上，乌雌者次之：清烦热，止咳逆，其白微寒，其黄性温，兼用则平。精不足者，补之以气，故卵白能清气治伏热，形不足者，温之以味，故卵黄能补血治下痢性畏醇醋，不可多服，并不可与葱、蒜、韭子、鳖肉、兔肉同食。妊娠不可与鲤鱼同食，令儿生疮，同糯米食令儿生虫。小儿痘疹忌食及闻煎食之气，令生翳膜。

卵壳名混沌池，抱出者用：研末磨翳障，油调敷下疳。

卵白：治产后血运，身痉直不知人。取白，以荆芥末二钱调服即安，甚敏捷。

卵中白皮名凤凰衣：主久嗽气结，同麻黄、紫菀和服立效刀伤以白皮贴之能续。

燖鸡汤：治鸡眼作痛，剥去皮，以汤洗之。

雀卵 三百八十六

味酸，气温。入足少阴经。

强阴经而壮热，补精水而多男。

按：雀，属阳，其性淫，最益精血，入下焦阴分，温暖两肾。夫人身左肾属水为阴，右肾属火为阳，天非此火不能生物，人非此火不能有生。又云"阳生则阴长"，可见命门真阳之气乃人身生化之本，故命门衰败则阴痿精寒，绝化育之路矣。雀卵能令人精强而阳旺，其于人亦大有补哉。今人第知雀卵之能益男子阳虚，而不知其能治女子血枯也。

肉：味甘温，亦能壮阳益精，但功不及卵。《圣济录》治虚寒，有雀附丸：用肥雀肉三四十枚，同附子熬膏丸服，补下甚有验也，阴虚火盛者忌之。古方同天雄服，雄性极热，大毒，非阴脏及真阳虚惫者，慎勿轻饵。

卵取第一番者佳。服术人忌之，雀肉不可与李同食。

雄雀屎 （一名白丁香）三百八十七

味辛苦温，微毒。

痈疔成脓不破者，涂之立溃，目赤胬肉贯瞳者，点之自消同首生男子乳和之。癥癖伏梁，饮亦能化，疮疡吹乳，酒下成功。

按：雄雀屎，性善消散，故外用疗目翳，决癖疔，内服除疝瘕，消积胀，皆取其能消烂之义。凡目痛非风热外邪者，不宜用。

头尖挺直者是雄，两头圆者是雌。腊月采，去两畔附着者，研细，以甘草水浸一日，去水，焙干用《日华》曰："凡鸟左翼掩者是雄，其粪头尖挺"。

天鼠蝙蝠也屎 （即夜明沙）三百八十八

味辛，气寒。入足厥阴经血分。

开目盲翳障，治雀目疼疟。

按：天鼠，又名伏翼，其屎为夜明沙者，此鼠夜出喜食蚊蚋，故其屎中淘出细沙，皆未化蚊蚋眼也，所以今人主明目，治盲障，取气类相从耳。明目之外，余皆可略。

多藏古寺屋板中，取粪，水淘去恶气，将细沙晒干焙用。恶白蔹、白薇。

五灵脂 （即寒号禽粪）三百八十九

味甘，气温。气味俱厚，阴中之阴，降也。入足厥阴血分。

止血气之痛，无异手拈，行冷滞之瘀，真同仙授。调结血积痛腹疼，理痰涎挟血成块。

按：五灵脂，入肝最速，引经有功，不能生血，而主行血散血和血，故治女科为专。生者行血，炒熟止血。凡痛症，若因血

488

滞者，下咽如神。女人血病，百药不效者，立可奏功，亦神药也。若病属血虚无瘀者，不可用。

产五台诸山，色黑如铁，气甚臊恶，粒大如豆，有如糊者，有粘块如糖者，以糖心润泽者为真。多夹沙石，极难修治，研细酒飞去沙石，晒干用。恶人参，损人。

斑鸠三百九十

甘平。

明眼目，助阴阳，益精气，补虚损。

按：斑鸠，即鹁鸠也，最能补肾助气，故古方治目有斑鸠丸、锦鸡丸，皆取其明目，而不独补肾已也。

啄木鸟三百九十一

味甘酸，平。

追痨虫，治风痫。

按：啄木鸟，能斫裂树蠹取虫而食，故以是称。善追痨、治痫及痔漏、牙虫，《淮南子》曰："啄木愈龋，以类相摄也"。

盐泥固煅，五更连泥埋土中三尺，次日取出，入药用。服此药须安排净器，待虫出，连钳入油锅煎之。

鹰睛三百九十二

明眼目，退翳障。

按：鹰，以膺击，故谓之鹰，资金方之猛气，擅火德之炎精，盖枭鸷之鸟也。取其睛，和乳汁研之，日三注眼中，三日见碧霄中物。忌烟熏。

附诸鸟有毒：凡鸟自死目不闭，自死足不伸，白鸟玄首，玄鸟白首，三足、四距、六指、四翼、异形、异色，并不可食，食之杀人。

兽　部

猪脊髓 三百九十三

味甘，气寒。

补虚劳之脊痛，益骨髓以除蒸。

按：猪，水畜也，性寒不补，入胃能生湿痰，易招风热之物也。惟肺与薏苡同食，可以疗咳嗽而保肺；若肾则冷而无益，止可引导而归肾；至肝则大损于人；胆理伤寒燥结。要之皆无补于人者，而丹溪治虚损补阴丸，用脊髓和丸，取其通肾命，以骨入骨，以髓补髓也。其性阴寒，阳事弱者勿食。

猪肤 三百九十四

甘寒。

治少阴下痢，咽痛心烦。

按：猪，属水，其气寒，先入肾，故仲景用治少阴客热，加白蜜则润燥除烦，和白粉以益气断痢也。第肤论不一，王好古以为猪皮，吴绶以为燖猪时刮下黑肤，二说不同，今考《礼运疏》云："革，肤内厚皮也；肤，革外浅皮也"，此正燖猪时附皮薄黑之肤，则吴说为是，合于先哲所云"浅肤"之义也。

狗肉 三百九十五

味咸，气温。入足太阴、少阴经。

暖腰膝而壮阳道，厚肠胃而益气力，填精髓而补虚寒，增元气而理劳伤。

按：犬，属土而能暖脾，脾暖则肾受荫矣。黄者益脾，黑者益肾，他色者不宜用也。内外两肾，俱助阳事，屎中粟米，起痘治噎。

羊肉三百九十六

味甘，大温。入足太阴、少阴经。

开胃健力，补益虚寒，壮阳道，理腰膝，宣通风气，起发虫疮。

按：羊，得火土之气以生，五脏齿骨皆温平，惟肉性大热耳。东垣云"补可去弱，人参、羊肉之属"，盖羊肉补形，故凡形气羸弱，虚羸气乏不足者，皆宜此也。

血为水化，其味咸平，主产后血晕闷绝，及砒霜丹毒，生饮一盏即活。

肾气甘温，补气益髓，腰膝无力，下焦冷惫者，作羹食之。《千金》、《外台》有用此煮汤煎药，盖用为引向也。

惟肝性苦寒，能疗肝风虚热，目赤暗痛，故肝经受邪之病，用青羊肝丸治之，有效也。

凡煮勿用铜器，男子损伤，女子暴下，不可不知。不可同半夏、菖蒲、豆酱食，若同醋食伤人心。疮家忌之。

犉牛北牛曰犉，音秦**肉**三百九十七

甘温。入足阳明经。

养脾胃，补腰脚，安中益气，止渴消涎。

按：牛，坤土也而补气，脾胃之物也。韩懋言其与黄芪同功，朱氏有倒仓法论，本非吐下药，特饮之既满而溢尔，王纶所谓借补为泻，故病去而胃得补，亦奇法也。但病非肠胃者，似难施耳。

牛数种，惟犉牛为胜，青牛为良，水牛仅可供食。白头者，及黑者、独肝者不可服，中其毒者，人乳解之。

附倒仓法：出自西域异人，其法用黄牡牛肉二十斤，煮糜去滓取液，再熬成琥珀色，收之任饮。病在上则令吐，在下则令利，在中则令吐而利，吐利后渴，即服其小便一二碗。睡二日，

乃食淡粥，养半月即疴退强健，仍忌牛肉五年。此治中宫愆和，非丸散所能去也。

酥三百九十八

甘寒。

益心肺，除客热，补虚劳，润脏腑。

按：酥，本牛羊之乳液也，润燥调营，与血同功，能除腹内尘垢，又追毒气发出毛孔间也。酥乃酪之浮面所成，今人多以白羊脂杂之，不可不辨。

附造法：以乳入锅，煎二三沸，倾入盆内，冷定待面结皮，取皮再煎油出，去渣即成矣。

阿胶三百九十九

甘咸，微温。气味俱薄，浮而升，阳也。入手少阴、足少阴、厥阴经。

止血兼能清肺，疏风又且补虚。西归金府，化痰止嗽除痈痿，东走肝垣，强筋养血理风湿。安胎始终并用，治痢新久皆宜。《本经》主女子下血，洒洒如疟，腰腹痛，四肢酸疼，胎不安者，皆由精血虚，肝肾不足，法当补肝益血，经曰"精不足者，补之以味"，味者，阴也，补精以阴，求其属也，此药得水气之精，具补阴之味，俾入二经而得所养，故能疗如上证也。

按：乌胶，乃乌驴皮所造，而其功专在于水，然驴皮而取乌者，合北方之水色，以制热则生风之义也。治喘嗽者，不论肺虚肺实，可下可温，须用以安肺润肺。大抵补血与液，为肺与大肠之要药耳，故伤暑伏热而成痢者，亦必用也。性甚和平益阴，有热毒留滞者能疏导，无热毒留滞者能平安，皆足以发明阿胶之蕴矣，一切风症治之如神。胃弱作吐，与脾虚食不消化者，忌之。

此药多伪，伪者能滞痰，当以光如漆，色带油绿者为真，真者折之即断，亦不作臭气，夏月亦不甚湿软。蛤粉或糯米粉炒

492

成珠。

牛黄四百

味苦甘，凉。入足厥阴、少阳、手少阴经。

清心主之烦，热狂邪鬼俱消，摄肝脏之魂，惊痫健忘同疗。利痰气而无滞，入筋骨以搜风。《本经》主小儿惊痫寒热，热盛口不开者，小儿禀纯阳之气，其病皆胎毒热痰所生，总肝、心二经所发也，心热则火自生焰，肝热则木自生风，风热相搏，故发如上证，此药苦凉，入二经而除热，则火息神清，病自瘳也。

按：牛，为土畜，其性甘平，惟食百草，其精华凝结为黄，故能解百毒而消痰散热也。大抵牛病在心肝胆，则生牛黄，故还资其治心肝胆之病，所以入肝治筋，中风入脏者，用以入骨追风，若中腑、中经者误用，反引风入骨，如油入面，莫之能出矣。脾虚胃寒者，不宜用。

有四种，惟口中吐出喝得者名生黄，为上，外有膜包如蒜头，中如鸡子黄，薄叠体轻，间有香气，揩摩手甲，黄色透爪，置舌上，先苦后甘，清凉透心者，为真也。其次有角黄角中得者、心黄心中剥得者、胆黄、肝黄，杀而得之，皆不及生黄也。又有骆驼黄，极易得，亦能乱真，不可不审。研细如尘用。人参为之使。恶龙骨、龙胆、地黄、常山。畏牛膝、干漆。

虎骨四百一

味辛，气温。

壮筋骨而痿软可起，搜毒风而挛痛堪除。初儿煎汤洗浴，辟恶去惊，大人煮汁浸膝，健骨追风。

按：虎，为西方之兽，通于金气，风从虎，虎啸而生风，故骨可以入骨而搜风。凡上部风气恶疮等疾，用虎头骨，以风行于头也；手足诸风，当用胫骨；腰背诸风，当用脊骨。方中独取前胫者，虎之一身，筋节气力，皆出前足，取补骨气，以气合气也。若血不足以养筋者，宜少用。同当归、白芍、炙甘草、续断、牛膝、白胶、门冬、地黄，治遍身骨节痛。

搥碎，去髓，涂酥或醋或酒，各随方法，炭火炙黄入药。药箭取者不可用。畏蜀漆、蜀椒、磁石。

象皮四百二

甘淡。

治下疳脓烂，疗金疮不合。

按：象，肉壅肿，人以斧刃刺之，半日即合，故近时治金疮不合者用其皮灰。

犀角四百三

酸咸苦，寒。味厚于气，可升可降，阳中之阴也。入足阳明，兼入手少阴经。

解烦热而宁心，惊悸狂邪都扫，散风毒而清肝，目昏痰壅俱消，吐血崩淋，投之辄止，痈疽发背，用以消除。解毒高于甘草，祛邪过于牛黄。

按：犀，属阳物也，性能走散，有彻上彻下之功，散邪清热，凉血解毒，为阳明经正药。凡蛊毒之邪，饮食中用以搅之，有毒则生白沫，无毒则否，取以煮毒药，无复热毒矣。肺火燥热，及痘疮气虚无大热者，不宜用，伤寒阴症发燥者，尤不宜用，妊妇勿多服，能消胎。

入药，用黑尖生者为佳，若现成器物被蒸者，不堪用。锯成，以薄纸裹怀中一宿，乘燥捣之，应手如粉，盖此药沾人气则易捣，故曰人气粉犀。松柏、升麻为之使。恶乌头、雷丸。忌盐、酱。

熊胆四百四

苦寒。入手少阴、厥阴、足阳明经。

494

去心中涎，清心中热，平肝明目，退翳除黄。

按：熊胆，味苦入心，故能凉心、平肝、杀虫，为惊痫、翳障、痔痔、虫牙、蚘痛之剂。性善辟尘，试之，以净器尘幕其上，投胆米许，则凝尘豁然而开也。

市中多伪，通明者佳。但取一粟许滴水中，若线不散，运转如飞者真，余胆亦转，但缓耳。

羚羊角四百五

味咸，气寒。味厚气薄，阳中之阴，降也。入手太阴、少阴、足厥阴经。

直达东方，理热毒而昏冒无虞，专趋血海，散瘀结而真阴有赖。清心明目，平肝舒筋。湿风伏热宜加用，痢血痛疽不可无。

按：羊，火畜也，而羚羊则属木，故独入厥阴为甚捷，同气相求也，肝虚而热者宜之。肝主木，开窍于目，故目病，而羚角能平；肝主风，在合为筋，故筋病，而羚角能舒；魂者，肝之神也，神不宁而羚角能安；血者，肝之藏也，血瘀滞而羚角能散；相火寄于肝胆，怒气逆而羚角能降。其功类多，近俗不著，今特详之，然过用亦能伐生生之气。

产川蜀，取角，勿先中湿，外有二十四节挂痕有伪作者，须辨，内有天生木胎，贴人耳，似响声微出者真。入药不可单用，须不拆元对，锉细，避风捣筛，更研万匝如飞尘，免刮人肠。菟丝为之使。

鹿茸四百六

味甘咸，温。入足少阴经。

补男子腰肾虚冷，理下元脚膝无力。生精益髓，强筋健骨，虚劳之圣剂，崩漏之神丹。

按：茸，有麋、鹿二种，而其功用亦别。鹿，林兽也，黄质日斑，身如小马，性多惊烈，处必山冈，好群而相比，阳类也，

495

故夏至感阴气而角解，阴生阳退之象。麋，鹿属，水兽也，色青黑，肉蹄，大如小牛，目下有二窍为夜目，多欲而善迷，阴类也，故冬至感阳气而角解，阳生阴退之象。阴阳相反如此，今人多以麋、鹿茸作一种者，非也。禀纯阳之质，含发生之气，一牡常御百牝，肾气有余，足于精者也，故有助阳扶阴之妙。而东坡言："鹿补阳，麋补阴"，可见主用之当辨矣，而沈存中则有"鹿茸利补阴，麋茸利补阳"之说，以理推之，苏说为是。第多宜于老弱，而不宜于少壮，恐积温成热，助气化火耳。阴衰火盛，胃有火者，俱忌。

其力尽在血中，取之极难，当其初生不过一茶之顷，已成茄形，稍迟半日，便如马鞍歧起，茄子茸，形如紫茄，血气亦未甚全。嫩而易破，故不损破者，其值隆也。长三四寸，茸端如琥珀红润，形如分歧马鞍，破之，肌如朽木者为最。先用酥涂匀，于烈火中灼之，候毛尽，炙脆，候黄褐色，研细入药，不可缺酥，中有小白虫，不可鼻嗅。

鹿角四百七

味咸，气温。

补肾生精髓，强骨壮腰膝，理虚劳之脊痛，疗肾弱之酸疼。

按：鹿，禀天地纯阳之气，气化浓密，其角自生至坚，无两月之久，大者至二十余斤，凡物之生，无速于此，故能强阳补骨，非他药可比也。与茸同功，力少逊耳，生则散热行血，消肿辟邪凡女人被鬼昏迷，不肯招实者，水调末服，即自言，熟则补虚益肾，强精活血，若炼霜熬膏，则专于滋补矣。然亦有麋、鹿之分，麋者补阴，左肾血液不足，鹿者补阳，右肾精气不足，此发千古之微秘。而《杨氏家藏》有二至丸，两角并用，专治虚损，但其药性过温，止宜于阳虚寒湿血痹者耳，于左肾无与也。

截断错屑，以真酥油、无灰酒拌匀，慢火炒干用。杜仲为之使麋角以顶根上有黄毛若金线，兼旁生小尖，色苍白者为上。

496

白胶 （即鹿角胶） 四百八

味甘温，平。气薄味厚，降多升少，阳中之阴也。入足厥阴、少阴、手少阴、厥阴经。

益气大补虚羸，补中长肌益髓。遗精盗汗，食之止敛，四肢作痛，服之自和。

按：白胶，益髓补羸，故阳虚气衰，腰痛无子者，服之甚有奇功。经曰："劳则喘且汗出"，凡作劳之人，中气伤绝，四肢作痛，多汗，皆肝心之受病，服之血气生，真阳足，当不可尽述也凡使鹿角，胜于麋角，今医家多用麋茸、麋角，云力紧于鹿，非也。肾虚有火者，恐偏于补阳，不宜用也。

全角锯寸，流水中浸七日，入水，再煮七日，则胶成矣。粉名鹿角霜，功用皆同。水浸七日，刮去皱皮，镑为屑，以牛乳满浸，乳耗，再添，直候不耗，以油单纸封口，隔汤蒸之，水竭即添，频频看角屑，粉烂如面，即住，细筛，漉去乳焙用。

麝香 四百九

味辛苦，温。

开窍通经，穿筋透骨。治惊痫而理客忤，杀虫蛊而去风疾。形劳脉虚所忌，气实脉实奏功。消癥瘕，堕胎产，蚀溃烂之脓，镕瓜果之积。

按：麝香一品，为通关利窍之药，凡邪气着人，淹伏不起，则关窍闭塞，用此辛香走窜，则毫毛骨节俱开，邪从而出。东垣云："风病在骨髓者，用之相宜，若在肌肉，反引风入骨，如油入面矣"，丹溪云："五脏之风，不可用脑麝以泻卫气，妇人血海虚，亦忌麝香之散、琥珀之燥"，二公之言，诚得其旨。然诸风、诸气、诸血、诸痛、惊痫、癥瘕之病，经络孔窍壅滞者，安得不用为引导，以开通之耶？非不可用也，但不可过耳，证属虚者忌之，劳怯人与孕妇不可佩带。瓜果成积作胀，饮酒成消渴者，用之为得，盖果得麝则坏，酒得麝则败也。

产陕西文州诸处，市中每研荔核搀卖，用须辨之。当门子尤妙，不可近鼻，防白虫入脑。

兔肝 四百十

辛平，甘冷。

治风热之目暗，疗头旋之眼花。

按：兔，为太阴之精，得金气之全者也，俗以肉饲小儿，云出痘稀，亦因其性寒而解热耳。刘守真云："兔肝明目，因其气有余以补不足也"，眼科书云："兔肝能泻肝热"，肝肾气虚，风热上攻者，和决明子丸服甚效，若虚寒者戒之。

兔肉至秋深可用，金气全也，白毛者尤妙。兔尻有九孔，子从口出，唇缺无脾，妊妇忌之。

明月沙（即兔屎）四百十一

治目中浮翳，理劳瘵五疳。痘疮入目能除，痔疮痔漏亦疗。

按：明目沙，善能解毒杀虫，故治目疾疳劳，疮痔方中，往往用之，诸家本草，并不言及，亦缺漏也。沈存中《良方》云："有病劳，四体如焚，寒热发燥，饮以明月丹，兔屎四十九粒，硇砂如兔屎大，四十九粒，生蜜丸梧子大，月望前以水浸甘草一夜，五更初，取汁送下七丸，有虫下，急钳入油锅内，煎杀，三日不下，再服。"痘后目翳，直往山中东西地上，不许回顾，寻兔屎二七粒，以雌雄槟榔各一枚，同磨，不落地，开花水调服，百无一失，其效如神。

獭肝 四百十二

甘咸，微温，小毒。入手厥阴、足少阴经。

鬼疰传尸惨灭门，水吞殊效，疫毒蛊灾常遍户，末服灵奇。

按：獭，为水中之兽，诸畜肝叶，皆有定数，惟此一月一叶，十二月十二叶，其间又有退叶。肉及五脏皆寒，惟肝温也，其功长于治传尸及鬼疰，盖益阴气，补虚损，保劳极之药也，故张仲景治冷劳，有獭肝丸，崔氏治九十种蛊疰传尸，骨蒸伏连，有獭肝丸，二方俱妙。考尸疰、鬼疰，使人寒热，沉沉默默，不知病之所苦，而无处不恶，积月累年，殗殜①至死，死后传人，乃至灭门，惟用獭肝，阴干为末，水服二钱，每日三服，以瘥为度。其爪亦能搜逐痨虫。

用之须见形乃可验，不尔则多伪也。

鼠胆 四百十三

青盲雀目，滴入复明，耳聋闭听，点之即效。

按：鼠，属水之物也，癸水之位在子，气通于肾，开窍于耳，注精于瞳子。鼠目夜明，其精在胆，故胆能治耳聋青盲，精而能明目，皆肾病也。诸家本草不言鼠胆治聋，而葛洪《肘后方》甚称其效，能治三十年老聋，若卒聋者，不过三度也。

牡鼠：腊月取之，以猪脂煎枯去滓，入蜡熬膏，敷汤火伤，灭瘢痕，极良水皶、石水，以肥鼠一枚，取肉煮粥，空心食之，两三顿即愈。

脊骨：治齿折多年不生，研末，日日揩之，甚效雷公云："长齿生牙，赖雄鼠之骨末"。

其胆缠死便消，不易得也。用活鼠系定，热汤浸死，破喉取胆，真红色者是也。

两头尖 （即牡鼠屎）四百十四

甘寒，小毒。

小儿疳疾大腹，葱豉煎饮，伤寒劳复发热，栀枳末服。通室女之经闭，调妇人之吹奶。

---

① 殗殜：音叶蝶，病不甚重意。

按：两头尖，为足厥阴经血分之药，故所治皆厥阴之病，张仲景及古今名方多用之。然有是病而服之，误食令人目黄成疸。

腽肭脐（即海狗肾）四百十五

味咸，大温。入足少阴经。

阴痿精寒，瞬息起经年之恙，宿癥结癖，纤微消沉顿之疴。

按：腽肭脐，连脐取之之谓也。疗劳瘵，壮元阳，脾胃虚损极有功也，今之滋补丸中多用之，精不足者，补之以味耳。能治鬼交尸疰，盖阳虚而阴邪易侵，阳旺则阴邪自辟矣。宜于肾气衰竭，精寒痿弱之人。若阴虚火炽，阳事易举，及骨蒸劳嗽者，俱不可服。

出女直及三佛齐国，毛色似狐，足形似狗，尾形似鱼，肾上两重薄皮，裹其九核，皮上有黄毛，一穴三茎，湿润如常新，置睡犬旁，惊狂跃跳者，真也。酒浸炙香，剉捣，或酒煎熟，合药，以汉椒、樟脑同收，则不坏。

本草汇卷十七终

500

本草汇卷十八

吴门郊西郭佩兰章宜纂辑

男　树畦馨阡

姪　维均梅在　参阅

紫藤陈坤白笔校订

人　部

发四百十六

苦温。入手少阴、足厥阴、足少阴经。

去瘀血，补真阴。父发与鸡子同煎，免婴儿惊悸，己发与川椒共煅，令本体乌头。吐血衄红取效，肠风崩带宜求。

按：发者，血之余也，故于血症多功。头上发属足少阴、阳明，耳前鬓属手、足少阳，目上眉属手、足阳明，唇上髭属手阳明，颏下须属足少阴、阳明，两颊髯属足少阳。其经气血盛，则美而长，气多血少，则美而短，气少血多，则少而恶，气血聚少，则其处不生，气血俱热，则黄而赤，气血俱衰，则白而落。《素问》云："肾之华在发"，王冰注云："肾主髓，脑者髓之海，发者脑之华，脑减则发素"，滑寿注云："水出高原，故肾华在发，发为血余，血即水也"，今方家呼发为血余，义盖本此。其性虽走血分而带散，血病用之，亦取其治标之义居多，若欲全仗其补益，未必能也。胃弱者勿服。入外科药神效藏器曰："生人发挂果树上，则乌鸟不敢来，亦奇"。

以皂荚水洗净，晒干入罐火煅，冷研用。

牙齿四百十七

咸热，有毒。入足少阴经。

痘疮倒黡，麝加少许酒调吞，痛孔难穿，酥拌贴之旋发溃。内托阴疽之不起，外敷恶漏之多脓。

按：齿者，骨之余也，为痘家之劫剂。必毒自肾出，外为风寒秽气所触，腠理闭塞，血涩不行，毒不能出，变黑倒黡，宜用此以酒、麝达之，窜入肾经，疮自红活。若伏毒在心而昏眩者，及气色虚白，痒塌不能作脓，热沸紫泡之症，宜解毒补虚，误用人牙，反成不救。

火煅水飞。

人中黄四百十八

苦寒。入足阳明经。

止大热狂渴，消痘疮血热，解百毒，降阴火。

按：人中黄，即金汁是也，专治胃家热毒有效，经曰："阳明实热，则登高而歌，弃衣而走"，宜用此苦寒者除之。若伤寒非胃家实热，痘疮非紫黯枯者，均禁。

用棕皮绵纸铺黄土，浇粪淋土上，滤取清汁入新瓮内，碗覆，埋土中，经年取出，清如泉水，全无秽气，用年久者弥佳。

轮回酒四百十九

味咸，气寒。入肺、胃、膀胱三经。

清热病咽痛，解劳弱蒸烦。行血而不伤于峻，止血而无患其凝。吐衄产家称要药，损伤跌扑是仙方。

按：轮回酒，即小便之别名也，为除劳热骨蒸，咳嗽吐血，及妇人产后血晕闷绝之圣药。褚澄《劳极论》云："降火甚速，降血甚神，饮溲溺百不一死，服凉药百不一生"，言其功用之优胜也。时针云："饮入于胃，随脾之气，上归于肺，下通水道而入膀胱，故能治肺病，引火下行。但取十二岁以下童子，绝其烹炮咸酸，多与米饮以助水道，每用一盏，入姜汁或韭汁二三点，徐徐服之，久则自效。"然宜于阴火虚动，热蒸如燎，服药无益者，若气血虚，无热者，不宜多服也。

童男者良，自便如雪者，亦妙。

人中白四百二十

味咸，气寒。

治传尸热劳，鼻衄不止，清咽喉肺痿，除火消瘀。

按：人中白，即人溺之澄下结成者是也，能泻肝、肾、三焦、膀胱有余之火，为除热去火之圣药，盖咸能润下走血故也。以之治口舌疳疮，每多效验。

以风日久干者为良，煅过，水飞用。

秋石四百二十一

味咸，气温。

滋肾水，养丹田，还元复命；安五脏，润三焦，消痰退蒸。虚劳冷疾堪用，膨胀代盐可尝煅过少少用之。

按：秋石，属金与水，故能益肺补肾，为滋阴降火之圣药。既经煅炼者，其气近温，久服常令人成渴疾，盖咸为走血之物，中寓暖气，未免虚阳妄作，真水涸竭，况甚则加以阳药，助其邪火乎，惟丹田虚冷者，服之可耳。况火炼乃阳中之阴，得火而凝，入水则释，归于无体，盖质去味厚，此离中之虚也，水炼乃阴中之阳，得水而凝，遇曝而润，千岁不变，味去质留，此坎中之实也，世但得火炼一法，而不知阴炼补阴，阳炼补阳，须阴阳兼用，得坎离既济之妙。古方有秋石五精丸，常服补益，秋石一两，莲肉六两，真川椒红五钱，小茴香五钱，白茯苓二两，为末，枣肉为丸，盐汤温酒空心下。又有四精丸，治思虑色欲过度，损伤心气，遗精便数，秋石、茯苓各四两，莲肉、芡实各二两，为末，蒸枣和丸，空心盐汤下。

阳炼法：取便十桶，每桶入皂荚汁一碗，竹杖搅千下，候澄，去清留垩音传，滤净，入铜锅煎干捣细，再以清汤煮化，筲箕内铺纸淋过，再熬，如此七次，其白如雪。方入罐内，铁盏盖定，盐泥固济，升打三炷香，取出再研，如前升打，铁盏上，用水徐徐擦之，水不可多，多则不结，又不可少，少则不升，从辰至未，退火冷定，盏上升起者，为秋冰，味淡而香，乃秋石之精英也，有滋肾固元，清热退痰之妙。其不升者，即秋石也，但可蘸肉食，亦有小补。

阴炼法：用便四五石，以大缸盛入新水，搅千回澄定，去清留浓汁，又入新水搅澄，候无臭气澄定，刮下曝干用。

秋月取童子溺为最，近时不择秋令，杂收人溺，尽失其道，奚取其名乎，媒利欺世，岂能应病？

人乳 （一名仙人酒） 四百二十二

味甘平，凉。入手少阴、足厥阴、太阴经。

大补真阴，最清烦热。补虚劳，润噎膈，大方之玉液也，祛膜赤，止泪流，眼证之金浆耶。

按：乳，乃血液所化，生于脾胃，摄于冲任，未受孕则下为月水，既受孕则留而养胎，产后则变赤为白，上为乳汁，此造化玄微之妙，却病延年之药也，以人补人，功非渺小。世俗服者多泻，遂归咎焉，不知人乳若能发泻，则婴儿尽当脾泻矣，惟乳与食并进，使尔溏泻，大人饮食既多，又服人乳，何怪其泻。当夜半服之，昨日之食既消，明日之食未进，且阴分服阴药，正相宜也。若虚寒滑泻之人禁服。

入药晒粉用，或以乳放银器内，微火候如面浆，作丸送亦妙。

天灵盖四百二十三

味咸，气平。

白汤煎液吞尝，传尸灭影，红绢包藏巅顶，疟鬼潜踪。

按：天灵盖，即死人顶骨是也，虽治传尸、鬼疰、邪疟，然古人以掩暴骨为仁厚，方士取人骨为药饵，有人心者固如是乎，犬且不食犬骨，而人食人骨可乎？必不得已，或取年深绝尸气者，然亦不可食，或包用，或煎汤，用毕，送还原处，报之以经忏，庶其可也。

腐烂者佳，方家有用檀香汤洗过，酥炙用，或烧存性用。男骨色不赤，女骨色赤。

紫河车四百二十四

味咸甘，温。入手少阴、足少阴经。

补心除羸瘦，滋肾理虚劳。气血损弱，服之顿异，下元衰惫，饵之精生。

按：紫河车，即人胞别立之名也。丹书云："天地之先，阴阳之祖，乾坤之橐籥[①]，铅汞之胚胎，九九数足，我则载而乘之，故名河车"。乃补阴阳两虚之药，虽禀后天之形，实得先天之气，超然非他金石草木之类可比也。古方有大造丸，用河车一具，败龟版便浸酥炙二两，黄柏盐酒浸炒一两半，杜仲酥炙一两半，牛膝酒洗一两二钱，生地二两半，入砂仁六钱，白茯苓二两，绢袋盛，入瓦罐，酒煮七次，去茯苓、砂仁，杵地黄为膏听用，天门冬、麦门冬、人参，各一两二钱，夏月加五味子七钱，各不犯铁器为末，同地黄膏，入酒米糊丸，空心盐汤下，女人去龟版，加当归二两，以乳煮糊为丸，若遗精带下，并加牡蛎粉一

---

① 　橐籥：音驼月，古之鼓风用之袋囊，犹现代之风箱，在《道德经》中将其喻为天地宇宙乾坤变化之象。

两，此药得温凉配合之妙，服之大补。世医用阳药滋补，非徒无益，为害不小，盖邪火只能动欲，不能生物。龟版、黄柏补阳补阴，为河车之佐，加以杜仲补肾强腰，牛膝益精壮骨，四味通为足少阴之药，古方加陈皮，名补肾药也，生地黄凉血滋阴，得茯苓、砂仁，同黄柏则走少阴，白飞霞以此四味为天一生水丸也，天冬、麦冬能保肺气，不令火炎，使肺气下行生水，然其性有降无升，得人参则鼓动元气，有升有降，故同地黄为固本丸也。大抵以金水二脏为生化之原，加河车以成大造之功也。然而阴虚精涸，水不制火，发为咳嗽吐血，骨蒸盗汗等证，此属阳盛阴虚，法当壮水主以制阳光，不宜服此并补之剂，以耗将竭之阴也。胃火齿痛，亦宜忌之。

长流水洗净，蒸捣和药。筋膜乃初结真气，不可剔去。

金 石 部

金箔四百二十五

味辛，有毒。安镇灵台，神魂免于飘荡，辟除恶祟，脏腑搜其伏邪。

按：金，禀西方之质，性能制木。生者大毒杀人，用箔亦不过二分，借此以疗惊痫风热肝胆之病耳，仲景紫雪方，用赤金煎液，取其制肝风，降炎逆也。然古方亦罕用之，盖血肉之躯，水谷为赖，岂可堪此金石重坠之物，故太清法云："金禀中宫，阴巳之气，性本刚，服之损伤肌肉"，观此而世亦可鉴矣。若轻粉、水银所伤，非金莫疗也。中其毒者，惟鹧鸪肉可解。银箔功用亦相仿。

自然铜四百二十六

味辛苦，涩。

续筋接骨，折伤者依然复旧，消瘀破滞，疼痛者倏尔堪除。

按：自然铜，不从矿炼，故号自然。世以为接骨神药，然壮实者，尚可暂施，若虚弱者，非所宜也。大抵折伤之症，宜补气补血补胃，不可信俗工，惟在速效，而用此燥散之剂也，盖其火金之毒，有甚于刀剑耳。

出信州铅山县，色青黄如铜，火煅醋淬九次，研末，水飞用。

铜青 四百二十七

味辛酸，涩，微毒。入足厥阴经。

女科理血气之痛，眼科主风热之疼，内科吐风痰之聚，外科止金疮之血。杀虫有效，痔证亦宜。

按：铜青，禀土中阴气以生，青则其英华秀出所结也。能入肝胆，故吐利风痰，明目杀痔，皆肝胆之病也。

取铜器上绿色者，淘洗用之，近时人以醋制铜生绿，取收晒干。

黑锡（即铅）四百二十八

味甘，气寒。入足厥阴经。

安定心神，风痫吐沫皆可治，伤寒热毒，噎膈呕哕总堪除。能明目而乌须，坚牙齿而解毒。

按：黑锡，即铅之别名也。秉北方壬癸之气，阴极之精，其体重实，其性濡滑，其色黑，内通于肾，故《局方》黑锡丹、《宣明》补真丹皆用之。能治一切阴阳混淆，上盛下虚，气升不降，发为呕逆眩运，噎膈反胃，危笃诸疾，所谓镇坠之剂，有反正之功。但性带阴毒，不可多服，恐伤人心胃耳铅性入肉，故女子以铅珠纫耳，即自穿孔。实女无窍者，以铅作挺，遂自纴之，久久自开。又铸为梳，梳发光黑，甚妙。或用药煮之尤佳，铅十两，锡三两，婆罗得三个，针砂、熟地黄半两，茜根、胡桃皮一两，没石子、诃黎勒皮、硫黄、石榴皮、磁

507

石、皂矾为末、乌麻油各三钱半，先化铅锡，入末一半，柳木搅匀，倾成梳模子，印成修齿，余末同水，煮梳三日三夜，水耗加之，取出过五日，以熟软皮衬手梳之，先以皂荚水洗净发用。养正丹用之，治一切上盛下虚，孤阳发越上浮，烦躁而赤，恍惚惊惕，吐呕反胃等症，用此以镇坠阳气，使火入阴分，则上焦得宁，而后可以随证施治。黑锡丹用之，治一切下元虚冷，阳气垂绝，阴阳将离，及沉寒痼冷诸病。然偏于阴降，凡脾胃虚寒，阳火不足，下部阴湿者，法并忌之。中轻粉毒者，打铅壶盛烧酒十五斤，纳土茯苓半斤，乳香三钱，重汤煮一日夜，埋土中，出火毒。每日早晚任饮，小便自有粉出，至筋骨不痛乃止。若中砒、硫毒，磨一二两，水灌即解。

溶化，滤去渣脚，收用，然必数次方好。其黑锡灰，能治积聚，杀虫，同槟榔末五钱，粳米饮下。灰，即铅沙溶出之物也，白锡灰不入药。

胡粉四百二十九

味甘辛，寒。

去腹中鳖瘕，治干湿癣疮。同苏木，能续折伤之骨，等朱砂，堪医疮似蜂窠。

按：胡粉，即铅之变黑为白者也，体用与铅及黄丹相等。但此有豆粉、蛤粉杂内，止能入气分耳。性善杀虫止痢，服之者以粪黑为验。然性冷，走而不守，脾胃虚弱，与娠妇，均忌也。亦可入膏药，代黄丹用。

黄丹四百三十

味辛，咸寒。

止痛生肌，宜于外敷，镇心安魄，可作丸吞。杀虫坠痰，截疟止痢。

按：黄丹，乃炒铅所作，体重性沉，味兼咸矾，走血分，能坠痰去怯，治惊脐挛即小儿脐风也。能解热拔毒，长肉去腐，入膏

508

药，为外科必用之物也。

以水漂去消盐，飞去砂石，澄干，微火炒紫色，地上去火毒，入药用。

密陀僧（即炉底）四百三十一

味辛咸平，有毒。

镇心主，灭瘢黵研末，人乳抹，夜涂旦洗。五痔牡、酒、肠、血、气金创同借重，疟家痢证共寻求。

按：密陀僧，即煎银炉底，感银铅之气而成，性重沉坠，直走下焦，故镇心下痰。食之能令人寒中，胃虚及因寒发吐者，勿服。

捣细，火煮一伏时，水飞用。

古文钱四百三十二

辛平，有毒。

明眼目，点翳障，通五淋，治月膈。

按：古钱，能去目中障，消瘀腐，蚀坏肉，甚妙。患此者，用生姜去皮，以古青钱刮汁点之，热泪蔑面，肿赤即散，此寇宗奭自试也，五六百年外者可用，唐开元通宝亦为古今所重矣。

紫石英四百三十三

味甘，气温。阳中之阴，降也。入手少阴、足厥阴经。

上通心主，镇方寸之靡宁，下达将军，助胎宫而有孕。

按：紫石英，色属南方，故功在血分。其性镇而重，其气暖而补，上能镇君，重以去怯也，下能益肝，湿以去枯也。心主血，肝藏血，故神不安，血不足，血海虚寒不孕者，诚要剂也。然石类之物，止宜于暂用，不可久服，阴虚火热者忌之。

出泰山山中，色有五品。火煅，醋淬，水飞。畏扁豆、附子。恶黄连。

朱砂 四百三十四

味甘，微寒，纯阴。入手少阴经。

镇心而定癫狂，辟邪而杀鬼祟，解胎热痘毒，疗目膜宿瘴。

按：朱砂，禀离火之气，性反凉者，离中有阴也，味不苦而甘，火中有土也，为心经血分主药同远志、龙骨之类，则养心气；同当归、丹参之类，则养心血；同枸杞、地黄之类，则养肾；同厚朴、川椒之类，则养脾；同南星、川乌之类，则祛风。随佐使而见功也。若人自觉本形作两人，行卧不辨真假者，离魂病也，参、茯、辰砂，自不可缺耳。独用多用，令人呆闷。体中含汞，止宜生用，若经火炼，毒等砒矣，戒之戒之。

产辰州，形如箭镞，透明者佳，研细，水飞用。忌火。畏磁石、碱水。

水银（一名汞）四百三十五

味辛，气寒，大毒。

杀皮肤中虱，消金银之毒，下妇人之死胎，损男子之阴气。

按：水银，即丹砂中液也，禀至阴之气。其性下走而无停歇，以敷男子阴，能消阳气而不起。盖其性沉滑，入骨钻筋，头疮用之，食脑至尽。入肉则百节拘挛，倒阴绝阳，百药不治，或炙金物熨之，庶冀其出耳，阴毒之物，无似之者。若其外治之功，盖不可掩，故外科黄、白灵丹中，每用之以奏功黄灵丹专治无名肿毒，止痛止臭拔毒，去腐肉，生新肉，收口。水银、明矾各一两，火硝二两，石膏二钱，石青二钱，密陀僧一钱，硼砂一钱，倭铅三钱，朱砂三钱，东丹一钱，雄黄一钱，银朱三分，先用微火煨干锅内，以砂碗盖之，光粉封固碗口，升三炷香，取起俟冷，取药用。白灵丹专治各样未成肿毒，用醋调点患处头上，看毒大小，如桐子大，泡起毒即消。若已成不肯穿者，亦用此作饼，将膏药贴头上，半日即穿。水银一两，青盐、明矾、皂矾各二两，火硝二两五钱，硼砂、雄黄、朱砂各三钱，砒石五分，研匀，放烊铜罐内，微火煨干后，降三炷香，俟冷取药，不可生人、鸡、犬冲。

510

以葫芦贮之，即不走漏。若撒失在地，但以川椒末，或茶末收之，或以真金，及鍮石①引之即上。

轻粉 四百三十六

味辛，气冷，大毒。升也，浮也。治痰涎积滞，杀杨梅癣疮。

按：轻粉，乃盐、矾炼水银而成。其气燥烈，其性走窜，至阴毒物，善劫痰涎，消积滞，故水肿风痰，温热毒疮，服之则涎从齿龈而出，邪郁暂开，而疾因之亦愈。若服之过剂，及用之失宜，则毒气被蒸，窜入经络筋骨，莫之能出，痰涎去而血液亡，变为筋挛骨痛，发为痈肿疳漏，经年累月，遂成废痼，因而夭者，不可枚举。黄连、土茯苓、陈酱、黑铅，可制其毒。

升炼轻粉法，用水银一两，白矾二两，食盐一两，同研不见星，铺于铁器内，以小乌盆覆之，盐泥封固盆口，以炭火打三炷香，取开，则粉升于盆上矣。

银朱 四百三十七

味辛，气温，有毒。

截痰破积，疗疥癣与疔毒，杀虫治虿，驱脚股之湿风。

按：银朱，乃硫黄同汞升炼而成，其性燥烈，亦能烂龈挛筋。功、过与轻粉同。厨人染供馔，未知其害耳。

雄黄 四百三十八

味辛，苦温，大毒。气味俱厚，升也，阳也。入足阳明、厥阴经。

搜肝气，泻肝风，解百毒，辟百邪，截邪疟，理蛇伤。同矾甘甘草浸阴肿之如斗，与酽醋涂眉毛之脱落。惊痫岚瘴皆除，五

---

① 鍮石：音偷石，即黄铜矿石。

511

尸注病同制。

按：雄黄，禀火金之性，得正阳之气，杀百毒，辟百邪之要
药也。入肝经气分，故肝风肝气，痰涎疟痢，癖积诸病，用有殊
功。然外用易见其长，内服难免无害。

生武都焞煌山阳，明彻者佳。有臭者，以醋洗之，油煎九日
九夜，方可入药，不尔有毒。一法，用米醋入萝卜汁煮干用，慎
勿生使。南星、地黄、五加皮、地榆、黄芩、白芷、当归，皆可
制。

石膏 四百三十九

甘辛，大寒。气味俱薄，降也，阴也。入手太阴、少阴、足
阳明经。

除头痛如裂，解皮热如火。泻阳明蒸热而汗出，发伤寒郁结
而无汗。止消渴于胸中，疗盛热之喘嗽。营卫伤于风寒，青龙收
佐使之勋，相傅因于火热，白虎定为君之剂。

按：石膏，体重而沉，乃阳明经大寒之药，善治本经头痛牙
痛石膏二钱煅，荆芥二钱，丹皮二钱，生姜一钱，青皮二钱麸炒，防风二钱，
甘草一钱。上当门四齿属心经，加黄连、麦冬，上左二齿属胃，加川芎、白芷，
上左尽二牙属胆，加羌活、龙胆草，上右一带属大肠，加大黄、枳壳，下当门
四齿属肾，加黄柏、知母，下左二齿属脾，加芍药、白术，下左二齿属肝，加
柴胡、山栀，下右一带属肺，加杏仁、桑白皮。以上所加药各二钱，水二钟，
慢慢煎，嗽服，止消渴中暑潮热，非腹有极热者，不宜轻用。又阳
明经，中热发热，恶寒燥热，日晡潮热，肌肉壮热，小便浊赤，
大渴引饮，自汗之药，仲景用白虎汤是也，若无以上诸症，不可
服也。多有血虚发热，象白虎证而误用之，不可胜救。成无己
曰："风为阳邪，寒为阴邪"，阴阳两伤，则非轻剂所能独散，
必须轻重之剂以同散之，乃得阴阳邪散，而荣卫俱和，是以大青
龙以石膏为使，石膏重剂，而又专达肌表者也。大抵脉数不退，
及少壮肺胃火热之人，功如反掌，老弱虚寒之人，祸不旋踵。东

垣云："立夏前服白虎汤，令人小便不禁，降令太过也。"极能寒胃，使人肠滑不能食。若温热病，邪在太阳，未传阳明者，不当用，七八日来，邪已结里，有燥粪，往来寒热，宜下者，亦勿用。

方解石，性气相同，白不透明，可混石膏，不能解肌发汗，用者辨之。有软、硬二种，寒水石即昔人所谓软石膏也。

捣粉，生甘草水飞过，澄晒，虚人煅用，或糖拌炒，则不妨脾胃。恶巴豆。

滑石四百四十

甘淡，大寒。降也。入足阳明、太阳、手少阴、太阳、阳明经。

利水道，除湿而定六腑，泄逆气，降火而解躁渴。石淋伏暑必要，转脬因过忍小便而致霍乱亦须。

按：滑石一味，用质之药也。滑以利诸窍，通壅滞，下垢腻，甘以和胃气，寒以散积热，甘寒滑利以合其用，是为祛暑散热，利水除湿，消积滞，利下窍之药。然不独小便也，上能利毛腠之窍，下能利精溺之窍，盖甘淡之味，先入于胃，渗走经络，游溢精气，上输于肺，下通膀胱，肺主皮毛，为水之上源，膀胱司津液，气化则能出，故上能发表，下则利水，发表是燥上中之热湿，利水是燥中下之热湿，热散则三焦宁而表里和，湿去则阴阳通而阑门利，刘河间之用益元散[①]滑石六两，甘草一两治表里上下诸病，亦是此意。性既沉滑，能泄上气下行，不可与淡渗药同用，气虚者，兼人参、甘草用之。又如天令湿淫太过，人患小便不利而渴，正宜用以渗泄，渴自不生，若或无湿，小便不利而渴者，则知内有燥热，燥宜滋润，苟误服之，亡其津液而渴反盛

---

① 益元散：方中当有辰砂。

矣。阴火虚炽水涸者，勿用，精滑便利者，禁之。

刮净研粉，以牡丹皮同煮一伏时，水飞，晒干用。

赤石脂四百四十一

甘酸辛，温。阳中之阴，降也。入心、胃、大肠三经。

主生长肌肉，疗崩漏脱肛。固肠胃有收敛之能，下胎衣无推荡之峻。《别录》养心气，明目益精者，赤为离火之象，南方之色，而甘温则又有入血益血之功，血足则目明，心气收摄，则得所养而下交于肾，故有如上功能也。

按：赤石脂，收涩之剂也，涩可去脱，故张仲景用桃花汤，治下痢便脓血，取赤脂之重涩，入下焦血分而固脱，干姜之辛温，暖下焦气分而补虚，粳米之甘温，佐石脂、干姜而润肠胃也。《本草》主胞衣不出者，涩剂何以能下，以其体重下降，而酸辛能化恶血也，恶血化，则胞胎无阻滞之患矣，东垣所谓"胞衣不出，涩剂可以下之"，此之谓也。新痢与火热暴注者，不宜用。

多产泰山，赤者入丙，白者入庚。研细水飞三过，澄者去之。亦有火煅飞者，粘腻缀唇者佳。畏芫花。恶大黄、松脂。

炉甘石四百四十二

味甘，气温。入阳明经。

散风热而消肿毒，除翳膜而散赤昏。

按：炉甘石，得金银之气而结成，故能平肝治目，清肿退赤，去烂除翳，为眼科要药。

川蜀湘中最多，火煅红，童便淬七次，研粉水飞，入朱砂则不粘腻。

无名异四百四十三

甘平，咸寒。

治金疮，疗折伤，收湿气，生肌肉。

按：无名异，阳石也。善理折伤内损，止痛消毒，故临杖人用以温服三钱，则不甚伤。亦善收水气，故煎炼桐油者，不可缺。

石钟乳（即鹅管石）四百四十四

味甘，气温，有毒。

补阳衰而治虚损，下乳汁而壮腰膝。

按：石钟乳，乃阳明经气分之药。其气慓疾，令阳气暴充，饮食倍进，昧者得此自庆，肆其淫佚，精气暗损，发为痈疽淋浊，岂钟乳之罪耶？世人病阴虚有热者十之九，阳虚内寒者百之一，是以自唐迄今，因服钟乳而发病者，不可胜记，服之而获效得力者，不闻一二也，尊生之士，无惑乎长年之说，致蹈前人覆辙也。

生少室山谷，鲜明薄而有光润，似鹅翎筒子者为上。置银器中，水煮三日夜，色变黄白，换水再煮，其水色青不变，即熟无毒矣，研腻水飞用。蛇床为之使。恶牡丹。畏紫石英。忌羊血、参、术，当终身忌之。

浮石 四百四十五

咸平，大寒。

清金降火，止渴治淋，积块老痰逢便化，瘿瘤结核遇旋消。

按：浮石，乃江海间水沫结成，白质体轻，肺之象也，气味咸寒，润下之用也，不独入肺清源，又治一切淋病。余琰席云："肝属木，当浮而反沉，肺属金，当沉而反浮，何也？肝实而肺虚也。故石入水则沉，而南海有浮水之石，木入水则浮，而南海有沉水之香，虚实之反如此。"多服损人气血。

阳起石 四百四十六

味咸，微温，有毒。

515

补命门，散湿痹。治腰膝寒疼，疗精滑阴痿。

按：阳起石，禀纯阳之气，其产处之山，冬不积雪，则气之温暖可知。入右肾，补助阳气，并除积寒宿血留滞下焦之圣药也。然亦非久服之物，阴虚火旺者忌之。

齐州拣金山出者胜，凝白者佳，火煅酒淬七次，研细水飞干用。桑螵为之使。恶泽泻、菌桂、雷丸、蛇蜕。畏菟丝子。忌羊血。不入汤。

磁石（即吸铁石）四百四十七

甘涩，辛温。气味俱厚，沉而降，阳中阴也。入足少阴，兼入足厥阴经。

养肾气，填精髓。治目眼光明不收，理内障神水淡绿。除周痹之风湿，去肢节中酸疼。

按：磁石，生于有铁处，得金水之气，法水色黑而入肾，有补肾益精之功，明目聪耳之验。盖磁石入肾，镇养真精，使神水不外移，佐以朱砂入心，镇养心血，使邪火不上侵，而又佐以神曲消化滞气，生熟并用，温养脾胃，故东垣磁朱丸用之。亦治心火乘金，水衰反制之病。然中病即已，不可久服。大都浸酒优于丸、散。

河南磁州者佳，火煅醋淬水飞。柴胡为之使。恶牡丹皮。畏石脂。

代赭石 四百四十八

味苦，气寒。阴也，降也。入手少阴、足厥阴经。

治阴痿不起，愈惊气入腹煎真金汤，服半钱，连进三次，看儿脚上有赤斑，即是惊气已出，当愈，如无赤斑不治。堕胎气，理难产。

按：代赭，入肝与心包，专主二经血分之病。仲景治伤寒汗、吐、下后，心下痞硬噫气，用旋覆代赭汤，取其重以镇虚逆，赤以养阴血也。

516

出山西代州，煅红，醋淬，水飞。干姜为之使。畏雄、附。

禹余粮四百四十九

味甘，咸寒。

疗血闭癥瘕，赤白漏下，除烦满咳逆，寒热结痛。

按：禹余粮，手、足阳明血分重剂也。其性涩，故主下焦前后诸病，李知先诗曰："下焦有病人难会，须用余粮赤石脂。"

生潞州，细研水澄飞，勿令有沙土。牡丹为之使。

青礞石四百五十

味咸甘，平。

化顽痰结癖，行食积停留。

按：礞石，体重下行，乃厥阴之药。肝经风木太过，来制脾土，气不运化，积滞生痰，壅塞上中二焦，变生风热诸病，宜此药重坠，令木平气下，则痰证自愈。然宜于脾胃壮实，而不用于虚弱也。如脾胃不运，或多食酒面湿热之物，以致胶固稠黏难出者，用之应如桴鼓，如阴虚火炎，煎熬凝结为痰者，投之未有不败。

出盱山，入罐打碎四两，硝石四两同拌，火煅至硝尽，石色如金为度，研细水飞用。

花乳石四百五十一

酸涩，气平。

治崩损喷血，消瘀血为水。

按：花乳石，古方未有，亦无气味，近世用以敷金疮有验，盖厥阴经血分药也，其功专于止血，能化血为水。妇人血晕，恶血上薄也，用此消化，则无晕阻之患。故葛可久治吐血出升斗，有花蕊石散，皆是上原有瘀血停凝者，暂用之后，必须多服童便独参汤，若虚劳内热火炎之人，切不可施。

出陕州，火煅，水飞。

石燕四百五十二

味甘，气凉。

治小便淋沥，疗赤白带下。

按：石燕，性凉，乃利窍行湿热之物，妇人难产者，两手各把一枚，立验。

出零陵，火煅、醋淬七次为末用。其助阳者，乃禽部之石燕，俗人往往用此，谬矣。

附禽部石燕

甘缓。

壮阳事，暖腰膝。添精御风寒，缩便润皮肤。

按：此乃土燕之乳于岩穴者，状似蝙蝠，口方，食石乳汁，取二七枚和五味子炒熟，以酒一斗，浸三日，卧时随饮，甚健力，冬月堪食，余月止采治病。

空青四百五十三

味甘酸，寒。

治眼目眈眈不明，疗黑翳覆瞳昏暗。

按：空青，状若杨梅，其腹中有浆如油，治盲立效，故治眼翳障，为最要之药，大难得之物也。今方家以药涂铜物生青，刮下伪作空青者，误矣，产于铜处，明目之外无别用。

胆矾四百五十四

味酸辛，寒，有毒。

治风痰喉痹，理风眼赤烂。

按：胆矾，少阳胆经之药，其性收敛上行，能涌风热痰涎，发散风木相火，又能杀虫，故治咽喉口齿疮毒有奇功也。喉痹垂死，醋调灌之，大吐胶痰即愈。

518

出秦州羌道山谷，其状如翠琉璃而有白纹，易破折者真，今市多以醋揉青矾假充，不可不细认也，研极细末用。畏辛夷、白薇、芫花、菌桂。

朴硝 四百五十五

味咸辛苦，大寒，小毒。阴也，降也。入胃、大肠二经。

驱六腑积聚，破停痰痞食。除积热有峻泄之勇，破宿血有洗涤之功。明目清躁 拣明净皮硝煎化，露一夜，滤清，朝夕洗目，推陈致新。

按：朴硝，乃初次煎成入盆，凝结在下粗浊者，其气味峻烈，能荡涤三焦肠胃。实热阳强之病，折治火邪之药也 食鲙不消，以此荡逐之。然仅可施于卤莽及敷涂之药，若汤、散中必须芒硝为佳，故仲景每用芒硝而不用此，以其太峻耳。

青白者佳，黄者伤人，赤者杀人。畏三棱。

芒硝 四百五十六

味咸辛苦，大寒，小毒。气薄味厚，沉而降，阴也。

消痰涤热，下燥润肠。破坚积，堕胎气，下瘰疬，通五淋。从枳实为峻剂，随甘草为缓方。

按：芒硝，即朴硝之再经煎炼，凝结于上，有棱如麦，其质清明，其性和缓，乃硝之精者也。其性以消物为主，故能消五金八石，况乎五脏之积聚哉。味又兼咸，《内经》云"咸味下泄为阴"，又云"咸以软之"，热淫于内，治以咸寒，气坚者以咸软之，热盛者以寒消之，故张仲景大陷胸汤、大承气汤、调胃承气汤皆用芒硝以软坚去实。而《本草》言利小便而堕胎，然伤寒妊娠可下者，用此兼大黄引之，直入大腹润燥软坚，泻热而子母俱安，经云："有故无殒亦无殒"也，此之谓软。惟脉实者为良。

附紫雪方：疗伤寒一切积热狂叫毒疠。黄金一百两，石膏、寒水石、滑石、

519

磁石各三斤，捣碎，水煮去滓，入犀角、羚羊角、青木香、沉香各五两，玄参、升麻各一斤，炒甘草八两，丁香一两，入前汁中，煮取一斗五升，去滓，入炼朴硝十斤，硝石三十二两于药汁中，微火煎之。柳木不住手搅，至水气尽，入麝香一两二钱半，朱砂末三两，搅匀收之，随病轻重用。

红雪方：治伤寒狂躁，胃烂发斑及积滞，口疮喉痹，肠痈等症。川朴硝十斤，炼去滓，羚羊角屑、黄芩、升麻各三两，人参、赤芍、槟榔、枳壳、生甘草、淡竹叶、木香各二两，木通、栀子、葛根、桑皮、大青蓝叶各一两半，苏木六两，并煎去滓，下硝不住手搅，水气尽，下朱砂一两，麝香半两，经宿成雪，冷水调服，欲行，用热汤。

碧雪方：治时疾发狂，积热胃火诸病。朴硝、芒硝、马牙硝、硝石、石膏、寒水石水飞各一斤，以甘草一斤煎水，入诸药同煎，不住手搅，令消溶，入青黛一斤和匀，收贮任用。

玄明粉四百五十七

味辛甘，寒。沉而降，阴也。人手少阴、足厥阴、阳明经。

去胃中之实热，荡肠中之宿垢。

按：玄明粉，即芒硝投滚汤沸化，夜置冰霜之下，结起在水面上者，其色莹白。阴中有阳之药也，善退膈上虚热，心中烦躁，热厥发狂，一切实热实火之病。盖无坚不磨，无结不散，无热不荡，无积不推之物，故仲景于诸承气汤用之。非结邪下焦，坚实不可按者，不可轻用也。其性大寒，苟非伏阳，决不可投，若治阴毒及阴症，立刻毙矣。

蓬砂四百五十八

甘凉，微咸。

退障除昏开臀肉，消瘕通膈杀劳虫。

按：蓬砂之性，能柔五金，其消克可知矣。能除噎膈，积块瘀肉，痰结骨硬①，阴㿗恶疮等病。但可疗有余，难施于不足，

---

① 骨硬：恐为"骨鲠"之误。

虚劳证中，非所宜也。

有二种，西戎者白如明矾，南番者黄如桃胶。

又附硇音铙砂，大热大毒，能烂金银铜石，可为焊音翰药。生食之，化人心为血，中其毒者，生绿豆研汁解，重汤煮则杀其毒。畏浆水。忌羊血。

硫黄 四百五十九

酸咸，大热，有毒。气味俱厚，纯阳之物也。

壮阳坚筋骨，阴气全消，杀虫燥寒湿，疮痏尽扫。老人冷秘，君半夏而立通，泄痢虚寒，佐蜡、矾而速止。艾汤投一匕，阴毒回春，酒送三丸，沉寒再造。回阳气于暴绝，理下白于脾虚。

按：硫黄，秉纯阳之精，益命门之火，热而不燥，能润肠结，亦救危神剂也。故养正丹用之，尝有起死回生之功。今人治下元虚冷，元气将绝，久患寒泄，脾胃虚弱，垂命欲尽，服之无不效，但中病当已，不可尽剂。况服食者，又皆假此纵欲，自速其咎，盖知用而为福，而不知其祸随之也。若荒于色，以致腹满如斗，肢体厥逆，投以参、附不应者，钼金液丹，亦有生理。第硫非治满之剂，只因元阳将绝，而参、附无功，藉其纯阳之精，令阴寒之滞，见睍冰消耳，苟非真病虚寒，不可服此热毒之药也。若有伏阳在内，须加阴药为佐，古方太白丹、来复丹，各有硝石之类，是皆至阳佐以至阴，正和宜尔。

以萝卜剜空，入硫合定，糠火煨热，以紫背浮萍同煮过，皂荚汤淘去黑浆。畏细辛、朴硝。中其毒者，惟煎黑锡汤及食冷猪血，甘草汤可解。

白矾 四百六十

味涩酸，寒。入肺、脾二经。

燥湿追涎，消痰涤热，收脱肛阴挺，理疥癣湿淫。稀涎散同皂荚研服，吐风痰通窍神方，蜡矾丸和蜜蜡丸吞，平痈肿护膜要剂。

按：矾石之性，燥急收涩，故虚脱滑泄，久痢不止者，用此以止脱。其用有四，吐痢风热之痰涎，取其酸苦涌泄也；治诸血痛脱肛，阴挺疮疡，取其酸涩而收也；治痰饮泄痢，崩带风眼，取其收而燥湿也；治喉痹痈疽，中蛊蛇伤，取其解毒也。痈疽方云，儿病痈疽发背，用明亮白矾一两，生研，以好黄蜡七钱溶化和丸，每服十丸，渐加至二十丸，熟水送下，如未破则内消，已破便合，其托里化脓之功甚大也。然此乃劫水之药，仅可资其引导，若多服，损心肺，伤齿骨矣。阴虚火炽者，不宜用也。

又绿矾，气味酸凉，能消积滞，燥脾湿，疳疮疥癣，酿鲫鱼烧灰，疗肠风泻血，亦解毒之物也，而其化涩之功，差缓白矾耳。

附绿矾和脾丸：治湿毒肿胀，腰膝无力，阴囊水涌，秽气不堪。绿矾用旧草鞋合矾于内，煅通红、山楂、麦芽各二两以上三味，澄浊气，扁豆炒、芡实、莲肉、薏仁、白茯苓、干山药各一两以上和脾，砂仁五钱，小茴、广皮、苍术泔浸一昼夜各一两以上和脾燥湿，破故纸一两，五味子五钱以上温肾，车前、沙参各一两以上利水，开下行之路，为末用黑枣煮汤去核，面糊丸，空心白汤送三钱。又用扁豆、芡实、莲肉、薏仁、茯苓、山药各二两，大米六升，糖二斤，柿霜三两，蒸作白糕，炙干食之，应验神方也。

服 器 部

裈裆四百六十一

阴阳易病，烧灰服验，女劳复疸，煮汁堪良。

按：裈，亵衣也，其当隐处者为裆。张仲景云："阴阳易病，身体重，少气，腹里及，或引阴中拘急，热上冲胸，头重不欲举，眼中生花，膝胫拘急者，烧裈散主之，服之，小便利，阴头微肿，则愈，男用女，女用男"，成无己云："此以导阴气也"。胞衣不下，以本妇裈覆井上，或以所着衣笼灶上。

童女者尤良，只取近隐处一块。

衣带四百六十二

妇人难产及日月未至而产临时，取夫衣带五寸，烧末酒服，裈带尤佳。

病人衣四百六十三

天行瘟疫，取初病人衣服，于甑上蒸过，则一家不染。又小儿夜啼，取本儿初穿汗衫放瓶内，自不哭。

自经死绳四百六十四

卒发狂癫，烧末水服，三指撮陈蒲煮汁服，亦佳。

死人枕四百六十五

治尸疰、石蚘、见鬼。

昔有妪人患冷滞，积年不瘥，宋徐嗣伯诊之曰：此尸疰也，当以死人枕煮服。又一十五岁患腹胀面黄，众药不能治，嗣伯曰：此石蚘也，极难疗，当取死人枕煮服，得大蚘虫，头坚如石者五六升，病即愈。又一人患目痛，又多见鬼物，嗣伯曰：邪气入肝，可取死人枕煮服。三病皆愈，盖尸疰者，鬼气也，伏而未起，故令人沉滞，石蚘者，非药可遣，须以鬼物驱之可散，邪气入肝，故见魍魉，亦必邪物钩之，故皆用此也。用过，仍埋故处。

吹火筒四百六十六

小儿阴被蚯蚓呵肿，令妇人以筒吹其肿处，即消。

桐油伞纸四百六十七

蛀干阴疮，烧灰出火毒，一夜敷之，倾结痂。

木　部

地浆 四百六十八

甘寒。

解中毒烦闷，疗中暍卒死。

按：地浆，即掘黄土地作坎，深三尺，汲新水搅浊，取清用之是也。罗天益云："中暑霍乱，乃暑热内伤，七神迷乱所致，阴气静则神藏，躁则消亡，非至阴之气不愈也，地浆为阴中之阴，能泻阳中之阳也。"中枫菌毒，亦能解。

生熟汤 四百六十九

甘咸。

调中消食，治呕理胀。

按：生熟汤，以新汲水，同百沸汤和匀是也，今人谓之阴阳水。最能分理二气，畅达升降，使阴阳得其和平。若谓井泉水与河水合之，非也。

浆水 四百七十

甘酸，微温。

过食脯腊需治，呕哕烦渴用良。

按：浆水，即酸浆水也。炊粟米，热投冷水中，浸五六日，生白花色者是也。性凉，善走，故能解烦渴而化滞物。若浸至败者害人，不可同李食，妊妇戒之。

火　部

艾火 四百七十一

灸百病，驱冷疾。

按：艾火灸人，须用阳燧火珠，承日取太阳真火为良，若急卒难备，即用真麻油灯，或蜡烛火亦可，其余不可用也。若灸诸风冷疾，入硫黄末少许，尤妙。

火针四百七十二

治风寒筋急，疗痹痛瘫缓。

按：火针，即《素问》所谓燔针、焠针也，张仲景谓之烧针，川蜀人谓之煨针。其法以麻油点灯，将针频涂麻油，灯上烧令通赤用，不赤或冷，则反损人，且不能去病也，而点穴尤要明白。凡用此针，要消息得中，若面上及夏月湿热在两脚时，皆不可用。

土　部

东壁土四百七十三

甘温。

摩干湿疥癣，止泻痢痘疮。

按：此乃屋之东壁上土，常先见日，得太阳真火生发之气，故用之补土而胜湿。若反胃呕吐，则用西壁土。盖取太阳离火所照之气，又得西方收敛之意也。

伏龙肝四百七十四

辛热，微毒。

治风噤狂癫，卒中恶气，疗阴冷发闷，丹毒脐疮。

按：伏龙肝，即灶中对釜月圆像月黄土也，取经十年以来，灶额内火气积久，掘深一尺，色如紫瓷者，研细水飞，方是真伏龙耳。

本草汇卷十八终

525

本草汇补遗

草果一

大辛，气热。阳也，可升可降。入足太阴、阳明经。

散脾胃之寒，消久停之食。截老疟痰，止呕吐疾。释气膨，除果积。

按：草果，气猛而浊，专导滞逐邪，治脾寒湿寒痰之剂也。瘴疠之疟，及一切冷气膨胀，果积酒毒，宿食疟母，惟此为能驱解。同砂仁温中，同青皮泄肝邪，佐常山截疫疟。然辛烈过甚，大耗元阳，虚人及胃火者禁之。《本草》载与草蔻同条，不分主治，然虽为一物，治微有不同，今特详之。

产滇广，长大如诃子，皮黑厚而棱密，子粗而辛臭。草蔻产建宁，大如龙眼，而形微长，皮黄白，薄而棱峭，其仁大如缩砂，而辛香气和也。取仁，面裹煨熟用。

兰草（即省头草）二

味辛甘，寒。

利水道，浴风垢。除胸中痰癖，调血气养营。消渴胆瘅可治，痈肿恶气堪祛。

按：兰草，与泽兰同类而种有殊，俱生水旁下湿之地，但以茎圆节长，而叶光有歧者，为兰草，雷敩所谓"大泽兰"是也能生血调气，与茎合，茎微方节短，而叶有毛者，为泽兰，《炮炙论》所谓"小泽兰"是也能破血通久积。可利水杀虫而除痰癖，善解食牛马之毒，为医经上品之药。世俗所种叶如麦门冬者，谓之幽兰叶，如菅茅者，谓之建兰，生于深山穷谷，非古时水泽之兰也当与兰叶泽兰条参看。

薰草（即零陵香）三

辛温，苦甘。

治鼻中息肉鼻齆，疗小儿鼻塞头热薰草一两，羊髓三两，铫内慢火熬成膏，日摩背上三四次。去恶气，与心腹痛满，治头风，并滞下返魂丹，用薰草以盐酒浸半月炒干，每两入广木香一钱半为末，里急者冷水服一钱五分，通过三四次，用熟米汤服一钱半止痢断胎零陵香为末，酒服二钱，每服至一两，即一年绝孕，盖血闻香即散也。

按：薰草芳香，其气辛散上达，故心腹恶气，齿痛鼻塞，及血气腹胀皆用之，脾胃喜芳香，芳香可以养鼻是也。然最能耗散真气，每致作喘，故亦不可多服。

酸浆（即灯笼草）四

味酸苦，寒，小毒。

治黄病烦热，疗咳嗽多睡。咽痛骨蒸俱用，痰壅风热并宜。驱三焦肠胃实热，理妇人胎热难产。

按：酸浆，苦能除湿热，轻能治上焦。故丹溪用治热咳咽痛每效。惟其除热故清肺治咳，利湿故化痰治疸。然止宜于热痰之嗽耳，若寒痰嗽，又宜用佛耳草矣。夫治寒嗽，言其标也，治热嗽，言其本也，东垣云："大抵寒嗽，多是火郁于内而寒覆其外"。经验方有三奇散，治一切不问久新之嗽，用佛耳草、款冬花、熟地黄焙研，每用二钱，于炉中烧之，以筒吸烟咽下，有痰吐之，极妙。

黄药五

味苦，气凉。气薄味厚，降多升少，阴也。入手少阴、足厥阴经。

凉血降火，消瘿解毒。《开宝》治诸恶肿疮瘘喉痹者，皆荣气不从，逆于肉里所致也，得苦凉之气则热解荣和，标症自平

527

矣。经曰："一阴一阳，结为喉痹"，一阴者，少阴君火也，一阳者，少阳相火也，少阴热解，相火自伏，而喉痹愈也。

按：黄药，得土中至阴之气，能消项下瘿气，须选紧重者，入无灰好酒一斗，固口上，以糠火烧一时，俟冷时饮，不令绝酒气，三五日后觉瘿消即止，否则并项亦细。同忍冬、夏枯草、白及、白蔹、紫花地丁、甘菊、茜草、连翘、白芷、贝母、白药子之属，治一切疗肿痈疽。《日华》以治马之心肺热疾，亦取其苦寒之意也。痈疽已溃，及发时不焮肿，不渴色淡，脾胃作泄者，均不宜服。尤宜于外敷妙。

忠州、万州出者为上。如轻虚者，即他处产也。

白药六

味辛苦，冷。入手太阴、足阳明经。

治喉中热塞，消肿毒痰嗽。降火散血，止痛生肌。解心热痛白药根、野猪尾洗去粗皮，焙干等分为末，酒服一钱效，医烂疮眼白药一两，甘草半两为末，猪肝一具，劈开掺末五钱，煮熟食之。

按：白药，禀天地清寒之气，而兼金水之性，为辛散之剂，凡天行热病，肿毒喉痹，咽中痛塞，用之甚效。又能解野葛、生金、巴豆之毒。虽能治风热血热等症，若脾胃素弱，易于作泄者，不可服也。

屋游七

味甘，气寒。

治浮热在皮肤，寒热往来，利小肠膀胱气，止衄消渴。疗小儿痫热烦闷，漱大人牙龈宜露。

按：屋游，即古瓦屋上青苔也。能疗犬咬之毒，与雄黄研贴。其长数寸者，即瓦松也，味酸有大毒，烧灰淋汁沐发，发即堕落，误入目中令瞽，《本草》无毒及生眉发之说，谬也。又有垣衣，生于古垣，城墙北阴，即青苔衣也，气味酸冷，能疗黄疸心烦，敷汤火伤。

蒸饼八

味甘，气平。

消食养脾胃，温中化滞气，止汗利三焦，和血通水道。

按：蒸饼，和脾之品，亦通利之剂也。故于淋症有功。营卫气虚，风邪袭人肠胃之间，以至便痢赤白，饮食不进，用以同御米壳，蜜丸化服。若治淋病，与大蒜、淡豆豉捣丸，汤下甚妙也。

腊月及寒食日，用小麦面酵音教糟发成蒸之至皮裂，去皮，悬之风干。临时以水浸胀，擂烂，滤过用。

小麦曲九

味甘，气温。入手阳明经。

止河鱼之疾，除肠胃中塞。消谷止痢，破结落胎。

按：古人用曲，即造酒之曲也，酒非曲不生，故名之曰酒母。其性专消导，行脾胃滞气，散脏腑风冷，故主疗如上所云。神曲乃后人专造以供药用，力倍酒曲，盖取诸神聚会之日造之，又取各药物以象六神之用，故得神名。又有大麦曲，下生胎，破凝血。面曲、米曲，消食积、酒积、糯米积如神。惟此数种皆可入药。其各地有人诸药草及毒药者，皆有毒，惟可造酒，不可入药也。孕妇勿服。

陈久者良，炒香用。

红曲十

味甘，气温。

消食活血，燥胃健脾。疗产后恶血不尽，治湿热泄痢腹疼。

按：红曲一种，法出近世，故《本草》不载。李时珍云："人之水谷入胃，受中焦湿热熏蒸，游溢精气，日化为红，散布脏腑经络，是为营血，此造化自然之微妙也，造红曲者，以白米饭受湿热郁蒸，变而为红，即成真色，久亦不渝，此乃人窥造化之巧者也。故红曲有治脾胃营血之功，得同气相求之理。"若以酿酒，则辛热有毒，发肠风痔瘘，脚气哮喘，痰嗽诸疾矣。心腹作痛，用此同香附、乳香为末，酒服甚效。

陈久者良。

墨十一

味辛，气温。

生肌止血，肤合金疮。治崩中血晕，疗飞丝入目磨浓墨点之即出。涂痈肿，利小便卒淋不通，好墨烧一两为末，每服一钱，水服。

按：墨，烟煤所成，土之类也。上古以松烟造成，方可入药，今人多以窑突中墨烟造之，不可用也。

年远烟细者为佳，粗者勿用。若非松烟，其光虽黑，不可治病也。

无花果十二

味甘，微辛，有小毒。

叶可煎汤熏洗，消五痔之肿疼。实能开胃止泄，兼咽喉之卒痛。

按：无花果，即广中所谓优昙钵是也。不花而实，实出枝间，状如木馒头，其内虚软，熟则紫色软烂，甘如柿而无核。善治痔疮肿痛，煎汤频洗，极有效验。余患此症，谷道胀塞，百药不应，用之贴然。外此无足取者。

产扬州及云南，今吴、楚、闽、越人家，亦或有之。树长丈余，枝叶繁茂，有子如蓖麻者是也。

柽柳（即西河柳）十三

味甘咸，温。浮而升，阳也。入足阳明、手太阴、少阴经。

消痞积，解酒毒，利小便，祛诸风。

按：柽柳，禀阳春之气，故其色青而叶梢带微赤。《本草》用以解驴、马血入肉发毒者，煮汁浸之，盖驴、马性热，生时汗气沾人，即能为病，所以剥时，热血入肉，多能致毒，此药甘得土气，咸得水气，故能解血分之毒也。消痞利便是其本功，近世往往以治痧疹热毒不出，用为发散，不知本自何氏，特补此以备详考。腹中痞积者，以此煎汤露一宿，空心饮数次，能消。

鳔胶十四

味甘咸，平。

治妇人难产，除娩后搐搦强直者不可便作中风，用此以螺粉炒焦，去粉为末，分三服，蝉蜕汤下。血运逆行皆疗烧存性同新绵灰，童便服，呕血肿痛悉捐。

按：鳔胶，即乌贼鱼肠，今工匠用以粘物者也。诸鳔皆可为，而海鱼多以石首鳔作之，不知此乃江鱼之鳔耳。鳔之功用，备载《本草》，诸家俱用以治呕血，散瘀血，赤白崩中，与夫折伤血出不止，及敷阴疮瘘疮之属。今世每每施之肾虚腰痛，遗精白浊，一概不足之症，不知出于何典，或别有所本欤，记此以备参考。

切碎，螺粉拌炒。

本草汇图

本草之有图经，自宋仁宗诏之其臣苏颂述之，嘉惠后学不浅，李东璧重加搜订，踵而成书，巨细不遗，异同毕备，可谓大观矣。今兹所图，止取适用，无事繁杂，故凡用根则不及叶，用叶则不及根，并用则兼，暨果蔬、鸟兽、虫鱼之属皆然。或一物而殊产者，亦止图其品之最上，而余则附载本物下，可因此以□□□□目习用，人人能名者，竟不概列焉？无非以□□□□也。

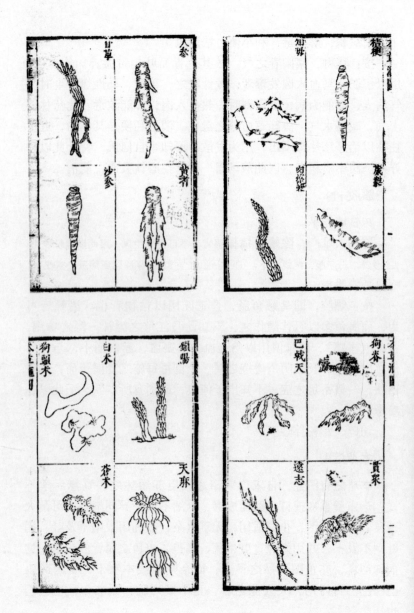

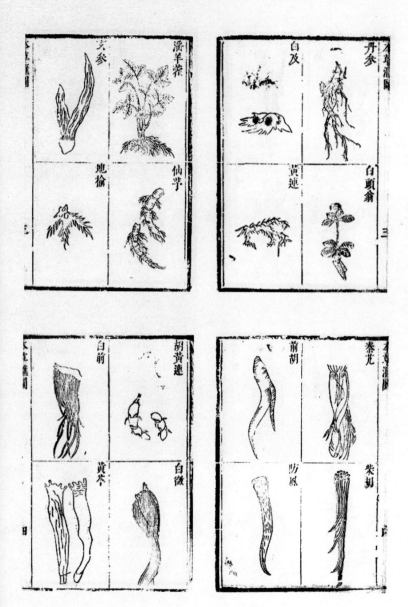

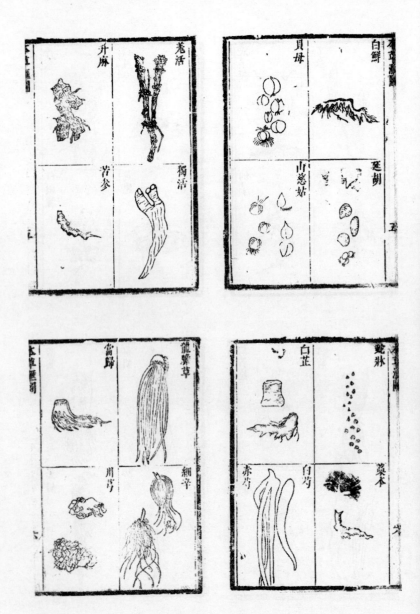

升麻　羌活

苦参　獨活

白鮮　本草原始

貝母

山慈姑　延胡

五

本草原始　當歸

龍繁草

川芎　細辛

白芷　蛇牀

赤芍　白芍　藁本

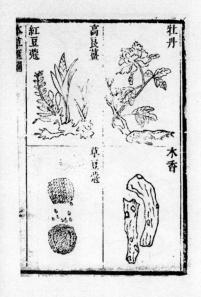

牡丹　高良薑　紅豆蔻　本草彙圖

木香　草豆蔻

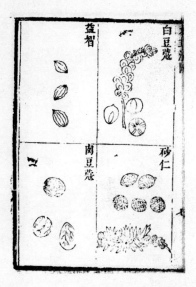

白豆蔻　益智　砂仁　肉豆蔻

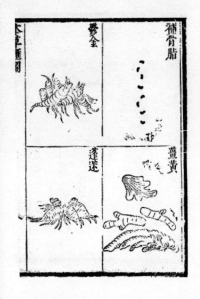

補骨脂　蓬莪朮　薑黃　迷迭　本草彙圖

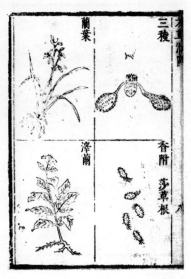

三稜　蘭葉　香附莎草根　澤蘭

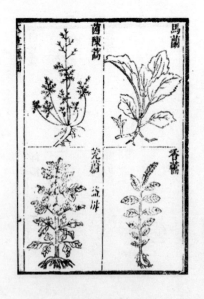

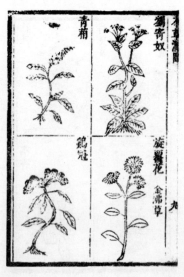

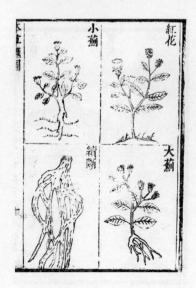

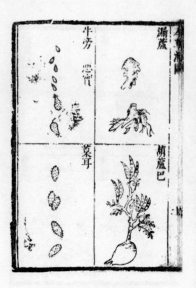

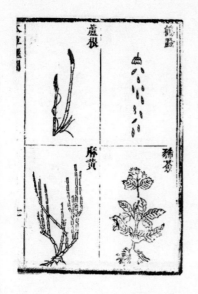

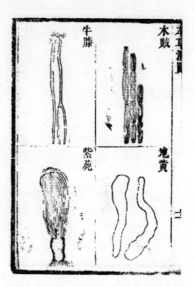

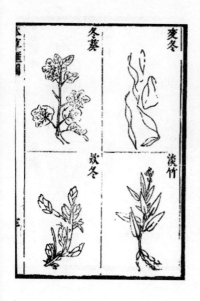

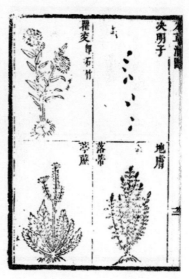

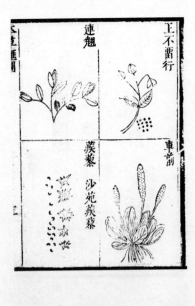

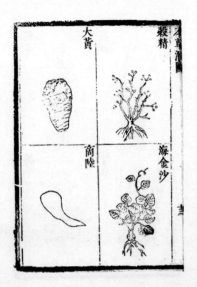

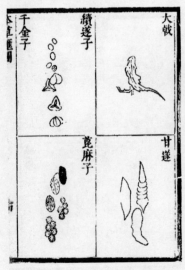

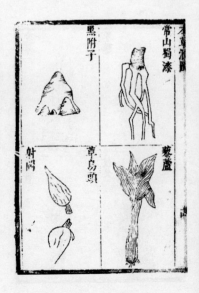

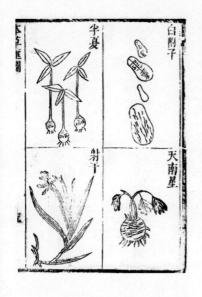

半夏

白附子

射干

天南星

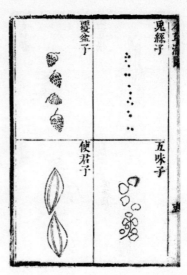

覆盆子

兔絲子

使君子

五味子

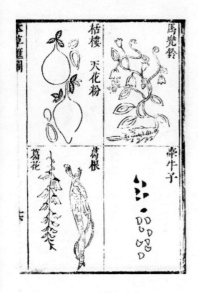

栝樓 天花粉

馬兜鈴

葛花

葛根

牽牛子

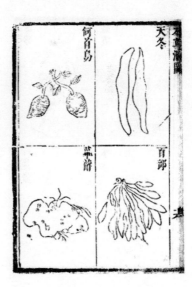

何首烏

天冬

萆薢

百部

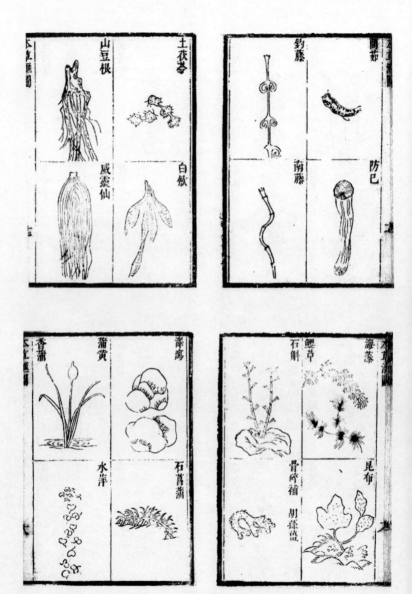

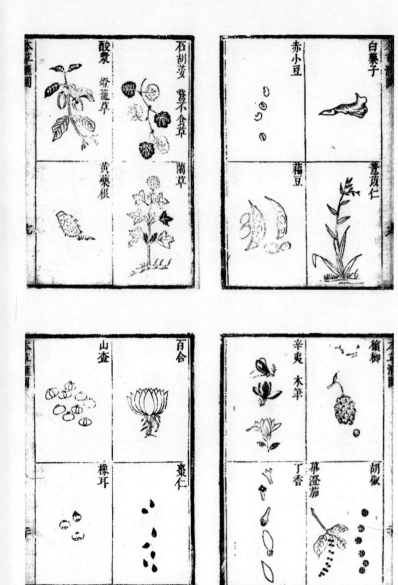

酸漿　燈籠草　菌草

石胡荽　鵝不食草

白蔡子

赤小豆　藊豆

薏苡仁

黃藥根

山查　橡耳

百合　棗仁

辛夷　木筆

檉柳　草澄茄

丁香

胡椒

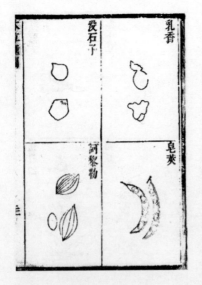

乳香　役石子　訶黎勒　皂莢

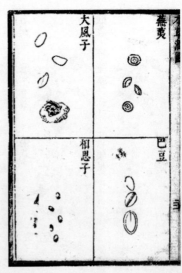

燕窠　大風子　巴豆　相思子

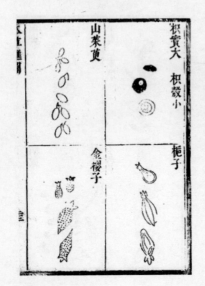

枳實大　枳殼小　山茱萸　梔子　金櫻子

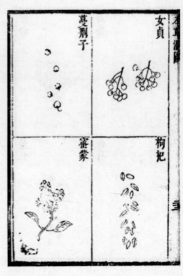

女貞　蔓荊子　枸杞　密蒙

542

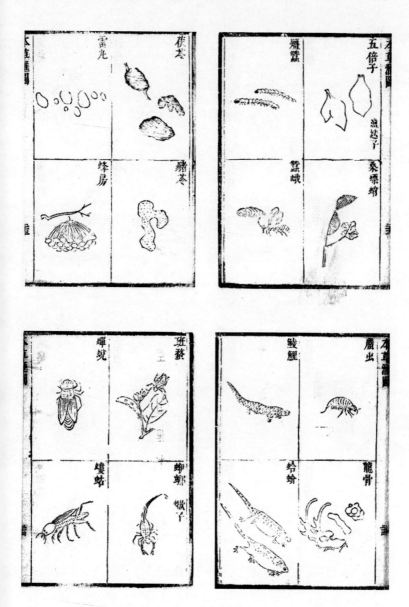

五倍子　熊達子　桑螵蛸　蠮螉　鷰螟

茯苓　雷丸　豬苓　蜂房

斑蝥　蠮螉　螻蛄　蚰蜒　蚣子

鮫鯉　蛤蚧　龍骨　廬出

543

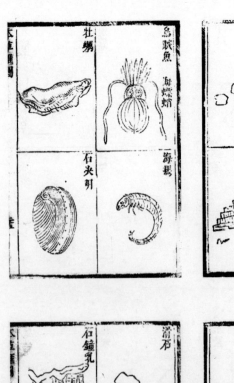

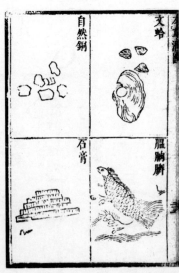

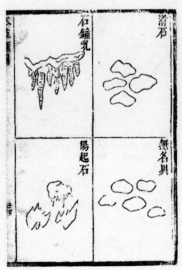

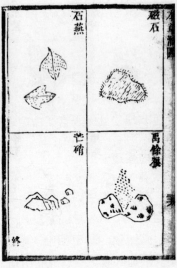

内景图

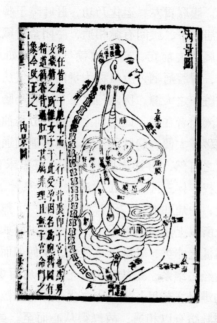

冲任皆起于胞中，而上行于背里，即子宫也，为男女藏精之所，惟女子于此受孕，因名为胞，旧图有精道循脊背，过肛门，甚属非理，且无子宫、命门之象，今改正之。

内景赋

尝计夫人生根本兮，由乎元气；表里阴阳兮，升降沉浮；出入运行兮，周而复始；神机气立兮，生化无休；经络今行乎肌表、脏腑兮，通于咽喉。喉在前，其形坚健；咽在后，其质和柔。喉通呼吸之气，气行五脏；咽为饮食之道，六腑源头。气食兮，何能不乱？主宰者，会厌分流，从此兮下咽入膈。脏腑兮阴阳不侔，五脏者，肺为华盖而上连喉管，肺之下，心包所护，而君主可求，此即膻中宗气所从，膈膜周蔽，清虚上宫，脾居膈下，中州胃同，膜联胃左，运化乃功，肝叶障于脾后，胆府附于叶东，两肾又居脊下，腰间有脉相通，主闭蛰封藏之本。为二阴天一之宗。此属喉之前窍，精神须赖气充，又如六腑，阳明胃先，熟腐水谷，胃脘通咽，上口称为贲门，谷气从而散宣，输脾经而达肺，诚脏腑之大源，历幽门之下口，联小肠而盘旋，再小肠之下际，有阑门者在焉。此泌别之关隘，分清浊于后前。大肠接其右，导渣秽于大便，膀胱无上窍，由渗泄而通泉，羡二阴之和畅，皆气化之自然，再详夫脏腑略备，三焦未言，号孤独之府，擅总司之权，体三才而定位，法六合而象天，上焦如雾兮，霭氤氲之天气；中焦如沤兮，化营血之新鲜；下焦如渎兮，主宣通乎壅滞。此所以上焦主内而不出，下焦主出而如川。又总诸脏之所居，膈高低之非类，求脉气之往来，果何如而相济，以心主之为君，朝诸经之维系，是故怒动于心，肝从而炽，欲念方萌，肾经精沸，拘难释之苦思，枯脾中之生意，肺脉涩而气沉，为悲忧于心内，惟脉络有以相通，故气得从心而至。虽诸脏之归心，实上系之联肺，肺气何生，根从脾胃，赖水谷于敖仓，化精微而为气，气旺则精盈，精盈则气盛，此是化源根坎里藏真命，虽内景之缘由，尚根苗之当究，既云两肾之前，又曰膀胱之后，出大肠之上左，居小肠之下右，其中果何所藏，蓄坎离之交姤，为生气之海，为元阳之宝，开精血于子宫，司人生之夭寿，称命门者是也。号天根者非谬，使能知地下有雷声，方悟得春光弥宇宙。

仰图手足左右同

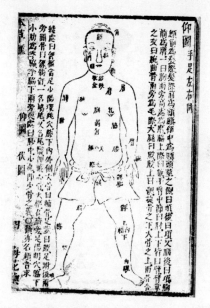

囟前为发际，发际前为额颅，颔中为颐，头茎之侧曰颈，后曰项。又脑后曰项，胸前为膺，一曰胸两旁高处为膺，肋上际曰腋，手臂中节曰肘，上下皆曰臂，臂掌之交曰腕，曲骨两旁为毛际，大腿曰股，股上曰髀，捷骨之下，大骨之上，两骨合缝处曰髀枢，当足少阳环跳穴，膝下内外侧大骨曰辅骨，足茎曰胫，足跗后两旁圆骨曰髁，髑骭，一名鸠尾，又名尾翳，即藏心骨，天枢在脐旁，足阳明穴，胁下小肋为季胁，季胁下两旁软处曰眇[1]中，少也，即少骨之义。颧亦名頄，音求。

---

① 眇：音森。

伏图手足左右同

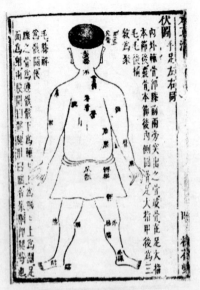

内外辅骨，即膝前两旁突出之骨，歧骨，在足大指本节后。覈骨，本节后内侧面圆骨，足大指甲后为三纹，为聚毛，膝解为骸关，侠膝之骨为连骸，骸下为辅，辅上为腘，足面为跗，两股间曰髋，腿肚曰腨，音篆，腘即腿弯也。

手太阴肺经左右共廿二穴，出中府腋旁，至少商手拇

肺经起止诀凡属他经者，腔以别之

手太阴肺辛金脏，左右共穴二十二，多气少血注寅时，脉起中焦从此始，交足厥阴循任外，足少阴脉循其里，以次下行当脐上，绕络大肠为表里，行本经外上胃口，迤逦上柏属于肺，复从肺系出横行，循胸中府云门是，天府侠白腋循臑，手少阴经与心主，肺经行手二经前，一出小指一中指，下入肘中抵尺泽，下肘

548

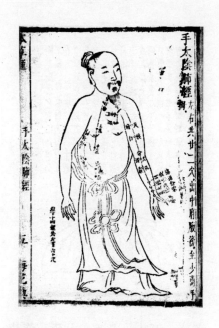

循臂孔最至，列缺经渠与太渊，上循鱼际出大指，穴终少商支别
行，则从腕后列缺至，再达次指之内廉，接手阳明穴毕矣。

又

列缺是络经渠经，太渊俞兮鱼际荥，尺泽为合少商井，肺经
之穴最分明。

肺脏之图

肺者，相傅之官，治节出焉，主藏魄，其形四垂，附着于脊
之第三椎，中有二十四空，行列分布以行诸脏之气，为藏之长，
为生气之原，为五脏之华盖，虚如蜂窠，下无透窍，吸之则满，
呼之则虚，一呼一吸，消息自然，司清浊之运化，为人身之橐
籥，是经多气少血，其合肠为表里，旺于秋，绝于夏，其恶寒，
其味辛，辛走气，气病毋多食辛，不足则太息，有余则喘嗽，寅
时气血注此。

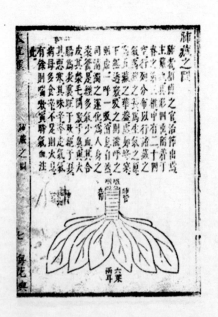

补：人参　黄芪　五味　麦冬　山药　紫菀　天冬　百部　茯苓　阿胶　沙参

泻：防风　葶苈　桑皮　枳壳　泽泻　苏子　赤茯苓　杏仁

温：干姜　生姜　款冬花　白豆蔻　木香　橘红

凉：沙参　天冬　玄参　贝母　桔梗　兜铃　枇杷叶　瓜蒌　枯芩　山栀　人溺

东垣引经报使：白芷　升麻　葱白

饮食：

宜：黍　鸡肉　桃　葱　辛　忌：甘。

手阳明大肠经左右共四十六，起商阳手食指，上迎香鼻旁

大肠经起止诀除上廉、下廉二穴外，余廉字俱是骨之侧

庚腑手阳明大肠，左右各有穴二十，气血俱多注卯时，少商

550

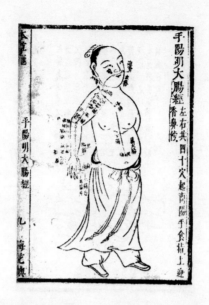

交与商阳穴，交手太阴行阳分，循指上廉二间接，三间合谷两骨间，上入阳溪两筋列，自此而循臂上廉，偏历温溜下廉及，上廉三里脉过肘，曲池肘髎五里接，臂臑肩髃连巨骨，上出柱骨大椎节，自椎下入缺盆间，络肺下柏当脐列，天枢之分大肠属，支从缺盆由颈陕，天鼎扶突贯颊上，入下齿缝口吻夹，左右人中挟鼻孔，禾髎迎香诸穴毕，交足阳明上下完，此是大肠之腑诀。

又

大肠之络名偏历，商阳是井阳溪经，合谷为原曲池合，三间俞又二间荥。

大肠之图

大肠者，传导之官，变化出焉，当脐左回十六曲，受谷一斗，水七升半，以其回叠，是名回肠。广肠附脊以受回肠，乃出滓秽之路，受谷九升三合八分之一，即回肠之更人者，直肠又广肠之末节，下连肛门，是为谷道后阴，一名魄门，总大肠也，是

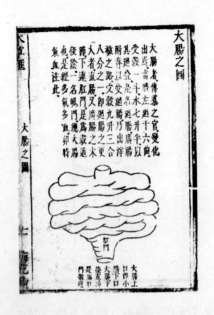

经多气多血，卯时气血注此。

补：牡蛎　肉蔻　诃黎勒　五倍子　龙骨　莲子　罂粟花
榛子

泻：枳壳　桃仁　麻仁　芒硝　大黄　槟榔　石斛　葱白

温：干姜　肉桂　吴茱萸　人参　半夏　丁香　胡椒

凉：槐花　条芩　栀子　连翘

东垣引经报使：葛根　白芷　升麻　石膏

足阳明胃经左右共九十穴，起承泣目下，下属兑足次指

胃经起止诀

足阳明胃戊土腑，四十五穴各左右，气血俱多注自辰，起鼻
迎香交頞取，承泣四白与巨髎，入上齿中地仓又，挟口环唇颐后
廉，大迎颊车上耳前，历下开过客主人，悬厘颔厌头维经，会于
额颅神庭毕，支从大迎人迎出，循喉水突并气舍，入缺盆行两分

552

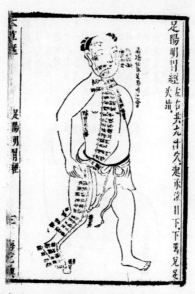

外，支行足少阴俞府，下膈属脾络胃是，直下乳廉循气户，库房屋翳膺窗至，乳中乳根继不容，承满梁门关门通，太乙滑肉下挟脐，天枢外陵大巨兮，水道归来气冲穴，直者完而支者接，自胃下口循腹里，过足少阴肓俞外，行本经里下气街，与气冲合髀关谐，伏兔阴市梁丘下，下经犊鼻三里来，上巨虚连下巨虚，条口居中胻廉钬，向后一穴丰隆名，解溪继之足跗呈，冲阳陷谷内庭穴，厉兑中指终其经，一支自膝下三寸，循三里穴合厉兑，一支自跗上冲阳，别入大指厥阴乡，循大指下出其端，交足太阴是经完。

又

丰隆之络胃阳明，厉兑井兮荥内庭，陷谷为俞三里合，原属冲阳解溪经。

胃腑之图

胃者，仓廪之官，五味出焉，横屈受水谷三斗五升，其中之谷，常留二斗，水一斗五升而满，胃者，汇也，号为都市，五味

553

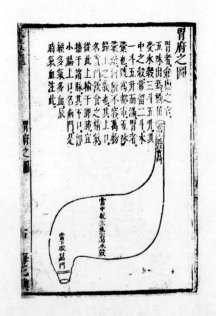

汇聚，何所不容，万物归土之义也。其上口，名贲门，饮食之精气，从此上输于脾肺，宣播于诸脉，其下口，即小肠上口，名幽门，是经多气多血，辰时气血注此。

补：白术　莲子　芡实　陈皮　扁豆　黄芪　荔枝　山药
炙甘草　半夏　百合　苍术　枣子

泻：枳实　硝石　大黄　厚朴　枳壳

温：藿香　厚朴　益智　丁香　草蔻　吴茱萸　白蔻　良姜
干姜　生姜　木香　香附　胡椒

凉：滑石　石膏　石斛　黄连　黄芩　玄明粉　山栀　升麻
连翘　干葛　竹茹　天花粉　知母

东垣引经报使：葛根　白芷　升麻　石膏

饮食：

虚寒宜：辛　甘　忌：苦

实热宜：苦　淡　忌：甘

足太阴脾经 左右共四十二穴，起隐白足拇止大包腋下

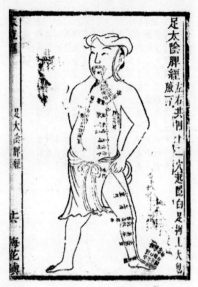

脾经起止诀

足太阴脾各廿一，己脏多气而少血，巳时注此自冲阳，交与大指隐白穴，循指内侧历大都，过核骨后太白陟，公孙商丘上内踝，三阴交上漏谷接，上行交足厥阴前，地机阴陵泉是穴，上循膝股到血海，箕门迤逦冲门入，府舍中极关元会，复循腹结大横列，会于下脘历腹哀，属脾络胃而上膈，食窦天溪与胸乡，由周容外向下折，穴名大包复向上，上行人迎舌下彻，支由腹哀而别行，再从胃部中脘穴，上膈膻中入心分，交手少阴此经毕。

又

大都为荥隐白井，公孙是络商丘经，阴陵泉合俞太白，脾经足穴甚详明。

脾经之图

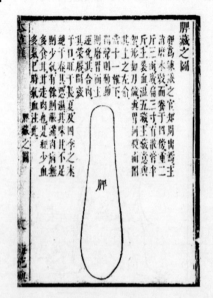

脾为谏议之官，知周出焉，主消磨水谷，而养于四旁，重二斤三两，广扁三寸，有散膏半斤，主裹血，温五脏，主藏意与智，形如刀镰，与胃同膜而附其上之左俞，当十一椎下，闻声则动，动则磨胃而主运化，其合肉，其荣唇，开窍于口，旺于长夏及四季之末，绝于春，恶湿，其味甘，不足则少气，有余则胀满，肉病无多食甘，甘走肉也，是经少血多气，巳时气血注此。

补：人参　白术　黄芪　莲子　芡实　陈皮　山药　枸杞　炙甘草　茯苓　扁豆　苍术　南枣

泻：枳实　青皮　石膏　山楂　神曲　麦芽　大黄　葶苈

温：丁香　藿香　胡椒　良姜　附子　官桂　木香　干姜　砂仁　豆蔻　益智

凉：玄明粉　滑石　黄芩　苦茶　石膏　绿豆　西瓜

东垣报使引经：白芍　升麻

556

饮食：

宜：粳米　牛肉　甘　忌：酸

手少阴心经左右共十八穴，出极泉腋下，注少冲手小指

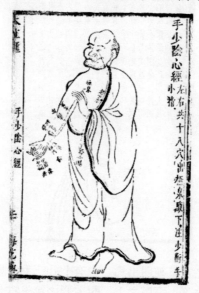

心经起止诀

丁心火脏手少阴，其系有五上连肺，下连脾肝肾系三，脉起心中属心系，下膈当脐络小肠，支从心系上目际，直复从心入肺乡，出循腋下极泉是，多气少血各九穴，午时交自大包始，循臑后廉行太阴，心主两经同历此，青灵下肘抵少海，灵道通里至掌后，阴郄神门到掌中，少府极于少冲止，小指端交手太阴，此是心经诸穴是。

又

络为通里经灵道，少海之合俞神门，少府荥兮少冲井，心经穴是手少阴。

心脏之图

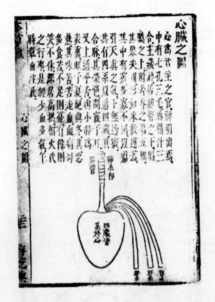

心为君主之官，神明出焉。中有七孔三毛，盛精汁三合，主藏神，居肺管之下，膈膜之上，附着脊之第五椎，其象尖圆，形如未敷莲蕊，其中有窍多寡不同，以导引天真之气，下无透窍，共有四系以通四脏，其合脉，其荣色，开窍于耳，又上通乎舌，与小肠为表里，旺于夏绝于冬，其恶热，其味苦，苦走血，血病毋多食苦，不足则忧，有余则笑不休，深居高拱，相火代之行事，是经少血多气，午时气血注此。

补：枣仁　门冬　远志　山药　当归　天竹黄

泻：贝母　黄连　木香　玄胡索　枳实

温：藿香　木香　石菖蒲

凉：竹叶　牛黄　连翘　芦根　山栀　犀角

东垣报使引经：独活　细辛

饮食：

宜：麦 羊 杏 韭 苦 忌：咸

手太阳小肠经 左右共卅八穴，起少泽小指，止听宫耳中

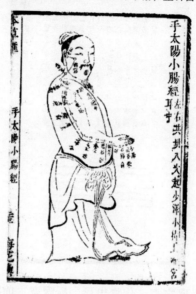

小肠经起止诀

手太阳丙小肠腑，气血俱多各十九，自少冲交少泽来，未时注此小指取，前谷后溪从上腕，腕骨阳谷养老又，直上循臂支正临，出肘内侧少海就，上循臑外之后廉，手阳明与少阳凑，肩贞臑俞及天宗，秉风并行曲垣受，肩外肩中计两俞，左右相交肩上构，自交肩入缺盆行，向腋膻中循胃口，行任脉外属小肠，支从缺盆循颈后，天窗天容抵颧髎，上至锐眦入耳又，终于听宫支别行，循颊上颅抵鼻候，至目内眦穴睛明，交足太阳此经究。

又

支正络兮前谷荥，后溪为俞阳谷经，腕骨是原少海合，手太

阳属小肠经。

小肠腑之图

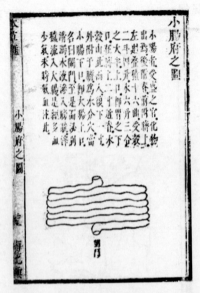

小肠者，受盛之官，化物出焉，后附脊，前附脐上，左回叠积十六曲，受谷二斗四升，水六升三合之大半，上口，即胃之下口，在脐上二寸近脊，水谷由此而入，复下一寸，外附于脐，为水分穴，当小肠下口，即大肠上口，名曰阑门，至是而泌别清浊，水液渗入膀胱，滓秽流入大肠，是经多血少气，未时气血注此。

补：牡蛎　石斛

泻：荔枝　葱白　紫苏　木通

温：茴香　大茴　乌药　益智

凉：花粉　黄芩　车前　茅根　猪苓　泽泻

东垣报使引经：藁本　羌活　黄柏

足太阳膀胱经 左右共一百廿六穴，起睛明目内眦，下至阴足小指

至阴，治妇人横产手先出，诸符药不效，为灸右脚小指尖三壮，搓如小麦，下火立差。尾骶骨，男尖女平。

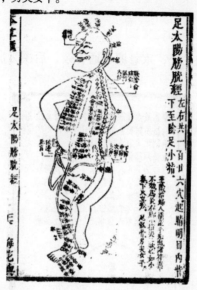

膀胱经起止诀

多血少气足太阳，膀胱壬腑从申注，左右各穴六十三，听宫交与睛明至，起目内眦上于额，攒竹曲差交五处，承光过顶接通天，相交巅上之百会，一支从巅抵耳角，率谷浮白窍阴去，直从通天循络郄，玉枕下项抵天柱，自天柱下过大椎，陶道却循肩膊内，挟脊两旁历大杼，风门肺俞厥阴俞，心膈肝胆脾及胃，三焦肾大小肠俞，膀胱中膂白环继，抵腰络肾膀胱时，别从腰中循腰脊，上次中下四髎随，复从会阳贯臀下，承扶殷门浮郄为，委阳入腘委中止，一支挟脊二椎施，附分魄户膏肓穴，神堂噫嘻膈关期，魄门阳纲及意舍，胃仓肓门志室司，胞肓秩边又二穴，下历

尻臀过髀枢，循髀后廉髀枢里，承扶之外寸半之，与前入腘者相合，合阳承筋腨内施，承山飞阳与跗阳，出外踝后昆仑追，仆参申脉金门接，京骨束骨通谷随，小指外侧至阴穴，交足少阴不再推。

又

飞阳为络经昆仑，京骨原兮通谷荥，后溪为俞至阴井，俞独未列膀胱经。

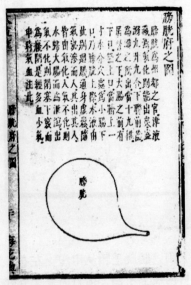

膀胱腑之图

膀胱为州都之官，津液藏焉，气化则能出矣，盛溺九升九合，下联前阴，为溺之所出，当十九椎，居骨之下，大肠之前，有下口，无上口，当脐上一寸水分穴处，为小肠下口，乃膀胱上际，水液由此别回肠，通身虚松，随气泌渗而入，其出其入，皆由气化，入气不化，则水归大肠而为泄泻，出气不化，则闭塞下窍而为癃闭，是经多血少气，申时气血注此。

补：橘核　菖蒲　续断　益智　龙骨

泻：芒硝　滑石　车前　木通　泽泻

温：茴香　乌药　沉香　山茱萸

凉：生地　黄柏　知母　甘草梢

东垣报使引经：藁本　羌活　黄柏

足少阴肾经左右共五十四穴，起涌泉足心，上俞府胸前

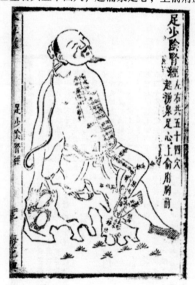

肾经起止诀

足少阴肾各廿七，多气少血注酉时，脉为癸脏起小指，斜向足心涌泉兹，转出内踝然谷穴，下循内踝太溪斯，别入跟中大钟穴，照海水泉相继之，折大钟上循内踝，厥阴太阴从后驰，复溜交信上腨内，筑宾出腘阴谷随，上股贯脊长强内，还出于前横骨支，大赫气穴与四满，中注肓俞穴五之，当肓俞所脐左右，肾下

脐上属于斯，再过关元与中极，络膀胱焉经尽之，直者复从属肾处，上行商曲石关期，阴都通谷历诸穴，贯肝上循幽门兮，上膈再历步廊穴，入肺神封与灵墟，神藏或中达俞府，循喉上并人迎驰，终于舌本支别出，自神藏穴绕心维，注膻中交手厥阴，五十四穴无他歧。

又

涌泉井兮然谷荥，太溪俞兮复溜经，阴谷为合大钟络，肾经之穴是其名。

肾脏之图

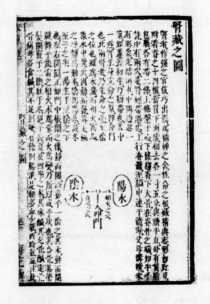

肾者，作强之官，技巧出焉，为精神之舍，性命之根，藏精与志，形如豇豆，附着脊之十四椎，当胃下两旁，相去各一寸五分，与脐平直，外有黄脂包裹，各有带二条，上条系于心，下条趋脊下大骨，在脊骨之端，如半手许，中有两穴，是肾经带过

处，上行脊髓，至脑中连于髓海，父母媾精，未有形象，先结河车，中间透起一茎，如莲蕊初生，乃脐带也。蕊中一点，实生身立名之原，即命门也。此两肾者，乃生命之蒂，至阴之位也。虽为水脏，而相火寓焉，象水中龙火，因动而发，盖太极之理，静为动本，阴为阳基，故冬至子之半，一阳生于至阴之下也，左右开关正如门中枨阌①之像，静而阖，涵养乎一阴之真水，动而开，鼓舞乎龙雷之相火，水为常而火为变，乃所以成乎坎也。其合骨，其荣发，开窍于二阴，壮于冬，绝于长夏，及四季之末，其味咸，其充骨，咸走骨，骨病毋多食咸，其不足则厥有余则肠泄，是经多血少气，酉时气血注此。

补：芡实　地黄　龙骨　虎骨　牡蛎　桑螵蛸　龟版　山药
五味　锁阳　枸杞　山茱萸　牛膝　杜仲二味少用

泻：泽泻　猪苓　木通　白茯苓

温：附子　肉桂　破故纸　鹿茸　沉香　巴戟　腽肭脐

凉：黄柏　知母　生地　牡丹皮　玄参　地骨皮

东垣引经报使：独活　肉桂　盐　酒

饮食：

宜：大豆　豕肉　粟　藿　咸

忌：甘

手厥阴心包经左右共十八穴，出天池乳后，注中冲手中指

心包络经起止诀

心包丁脏手厥阴，多血少气注自成，受足少阴俞府交，左右各九次第觅，起于胸中属心包，下膈历络三焦及，其支上循胸而

---

①　枨阌：音成聂，帐为古时门两旁所竖长木柱，阌为门中央所竖短木。

565

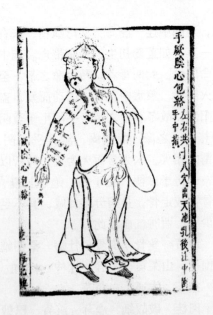

下，出胁下腋天池穴，又复上行抵腋下，循臑内之天泉穴，介手太阴少阴间，遂入肘中之尺泽，由肘下臂两筋间，郄门间使内关接，大陵穴过掌劳宫，中指中冲从此出，一支劳宫又外行，小指之次为端的，交手阳明是经终，心包膻中二而一。

又

内关络兮尺泽合，间使为经俞大陵，劳宫荥而中冲井，心包络系手厥阴。

心包之图

心包络者，包络其心也，有膈膜，与脊胁周回相着，遮蔽浊气，使不得上熏心肺，即所谓膻中也。为心之所从来，《难经》言其无形，滑伯仁名为手心主，以脏象校之，在心下横膜之上，竖膜之下，其与横膜相粘而黄脂裹者，心也，脂膜之外，有细筋膜如丝，与心肺相连者，心包也。此经本有名有形，其经起于腋下之天池，而止于中指之中冲，其脏坚固，邪弗能容，容之则心

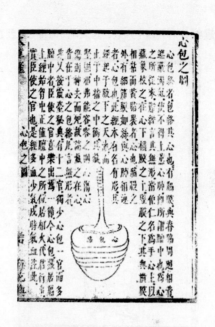

伤，心伤则神去而死，故诸气之在心，皆在于心之包络，凡言无形者，非。又按《灵台秘典》，有十二官，独少心包一官，而多"膻中者，臣使之官，喜乐出焉"一节，今心包藏居膈上，经始胸中，正值膻中之所，位居相火，代君行事，实臣使之官也。是经多血少气，戌时气血注此。

补：黄芪　人参　鹿血　破故纸　地黄　菟丝子

泻：枳壳　乌药　大黄　山栀

温：附子　肉桂　干姜　益智　豆蔻　柏子仁　补骨脂

凉：黄柏　黄连

东垣报使引经：柴胡　川芎　青皮

手少阳三焦经左右共四十六穴，起关冲手名指，上丝竹空眉尾

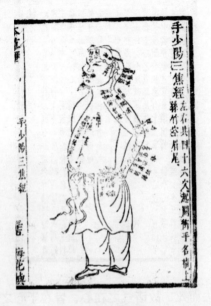

三焦经起止诀

丙腑三焦手少阳，多气少血注自亥，中冲交与手四指，是名关冲逆而溯，液门中渚到阳池，出臂两骨外关在，支沟会宗三阳络，四渎过肘天井载，清冷渊穴与消泺，手太阳里阳明外，上肩臑会与肩髎，天髎交足少阳后，秉风肩井过缺盆，足阳明外膻中走，散络心包下膈胃，上中下焦连属剖，支从膻中上缺盆，上项大椎循天牖，上挟耳后经翳风，瘈脉颅息角孙又，经过悬厘与颔厌，又过阳白睛明守，下颊至颐会颧髎，直终一支由耳后，从翳风穴入耳中，过听宫兮耳门透，禾髎出至目锐眦，会瞳子髎丝竹奏，交足少阳是经终，四十六穴分左右。

又

三焦相火外关络，关冲是井液门荥，阳池为原俞中渚，合天井又支沟经。

三焦之图

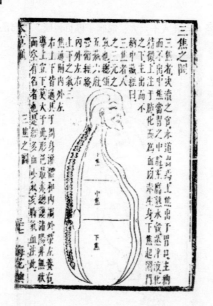

三焦者，决渎之官，水道出焉，上焦出于胃口，主纳而不出，中焦当胃之中脘，主腐熟水谷，蒸津液，化精微，上注于肺，化而为血，以奉生身，下焦起阑门之下，主出而不纳。《中藏经》曰：三焦者，人之三元之气也，总领五脏六腑，营卫经络，内外左右上下之气，三焦通，则内外左右上下皆通，其于周身灌体，和内调外，荣左养右，导上宣下，莫大于此，形色最赤，总护诸阳，非无状而空有名者也。是经多血少气，亥时气血注此。

补：黄芪　甘草　益智

泻：泽泻　枳壳　青皮

温：附子　干姜　茴香

凉：石膏　地骨　木通　车前子　知母

东垣报使引经：柴胡　川芎　青皮下焦

足少阳胆经 左右共八十六穴，起瞳子髎目锐眦，下窍阴足四指

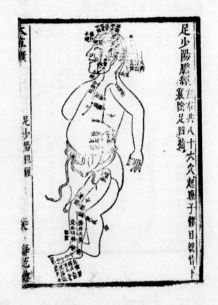

胆经起止诀

足少阳胆甲木府，少血多气子时交，自耳门交瞳子髎，起目锐眦听会招，会客主人上额角，循颔厌下悬颅标，悬厘相继循耳外，曲鬓率谷发际饶，由率谷外下目后，天冲浮白窍阴遭，完骨折上过角孙，循本神过曲差临，下至阳白睛明会，上循临泣目窗升，正营承灵脑空穴，风池循颈天牖涉，行手少阳之脉前，下循肩上肩井穴，相交出手少阳后，大椎大杼秉风溜，当秉风前入缺

盆，支从耳后翳风分，入耳还出走耳前，自听会穴锐眦竟，一支自此下大迎，合手少阳颧髎分，下临颊车本经前，合前入缺盆者并，下胸贯膈络肝下，至日月分属胆境，循胁气街绕毛际，横入髀厌环跳尽，直从缺盆直下胁，循胸下历渊腋脉，辄筋日月季胁过，京门带脉五枢接，维道下与居髎连，入共前之髀厌合，下循环跳二阳间，中渎阳关阳陵泉，下辅骨前阳交穴，外丘光明以次列，下抵绝骨循阳辅，悬钟而下外髁决，行至丘墟循足面，临泣地五侠溪接，上入小指窍阴终，支从临泣行而别，入大指循歧骨内，还贯爪甲三毛出，交足厥阴经既完，八十六穴左右列。

又

窍阴是井络光明，阳陵泉合阳辅经，丘墟原兮俞临泣，胆经记取侠溪荥。

胆府之图

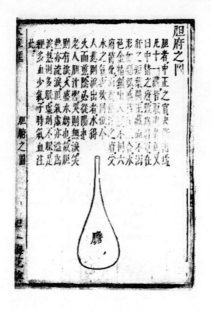

胆者，中正之官，决断出焉，凡十一脏，皆取决于胆，又曰中精之腑，号为将军，在肝之短叶间，主藏而不泻，形如悬瓠，盛精汁三合，水色金精，无出入窍，不同六腑传化，而为奇恒之府。受水之气，与坎同位，今人悲则泪出者，水得火而煎，阴必从阳也。老人胆汁悭苦则无泪，笑则有泪，火盛水亏也。故胆热亦流泪，胆气虚亦溢为泪，热则多眠，虚则不眠，是经多血少气，子时气血注此。

补：当归　枣仁　五味　乌梅　鸡肉

泻：柴胡　青皮　黄连　白芍　川芎　木通

温：干姜　生姜　半夏　陈皮

凉：黄连　竹茹　龙胆草

东垣报使引经：柴胡　川芎　青皮

足厥阴肝经左右共二十八穴，起大敦足拇，上期门乳下

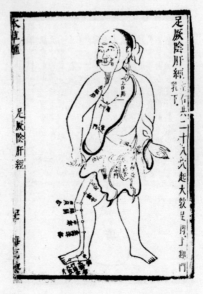

肝经起止诀

乙脏肝经足厥阴，多血少气血廿八，丑自窍阴交大敦，脉起大指丛毛积，上循足跗历行间，太冲并之内踝陟，踝中一寸名中封，过三阴交蠡沟接，中都交出太阴后，上腘内廉膝关穴，由曲泉上循股行，阴包五里阴廉名，遂当冲门府舍际，入阴毛中环阴器，抵少腹而会曲骨，中极关元是任脉，复循章门至期门，挟胃属肝络胆并，复自期门上贯膈，行食窦外大包侧，散布胁肋上云门，渊腋之间人迎外，循喉咙后入颃颡，大迎地仓四阳白四白、阳白，行四穴外连目系，出额又行临泣里，与督相会巅顶上，一支又下从目系，任脉之外本经中，下颊交环口唇内，一支属肝别贯膈，行食窦外本经里，上注肺兮下中焦，交手太阴脉终矣。

又

肝经之络蠡沟名，大敦井兮行间荥，太冲为俞曲泉合，是为木脏厥阴经。

肝脏之图

肝者，将军之官，谋虑出焉，凡七叶，左三右四，居于膈下，并胃，着脊之第九椎，《刺禁论》曰"肝生于左"，滑氏曰：肝之为脏，其治在左，其脏在左胁右肾之间，其合筋，其荣爪，主藏魂，开窍于目，其系上络心肺，下亦无窍，旺于春，绝于秋，其恶风，其味酸，酸走筋，筋病毋多食酸，其不足则悲，其有余则怒，是经多血少气，丑时气血注此。

补：木瓜　阿胶　薏仁　枣仁　山萸

泻：柴胡　青黛　青皮　芍药　胆草

温：木香　肉桂　吴茱萸　杨梅　桃子

凉：胡黄连　胆草　车前　甘菊　草决明　羚羊角

东垣报使引经：柴胡　川芎　青皮

饮食：宜：麻　犬肉　李　韭　酸

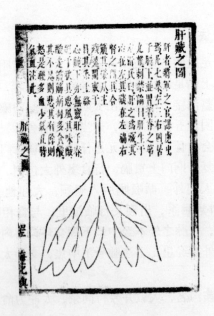

任脉二十四穴

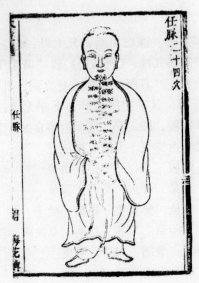

任脉起止诀

任脉为穴二十四，起自会阴为阴海，上循曲骨至中极，行腹里上关元在，石门气海与阴交，神阙水分下脘宰，建里中脘接上脘，巨阙鸠尾中庭待，膻中玉堂上紫宫，华盖璇玑天突揣，廉泉上颐循承浆，环唇上至龈交位，分行系目两中央，会于承泣经不再，任督一源为二岐，腹背分行名位改。

又

督络长强任屏翳即会阴，井荥俞原经合未。

督脉二十八穴

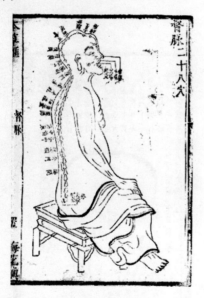

督脉起止诀 水沟即人中龈交齿根肉

督脉之穴二十七，起于下极两阴间，从长强起历腰俞，阳关命门悬枢连，脊中筋束与至阳，灵台神道身柱前，陶道大椎哑门接，风府脑户强间焉，后顶百会及前顶，囟会上星神庭前，循额至鼻经素髎，水沟兑端渐终焉，至龈交与任脉接，都纲阳海谓之然，并于脊里廿一椎，通顶三椎廿四全。

八奇经总诀

气血常行十二经，满溢流入奇经内，任督冲带阳阴跷，阳维阴维八脉是，任督俱循脊里行，任独浮外循腹至，冲并阳明夹脐上，起于气街讫胃散，带起季胁围身周，阳跷跟中外踝至，阴跷跟中循内踝，动足跷健义取此，一为足太阳之别，一为少阴别所自，阳经起于诸阳会，阴经诸阴脉从至，两为诸脉之纲维，因无配合奇名耳。

面部图

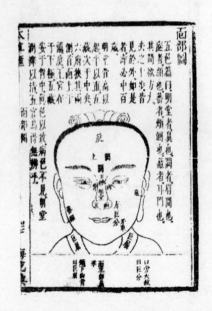

《五色篇》曰：明堂者，鼻也。阙者，眉间也。庭者，颜也。蕃者，颊侧也。蔽者，耳门也。其间欲方大，去之十步，皆

见于外，如是者，寿必中百岁。

明堂骨高以起，平以直，五脏次于中央，六腑挟其两侧，首面上于阙庭，王宫在于下极，五脏安于胸中，真色以致，病色不见，明堂润泽以清，五官乌得无辨乎？

肢节色见面部图

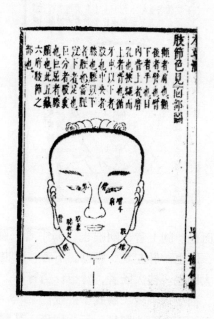

颧者，肩也。颧后者，臂也。臂下者，手也。目内眦上者，膺乳也。挟绳而上者，背也。循牙车以下者，股也。中央者，膝也。膝以下者，胫也。当胫以下者，足也。巨分者，股里也。巨屈者，膝髌也。此五脏六腑肢节之部也。

脏腑色见面部图

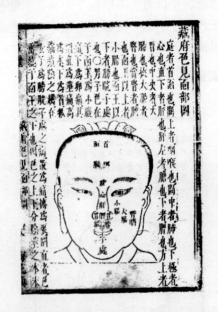

庭者，首面也。阙上者，咽喉也。阙中者，肺也。下极者，心也。直下者，肝也。肝左者，胆也。下者，脾也。方上者，胃也。中央者，大肠也。挟大肠者，肾也。当肾者，脐也。面王以上者，小肠也。面王以下者，膀胱子处也。

男子色在于面王，为小腹痛，下为卵痛，其圜直为茎痛，高为本，下为首，狐疝癀阴之属，在女子为膀胱子处之病，散为痛，抟为聚，圜直者，色垂绕于面王之下也，因色之上下，分阴茎之本末。

本草汇源流

计四十七家

《神农本草经》：三卷，上世相传，昔人疑为华、张成书，而楼获传，称其少诵本草，则前固有书矣。分上中下三品，药三百六十五种，草类多，故主草。

《名医别录》：陶贞白增汉、魏以来名医所用，又三百六十五种，合七百三十种。

《桐君采药录》：黄帝侍臣，记其花药形色，今不传。

《雷公药对》：黄帝侍人，辨药性主治，北齐李之才增饰成书。

《李氏药录》：魏李当之修本经。

《吴氏本草》：魏吴普集前人所说药性，今不传。

《雷公炮炙论》：刘宋时雷敩所著，自称内究守国安正公，或是官名，药凡三百种，述修制之法。

《唐本草》：唐高宗命李勣等增修陶注《神农本经》，增为七卷，世谓英公本草，后苏恭重订，加药一百一十四种，分玉石、草、木、人、兽禽、虫、鱼、果、米谷、菜、有名未用，共二十卷，外为药图二十五卷，世谓《唐新本草》。

《药总诀》：陶贞白选，题曰药象口诀。

《药性本草》：唐甄权著，唐太宗曾幸其第，访以药性，因上此书，时年百二十岁。

《千金食治》：唐孙思邈选，本草之开于食用者。

《食疗本草》：唐孟诜选，张鼎又补其不足，因《周礼》食医之义，著此书。

《本草拾遗》：唐陈藏器选，以《本经》、《难经》、陶苏补集，而遗沉尚多，故别为搜罗幽隐，博极群书，李时珍深服其精核。

《海药本草》：唐李珣选，收采海药。

《胡本草》：唐郑虔选，皆胡中药，今不传。

《四声本草》：唐萧炳选，取药名上一字，以平上去入四声相从，以便讨阅。

《删繁本草》：唐杨损之选，删去不急及有名未用之药。

《本草音义》：唐李含光选，又甄立言、殷子严皆有。

《本草性事类》：杜善方选，随类解释，附以制使宜反。

《食性本草》：南唐陈士良选，取诸家所定关于饮食者类之，亦祖食医之意。

《蜀本草》：蜀主孟昶，命韩保昇等，增校《唐本草》，颇详于陶、苏。

《开宝本草》：宋太祖命尚药刘翰、道士马志等九人，取唐、蜀本，及《拾遗》诸书参正，增药一百三十三种。

《嘉祐补注本草》：宋仁宗诏掌禹锡、林忆等重修，新补入十二种，新定一十七种，通计一千八十二条，虽有校修，无大发明。

《图经本草》：宋仁宗又命苏颂选述，恭诏天下郡县图上所产药物成书，计二十一卷。

《证类本草》：宋徽宗大观二年，蜀人唐慎微，取《嘉祐补注》、《图经》二书，复拾前人所遗者五百余种，及诸说之未尽收者，又采古今单方，并经史百家有关药物者，亦附之，共三十一卷，上之朝廷，改名大观，政和中，医官曹孝忠校正刊行，故又谓《政和本草》。

《本草外说》：宋陈承选，无可取。

《日华诸家本草》：宋人姓大名明，或云其姓田，言药之功用甚悉，二十卷。

《本草衍义》：宋寇宗奭选，参考事实，核其情理，援引辨证，发明良多。东垣、丹溪诸公，俱尊言之。

《洁古珍珠囊》：金易州张元素著，字洁古，深悟轩岐秘奥，精辨药性，立为主治秘诀，《灵》、《素》之后一人。

《用药法象》：元李杲著，号东垣，受业于洁古，祖《珍珠囊》，增以心得而为此书，世称神医。

《汤液本草》：元王好古选，号海藏，取本草及仲景、无已、洁古、东垣之书，间附己意而成。

《日用本草》：元吴瑞，取本草之切于饮食者，分为八门，间增数品。

《本草歌括》：元胡仕可作，以便童蒙，明刘纯、熊宗立、傅滋辈，亦有歌诀及药性赋。

《本草衍义补遗》：元末朱震亨选，因寇氏《衍义》之义而推衍之，近二百种，多所发明。

《本草发挥》：明洪武时，徐彦纯集洁古、东垣、海藏、丹溪、无已数家之说。

《救荒本草》：明周藩宪王①著，集草木之可备荒者。

《庚辛玉册》：明宁藩献王著，集方士之书所成，亦资考据。

《本草集要》：明王纶集常用药品。

《食物本草》：明正德时汪颖撰，稿本于卢和。

《食鉴本草》：明嘉靖时，宁原编，无所发明。

《本草会编》：明嘉靖中，汪机所编，时珍讥其陋。

《本草蒙荃》：明嘉靖时陈嘉谟，依王氏《集要》部次，每药创成对语，以便记诵，间附己意于后，颇有发明。

《本草纲目》：明李时珍东璧②选，蒐罗百氏，标名为纲，列事为目，增药三百七十四种，方八千一百六十，此书之集大

---

① 周藩宪王：朱有燉（1379~1439），明宗室，戏曲作家，恐误，考《救荒本草》当为明代周定王朱橚作。

② 东璧：李时珍，字东璧。

成也。

《本草经疏》：明缪希雍，字仲淳，选分疏诸药主治，多所发明。

《本草通玄》：本朝李中梓，号念莪，选节取其中要腎。

明史国信体脉症活法，纂二百十种，明薛己集。

本草汇源流　终

本草汇图脏腑络穴引

谚谓"肺腑而能语，医师色如土"，又谓"不明十四经络，开口动手便错"，甚矣其重也。于是懵焉，无怪乎伥以从事耳。古圣垂之于经，而后贤复肖之成象，其为功于证治，岂待饮上池而始见垣一方人哉。独是传写既久，考订失真，未免毫厘千里，昔人刑贼于市，命医师、画工，分寸挑剔而绘之。尚有死生异相之讥，况伪以沿伪乎。所恃者《素》、《灵》、秦越、《甲乙》、《中藏》之篇具在，而近贤景岳，复有《图翼》一书，订核不浅，斯刻既行，更与陈子白笔，参究诸图，细研《内经》之奥。于脏腑则条疏之，务精以简，无取獭祭也，于络穴则韵次之，务畅以达，无取点簿也。标内景之赋，详奇经之歌，由旧增新，无非助资乎本草焉。敢曰依样葫芦而不踰之矩，其在是矣。

出版说明

中医古籍文献是中医药学继承、发展、创新的源泉，然而，中医古籍文献的整理研究工作，特别是对珍本古医籍全面系统的挖掘、整理研究工作一直较为薄弱。所以，《中医药事业发展"十一五"规划》明确提出："系统开展文献整理研究，重点对 500 种中医药古籍文献进行整理与研究。"基于此，我社策划了"100 种珍本古医籍校注集成"项目，重点筛选出学术价值、文献价值、版本价值较高的 100 种亟待抢救的濒危版本，珍稀版本以及中医古籍中未经整理排印的有价值的，或者有过流传但未经整理或现在已难买到的版本，进行点、校、注的工作，进而集成出版。

珍本古医籍整理出版是中医药继承创新的基础，是行业发展的必需。对中医古籍文献的整理出版工作既可以保存珍贵的中医典籍，又可以使前人丰富的知识财富得以充分的研究与利用，广泛流传，服务于现代临床、科研及教学工作。为了给读者呈献最优秀的中医古籍整理作品，我社组织权威的中医文献专家组成专家委员会，选编拟定出版书目；遴选文献整理者对所选古籍进行精心校勘注释；成立编辑委员会对书稿认真编辑加工、校对。希望我们辛勤的工作能够给您带来满意的古籍整理作品。

"100种珍本古医籍校注集成"项目得到了国家中医药管理局、中国中医科学院有关领导和全国各地的古籍文献整理者的大力支持，并被列入"十二五"国家重点图书出版规划项目。该项目历时两年，所整理古医籍即将陆续与读者见面。在这套集成付梓之际，我社全体工作人员对给予项目关心、支持和帮助的所有领导、专家、学者表示最真诚的谢意。

中医古籍出版社

2012 年 3 月